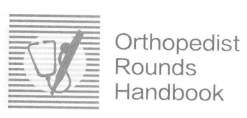

Orthopedist
Rounds
Handbook

骨 科
医师查房手册

张怡元　林焱斌 ○主编

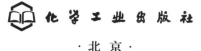

化学工业出版社

·北京·

本书结合病例，以骨科临床需要为内容取舍标准，对骨科疾病的主要知识点作了较为全面和深入的阐述，突出骨科临床查房实践中的重点知识和逻辑思维，但又不仅是骨科临床查房工作的简单再现，还广泛涉及疾病诊治的最新的研究进展和循证医学证据。图文并茂，设置以主诉加诊断排列的目录便于读者思考，设置问题目录便于读者查阅。

适合初上临床的轮转医师、骨科临床型研究生、见习/实习医学生，也适合骨科的主治医师、进修医师和住院医师阅读参考。

图书在版编目（CIP）数据

骨科医师查房手册/张怡元，林焱斌主编. —北京：
化学工业出版社，2014.10（2025.2重印）
ISBN 978-7-122-21719-6

Ⅰ.①骨… Ⅱ.①张…②林… Ⅲ.①骨疾病-诊疗-
手册 Ⅳ.①R68-62

中国版本图书馆 CIP 数据核字（2014）第 203509 号

责任编辑：戴小玲　　　　　　　　　装帧设计：史利平
责任校对：吴　静

出版发行　化学工业出版社
　　　　　（北京市东城区青年湖南街 13 号　邮政编码 100011）
印　　装　北京云浩印刷有限责任公司
850mm×1168mm　1/32　印张 15　字数 467 千字
2025 年 2 月北京第 1 版第 13 次印刷

购书咨询：010-64518888
售后服务：010-64518899
网　　址：http://www.cip.com.cn
凡购买本书，如有缺损质量问题，本社销售中心负责调换。

定　　价：49.00 元

编写人员名单

主　编	张怡元	林焱斌			
副主编	梁珪清	陈　嵘	陈顺有	夏英慧	李炜明
	李　坚				
编　者	王　飚	王武炼	冯　阳	冯尔宥	庄　研
	许志庆	许道荣	李炜明	李　坚	李超雄
	李照辉	李　熙	李仁斌	刘　晖	刘伯龄
	刘奇圣	严　伟	陈　嵘	陈顺有	陈　宾
	陈康尧	陈　敏	陈孙裕	陈齐勇	陈　晖
	余光书	林焱斌	林　伟	林飞太	林　任
	林佳生	林振恩	林丽琼	林　然	林前明
	吴　星	吴学军	吴立忠	杨文福	张怡元
	张　森	肖莉莉	赵　梁	郑　明	郑　忠
	胡　力	黄常红	黄朱宋	谢　丹	施　毅
	康荣彬	梁珪清	薛经来	夏英慧	顾恩毅
	翁绳健	蔡碰德	詹　洋	魏艳珍	

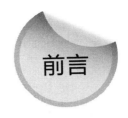

随着生活水平的不断提高，人们越来越注重身体健康与生活质量，这对骨科疾病的治疗提出了更高的要求；同时影像学、组织工程学、生物材料、微创外科及循证医学等学科的发展，促进了新技术的不断涌现与治疗方案的日趋成熟，这要求临床骨科医师必须尽快掌握本专业领域的新技术、新知识，以适应新形势下临床骨科的需要。然而，目前教科书内容偏少而一些专著内容又太泛，使得青年骨科医师及基层工作的骨科医师很难迅速掌握某一疾病的诊疗以适应日常的临床工作需要。

为了能够方便查找、系统阅读、易于理解及熟练掌握骨科常见病与多发病的诊疗知识，编者在多年临床实践的基础上，参阅大量国内外最新文献，甄选出 57 个典型病例，以查房问答的形式进行阐述，同时附有大量的手术图片与术后康复图片等便于理解对比。其中，"实习医师汇报病例"是对相应疾病的临床症状、体征等的介绍，"住院医师或主治医师补充病例"是对其治疗方案的指导与启迪，"主任医师常问实习医师的问题"是对疾病概念、解剖标志、体格检查、诊断要点、手术器械、治疗方案及术后康复等进行论述，"主任医师常问住院医师、进修医师或主治医师的问题"是对手术方案、手术要点、手术细节、手术理念及注意事项等进行论述，"主任医师总结"主要是以询证医学为依据对目前该疾病的治疗方案进行归纳、总结，同时对手术的体会及今后治疗趋势进行论述。

本书总共分为七章，第一章"创伤骨科"主要介绍了常见四肢骨折的诊疗方案，其中"肱骨近端骨折"的小切口微创穿板固定及老年骨质疏松患者的一期半肩关节置换；"肱骨髁间骨折"中的双钢板平行放置的拱形效应；"桡骨远端骨折"中的尺桡骨远端三柱理论；以及"股骨粗隆间骨折"中的PFN-A切口的精确体表定位"3-2-1"法等是本章的论述亮点，突出了微创的治疗理念。第二章"关节外科"主要介绍了常见关节疾病的诊疗理念，其中膝关节骨性关节炎通过病例对比的方式突出了小切口微创关节置换的特色。第三章"运动损伤医学科"主要介绍了常见损伤的诊疗方案。第四章"骨肿瘤　骨病"主要介绍了骨病的诊疗方案，其中骨肿瘤的治疗新理念是其中的特色。第五章"小儿骨科"主要介绍了小儿常见创伤及骨病，髋关节发育异常手术方式的对比以及马蹄内翻足的Ilizarov支架治疗等突出显示了特色。第六章"脊柱外科"主要介绍了脊柱的常见病与多发病的诊疗。第七章"手足外科"主要介绍了常见的手足外伤的诊疗方案。

　　本书适合初上临床的轮转医师、骨科临床型研究生、见习/实习医学生，也适合骨科的主治医师、进修医师和住院医师阅读参考。

　　由于编者水平有限，对骨科各个方面的新理论和新技术未能全面地概述，其中亦可能不乏不当之处，敬请读者批评指正。

编者
2014 年 7 月

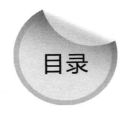

目录

第一章　创伤骨科　①

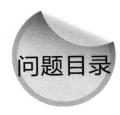

问题目录

? 锁骨骨折　　　1

? 肱骨近端骨折　　　10

❓ 肱骨近端骨折（行人工肱骨头肩置换术）　　23

? 肱骨干骨折 32

? 肘关节恐怖三联征 39

肱骨髁间骨折　　　48

尺桡骨干双骨折　　　57

桡骨远端骨折   66

股骨颈骨折   74

股骨粗隆间骨折 ⬤85

股骨干骨折 ⬤96

股骨远端骨折　104

髌骨骨折　111

? 胫骨平台骨折　　　　　　　　　　　118

? 胫腓骨骨折　　　　　　　　　　　126

踝关节骨折 134

跟骨骨折 141

？ Lisfranc 损伤　　　　　　　　　　　　150

？ 多发性骨折　　　　　　　　　　　　159

假体周围骨折　168

左肘关节类风湿关节炎　178

右膝关节骨性关节炎 188

右膝关节骨性关节炎（行微创膝关节置换术） 200

肩关节囊炎（冻结肩） 233

肩袖损伤 239

膝关节脱位伴多韧带损伤，腘动脉损伤 262

右肱骨近端转移癌 269

右骨盆软骨肉瘤 276

❓ 右股骨骨肉瘤　　284

❓ 左股骨骨巨细胞瘤　　291

？ 肱骨髁上骨折   299

？ 髋关节发育异常   306

股骨颈骨折 318

儿童股骨干骨折 323

❓ 先天性双侧马蹄内翻足　327

❓ 全身多发性软骨瘤伴左前臂畸形　335

？ 脊髓型颈椎病 341

？ 神经根型颈椎病 347

颈椎骨折脱位 354

胸椎管狭窄症 361

胸椎骨折 367

? 腰椎间盘突出症 374

? 腰椎管狭窄症 383

成人峡部裂型腰椎滑脱症 388

尺神经损伤 398

腕管综合征　　　405

指伸肌腱断裂　　　411

贝内特（Bennett）骨折　420

断指再植　426

第一章 创伤骨科

外伤致右肩部肿痛、活动受限 6h——
锁骨骨折

患者女性，43岁，以"外伤致右肩部肿痛、活动受限6h"为主诉入院。缘于入院前6h车祸外伤，当即致右肩部肿痛、活动受限，并可见右锁骨部畸形，无恶心、呕吐，无头晕、头痛，无呼吸困难，无大小便障碍，无人事不省、四肢湿冷。送至外院就诊，拍右锁骨X线片示右锁骨骨折，未行进一步处理。为求进一步诊治，转诊我院，门诊遂拟"右锁骨骨折"收入住院。既往体健，否认其他"心、肝、肺、脾、肾"等重要脏器疾病史，否认传染性疾病史，否认手术史、输血史，否认食物、药物过敏史。

体格检查：体温（T）36.7℃，脉搏（P）84次/分，呼吸（R）21次/分，血压（BP）120/75mmHg。神志清楚，呼吸平稳，未闻及异常气味。胸廓对称，双肺呼吸运动正常，叩诊呈清音，听诊呼吸规整，呼吸音清，可闻及少许湿啰音，无胸膜摩擦音。听诊心率84次/分，心律齐，心音正常。腹部视诊外形正常，触诊腹肌软，无压痛、反跳痛，肠鸣音3～5次/分。专科检查：右锁骨处稍肿胀，无皮肤破裂、流血，局部可见明显畸形，右锁骨中段明显压痛，可触及骨擦感，右肩关节活动轻度受限，Dugas征（一）。右上肢血运、肌力、感觉、活动可。脊柱生理弯曲存在，无畸形，各棘突、棘突旁无压痛、叩击痛，活动尚可。

辅助检查：右肩部和胸部X线片［图1-1中（a）、（b）］示锁骨中段骨折。右锁骨CT三维重建［图1-1中（c）、（d）］示右锁骨中段粉碎性骨折。

初步诊断：右锁骨中段粉碎性骨折。

诊疗计划：①按骨科护理常规，二级护理，普食；②给予消肿治疗，如冷疗、双氯芬酸二乙胺乳剂（扶他林）外敷等；③早期采用

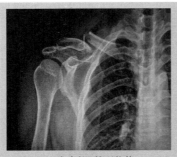
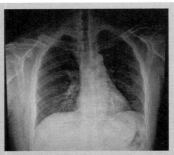

(a) 右肩部X线正位片　　　　　　　(b) 胸部正位X线片

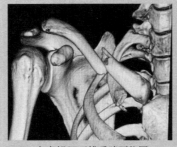
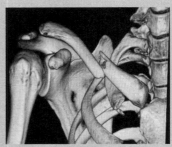

(c) 右肩部CT三维重建正位图一　　　(d) 右锁骨CT三维重建正位图二

图 1-1　右侧锁骨骨折

多模式镇痛方案，对疼痛进行干预；④营养支持、维持水电解质平衡，预防酸碱平衡紊乱；⑤暂予患肢前臂悬吊制动；⑥进一步完善各项检查，待条件允许时，择期行手术治疗。

主任医师常问实习医师的问题

● **锁骨骨折可分为哪几型？根据解剖特点分析，锁骨最常发生骨折的部位是哪里？**

答：根据受伤机制和骨折特点，依 Allman 和 Neer 分型可将锁骨骨折分为：Ⅰ型骨折（锁骨中 1/3 骨折）、Ⅱ型骨折（锁骨外 1/3 骨折）和Ⅲ型骨折（锁骨内 1/3 骨折）。其中，锁骨内 1/3 骨折最为少见，占骨折总数的 5%～6%，可进一步分为 3 型。Ⅰ型：骨折线位于肋锁韧带附着点的内侧，韧带保持完整，骨折无明显移位。Ⅱ型：肋锁韧带损伤，骨折有明显移位。Ⅲ型：锁骨内端关节面骨折。而锁骨外 1/3 骨折根据喙锁韧带与骨折部位的相对关系，又可分为 5 型。Ⅰ型：骨折位于喙锁韧带与肩锁韧带之间，骨折断端稳定，无明显移位。Ⅱ型：骨折位于锁骨外 1/3 骨折，喙锁韧带与内侧骨端分离，骨折近端因胸锁乳突肌和斜方肌的牵拉而向上向后移位，复位、固定困难，易发生骨折不愈合。Ⅲ型：骨折位于锁骨外端关节面，喙锁韧带完整，易与Ⅰ度肩锁关节脱位相混淆。Ⅳ型：好发于 16 岁以下的儿童，骨折近端可穿破骨膜袖，而喙锁韧带仍与骨膜袖或部分骨块相连。Ⅴ型：见于老年人，为楔形骨折或粉碎性骨折，喙锁韧带与远、近两主要骨折块失去连接。

锁骨为"S"形管状骨，呈致密的蜂窝状结构，没有明显的髓腔。外侧端向后弯曲，呈凹形，内侧半凸向前侧。外 1/3 截面呈扁平状，内 1/3 近似三棱形（图 1-2）。中 1/3 是内、外两端的移行交接部位，直径最小，仅有锁骨下肌及薄层胸大肌腱膜附着，而且正处于两个相反弧形凸起的交汇处，是锁骨的力学薄弱点。当轴向负荷作用于弯曲的锁骨时，会形成一剪式应力，在中 1/3 容易造成骨折，约 80% 锁骨骨折发生于此处。

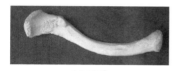 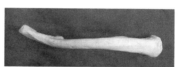

(a) 正面 (b) 侧面

图 1-2 锁骨

● 锁骨骨折的典型移位特征有哪些？

答：锁骨中段骨折后，由于胸锁乳突肌的牵拉，近端骨折端可向上、后移位，远端骨折端因肢体重力作用与胸大肌、胸小肌及肩胛下肌等的牵拉向前下方移位，并由这些肌肉与锁骨下肌的牵拉作用，向内侧造成重叠移位（图 1-3）。锁骨外端骨折常因肩部的重力作用，使骨折远端向下移位，近端则向上移位；移位程度较大者，应怀疑喙锁韧带损伤。

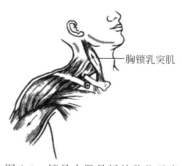

——胸锁乳突肌

图 1-3 锁骨中段骨折的移位示意

锁骨骨折的诊断要点是什么？

答：（1）有外伤病史。

（2）患肩向内、向前、向下倾斜，健手托着患侧肘部，头斜向患侧，下颌转向健侧。

（3）锁骨骨折处肿痛、压痛，可摸到移位的骨折端，肩部功能障碍。

（4）儿童青枝骨折症状较轻，但锁骨处有压痛，抬举上肢或从腋下托抱时会因疼痛而啼哭。

（5）肩部或胸部 X 线片显示骨折。

锁骨骨折的合并伤有哪些？

答：锁骨骨折的合并伤有以下 7 种。①肩锁、胸锁关节分离。②肩胛骨骨折。③第一肋骨骨折，高能量损伤时可发生多根肋骨骨折。④肩胛胸壁分离：机器绞伤引起，造成广泛的软组织损伤，肩胛骨向外移位，并可造成臂丛神经及腋动脉损伤，是一种严重的复合损伤。⑤胸膜及肺损伤，形成气胸或血胸。⑥臂丛神经损伤：可为牵拉损伤，也可为局部直接损伤。⑦血管损伤：合并大血管损伤者较少见，常受累的血管有锁骨下动脉、锁骨下静脉和颈内静脉。

锁骨骨折的手术指征是什么？

答：锁骨骨折的手术指征包括以下 10 项。①锁骨外端骨折伴喙锁韧带断裂者。②严重的成角对表面皮肤的完整性构成威胁者。③锁骨中 1/3 粉碎性骨折或移位明显的骨折，短缩移位超过 2cm 者。④合并神经、血管损伤。⑤不能忍受长时间的制动者（如帕金森病、癫痫等神经肌肉疾病者）。⑥锁骨开放性骨折。⑦伴有多发性损伤的锁骨骨折，尤其是在伴同侧上肢创伤、双侧锁骨骨折，或者有移位的锁骨骨折合并同侧肩胛颈骨折［浮肩损伤（图 1-4）］时，切开复位加内固定有利于功能锻炼、护理和提高生活自理能力。⑧锁骨骨折不愈合影响外观、功能或有症状者。⑨由于软组织嵌入，骨折端之间存在较宽的分离者，如果三角肌或斜方肌被主要骨折块的尖端刺穿，闭合复位可能不会成功，此时骨不连的风险显著增加。⑩锁骨内端骨折向胸骨后移位，闭合复位后不稳定或

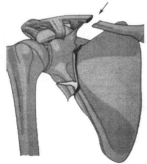

图 1-4　浮肩损伤示意

复位失败者，有损伤后方纵隔的重要结构而危及生命危险者。

● **锁骨骨折非手术治疗的方法主要包括哪些？这些方法的原理和主要优缺点各是什么？**

答：非手术治疗的方法主要包括"8"字绷带固定（图1-5）、双腰带固定、"工"字形夹板固定、双圈法固定（图1-6）、石膏托背心固定、锁骨带固定、外固定器固定等。这些方法的原理是手法复位骨折端后，在骨折端加以棉垫压住复位的骨折端，用外固定的方法固定。

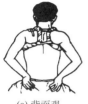

(a) 背面观　　(b) 正面观

图1-5　"8"字绷带固定法示意

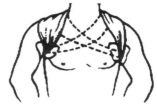

图1-6　双圈固定法

非手术治疗的主要优点有：愈合率高、创伤小、操作简单，且无麻醉风险，无骨髓炎、血管神经损伤等手术并发症。主要缺点是：①骨折复位欠佳，难以获得解剖复位；②固定的体位难以耐受；③绷带易松动而失去固定作用，造成重新错位；④骨折短缩，对位对线不良等畸形愈合，影响美观，也可导致肌力减弱或肩下垂、肩部触痛和侧卧痛、患肢外展与上举受限，甚至发生胸廓出口综合征。

❋ ［住院医师或主治医师补充病历］

患者入院后给予悬吊制动、镇痛、消肿、补液等处理，并给予完善三大常规、血生化、凝血四项［血浆凝血酶原时间（PT）、活化部分凝血酶时间（APTT）、血浆纤维蛋白原（FIB）、凝血酶时间（TT）］、心电图等检查。目前患者右肩部肿胀略减退，瘀斑范围较前明显缩小，右肩部疼痛略减轻，右锁骨部畸形仍存在，右上肢血运、肌力、感觉、活动可。血常规示白细胞（WBC）10.2×10^{12}/L，中性粒细胞百分比（N）79.4%，红细胞（RBC）3.84×10^{12}/L，血红蛋白（Hb）102g/L；生化全套、尿常规、粪常规、凝血四项、心电图示未见明显异常。目前的治疗方案主要为悬吊固定、冷敷消肿、镇痛等对症处理。

主任医师常问住院医师、进修医师或主治医师的问题

锁骨骨折绷带固定以后应怎样注意避免骨折再次移位？

答：（1）对有移位的外 1/3 及中 1/3 骨折重叠较严重者，可最后在患侧腋窝部再加缠 1～2 个棉垫，加大肩外展，利用棉垫的支点及上肢的下垂重力以维持骨折对位。

（2）骨折复位固定后，睡眠时取仰卧位，在两肩胛骨之间纵向垫一窄软枕，使两肩后伸，胸部挺起，利用上肢向后垂的重量对骨折对位进行维持。

（3）功能锻炼方面常是骨折再移位的主要原因。早期应适当限制肩后伸及扩胸活动等；后期方可逐渐做肩关节的各种活动，尤其是肩外展和外旋活动。在骨折愈合前，严禁做抬臂耸肩动作，以免产生剪力，影响复位效果及骨折愈合。

锁骨骨折切开复位内固定的方法有哪些？这些方法的主要优缺点各是什么？

答：锁骨骨折切开复位内固定的方法很多，包括克氏针内固定（图1-7）、普通接骨板螺钉内固定（图 1-8）、解剖接骨板内固定、重建接骨板内固定、形状记忆合金环抱器内固定、锁定加压接骨板内固定、锁骨钩接骨板内固定（图 1-9）等。

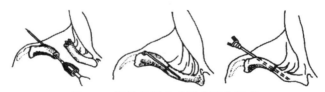

图 1-7　锁骨骨折克氏针内固定示意

（1）克氏针内固定术的主要优缺点　包括：①创伤小，骨膜剥离少，切口小；因为锁骨为管状骨，为致密蜂窝状结构，无明显髓腔，所以取小切口用克氏针内固定就能起到有效的固定；②手术时间短，操作简便；③无需特殊内固定材料，医疗花费少；④可较早取除内固定，X线片示骨折初步愈合后即可拔除克氏针。但是锁骨呈"S"形，中段骨折受剪力作用，故骨折端受力较大，且克氏针不易控制骨折端的旋转而容易松动滑脱，且克氏针固定术后需辅助三角巾悬吊患肢 4 周，长时间固定易导致肩关节活动障碍，同时针尾顶破皮肤，可能引起溃破感染，且有克氏针滑入肺内及造成臂丛神经损伤的报道。

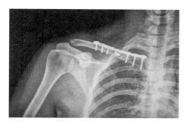 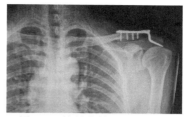

图 1-8　普通接骨板螺钉内固定　　　　图 1-9　锁骨钩接骨板内固定

（2）普通接骨板螺钉内固定术的优缺点　有能有效对抗弯曲剪力及旋转应力，经塑形可以更好地贴附在锁骨上，对皮肤的压迫相对较小，且坚强内固定后早期活动有利于骨折愈合。但接骨板也有缺点，如切口长且骨膜剥离广泛，影响血供，不利于骨折愈合，且易出现应力遮挡影响骨折愈合。

（3）重建接骨板内固定术的优缺点　可完全根据锁骨不规则的外形进行接骨板塑形，使得接骨板能紧贴骨面并起张力带固定效应，以对抗弯曲应力和旋转力，达到可靠的内固定效果，同时接骨板紧贴骨面不影响皮肤缝合。但也有固定失败的缺点。固定失败的原因与接骨板选择失当、接骨板本身的强度不够、接骨板的弹性模量小等因素有关。

（4）形状记忆合金环抱器内固定术的优缺点　简便安全，环抱结构无须钻孔，更适用于锁骨中 1/3 粉碎性骨折，使内固定变得更容易，使手术时间缩短，也增加了安全性，避免了置入接骨板和克氏针内固定时存在损伤锁骨下血管、神经及肺尖的危险；环抱器形状的记忆恢复特性，可产生持续加压作用，使骨折端固定变得更加稳定，且环抱器对压缩载荷下的应力遮挡率明显低于钢板，有利于促进骨折愈合和减少固定后骨质疏松。

（5）锁骨钩接骨板内固定术的优缺点　适用于不稳定型锁骨远端骨折，锁骨钩利用尖峰对钩的压力，通过和锁骨的顶板固定力学杠杆复位效应，帮助骨折复位并提供持续的压力维持锁骨远、近端稳定，可克服水平的剪切力和垂直方向的拉应力，且允许肩锁关节有一定的活动度，符合生物力学固定的原理，有利于骨折愈合，术后患者无需辅助其他外固定，能早期进行功能锻炼，但是由于板钩的存在，仍然存着对肩关节功能的影响。

● **如何治疗锁骨骨折延迟愈合或不愈合？**

答：锁骨骨折延迟愈合或不愈合可应用植骨术、骨外穿针固定架加压治疗、加压钉治疗、加压钢板治疗、电刺激治疗、诱导成骨及骨移植方法治疗。

● **如何处理锁骨骨折畸形愈合？**

答：一般锁骨骨折有轻度畸形愈合，不大影响肩关节功能，也不出现疼痛或其他症状，不需要特殊治疗或手术治疗；但如有骨折畸形愈合有明显的骨刺形成，或高低不平的骨痂形成且压迫锁骨下血管或神经的症状明显者，可考虑手术凿除骨痂或骨刺，手术显露方法与切开复位加内固定相同，切口略长一些，切开并分离骨膜，于骨膜下凿除压迫血管或神经的骨痂或骨刺。

● **锁骨中段骨折选用钢板内固定时，应将钢板放在锁骨上表面还是前下表面？**

答：常采用钢板内固定治疗移位的锁骨中段骨折。钢板可置于锁骨上表面或前下表面，临床实践中较普遍的是将钢板置于锁骨上表面，但该术式有切口大、骨折端暴露范围大、切口瘢痕、钢板突出于皮下等特点，而钢板置于锁骨前下表面，则具有钢板突出不明显、美观，从前向后置入螺钉使螺钉固定长度更长，避免螺钉损伤锁骨下方的神经血管束，钢板易折弯并与锁骨解剖形态相适应、手术操作方便等优点。而前下位放置钢板的缺点是：正位摄片复查时由于钢板的遮挡，不便于观察术后骨折复位及骨折愈合情况，但可在拍片时调节球头的投照方向以观察到锁骨的一侧皮质，从而判断骨折愈合情况。

锁骨骨折复位时钢板固定的位置仍然存在争议，生物力学研究倾向于放置在上表面钢板，临床病例报道前下表面钢板放置具有很低的机械性并发症。Favre 等经有限元分析研究发现，重建钢板治疗锁骨中段骨折的手术中钢板置于锁骨前下表面与置于锁骨上表面相比，有以下几点差异：①模拟自身上肢重量时，前者置入后，锁骨及钢板的最大应力均小于后者；②模拟肩部侧方撞击力量时，前者骨质及钢板的最大应力均大于后者；③前者锁骨变形模型及应力分布更接近于正常锁骨。故前下表面钢板通常更有优势，是因为它与完整锁骨产生了相似的变形模式，并且在正常的生理加载（悬臂梁弯曲）时较少失败。因此，编者建议在治疗普通锁骨中段骨折时可将钢板置于锁骨前下表面，而治疗肩部易受撞击伤患者（轴向压缩）高风险时则将钢板置于钢板上表面。但不管选择放置何种钢板，在锁骨中段骨折进行操作时应当十分谨慎。

主任医师总结

锁骨骨折是一种常见骨折，传统治疗上往往采用非手术疗法治疗锁骨骨折，例如横"8"字绷带等，但如果骨折断端成角严重，错位愈合很容易出现锁骨下血管、神经压迫及损伤，而对于严重的粉碎性骨折，则往往会导致骨不连或者畸形愈合，预后较差。传统的非手术疗法效果较佳，但这些方法限制了肩关节的早期活动，且需要患者保持叉腰挺胸体位，早期疼痛难以忍受，患者依从性较差，而且容易出现骨折不愈合、臂丛神经受刺激、外形不满意、创伤性关节炎等并发症。外固定支架比传统的非手术疗法更有优势，但目前仍缺少临床资料的总结及外固定支架规范的模型。克氏针内固定法加强了骨折固定，减少了损伤，但克氏针本身的不稳定也带来了很多的并发症，如克氏针滑脱游走、气胸、克氏针退出、针道感染、克氏针折弯、骨折畸形愈合或不愈合等，故应当摒弃此种疗法。钢板内固定方法可以使骨折端达到绝对稳定，大大减轻患者疼痛，使患者术后可以早期活动，优势明显，是锁骨移位性和粉碎性骨折的首选治疗方法；但也存在肩关节活动受限、钢板断裂及伤口感染、骨折不愈合等并发症。对于锁骨远端骨折，锁骨钩钢板是一种很好的治疗器材，尤其是对于锁骨远端骨折合并喙锁韧带损伤的患者，既能提供坚强固定，又不损伤喙锁关节，还能进行肩关节的早期锻炼。

锁骨骨折除波及肩锁或胸锁关节及神经或胸腔受损者，绝大多数病例预后均佳，一般的畸形及新生的骨痂多可自行改造。锁骨骨折移位明显、断端不稳定时，非手术治疗常发生骨折畸形愈合，甚至不愈合，应及时选择切开复位加重建接骨板内固定。切开复位后，当骨折端粉碎、接触不良或有缺损时，应取自体髂骨植骨才能有效地防止骨折发生不愈合。锁骨骨折也可伴有神经、血管及韧带的损伤，术前要密切观察患肢的血运、肿胀和感觉情况，防止发生缺血性肌挛缩、出血性休克等并发症。不可否认的是，若要获得良好的恢复效果，仍需要详细的术前计划、规范的手术治疗以及合理的功能锻炼。

参 考 文 献

[1] Oh JH，Kim SH，Lee JH，et al. Treatment of distal clavicle fracture：a systematic review of treatment modalities in 425 fractures. Arch Orthop Trauma Surg，2011，131（4）：525-533.

[2] Frigg A，Rillmann P，Perren T，et al. IIntramedullary nailing of clavicular midshaft

fractures with the titanium clastic nail：problems and complications. Am J Sports Med，2009，37（2）：352-359.

［3］ Wang SJ，Wong CS. Extra-articular Knowles pin fixation for unstable distal clavicle fractures. J Trauma，2008，64（6）：1522-1527.

［4］ 蔡晓冰，张立国，竺伟等. 锁定加压钢板治疗锁骨远端 Neer ⅡB 型骨折. 中华骨科杂志，2012，32（7）：659-663.

［5］ Favre P，Kloen P，Helfet DL，et al. Superior versus anteroinferior plating of the clavicle：a finite element study. J Orthop Trauma，2011，25（11）：661-665.

（黄常红　冯阳）

跌伤致右肩肿痛、活动障碍 3h——肱骨近端骨折

✿ ［实习医师汇报病历］

　　患者男性，47岁，以"跌伤致右肩肿痛、活动受限1h"为主诉入院。右肩 X 线片示右侧肱骨近端骨折。为进一步治疗，门诊拟"右侧肱骨近端骨折"收入住院。患者既往体健，否认其他"心、肝、肺、脾、肾"等重要脏器疾病史，否认传染性疾病史，否认外伤史、输血史，否认食物、药物过敏史。

　　体格检查：T 36.7℃，P 76次/分，R 20次/分，BP 136/86mmHg。神志清楚，心肺未见明显异常。腹平软，无压痛。专科检查：右肩肿胀、畸形、活动障碍，局部压痛明显，可触及骨擦感，肢体远端感觉、血运、皮肤温度未见明显异常。余肢体未见明显异常。

　　辅助检查：右肩 X 线片（图1-10）示右侧肱骨近端骨折。

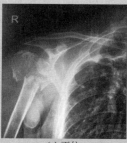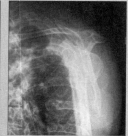

(a) 正位　　　　　　　(b) Y位

图1-10　右肩正位、Y 位 X 线片，提示患者右侧肱骨近端骨折

入院诊断：右侧肱骨近端骨折。

诊疗计划：①按骨科护理常规，二级护理；②早期采用多模式镇痛方案，对疼痛进行干预［如：冷疗、静脉滴注氟比洛芬（凯纷）、石膏托外固定等］；③进一步完善各项检查，待条件允许时，择期行手术治疗。

 主任医师常问实习医师的问题

● **肱骨近端骨折的分型有哪些？**

答：常用的肱骨近端骨折分型有 Neer 分型（表 1-1）、AO 分型（图 1-11）。其中 Neer 分型对骨折的预后评估、治疗方法的选择具有重要指

表 1-1　肱骨近端骨折的 Neer 分型

分型	二部分	三部分	四部分	关节面或关节内骨折
解剖颈骨折		—	—	—
外科颈骨折	A　B	—	—	
大结节骨折				—
小结节骨折				—
骨折-脱位 前脱位				关节面骨折
后脱位				关节内骨折

注：引自：S. Terry Canale，James H. Beaty 主编. 王岩主译. 坎贝尔骨科手术学. 第 12 版. 北京：人民军医出版社，2013.

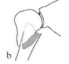

11-A关节外一处骨折

a—11-A1结节；b—11-A2干骺端压缩；c—11-A3干骺端无压缩

 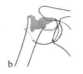

11-B关节外两处骨折

a—11-B1伴有干骺端压缩；b—11-B2不伴干骺端压缩；c—11-B3伴有盂肱关节脱位

 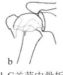 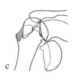

11-C关节内骨折

a—11-C1轻度移位；b—11-C2压缩伴明显移位；c—11-C3骨折脱位

图 1-11　肱骨近端骨折的 AO 分型

（引自：Michael Wagner，Robert Frigg 主编. 刘藩，陶然主译. 内固定支架-理念及 LCP、LISS 的临床应用. 济南：山东科学技术出版社，2010.）

导意义。1934 年，Codman 将肱骨近端分为肱骨头、大结节、小结节、干骺端四个部分，1970 年 Neer 基于肱骨近端的四个解剖部分，将骨折分为一部分、二部分、三部分、四部分骨折。4 个解剖部分之间，如骨折块分离超过 1cm 或两骨块成角大于 45°，均称为移位骨折，若两解剖部分之间发生移位，即称为两部分骨折；三个解剖部分之间或四个解剖部分之间发生骨折移位，分别称为三部分或四部分骨折。若骨折达不到此移位标准，即使累及多个解剖部分，仍然称为一部分骨折。AO 分型将骨折分为 A、B、C 三型。A 型是关节外的单处骨折，肱骨头血供不受影响。B 型是关节外多处骨折，肱骨头的血供可能受到影响。C 型是关节内骨折，易造成肱骨头缺血坏死。每种类型又根据骨折移位的方向和程度，移位和成角情况分为多个亚型。

● **什么是肩袖？其功能有哪些？**

答：肩袖（图 1-12）又称旋转袖，是包绕在肱骨头周围的一组肌腱复合体，由冈上肌、冈下肌、小圆肌、肩胛下肌组成，附着于肱骨大结节和肱骨解剖颈的边缘，肱骨头的前方为肩胛下肌肌腱，上方为冈上肌肌腱，后方为冈下肌肌腱和小圆肌肌腱。冈上肌在肩关节上举中有重要作用，在上举 30°时可以发挥最佳效能。超过 30°时，大结节会增加冈上肌的力臂。冈上肌从上方包绕肱骨头，且其作用力方向垂直于肩胛盂平面，因此对盂肱关节有稳定作用。冈上肌有肩胛上神经支配；冈下肌是肱骨两个主要外旋肌之一，占外旋力量的 60%。冈下肌对于防止肱骨头上移和后方脱位有重要作用。冈下肌的神经支配是肩胛上神经。小圆肌是肱骨外旋肌之一，提供 45%的外旋力量。其神经支配是腋神经后束。肩胛下肌为内旋肌，是防止肩关节前方不稳定的被动稳定结构。其神经支配来源于两个神经，上部肌肉受上肩胛下神经支配，下部肌肉受下肩胛下神经支配。

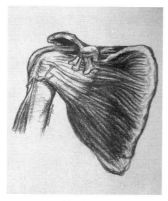 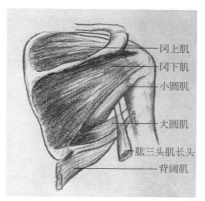

冈上肌
冈下肌
小圆肌
大圆肌
肱三头肌长头
背阔肌

(a) 显示肩胛下肌　　(b) 显示冈上肌、冈下肌、小圆肌

图 1-12 肩袖的解剖示意

● **什么是三边孔？什么是四边孔？**

答：（1）三边孔 指位于腋窝后壁，外科颈水平的三角形间隙，其上界为小圆肌和肩胛下肌，下界为大圆肌和背阔肌，外侧界为肱三头肌长头。内有旋肩胛血管通过。

（2）四边孔 指位于肩胛区肩胛骨外缘后外侧的四边形间隙。上界：小圆肌和肩胛骨外缘、肩胛下肌、肩关节囊。下界：大圆肌和背阔肌。内侧界：肱三头肌长头外侧缘。外侧界：为肱骨外科颈。穿行结构：腋神经、旋肱后动脉和静脉。

● **腋神经损伤后的体征有哪些?**

答：①由于三角肌萎缩，肩部圆隆，外貌消失，扁平甚至凹陷。肩峰突出，肱骨头易于触及。②臂不能外展，患者欲外展臂时，肩胛骨充分外旋，肩胛骨外角外移。小圆肌虽麻痹，肩外旋和内收动作可被其他肌肉所代替。③肩外侧感觉障碍。④肩关节半脱位。

● **肱骨头的血供有哪些?**

答：肱骨头的血管主要是旋肱前、旋肱后动脉（图 1-13）。肱骨头大部分血供来自旋肱前动脉，旋肱前动脉发出弓状动脉，沿着结节间沟上行，从小结节进入肱骨头（少数从大结节进入），供应肱骨头大部分血供。旋肱后动脉它发出分支从大结节后内侧进入肱骨头，分布范围并不比旋肱前动脉小。旋肱前动脉的升支——弓状动脉沿着结节间沟两侧上升，至结节间沟上端进入肱骨头。肱骨头血管破坏，尤其是旋肱前动脉的外侧升支的破坏，可导致其所支配的肱骨头发生缺血。骨折后如果造成肱骨头血供破坏，常发生缺血坏死，表现为肱骨头塌陷及畸形。

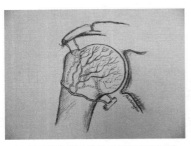 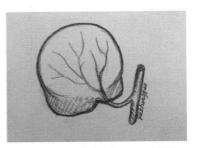

(a) 显示旋肱前动脉的走行及支配区域　　(b) 显示旋肱后动脉的走行及支配区域

图 1-13　肱骨头的血供

● **肱骨近端骨折的治疗原则是什么?**

答：肱骨近端骨折的治疗效果直接影响肩关节的功能，治疗原则是争取骨折早期解剖复位，保留肱骨头血运，进行合理可靠的骨折固定及早期功能锻炼，以减少关节僵硬和肱骨头坏死的发生。

● **肱骨近端骨折内固定术后常见的并发症有哪些?**

答：感染、肩关节不稳定、腋神经损伤、头静脉损伤、内固定失败、螺钉穿出、骨折延迟愈合或不愈合、骨折畸形愈合、肱骨头坏死、骨关节炎、肩峰下撞击、肩关节僵硬等。

● **CT 三维重建在肱骨近端骨折诊治中的作用有哪些？**

答：由于 X 线只是单平面的影像学资料，由于阅片者的经验差距，对于同一病例，可能得出不同的 Neer 分型，这样势必影响术前的决策。CT 三维重建能够从三维立体的层面详细的反应出骨折情况，故有利于指导治疗。

❀ ［住院医师或主治医师补充病历］

患者入院以来，生命体征稳定，无胸痛、腹痛，其他肢体未见明显异常；局部皮肤无张力性水疱，皮肤完好，患肢肢端血供、皮肤感觉及各指活动度均未见明显异常。右侧肱骨近端 CT 三维重建（图 1-14）提示为三部分骨折（Neer 分型）。诊断明确，骨折端移位明显。入院后检查血常规、生化全套、尿常规、粪常规、凝血四项、心电图、胸部 X 线片等均未见明显异常；患者属青壮年患者，手术愿望迫切；综合以上情况，故该患者有绝对手术指征。

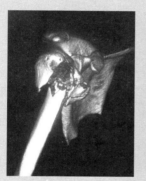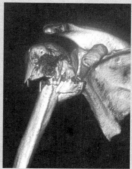

图 1-14　右侧肱骨近端 CT 三维重建，
提示为三部分骨折（Neer 分型）

 主任医师常问住院医师、进修医师或主治医师的问题

● **如何进行临床评估？**

答：认真仔细的临床评估是非常重要的，能够就每个患者的情况，制订出个性化的治疗方案。临床评估包括患者全身情况、局部软组织情况及骨折情况的综合评估。全身情况包括患者的年龄、性别、工作、骨质的情况、是否有内科合并症、伤前伤肩功能情况、全身营养情况、是否伴有认知能力差、外伤的原因、是否伴有其他脏器的损伤、是否伴有其他骨折等；局部软组织情况包括是否是开放性损伤、软组织损伤的程度、是否伴有神经血管损伤等；骨折情况包括是否伴有脱位、是前脱位还是后脱位、骨折块的数量及移位情况。为了更好地了解骨折情况，常规进行肩胛骨正侧位 X 线片、腋位 X 线片及 CT 三维重建。

● **如何确定治疗方案？**

答：确定治疗方案的因素应包括医师、患者、骨折的类型三方面。一般来说，非手术治疗的绝对适应证有年龄大的且对肩关节的功能恢复要求不高，或伴有认知能力差、一个没有功能的肢体、或者伴有严重内科疾病、酗酒及轻微移位稳定的骨折。非手术治疗相对适应证有全身各脏器功能尚可但营养情况差、存在全身内科并发症、伤前肩关节功能欠佳、不太严重的骨折。手术的绝对适应证有移位严重且不稳定的骨折脱位，肱骨头劈裂骨折同时排除了非手术治疗绝对适应证者、开放性骨折、神经血管损伤的患者。医师的因素主要体现在专业知识及手术技术方面。

● **手术治疗肱骨近端骨折的常用方法有哪些？其各自的适应证有哪些？**

答：闭合复位克氏针内固定术、闭合复位近端交锁钉固定术、切开复位或微创小切口钢板内固定术及肩关节置换术。闭合复位克氏针内固定术或微创小切口钢板内固定术的主要适应证是：二部分、三部分、四部分骨折中肱骨内侧相对完整的骨折、肱骨干平移或者从肱骨头上分离及压缩型外翻骨折，而骨折伴脱位就不适合用这种技术了。闭合复位近端交锁钉固定术当前理想的适应证是年老的移位的二部分外科颈骨折的患者。切开复位的适应证一般是 Neer 三部分、Neer 四部分骨折，骨量好且骨折块较为大块。肩关节置换术的适应证是老年性严重的三部分、四部分骨折，或伴有小结节骨折的三部分骨折。

● **肱骨近端骨折切开复位常用的切口有哪些？各自有什么优缺点？**

答：胸大肌三角肌切口（图 1-15）和经三角肌外侧切口（图 1-16）。

① 胸大肌三角肌切口　优点：损伤腋神经的可能性小、不损伤三角肌、可以在内固定与关节置换之间进行转化。缺点：损伤旋前动脉的可能，进一步损伤肱骨头的血供、对于向后侧移位的骨块难以显露。

② 经三角肌外侧切口的优点：可进行微创的钢板置入、有利于后

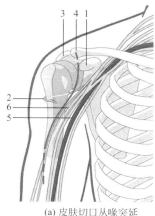 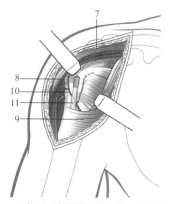

(a) 皮肤切口从喙突延
伸至三角肌粗隆

(b)打开三角肌胸大肌间隙，肌肉和
静脉向外侧牵开，显露肱骨头

图 1-15 胸大肌三角肌切口

1—喙突；2—腋神经；3—肩峰；4—锁骨外科端；5—腋动脉；6—臂丛神经；

7—三角肌；8—头静脉；9—胸大肌；10—旋肱前动脉；11—肱二头肌长头腱

（引自：Thomas P. Ruedi，Richard E. Buckley，Christopher G. Moran 主编. 危杰，刘璠，
吴新宝等主译. 骨折治疗的 AO 原则. 第 2 版. 上海：上海科学技术出版社，2010.）

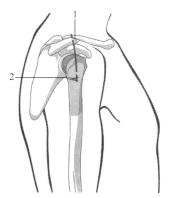

图 1-16 经三角肌外侧切口

（切口从肩峰前外侧角的远端，向下不超过 5cm）

1—肩锁关节；2—腋神经

（引自：Thomas P. Ruedi，Richard E. Buckley，Christopher G. Moran 主编. 危杰，刘璠，
吴新宝等主译. 骨折治疗的 AO 原则. 第 2 版. 上海：上海科学技术出版社，2010.）

侧骨块的显露损伤小、损伤旋肱前动脉的可能性小。经三角肌外侧切口手术视野相对小、有损伤腋神经的风险、损伤三角肌、无法在内固定与关节置换之间进行转化。

● 骨科微创手术的原则及优缺点是什么？

答：骨科微创手术的原则就是通过手术治疗，在不影响骨折愈合的基础上尽可能多地保留和恢复功能。在这过程中要求在 C 型臂 X 线透视机下进行闭合复位，通过小切口置入内固定物，并在定位杆或同种内固定物比对的定位下进行螺钉固定。骨科微创手术的优点：①创伤小，对患者的打击小；②由于骨膜未剥离断端血肿（含大量成骨因子）保留完好，骨折愈合快；③由于术后可以进行早期功能锻炼，骨折相关联的关节活动功能保留较好，肌肉萎缩较轻；④可以较好地保留切口周围皮肤的血运，减少切口周围皮肤的坏死。骨科微创手术的缺点：①骨折复位一般很难做到 100%；②要求必须配备 C 型臂 X 线透视机和相应的骨科专用手术床及专用手术间。

● 对该患者选择微创小切口钢板内固定术的原因有哪些？

答：该患者 47 岁，男性，虽为肱骨近端三部分骨折（Neer 分型），但患者骨质良好，首先选择保守性手术治疗，故排除关节置换术；骨折块移位明显，闭合复位困难，故不宜选择闭合复位克氏针内固定术及闭合复位近端交锁髓内钉内固定术；结合患者年龄、骨量、骨折类型故选择微创小切口钢板内固定术。患者小结节骨折，移位明显，可能已经损伤了旋肱前动脉上升支，而影响肱骨头的血供；若切开复位可能进一步损伤肱骨头的血供，从而增加术后肱骨头坏死的风险，故对该患者确定选择微创小切口钢板内固定术。

● 行微创小切口钢板内固定术如何避免损伤腋神经？

答：腋神经的体表走行在肩峰下（6.3±0.5）cm，在三角肌深面绕过肱骨干，因此在行微创皮肤切口时特别要注意这一安全区。见图 1-17。

● 该患者使用小切口如何才能达到满意复位？

答：行微创手术治疗肱骨近端骨折时，一般用两个小切口完成，以腋神经为分界，近端切口主要完成骨折的复位及放置肱骨头螺钉；远端切口完成钢板远端螺钉的放置。近端小切口一般只有 3cm，对于复杂骨折该切口显露受到限制，要完成有效的复位，一般来说要借助克氏针、剥离子、缝合线等才能达到满意的复位。具体地说可通过克氏针固定在

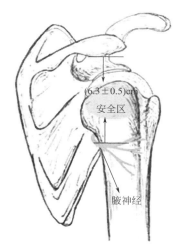

(6.3±0.5)cm

安全区

腋神经

图 1-17 腋神经的体表走行及安全区

[引自：Yun-Feng Chen，Nai-Feng Zhu，Chang-Qing Zhang . The relevance of the anatomical basis of fracture For the subsequent treatment of the anterior humeral Circumflex artery and the axillary nerve. International Orthopaedics（SICOT），2012，36：783-787.]

肱骨头上或剥离子撬拨纠正肱骨头的旋转、恢复颈干角、通过将缝合线缝合在大小结节的止点腱上，然后牵拉缝合线达到大小结节的完美复位。该患者由于小结节往前下移位明显，通过近端切口复位困难，于是在肩关节前侧补充一小切口，然后将缝合线缝合至肩胛下肌止点，通过肌肉下隧道，将缝合线引至近端切口，通过牵引缝合线使小结节复位，最后将缝合线固定在钢板上维持复位。见图 1-18。

● **在放置钢板时应注意什么问题?**

答：钢板放置不好可能会导致一些并发症，例如钢板放置过高会导致肩峰撞击，放置过低、过后都不能有效地放置头螺钉，放置太靠前可能会影响肱二头肌的功能及影响肱骨头的血供。因此，一般来说钢板应该放置在大结节下 5mm，结节间沟后 0.5～1.0cm 处，这样能有效防止各种并发症的发生。

● **如何正确地进行术后功能的康复锻炼?**

答：肱骨近端骨折术后功能的康复锻炼很重要，直接影响功能恢复。一般来说，术后 1～2 周行钟摆样活动，第 3 周开始行被动的关节

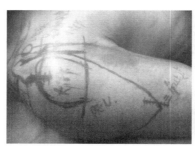
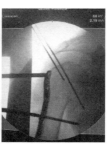

(a) 微创切口，近端切口位于肩峰前角下行纵向切口，远端切口位于三角肌止点前侧

(b) 克氏针固定在肱骨头上，作为操纵杆，纠正肱骨头的旋转及复位颈干角

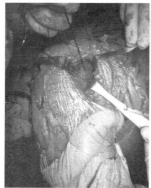
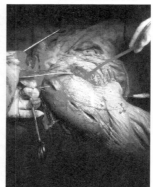

(c) 于肩关节前侧补充小切口复位小结节

(d) 通过肌肉下隧道，将缝合线引至近端切口，通过牵拉缝合线复位小结节

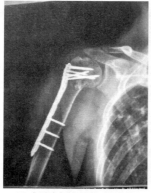
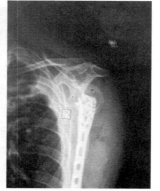

(e) 术后患侧肩关节正位X线

(f) 术后患侧肩关节Y位X线

图 1-18　经三角肌外侧小切口微创穿板固定

活动锻炼包括前屈、内旋、外旋的恢复，锻炼时要循序渐进、不可操之过急，并开始行三角肌的等张收缩；待有明显骨痂形成后，开始逐步过渡到主动关节活动度的恢复及抗阻肌力锻炼。该患者经过正确的康复锻炼，术后 5 个月右肩关节功能（图 1-19）基本恢复正常。

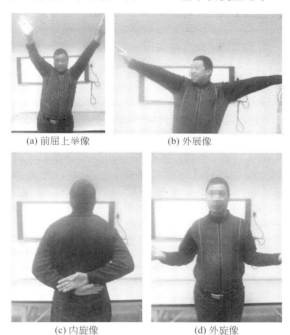

(a) 前屈上举像　　　　　　(b) 外展像

(c) 内旋像　　　　　　(d) 外旋像

图 1-19　术后 5 个月右肩关节功能

主任医师总结

　　肱骨近端骨折大多发生在老年人群中，主要是因为骨质疏松引起的低能量的稳定性骨折，是继股骨近端、桡骨远端骨折之后，位列第三位的骨质疏松性骨折，大约占四肢骨折 5%，女男比例约 3：1，随着社会人口结构的老年化，肱骨近端骨折的患者不断增加。尤其是累及绝经后妇女的数量有增多的趋势，由于年龄、性别及受损的骨骼质量的变化，复杂和不稳定性肱骨近端骨折的发病率不断增加。目前临床上治疗肱骨近端粉碎性骨折的常用方法有非手术治疗、闭合复位克氏针或外侧三角肌小切口穿板固定或切开复位钢板内固定术、肱骨近端髓内钉内固定术、肩关节置换术等。

　　非手术治疗肱骨近端骨折的优点在于：最小的感染和术后并发症概率，达到与手术治疗相似的功能 这需要患者有良好的依从性，需要早期开始物理治疗，但易出现肩关节僵硬功能较差，骨折不愈合或畸形愈合而导致肱骨头缺血坏死，并且再次手术比创伤时一期手术带来更坏的结果。微创复位经皮内固定技术包括克氏针内固定、螺钉固定或两者相结合的技术，其优点：较少的软组织剥离，比传统的开放手术能更好地保护肱骨头的血供。缺点是：骨折块再移位、内固定物松动等。切开复位内固定的优点是骨折的解剖复位坚强内固定，为植骨提供可能性，然而与微创技术相比有更高的感染、螺钉穿出、肱骨头坏死的风险，肱骨头的坏死率为 1.8%～18.8%。一般认为涉及大结节时、三部分或四部分骨折不适合髓内固定，且肱骨近端骨折行髓内钉或钢板固定肩关节功能结果无显著差异。肩关节置换术的一般适应证为移位的三部分或四部分骨折，年龄＞70 岁，严重的骨质疏松，肱骨头缺血坏死复位固定失效者，头部劈裂骨折移位者。反置式人工肩关节的设计理念在肩袖缺失的情况下恢复肩关节主动外展能力，其治疗肱骨近端骨折的探索刚刚开始。尽管肩关节成形术治疗肱骨近端骨折是一项成熟的技术，但仍然有人质疑它的效果，故应重新评价它的作用。

参 考 文 献

[1] Thomas P. Ruedi，Richard E. Buckley，Christopher G. Moran 主编. 危杰，刘璠，吴新宝等主译. 骨折治疗的 AO 原则. 第 2 版. 上海：上海科学技术出版社，2010.

[2] Yun-Feng Chen，Nai-Feng Zhu，Chang-Qing Zhang. The relevance of the anatomical basis of fracture For the subsequent treatment of the anterior humeral Circumflex artery and the axillary nerve. International Orthopaedics（SICOT），2012，36：783-787.

[3] Court-Browncm，Caesar B. Epidemiology of adult fractures：a review. Injury，2006，37：691-697.

[4] Bell JE，Leung BC，Spratt KF，et al. Trends and Variation in Incidence，Surgical Treatment，and Repeat Surgery of Proximal Humeral Fractures in the Elderly. J Bone Joint Surg Am，2011，93：121-131.

[5] Giannotti S，Bottai V，Dell'osso G，et al. Indices of risk assessment of fracture of the proximal humerus. Clin Cases Miner Bone Metab，2012，9（1）：37-39.

[6] Poeze M，Lenssen AF，Van Empel JM，et al. Conservative management of proximal humeral fractures：can poor functionaloutcome be related to standard transscapular radiographic evaluation？J Shoulder Elbow Surg，2010，19（2）：273-281.

[7] Kettler M，Biberthaler P，Braunstein V，et al. Diewinkelstabile Osteosynthese am

proximalen Humerus mitder PHILOS-Platte. Der Unfallchirurg，2006，109：1032-1040.

[8] Ricchetti ET，Warrender WJ，Abboud JA. Use of locking plates in the treatment of proximal humerus fractures. Journal of Shoulder and Elbow Surgery，2010，19：66-75.

[9] Brunner F，Sommer C，Bahrs C，et al. Open reduction and internal fixation of proximal humerus fractures using a proximal humeral locked plate：a prospective multicenter analysis. Journal of Orthopaedic Trauma，2009，23：163-172.

[10] Voigt C，Geisler A，Hepp P，et al. Are polyaxially locked screws advantageous in the plate osteosynthesis of proximal humeral fractures in the elderly? A prospective randomized clinical observational study. Journal of Orthopaedic Trauma，2011，25：596-602.

[11] Greiner S，Kaab MJ，Haas NP，et al. Humeral head necrosis rate at mid-term follow-up after open reduction and angular stable plate fixation for proximal humeral fractures. Injury，2009，40：186-191.

[12] Owsley KC，Gorczyca JT. Fracture displacement and screw cutout after open reduction and locked plate fixation of proximal humeral fractures [corrected]. The Journal of Bone and Joint Surgery，2008，90：233-240.

[13] Gradl G，Dietze A，Kaab M，et al. Is locking nailing of humeral head fractures superior to locking plate fixation? Clin Orthop Relat Res，2009，467（11）：2986-2993.

[14] Voos JE，Dines JS，Dines DM. Arthroplasty for fractures of the proximal part of the humerus. Instr Course Lect，2011，60：105-112.

（林焱斌　李仁斌　余光书）

跌伤致右肩部疼痛、活动受限 5h——肱骨近端骨折（行人工肱骨头肩置换术）

◎ [实习医师汇报病历]

　　患者男性，78岁，以"跌伤致右肩部疼痛、活动受限 5h"为主诉入院。右肩 X 线片示右肱骨近端粉碎性骨折合并肩关节脱位。为进一步治疗，门诊拟"右肱骨近端粉碎性骨折，右肩关节脱位"收入住院。患者"高血压病、冠心病"病史数年，长期自行服药控制，具体不详。否认其他"肝、肺、脾、肾"等重要脏器疾病史，否认传染性疾病史，否认其他外伤史、输血史，否认食物、药物过敏史。

　　体格检查：T 36.8℃，P 85 次/分，R 20 次/分，BP 165/95mmHg。神志清楚，心肺未见明显异常。腹平软，无压痛、反跳痛。专科检查：右肩部肿胀、压痛明显，局部畸形、异常活动、皮下瘀斑；可触及骨擦感。右肩关节空虚，肩峰突出，搭肩试验阳性；右桡动脉搏动可触及，右上肢肢端血运、皮肤感觉可。

辅助检查：右肩正位 X 线片（图 1-20）示右肱骨近端骨折并肩关节脱位，骨质疏松。

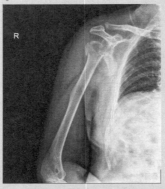

图 1-20　右肩正位 X 线片示右肱骨近端骨折
并肩关节脱位，骨质疏松

入院诊断：①右肱骨近端骨折；②右肩关节脱位；③骨质疏松；④高血压病；⑤冠心病。

诊疗计划：①按骨科护理常规，二级护理，低盐低脂饮食，测血压（每日 2 次）；②早期采用多模式镇痛方案，对疼痛进行干预［如冷疗、静脉滴注氟比洛芬（凯纷），右上肢持续悬吊等］；③进一步完善各项检查，待条件允许时，择期行手术治疗。

❓ 主任医师常问实习医师及住院医师的问题

● 正常成人肩峰下的间隙高度是多少？其意义是什么？

答：肩峰下的间隙即第二肩关节间隙，是肱骨头的重要活动空间，若此间隙过窄或过宽都将影响肩关节的活动范围。过窄会使肩关节囊过度紧张导致肩关节上举和外展受限，容易引起肱骨头肩峰撞击。一般认为，肱骨头高度在允许范围内上升 5mm，就会减少肩关节 20°～30°的活动幅度。肩峰下间隙过宽则影响关节的稳定性。一般认为，肱骨头高度下降 5mm，会造成肩关节 24°的偏移。国人肩峰下的间隙高度；峰肱距为 6.62～9.85mm，峰沟距为 11.53～17.8mm，而正常人的示指末端厚度约 10mm，宽度为 15～20mm，因而术中术者可用示指末端测试肩峰下间隙的宽度从而间接测量假体的松紧度。

● 什么是肱骨头后倾角？其意义是什么？

答：（1）肱骨头后倾角的定义　肩关节前屈 20°，肘置于片盖上，从肱骨头向下照射，测得的肱骨头颈中心轴线与肱骨髁横轴线形成的角度，向后开放 20°～30°，男性平均为 28.35°，女性为 37.35°。

（2）肱骨头后倾角的意义　包括：①上臂外展时必伴随外旋，肱骨头后倾以避免肱骨大结节与肩峰相撞；②后倾角过大，势必加大外旋范围，从而使肱骨头前突并压于关节囊前壁，易发生肩关节前脱位。

● 肩关节的假体类型有几种？

答：人工肩关节按类型分为制约式（含半制约式）和非制约式两种。

（1）制约式（含半制约式）人工肩关节　当肱骨头假体不能依靠肩袖的作用而支撑在肩胛盂或其假体上，即使三角肌功能正常，患侧上肢仍不能完成肩外展和上举动作。因此，出现了各种所谓定支点人工全肩关节，亦称制约式或半制约式，以提供机械支点的方式来弥补肩袖功能丧失，通过机械性结合来防止半脱位或脱位，使患肢获得稳定的外旋、外展、前屈等功能。其缺点在于假体与骨界面可引起很高的异常应力，易导致松动、脱落或断裂，增加了失败率。制约式人工全肩关节的假体头（球形部分）位于肱骨侧称正（顺）置式，位于肩胛盂侧为反（逆）置式。

（2）非制约式人工肩关节　主要包括人工肱骨头、人工全肩关节以及无柄肱骨头表面假体。

● 不同肩关节假体类型置换术的适应证有哪些？

答：（1）制约式（含半制约式）人工肩关节置换术　只有在肩袖失去功能，或缺乏骨性止点无法重建时才应用制约式人工全肩关节置换术，临床上多用于广泛累及肩部的恶性肿瘤切除后功能重建的保肢手术。

（2）人工肱骨头置换术（俗称半肩置换术）适用于以下情况者：①严重肱骨头四部分骨折，骨折块失去软组织附着，丧失血供，可能发生缺血性坏死者；②反复关节脱位，肱骨头压缩骨折范围超过 45%；③肱骨头缺血性坏死，未累及肩盂者；④部分骨关节炎，肩盂关节面结构完整；⑤肱骨外科颈骨折不愈合的老年患者；⑥肿瘤重建；⑦某些伴有肩袖撕裂退变者。

（3）非制约式人工全肩关节置换术　适用于肱骨头有严重病变，同时合并肩盂软骨病变，但肩袖功能正常者。

（4）无柄肱骨头表面假体置换术　主要适应证为骨性关节炎、类风湿关节炎、肱骨头无菌性坏死，尤其适用于中青年患者。

● **人工肩关节置换术的禁忌证有哪些?**

答：（1）近期感染或活动感染。

（2）三角肌及肩袖瘫痪　人工肩关节保持了肩胛盂与肱骨间的空间，本身并无功能，缺少动力的人工肩关节置换术是无意义的。这种患者，如有肩关节疼痛症状，可选择肩关节融合术。如为三角肌或肩袖单个瘫痪则不是禁忌证。

（3）神经源性关节病，尤其当病变尚轻微、稳定时，手术将加速病程进展。

（4）不可修复的肩袖撕裂是肩胛盂置换术的相对禁忌证。

（5）肩关节极度不稳。

（6）疼痛症状及功能障碍轻微者。

❁ ［住院医师或主治医师补充病历］

　　患者入院以来，请心内科及麻醉科会诊，调控血压及进行冠心病治疗，进一步降低手术风险，局部皮肤无张力性水疱，患肢肢端血供、皮肤感觉及各指活动度未见明显异常。完善右肩关节 CT 三维重建（图 1-21）提示为肱骨近端三部分骨折（Neer 分型）。诊断明确，骨折端移位明显；患者手术愿望迫切；综合以上情况，故该患者有明确的手术指征。

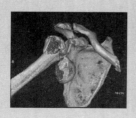 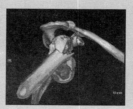 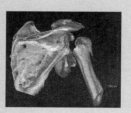

(a)　　　　　　　　　　(b)　　　　　　　　　　(c)

图 1-21　右肩关节 CT 三维重建

主任医师常问进修医师或主治医师的问题

● **如何进行临床评估？**

答：（1）**整体评估** 对合并其他内科疾病（如糖尿病、高血压病）的患者予以相应的内科治疗；结合患者的性别、年龄、职业、全身情况和骨质条件、运动要求以及对肩关节今后功能的期望值等因素进行综合评估，以制订个性化的治疗方案，其他同一般手术术前常规准备。

（2）**局部评估** 注意检查三角肌功能（三角肌失神经支配是置换术的相对禁忌证）、腋神经、肌皮神经和臂丛功能检查（作为对照，以确定手术中神经是否受损）。

（3）**影像学评估** 常规 X 线片可以对骨折进行分类，了解肱骨头和大小结节的位置。在正位片上可以看到大结节的移位情况和干骺端粉碎的程度，腋位片可以了解有无盂肱关节脱位和小结节移位程度。CT 扫描及 CT 三维重建可以评估骨折片移位情况和肩胛盂的损伤情况。拍摄双侧上臂正位 X 线片，拍片时使用放大标志以使健侧上臂长度能够为患侧的推算提供准确参考。健侧肱骨的长度（h）减去患侧肱骨的长度（b）即是需要通过假体重建的长度（a）。使用模板，借助健侧肱骨头可以确定假体头的大小。选择大小准确的假体头可以保证手术中获得合适的大小结节偏心距（offset）。通过模具也可以确定假体柄直径。假体柄直径的选择同样关系到大小结节的愈合：太粗使得结节过分向外偏离而发生撕脱、张力过大而影响愈合；过细会导致结节内聚，也会影响愈合。通过 X 线评估，医师还可以预先判断是否需要植骨以恢复大小结节的位置，做好术前准备。

● **如何决定进行内固定术还是进行关节置换术？**

答：肱骨近端骨折的治疗目标是用坚强固定达到肱骨近端的解剖复位，以允许早期功能锻炼。对 Neer 分型为二部分骨折，有移位（5mm）大结节骨折，有移位的三部分骨折和年轻患者的有移位的四部分骨折患者，建议行内固定手术。而对于较为粉碎的肱骨近端骨折，尤其是老年患者存在严重的骨质疏松情况，切开复位内固定往往难以达到满意的复位，并且术后肱骨头缺血坏死的可能性较大。为了避免二次手术给患者带来的痛苦，对于骨折粉碎、存在骨质疏松的老年患者，可行人工肩关节置换术，降低患者的病痛并改善肩关节的功能。

本例患者为存在严重的骨质疏松的 Neer 分型为三部分骨折，因而建议行人工肩关节置换术。

● 如何选择人工肱骨头置换术与人工全肩关节置换术？

答：选择人工肱骨头置换术还是人工全肩关节置换术仍存在争议，各有优缺点。

人工肱骨头置换术手术操作相对容易，手术时间短。与人工全肩关节置换术相比，出现肩关节不稳的危险较小，必要时可改为人工全肩关节置换术。其缺点包括并不总能解除疼痛，随时间延长，存在肩胛盂被进一步破坏而使疗效变差的可能。

人工全肩关节置换手术较难，手术时间较长，高密度聚乙烯磨损颗粒能够引起肱骨和肩胛盂假体松动，并伴有骨丢失；然而，人工全肩关节置换术解除疼痛效果较为恒定，并提供了肩关节主动活动所需要的更好的支点。一般来说，人工全肩关节置换术在患者满意度、功能和肌力方面效果较好，尤其是在长期的随访中。目前一致认为，对肩胛盂骨质不良、不可修复性肩袖撕裂和肱骨头缺血性坏死而肩胛盂关节面正常的患者应行人工肱骨头置换术；如果肩袖肌腱正常或可以修复、关节软骨面丢失、骨性表面匹配不良的患者应行人工全肩关节置换术。

本例患者合并有高血压病、冠心病等严重的内科疾病，考虑如果行全肩关节置换术，存在手术时间长、出血多、手术风险大等危险因素，因而选择行人工肱骨头置换术。

● 术中如何进行肩袖的保护与修复？

答：肩袖对于肩关节术后的功能恢复至关重要，因而术中应尽可能地修复肩袖，重点重建前方肩袖和后方肩袖，以稳定假体；在置入肱骨假体前，用缝线穿过结节修复肩袖。对于肱骨近端骨折，尤其是严重的三部分、四部分骨折，多伴有大小结节的骨折移位，治疗中宜复位骨折、修复肩袖，将结节缝合固定在肱骨干近端，牢固地重建大小结节、修复肩袖，从而保障关节的动力装置。

（1）肩袖的保护　由于肩关节囊与肩胛下肌为一体，可将关节囊和肩胛下肌两者作为一个整体进行离断，从而维持软组织瓣的强度，有利于随后的伤口缝合和术后早期进行关节的康复锻炼。钝性分离松解前下关节囊、术中不松解盂肱韧带对保持修复后的肩关节囊稳定性具有重要的作用。术中注意腋神经在肩胛下肌下方穿入四边孔，应避免误伤。外旋肱骨可以增加肩胛下肌离断处与腋神经之间的距离，有利于保护腋神经。

（2）肩袖的修复 大小结节不仅要和假体柄固定以及相互间捆绑固定，还要和肱骨干固定。置入假体前在肱骨干近端用克氏针钻孔穿引缝线。固定假体柄的骨水泥凝固后，首先用缝线穿过假体孔以及冈下肌腱和肩胛下肌腱环绕固定大小结节，将大小结节固定于假体头之下。然后，通过缝线将大小结节相互固定，再将大小结节与肱骨干固定。根据粉碎程度，按需在大小结节与假体柄和肱骨干间做植骨。植骨材料可来自取下的肱骨头，如果不够，可取自体髂骨。固定完成后，肱骨干和假体间、大小结节间以及大小结节和肱骨干间要保证没有移动，同时，也不要使肩袖张力过大。为防止肩关节旋转受限，在固定小结节时，使上臂处于一定的外旋；在固定大结节时，使上臂处于一定的内旋位。最后只缝合肩袖间隙的外侧部分。这样可以在无张力下使肩关节完成旋转运动。

● 术中如何放置肩关节假体？

答：肩关节假体的正确置入是平衡周围软组织、维持肩关节稳定的基础。合适的肱骨头直径、后倾角及假体高度是放置肩关节假体的技术要点。

（1）肱骨头假体大小 包括假体的直径和厚度，常规以大小结节间沟作为旋转标志的方法进行标准截骨，截骨线与肱骨干纵轴呈 $35°$ 夹角，测量切除的肱骨头直径（如果粉碎，应加以拼接）作为选择假体的参考。厚度取决于对侧肱骨头的高度和术中测量的张力，假体过大、过厚将导致肩峰下撞击征。

（2）后倾角 结节间沟可以在术中帮助判断后倾角。但在三部分、四部分骨折，这一解剖标志往往已无法完整确认。若以残留的结节间沟远端为标志放置假体，容易使其后倾角增大，软组织张力不平衡会导致肩关节后方不稳定。因而在骨折粉碎严重者，多通过于屈肘 $90°$ 的同时触摸内、外上髁，以其两髁连线平面来确定后倾角度，推荐采用 $20°\sim30°$ 的后倾角。建议术中做如下试验：假体试模安装后关节复位，旋转肩关节，在旋转中立位时假体头应该直接指向肩胛盂，内旋、外旋 $40°\sim50°$ 时假体稳定。确定后倾角合适后，用电凝刀在肱骨干上作记号，便于随后准确安装假体。

也可通过假体侧翼来协助判断放置假体的后倾角度。一般情况下，假体侧翼位于肱二头肌肌腱沟后方约 $12mm$，边缘紧贴关节囊附着点并略悬垂出肱骨距。

（3）假体高度 有以下 3 种方法：①根据术前 X 线片测量值推算出需要重建的长度，可以帮助在术中确定假体的长度；②胸大肌肱骨止点上缘作为参考点，该点与肱骨头顶点的距离为 5.5cm±0.5cm；③用试模感觉肱二头肌肌腱和软组织张力来确定假体长度，并确认无肩峰下撞击。一般肱骨头高于大结节 3mm 即可。但有报道认为，假体重建偏低比健侧短缩不超过 15mm 时，似乎对功能并没有太大的影响。因此，术中应在可接受范围内将假体轻度低置，使大结节重建后与肱骨干近端存在重叠，增大骨接触面积，从而改善大结节的愈合情况；同时假体低置后肩峰下间隙有足够宽度以保证肱骨头的活动空间，有利于肩关节功能恢复，避免出现上述假体高置后肩峰下间隙过窄出现的并发症。

● 如何正确进行肩关节置换术后的功能康复锻炼？

答：肩关节置换术后的物理治疗和康复锻炼是决定肩关节置换术后结果的基本因素。手术中须测试肩关节被动活动范围的安全区，以便制订术后康复方案。做肩关节被动前屈、内旋和外旋，分别确定修复组织的紧张点，这些角度即是术后 6 周内康复锻炼的被动活动极限。术后第 1 天，开始进行肘、腕、手各关节的等长活动及钟摆练习。术后 1 周，开始肩关节功能锻炼，不宜过早进行环形或摆动运动，以防止关节周围软组织损伤。术后第 7～14 天，可拆除外展支架，使用三角巾进行肩部功能锻炼，注意前屈内旋和外旋肩关节，范围在 40°内，以免引起关节拉伤。术后第 2 周以肩关节被动运动为主，同时配合邻近关节的无负重活动，逐渐增加锻炼次数及运动幅度。术后第 6 周后，根据疼痛减轻、X 线片情况确定大小结节愈合情况。大小结节愈合后即进入第二期功能康复锻炼，逐步加强肩关节的主动锻炼。上述锻炼过程中，以三角肌前部及外旋肌群的锻炼及活动度锻炼最为重要。三角肌和肩袖功能差的患者术后锻炼时，则不应进行大角度锻炼。早期功能锻炼是肩关节置换术后肩关节能否获得满意功能的关键，必须持之以恒，循序渐进地进行。

该患者经过锻炼，右肩关节 X 线片所示及活动度恢复基本满意（图 1-22）。

● 如何避免术后并发症？

答：术后发生并发症无疑会造成假体置换疗效不佳。最常见的并发症是结节（尤其大结节）移位。假体置放位置欠佳、结节血供不良和术后功能康复锻炼过量等是结节移位的常见原因。假体置放不佳的原因有：假体大小不合适、重建高度不对和后倾角度不佳。结节移位后会继发肩袖功能丧失，假体向上和（或）向前半脱位，造成肩胛盂受力不均而增加磨损的机会。手术操作细心可以避免腋神经损伤造成三角肌麻痹

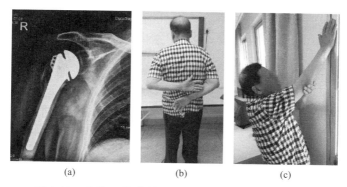

(a) (b) (c)

图 1-22　术后 X 线片所示及右肩关节活动度恢复情况

的并发症。其他并发症有感染、假体松动、关节僵硬和肩胛盂磨损。假体松动和大小不合适是造成肩胛盂磨损的主要原因。

主任医师总结

　　肱骨近端骨折是成人上肢骨折中常见的类型之一，其中大部分为无移位或移位不明显的骨折，通过非手术治疗即可达到愈合。而对于肱骨近端复杂骨折包括 Neer 三部分和部分的 Neer 三部分，采用支持钢板手术内固定，因钢板的体积较大，术中需要较多的暴露才能安放，进一步破坏了骨块的血供，增加了肩袖医源性损伤的可能，影响骨折愈合，且术后肱骨头坏死率高。对于这一类骨折，早期进行人工肩关节置换术是较为合适的办法，即便不能最终完全恢复其原有的功能，这样也可以缩短治疗周期，消除疼痛，较早地恢复自理能力。这也是本例患者之所以选择人工肱骨头置换术的原因。但相比发展更为成熟的髋关节和膝关节置换术，肩关节置换术尚需更多的研究和临床实践。只有选择合适的患者，术前制订详细、精确的计划，术中用充分的手术技巧完成假体置换，使其大小、高度和后倾角度合适，特别是重建肩袖及肱骨大小结节固定牢固，术后配以合适的个性化功能康复锻炼方案，通过人工肩关节置换术治疗肱骨近端骨折才能够取得可预期的、稳定可靠的结果。

参 考 文 献

[1]　王强，曹力. 肩关节置换术研究进展. 国际骨科学杂志，2008，29（4）：239-243.

[2]　Gregory T，Hansen U，Emery RJ，et al. Developments in shoulder athroplasty. Proc Inst Mech Eng H，2007，221（1）：87-96.

［3］ Sanchez-Sotelo J. Shoulder arthroplasty for osteoarthritis and rheumatoid arthritis. Curr Orthop，2007，6：405-414.

［4］ Helmy N，Hintermann B. New trends in the treatment of proximal humeral fractures. Clin Ortho Relat，2006，442：100-109.

（林焱斌　李仁斌　林飞太）

跌伤致左上臂疼痛、活动受限 2h——肱骨干骨折

❀ ［实习医师汇报病历］

　　患者女性，48 岁，以"跌伤致左上臂疼痛、活动受限 2h"为主诉入院。左肱骨干正侧位示左侧肱骨干骨折。为进一步治疗，门诊拟"左侧肱骨干骨折"收入住院。患者既往体健，否认其他"心、肝、肺、脾、肾"等重要脏器疾病史，否认传染性疾病史，否认有手术史、输血史，否认食物、药物过敏史。

　　体格检查：T 36.7℃，P 76 次/分，R 20 次/分，BP 120/70mmHg。神志清楚，心肺未见明显异常。腹平软，无压痛。专科检查：左上臂短缩、成角畸形，局部肿胀、瘀斑；左上臂局部压痛明显，可触及骨擦感及异常关节活动；左上臂纵向叩击痛阳性。左肩、肘关节活动明显受限，左腕指关节背伸活动良好，肢体远端感觉、血运、皮肤温度未见明显异常。

　　辅助检查：左肱骨干 X 线片（图 1-23）示左侧肱骨干中下 1/3 段骨折、移位。

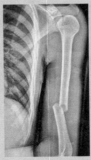

图 1-23　左侧肱骨干中下 1/3 段骨折、移位

入院诊断：左侧肱骨干骨折。

诊疗计划：先试行手法复位小夹板外固定术，摄片复查，如复位失败行骨折切开复位内固定术。

 主任医师常问实习医师的问题

● **什么是肱骨干骨折？**

答：肱骨干骨折是指肱骨外科颈以下至内外髁上 2cm 处的骨折。

● **肱骨干骨折常见的骨折断端移位情况如何？**

答：肱骨干骨折后，可因附着于骨干远端、近端骨折肌肉的牵拉作用而使骨折端产生不同形式的移位（图 1-24）。当骨折位于三角肌止点以上时，近端骨折端受胸大肌、背阔肌和大圆肌牵拉而向前向内移位；远端骨折端受三角肌、喙肱肌、肱二头肌和肱三头肌的牵拉而向上、向外移位。当骨折位于三角肌止点以下时，近端骨折端因三角肌和喙肱肌的牵拉而向外，向前移位，远端骨折端因肱三头肌及肱二头肌的牵拉而向上移位；当骨折位于肱骨干下 1/3 部分时，远端骨折端移位的方向可因前臂和肘关节的位置而异。

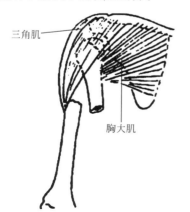

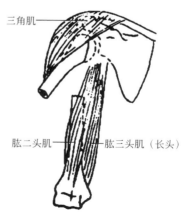

(a) 三角肌附着点以上的骨折　　(b) 三角肌附着点以下的骨折

图 1-24　肱骨干骨折的移位形式示意

● **肱骨干中下 1/3 段骨折为什么易合并桡神经损伤？损伤后的临床表现有哪些？**

答：上臂桡神经从肱三头肌间隙穿出时在肌间隙中穿行，至上臂中下 1/3 交界处，由后内向前外斜行，在桡神经沟内几乎紧贴着肱骨干穿行，且被肱三头肌外侧头的薄层纤维所固定，此处一旦发生骨折，骨折端的移位、成角及摩擦容易损伤不能滑动的桡神经。因此，对于肱骨干中下 1/3 段范围内骨折的患者，都要高度警惕桡神经损伤的可能。桡神经损伤的临床表现可见：腕下垂畸形，掌指关节不能伸直，拇指不能伸展，手背第一、第二掌骨间（即虎口区）皮肤感觉障碍。

❀ ［住院医师或主治医师补充病历］

患者入院后，根据影像学检查可明确诊断为左肱骨干骨折。检查患肢腕指关节背伸正常，拇指伸展正常，手背部皮肤感觉无明显异常，初步排除"桡神经"损伤。予患者施行手法复位加小夹板外固定术，术后予复查摄片了解骨折对位情况，复位术后再次检查桡神经情况。复查 X 线片如图 1-25 所示。

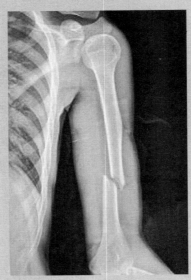

图 1-25　手法复位加小夹板外固定术后复查 X 线片

主任医师常问住院医师、进修医师或主治医师的问题

● **肱骨干骨折闭合治疗的适应证有哪些？闭合治疗的复位标准有哪些？**

答：（1）依现代的治疗观点，闭合治疗的适应证应结合患者的具体情况认真审视后确定。一般认为：①移位不明显的简单骨折；②有移位的中 1/3、下 1/3 骨折经手法整复可以达到功能复位标准。

（2）闭合治疗的复位标准 肱骨属非负重骨，轻度的畸形愈合可由肩胛骨代偿，其复位标准在四肢长骨中最低，其功能复位的标准为：2cm 以内的短缩，1/3 以内的侧方移位、20°以内的向前、30°以内的外翻成角以及 15°以内的外旋畸形。

● **常用的闭合治疗方法有哪些？**

答：常用的闭合治疗方法有悬垂石膏托外固定（图 1-26）、小夹板外固定（图 1-27）及其他。

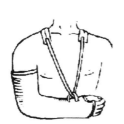
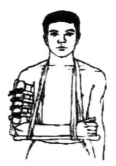

图 1-26 悬垂石膏托外固定　　　图 1-27 小夹板外固定

（1）悬垂石膏托外固定 应用悬垂石膏托法治疗肱骨干骨折已有半个多世纪的历史，目前在国内外仍有相当多的骨科医师在继续应用。此法比较适合于有移位并伴有短缩的骨折或者是斜形、螺旋形的骨折。悬垂石膏应具有适当的重量，避免过重或过轻。其上缘至少应超过骨折断端 2.5cm 以上，下缘可达腕部，曲肘 90°，前臂中立位，在腕部有三个固定调整环。在石膏托外固定期间，前臂须始终维持下垂，以便提供一向下和牵引的力。患者夜间不宜平卧，而采取坐睡或半卧位。吊带需可靠地固定在腕部石膏托外固定环上，向内成角畸形可通过将吊带移至掌

侧调整；反之，向外成角则通过背侧的固定环调整。可利用吊带的长短来调整后成角和前成角，后成角时加长吊带，而前成角则缩短吊带。

（2）小夹板外固定　对内外成角不大者，可采用二点直接加压方法（利用纸垫），对侧方移位较多、成角显著者，常右用三点纸垫挤压原理，以使骨折达到复位，不同骨折水平的骨折须用不同类型的小夹板固定，如：上1/3骨折用超肩关节小夹板，中1/3骨折用单纯上臂夹板，而下1/3骨折需用超肘关节小夹板。其中尤以中1/3骨折的固定效果最为理想。需注意：利用小夹板治疗肱骨干骨折时，经治医师需密切随诊、观察病情况的变化，根据肢体肿胀的程度随时调整夹板的松紧，避免因固定不当而引发并发症，同时鼓励患者在固定期间积极锻炼患肢功能。

（3）其他治疗方法　有采用肩"人"字石膏托外固定、外展架加牵引或尺骨鹰嘴骨牵引等方法。

● 肱骨干骨折的常用手法复位有哪些？

答：无移位或轻度移位的肱骨上端骨骺分离，无需复位，仅以三角巾或腕颈带悬吊贴胸固定即可，并进行早期功能锻炼活动。移位明显的肱骨上端骨骺分离，必须进行复位固定。见图1-28。

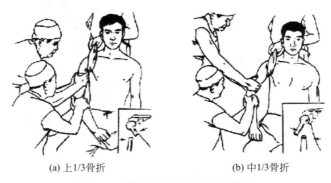

(a) 上1/3骨折　　　　　　　　(b) 中1/3骨折

图1-28　肱骨干骨折的手法复位法

● 肱骨干骨折的手术适应证有哪些？

答：大部分肱骨干骨折可以通过非手术治疗治愈，肱骨骨折愈合快，轻微的成角和旋转畸形不影响功能，也不会导致肩、肘关节僵直。但在下列情况下可考虑行手术内固定：①非手术治疗无法达到或维持功能复位者；②合并其他部位损伤，如同侧尺桡骨干双骨折、肘关节骨折、肩关节骨折等；③多发骨折；④合并有肱动脉、桡神经损伤须行探查手术者；⑤经非手术治疗骨折不愈合者；⑥病理性骨折；⑦开放性骨折；⑧因工作或学习需要，不能坚持较长时间的石膏托、夹板或支具牵引固定者。

● 肱骨干骨折的常用手术入路有哪些？

答：肱骨干骨折的常用手术入路有以下 3 种，见图 1-29。

（1）肱骨干上 1/3 骨折的手术入路　切口从喙突开始，沿三角肌前缘向外延伸至三角肌结节处止。切开深筋膜后，将头静脉向内侧牵开或连同一条三角肌纤维牵开，显露肱骨上段和横过切口下段的胸大肌肌腱。在后者上缘有胸肩峰动脉的一角肌分支，须予以结扎。将上臂内旋，在短头外侧摸清肱二头肌长头肌肌腱。在切口下部，股骨干被胸大肌所覆盖。在长头肌肌腱和胸大肌肌止处的外侧切开骨膜，并予剥离，显露肱骨上 1/3。腋神经在三角肌深面，牵开三角肌时要注意勿使其受伤。

（2）肱骨干中 1/3 骨折的手术入路　此切口可认为上述上 1/3 手术入路的延续。沿三角肌前缘远段 5cm 向外下伸到三角肌肌止处，然后在肱三头肌外侧和肱骨之间，沿肱肌外缘延伸，止于肱肌和肱桡肌之间的间隙中，在切口远端肱桡骨和肱肌之间找出桡神经，将其游离、牵开，再将外侧肌间隔锐性或钝性分离，很容易即可达到肱骨。根据骨折片复位固定的需要，骨膜下分离肱肌和肱桡肌的附着部。

（3）肱骨干下 1/3 骨折的手术入路　切口近端始于三角肌、肱三头肌与肱肌之间，远端可以从肱桡肌前方或后方进入。从前方进入时，较容易暴露桡神经；从肱桡肌后方进入的时候，在肱肌与肱三头肌之间进行桡神经的显露、游离，需向远近两端游离。根据手术需要，可肱桡肌起始部部分分离。

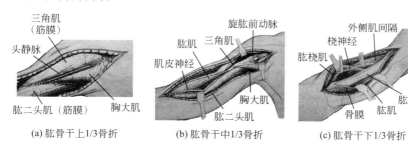

(a) 肱骨干上1/3骨折　　(b) 肱骨干中1/3骨折　　(c) 肱骨干下1/3骨折

图 1-29　肱骨干骨折的常用手术入路

● **肱骨干骨折手术的常见内固定方式有哪些？如何选择？**

答：肱骨干骨折手术的常见内固定方式有拉力螺丝钉固定、接骨钢板、髓内钉、外固定架。

（1）拉力螺丝钉固定　单纯的拉力螺丝钉固定只能够用于长螺旋形骨折，术后常需要一段时间的外固定保护。

（2）接骨钢板　常用于动力加压钢板、锁定钢板等。肱骨干中下 1/3 骨折。

（3）髓内钉　常用于肱骨干中段及中上 1/3 段骨折。

（4）外固定架　常用于开放性骨折。

● **肱骨干骨折手术的常见并发症有哪些？应如何积极地预防？**

答：（1）肱骨干骨折手术的常见并发症有桡神经损伤、血管损伤、延迟愈合与不愈合、关节僵硬、骨化性肌炎。

（2）手术并发症的预防　应强调严格掌握手术指征，在条件不具备或缺乏必要的手术经验情况下，不要滥用手术治疗。手术医师应熟悉桡神经及肱动脉等重要组织的解剖位置和走行方向，在实际操作过程中严格选用内固定物，正确使用医疗器械，保证达到坚强固定，避免手术治疗中的粗暴操作，术中应尽量减少骨膜剥离和损伤骨的营养动脉的可能，尽量采用一些微创手术操作方式，术后向患者强调功能锻炼的重要性，积极予以指导。

主任医师总结

按以往统计，肱骨干骨折约占全身骨折的 1.3%。近年来由于车祸、刀砍伤及其他暴力事件的频繁发生，肱骨干骨折患者已明显增加。以往大多数肱骨干骨折经非手术治疗后均能获得良好的最终治疗结果。但随着生活水平的提高，社会的进步，患者及家属对骨科医师提出了更高的要求，采用手术治疗肱骨干骨折的机会越来越多；手术后并发症的发生也越来越常见。如何提高肱骨干骨折的手术疗效，减少并发症的发生，成为目前骨科医师需要思考的问题。目前骨折手术中"微创"理念已逐步深入人心，如何做到"微创"又不影响手术的整体疗效成为每个骨科医师应去面对及探索的事情。随着肱骨干骨折"有限切开插板"技术在临床上的广泛运用及目前髓内针内固定器械的改进，膨胀髓内钉在肱骨干骨折手术治疗中起到了重要的作用。

参 考 文 献

[1]　彭阿钦编译. 骨折手术治疗原理. 第 3 版. 北京：人民卫生出版社，2009.

[2]　苗华，周建生主编. 骨科手术入路解剖学. 合肥：安徽科学技术出版社，2002.

[3]　Thomas P. Ruedi，Richard E. Buckley，Christopher G. Moran 主编. 危杰，刘璠，吴新宝等主译. 骨折治疗的 AO 原则. 第 2 版. 上海：上海科学技术出版社，2010.

[4]　Poeze M，Lenssen AF，Van Empel JM，et al. Conservative management of proximal humeral fractures：can poor functionaloutcome be related to standard transscapular radiographic evaluation? J Shoulder Elbow Surg，2012，19（2）：273-281.

（魏艳珍　刘奇圣）

外伤致右肘部肿痛、功能障碍 8h——
肘关节恐怖三联征

◎ ［实习医师汇报病历］

　　患者男性，32 岁，以"外伤致右肘部肿痛、活动障碍 8h"为主诉入院。入院前 8h 不慎摔伤，右前臂、右肘部相继着地，伤后即感右肘部剧烈肿痛、活动障碍，受伤后立即就诊于当地医院，查 X 线片示右肘关节脱位并桡骨头粉碎性骨折、右尺骨冠突骨折，给予复位、制动等处理。为进一步诊治，转诊我院，门诊拟"右肘关节脱位、右桡骨头粉碎性骨折及右尺骨冠突骨折"收住我科。既往体健，否认其他"心、肝、肺、脾、肾"等重要脏器疾病史，否认传染性疾病史，否认手术史、输血史，否认食物、药物过敏史。

　　体格检查：T 36.5℃，P 82 次/分，R 18 次/分，BP 126/75mmHg。心肺腹未见明显异常，右上肢石膏托外固定外观，打开石膏托可见右肘部明显肿胀及散在瘀斑，右肘部压痛明显，可扪及骨擦感，右上肢纵向叩击痛阳性，右肘关节活动障碍，右肘部皮肤感觉减弱，指端血运尚可，右腕、诸指活动正常。余肢体活动、感觉、血运未见明显异常。脊柱生理弯曲存在，无畸形，棘突无压痛、叩击痛，活动尚可。

　　辅助检查：①X 线片［外院，图 1-30 中（a）、（b）］示右肘关节脱位并桡骨头粉碎性骨折、右尺骨冠突骨折；②X 线片［图 1-30 中（c）、（d）］示右肘关节脱位并桡骨头粉碎性骨折石膏托外固定后、右尺骨冠突骨折；③右肘部 CT 三维重建［图 1-30 中（e）、（f）］示右肘关节脱位复位后改变、右桡骨头粉碎性骨折、右尺骨冠突骨折。

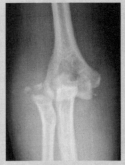

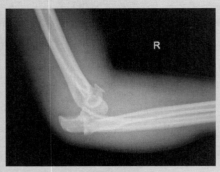

(a) 右肘部正位X线片   (b) 右肘部侧位X线片

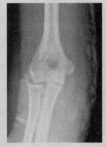

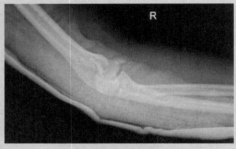

(c) 右肘部复位后正位X线片   (d) 右肘部复位后侧位X线片

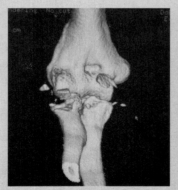

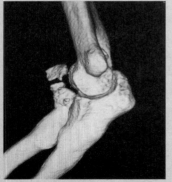

(e) 右肘部CT三维重建正位片   (f) 右肘部CT三维重建侧位片

图 1-30　右肘部 X 线片和 CT 三维重建

初步诊断：①右肘关节脱位；②右桡骨头粉碎性骨折（Mason 分型Ⅳ型）；③右尺骨冠突骨折（Regan 和 Morreey 分型Ⅱ型）。

诊疗计划：①按骨科护理常规，二级护理，普食；②给予消肿治疗，如冷疗、双氯芬酸二乙胺乳剂（扶他林）外敷等；③早期采用多模式镇痛方案，对疼痛进行干预；④营养支持、维持水电解质平衡，预防酸碱平衡紊乱；⑤暂使用石膏托外固定右肘关节；⑥进一步完善各项检查，待条件允许时，择期行手术治疗。

主任医师常问实习医师的问题

● 什么是提携角？其临床意义如何？

答：当肘关节完全伸直，前臂处于中立位时，上臂轴线与前臂轴线并不在一条直线上，形成的夹角称为提携角（图 1-31），男性为 10°～15°，女性 20°～25°。其构成是由解剖结构上的特点所决定的：滑车的尺侧缘比桡侧缘低 6mm，且滑车关节面倾斜，鹰嘴半月切迹的关节面也倾斜，以便与滑车关节面相对合。由于肱尺关节面倾斜，在伸肘位产生了提携角，此角比正常范围增大时则为肘外翻，减少时为肘内翻。

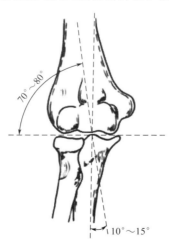

图 1-31 肘关节的提携角

● **什么是肱骨髁上骨折？为什么肱骨干与肱骨髁交界处容易发生骨折？按受伤机制可以将其分为哪几型？**

答：肱骨髁上骨折是指肱骨干与肱骨髁交界处发生的骨折。发生在肱骨下端肱骨内上髁、外上髁上方 2cm 以内。多见于儿童，以肘部疼痛、肿胀明显，甚至有张力性水疱、肘部畸形、活动障碍为主要表现。肱骨干与肱骨髁交界处容易发生骨折的原因有两点：首先此处为骨松质与骨密质交界处；其次在肱骨干轴线与肱骨髁轴线之间有 30°～50°的前倾角（图 1-32）。另外，该处前后扁薄而内外宽，呈鱼尾状，这也容易发生断裂。

肱骨髁上骨折根据暴力来源及方向可分为伸直型、屈曲型和粉碎型三类。见图 1-33。

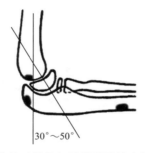

30°～50°

图 1-32　肱骨干轴线与肱骨髁轴线之间的前倾角

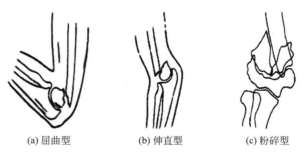

(a) 屈曲型　　　　(b) 伸直型　　　　(c) 粉碎型

图 1-33　肱骨髁上骨折示意

① 伸直型：最多见，占 90％以上，跌倒时肘关节在半屈位或伸直位，手心触地，暴力经前臂传达至肱骨下端，将肱骨髁推向后方。由于重力将肱骨干推向前方，造成肱骨髁上骨折。骨折近端常刺破肱前肌，

损伤正中神经和肱动脉。骨折时，肱骨下端除接受前后暴力外，还可伴有侧方暴力。按移位情况又分尺偏型和桡偏型。a.尺偏型：骨折暴力来自肱骨髁前外方，骨折时肱骨髁被推向后内方。内侧骨皮质受挤压，产生一定塌陷。前外侧骨膜破裂，内侧骨膜完整。骨折远端向尺侧移位。因此，复位后远端容易向尺侧再移位。即使达到解剖复位，因内侧骨皮质挤压缺损而会向内偏斜。尺偏型骨折后肘内翻的发生率最高。b.桡偏型：与尺偏型相反。骨折断端桡侧骨皮质因压挤而塌陷，外侧骨膜保持连续。尺侧骨膜断裂，骨折远端向桡侧移位。此型骨折不完全复位也不会产生严重的肘外翻，但解剖复位或矫正过度时，亦可形成肘内翻畸形。

②屈曲型：较少见。肘关节在屈曲位跌倒，暴力由后下方向前上方撞击尺骨鹰嘴，髁上骨折后远端向前移位，骨折线常为后下斜向前上方，与伸直型相反。该型很少发生血管、神经损伤。

③粉碎型：成人多见，多属于肱骨髁间骨折，按骨折线形状可分T形和Y形或粉碎性骨折。

肱骨髁上骨折早期最严重的并发症是什么？如何处理？

答：Volkmann缺血性肌挛缩是肱骨髁上骨折早期最严重的并发症，发病常与处理不当有关。出血和组织肿胀可使筋膜间隙压力升高，以及外固定包扎过紧和屈肘角度太大使筋膜间隙容积减小或无法扩张，是诱发本病的重要因素。早期症状为剧烈疼痛，桡动脉搏动消失或减弱，末梢循环障碍，手部皮肤苍白发凉。被动伸屈手指时引起剧烈疼痛，应立即将肘关节伸直，松解固定物及敷料，经短时间观察后血供无改善者，应及时探查肱动脉。痉挛的动脉可用湿盐水湿敷，动脉用利多卡因或普鲁卡因封闭。确有血管损伤者，应行修补手术。前臂肿胀严重、筋膜间隙压力高者，应切开筋膜间隙减压。

何谓肘关节恐怖三联征？其处理原则是什么？

答：肘关节恐怖三联征指肱尺关节后脱位合并尺骨冠突骨折、桡骨头骨折及外侧副韧带损伤，伴或不伴有内侧副韧带、屈肌-旋前圆肌止点、伸指总肌肌腱、肱骨头及尺骨滑车切迹等骨与软组织损伤。即伴有尺骨冠突骨折和桡骨头骨折的肘关节后脱位，属于肘关节内复杂骨折脱位的一种类型。

以往对肘关节恐怖三联征多采取非手术治疗，但一般很难维持肘关节稳定性并有再脱位的倾向，目前学者们多主张采取积极的手术治疗。

手术治疗策略有恢复尺骨冠突稳定性、通过桡骨头骨折内固定或金属假体置换以恢复外侧柱稳定性、修复外侧副韧带及相关结构及必要时修补内侧副韧带或应用可活动铰链式外固定支架辅助固定以利于早期活动。

🔘 尺骨鹰嘴骨折治疗的适应证和禁忌证是什么？

答：尺骨鹰嘴骨折治疗的目标是重建关节面、恢复和保留肘关节伸展活动和功能及预防和避免并发症。手术的适应证包括：骨折移位、关节损伤伴有肘关节伸肌机制破坏及开放性骨折。手术的禁忌证包括：非移位骨折、关节损伤但无伸展功能障碍及患者的身体状况太差。

🔘 对于有移位的尺骨鹰嘴骨折，治疗的目的是什么？有哪些治疗方法？

答：移位的鹰嘴骨折的治疗目的包括：①维持肘关节的伸肘力量；②避免关节面不光滑；③恢复肘关节的稳定；④防止肘关节僵硬。其治疗方法分为手法复位外固定、切开复位内固定和尺骨鹰嘴切除术，内固定方式主要包括"8"字钢丝、克氏针张力带、解剖接骨板、1/3管型接骨板、空心螺钉张力带和记忆合金等。

⚙ ［住院医师或主治医师补充病历］

患者入院后给予制动、镇痛、消肿、补液等处理，并给予完善三大常规、血生化、凝血四项、心电图等检查。目前患者右肘部肿胀略减退，瘀斑范围较前明显缩小，右肘部疼痛感减轻，右肘部皮肤感觉有所增强，指端血运可。辅助检查：心电图结果示窦性心律，未见明显异常；血常规示 RBC $3.78 \times 10^{12}/L$，Hb 118g/L，PLT $210 \times 10^9/L$，未见明显异常；生化全套、尿常规、粪常规示未见明显异常。目前的治疗方案主要是石膏托外固定，以及消肿、镇痛等对症处理。

🔳❓ 主任医师常问住院医师、进修医师或主治医师的问题

🔘 肱骨髁上骨折的主要并发症有哪些？

答：主要并发症有以下5种。①Volkmann缺血性肌挛缩：是最严重的并发症，处理不当可丧失前臂和手的功能。②肘内翻：是常见的肱骨髁上骨折晚期畸形，发生率达30%。③肘外翻：很少发生，可见于肱

骨外髁骨折复位不良者。④神经损伤：正中神经损伤较多见，桡神经及尺神经损伤少见。⑤肘关节骨化性肌炎：在功能恢复期，强力被动伸屈肘关节，可导致关节周围出现大量骨化块，致使关节又肿胀，主动屈伸活动逐渐减少。

● **桡骨头骨折分为哪几型？治疗方法有哪些区别？**

答：（1）根据骨折大小及移位程度，桡骨头骨折可分为 4 型，即Mason 分型，见图 1-34。①Ⅰ型：小或边缘骨折，无移位或＜2mm。②Ⅱ型：骨折块移位明显，＞2mm 的边缘骨折。③Ⅲ型：桡骨头严重粉碎性骨折。④Ⅳ型：桡骨头骨折伴肘关节后脱位。

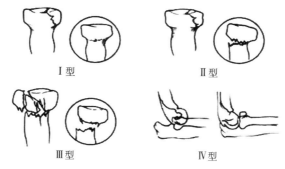

Ⅰ型　　　　　　　Ⅱ型

Ⅲ型　　　　　　　Ⅳ型

图 1-34　桡骨头骨折的 Mason 分型

（2）治疗方法

①Ⅰ型：石膏托制动 2～4 周，早期活动即可。

②Ⅱ型：应行手术切开复位内固定。手术方法：取肘关节后外侧，于桡骨小头处做一 2～3cm 小切口，直接切开关节囊，显露小头关节，注意保留环状韧带。将骨折解剖复位后取骨折块的顶点，垂直打入螺钉，一般 1 枚即可。

③Ⅲ型及Ⅳ型：常需行桡骨头切除术。手术方法：取肘关节外侧切口，以桡骨头为中心，做长 3～4cm 的弧形切口。通过肘后肌和尺侧腕伸肌的间隙进入。彻底冲洗去除所有的游离骨块及凝血块。然后向下沿桡骨干剥离骨膜至肱二头肌结节平面。在肱二头肌结节的近侧，横行切断骨干，去除桡骨头，切除残余的环状韧带，再仔细地切除所有的骨膜以防止新骨形成。手术过程要注意避免损伤桡神经深支。术后上臂屈肘 90°位石膏后托外固定，1 周后去除石膏托外固定，行肘关节屈伸活动练习。

● **肘关节恐怖三联征中，对于肘关节内侧软组织结构，包括内侧副韧带、屈肌–旋前圆肌复合体的损伤是否需要处理？**

答：对于肘关节恐怖三联征，术前行肘关节 MRI 检查，根据 MRI 检查结果可将患者的韧带损伤类型分为 3 型（图 1-35）：Ⅰ 型为单纯外侧副韧带复合体损伤；Ⅱ 型为外侧副韧带复合体损伤合并内侧副韧带前束损伤，但连续性存在；Ⅲ 型为外侧副韧带复合体损伤合并内侧副韧带前束起点、止点撕脱或体部断裂，连续性丧失。①对于 Ⅰ 型和大部分 Ⅱ 型韧带损伤患者，术中无需对内侧副韧带进行修补，术后采用可屈性支具固定即可。②对于 Ⅱ 型韧带损伤患者，在骨折固定、外侧副韧带结构修复后应仔细评估肘关节的稳定性，对于明显不稳定的患者建议予探查内侧结构。③Ⅲ 型韧带损伤患者往往为起点、止点撕脱（75%），应常规采用前内侧入路探查修补术，采用锚钉缝合有利于一期腱–骨愈合，其力学强度优于瘢痕愈合，同时可对合并的屈肌–旋前圆肌复合体损伤进行修补，有利于恢复肘关节稳定性及早期功能锻炼。

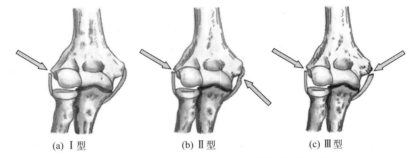

(a) Ⅰ型   (b) Ⅱ型   (c) Ⅲ型

图 1-35　肘关节恐怖三联征韧带损伤的分型

［引自：仲飚，张弛，张长青，肘关节"恐怖三联征"中内侧副韧带及合并损伤的治疗策略. 中华骨科杂志，2013，33（5）：536-538.］

● **肘关节恐怖三联征修复内侧副韧带时是否需要游离保护尺神经？术后是否容易发生迟发性尺神经炎？**

答：采用前内侧入路暴露内侧副韧带前束无需常规游离或前置尺神经，术中在修补内侧副韧带时可能因牵拉尺神经而出现尺神经一过性麻痹症状，术后很快缓解并消失。

● **肱骨小头骨折的损伤机制是什么？如何分型及治疗？**

答：肱骨小头位于肱骨下端桡侧，向前方突出，呈圆形光滑的骨性结构。肘关节屈曲时，桡骨头顶端关节凹形面与肱骨小头前关节面互相对应咬合；肘关节伸展时，则在肱骨小头下关节面咬合。当肘关节轻度屈曲时，传导暴力自下而上经桡骨传导至肘部，桡骨头呈锐角撞击肱骨小头，在肱骨小头与肱骨干骺端造成剪切外力，可将肱骨小头自其附着处剪切下来，并可发生向掌侧向上方的移位。

骨折通常分为两型：Ⅰ型，属于完全性骨折，骨折块包括肱骨小头及部分滑车，骨折块可沿肱骨下端冠状面上移，并时有旋转移位；Ⅱ型，单纯肱骨小头完全性骨折，或肱骨小头边缘的小骨折片，有时在 X 线片上很难发现。

对无移位的两型骨折，一旦确诊，可行上肢石膏托或石膏托管型固定肘关节于屈曲 90°位，有助于降低桡骨头对肱骨小头相对应的压力，维持骨折复位。Ⅰ型或Ⅱ型骨折经手法复位失败后，均应采用手术治疗。

主任医师总结

肘关节骨折是一类临床上比较常见的疾病，近年来随着交通和建筑业的发展，其发病率有不断上升的趋势。肘关节的主要运动为屈、伸及前臂的旋前、旋后，通过肘关节的运动极大扩展了手和腕的功能活动半径和功能效益。肘关节骨折后，由于骨骼的解剖形态异常、关节软骨损伤、关节内粘连，关节囊及关节周围软组织损伤后瘢痕形成、挛缩，容易发生关节挛缩造成关节僵硬，极大地影响了患者的正常工作和生活。以往肘关节骨折经非手术治疗后出现复发性不稳定、制动时间延长引起的关节僵硬、畸形愈合、不愈合等的概率很高，常导致治疗失败。目前我们主张采取积极的早期手术治疗，目的是重建肘关节的稳定性，使患者早期无痛地进行功能锻炼，恢复肘关节足够的活动范围，从而减少并发症，尽早恢复肢体功能，提高生活质量。

其中，肘关节恐怖三联征是一种复杂的严重肘关节骨折，诊断常需要与合并桡骨头骨折的向后蒙泰贾（Monteggia）骨折脱位、合并肘关节脱位的 Mason Ⅳ 型桡骨头骨折以及合并桡骨头骨折的经鹰嘴骨折脱位等进行鉴别。绝大部分患者需要手术治疗，损伤程度与结果负相关。手术多数可以通过单独的外侧入路（Kocher）完成，必要时可加用内侧或后侧切口。治疗的原则是重建肘关节同心圆性中心复位及可靠的稳定性、对桡骨头和冠突骨折尽量进行复位内固定以及对软组织的处理。术后使用石膏托短期制动或必要时使用铰链式外固定支架对维持术后肘关节的稳定性有积极的作用。

此外，由于该部位结构较复杂，普通 X 线片难以一一辨别，加上严重骨折部位容易掩盖较轻的骨折部位及骨折合并脱位，因而很容易导致漏诊。临床仍有怀疑时，应考虑行肘关节 CT 检查或在伤后 2～3 周复查 X 线片，尽可能避免漏诊，早期诊断对患者术后肘关节的恢复至关重要。肘关节骨折创伤大，常伴有神经、血管及韧带的损伤，要严密观察患肢血运、患肢肿胀、感觉情况，防止发生并发症（如缺血性肌挛缩、休克等）。总之，详细的术前计划、术中规范的手术治疗以及术后指导患者合理的功能锻炼，均是恢复患者肘关节功能不可或缺的手段。

参 考 文 献

[1] Bahk MS，Srikumaran U，Ain MC，et al. Patterns of pediatric supracondylar humerus fractures. J Pediatr Orthop，2008，28（5）：493-499.

[2] 仲飙，张弛，张长青. 肘关节"恐怖三联征"中内侧副韧带及合并损伤的治疗策略. 中华骨科杂志，2013，33（5）：534-540.

[3] Morrey BF. Stability of the elbow：osseous constraints. J Shoulder Elbow Surg，2005，14（s2）：174-178.

[4] Fitzpatrick MJ，Diltz M，McGarry MH，et al. A new fracture model for "terrible triad" injuries of the elbow：influence of forearm rotation on injury patterns. J Orthop Trauma. 2012. 26（10）：591-596.

[5] Mathew PK，At hw al GS，King G J. Terrible Triad Injury of the Elbow：Current concepts. J Am Acad Orthop Surg，2009，17（3）：137-151.

（王飚　胡力）

跌倒致右肘部肿痛、畸形、活动受限 2h——肱骨髁间骨折

❀ ［实习医师汇报病历］

患者女性，66 岁，以"跌伤致右肘肿痛、畸形、活动受限 2h"为主诉入院，入院诊断为右肱骨髁间粉碎性骨折。患者既往体健，否认"心、肝、肺、脾、肾"等重要脏器疾病史，否认外伤史、输血史，否认食物、药物过敏史。

体格检查：T 36.5℃，P 73 次/分，R 20 次/分，BP 135/82mmHg。神志清楚，心肺腹未见明显异常。右上肢石膏托外固定中，拆开石膏托见右肘关节局部肿胀、瘀斑，活动受限，右肘部广泛压痛，肘后

三角骨性标志紊乱，可触及骨擦感及异常活动，右桡动脉搏动可触及，右手部感觉、活动及血运可。余肢体检查未见明显异常。

辅助检查：右肱骨 X 线片示右肱骨髁间粉碎性骨折石膏托外固定术后（图 1-36）。CT 三维重建如图 1-37 所示。

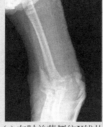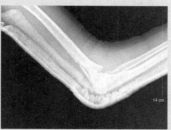

(a) 右肘关节侧位X线片　　(b) 右肘关节正位X线片

图 1-36　右肱骨 X 线片示右肱骨髁间粉碎性骨折

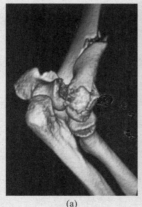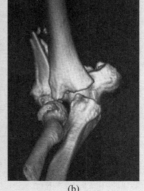

(a)　　　　　　　(b)

图 1-37　右肱骨 CT 三维重建示肱骨髁间骨折

入院诊断：①右肱骨髁间粉碎性骨折；②骨质疏松。

诊疗计划：①按骨科二级护理常规；②完善血常规、生化全套、凝血四项、心电图等各项检查；③予患肢石膏托制动、冷敷消肿、镇痛等对症治疗；④待条件允许后行肱骨髁间骨折切开复位内固定手术治疗。

主任医师常问实习医师的问题

● **肱骨髁间骨折的临床表现有哪些？**

答：肱骨髁间骨折常见于青壮年，多由直接暴力所致，老年人骨质疏松，摔伤肘部也常出现此类骨折，肘关节外伤后局部有明显的肿胀与疼痛，可伴有皮下瘀血，肿胀明显者可有张力性水疱形成。骨折移位严重者两髁向内外侧分离，肱骨下端横径变宽，骨折块重叠移位可致上臂短缩畸形及肘后三角形骨性结构紊乱，可触及骨折块，骨擦感明显。移位的骨折块可压迫、损伤肘部血管神经，故检查患者时应注意桡动脉的搏动情况、肢体远端的皮肤温度、感觉、颜色及活动能力，明确是否合并血管神经损伤。

● **肱骨髁间骨折需要做哪些影像学检查？**

答：肱骨髁间骨折常规需拍摄肘关节正侧位 X 线片，以明确诊断，有条件的患者应行肘关节 CT 三维重建检查，以判定骨折类型及粉碎程度，并且可以作为手术入路及内固定方式选择的依据，如果怀疑合并血管损伤可行上肢血管造影检查。

● **肱骨髁间骨折的一般处理方法有哪些？**

答：(1) 手法复位＋石膏托外固定（图 1-38） 对于无移位或移位程度较小，经闭合复位能达到满意的对位且较为稳定的患者可采用单纯

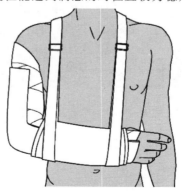

图 1-38 石膏托外固定

（引自：Thomas P. Ruedi，Richard E. Buckley，Christopher G. Moran 主编. 危杰，刘璠，吴新宝等主译. 骨折治疗的 AO 原则. 第 2 版. 上海：上海科学技术出版社，2010.）

石膏托外固定，另外对于骨质疏松及骨折粉碎程度严重的老年患者，手术治疗无法获得满意的复位及可靠的固定，可采用石膏托外固定。

（2）尺骨鹰嘴牵引（图 1-39） 不能闭合复位或某种原因未能及时治疗的开放损伤者，可行尺骨鹰嘴牵引，结合闭合整复，在牵引过程中即可早期开始功能练习。牵引一般 4～6 周，或 4 周去掉牵引后再用石膏托保护制动 2 周。

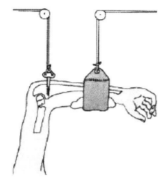

图 1-39 尺骨鹰嘴牵引治疗肱骨髁间骨折

（引自：Thomas P. Ruedi，Richard E. Buckley，Christopher G. Moran 主编. 危杰，刘璠，吴新宝等主译. 骨折治疗的 AO 原则. 第 2 版. 上海：上海科学技术出版社，2010.）

（3）切开复位内固定 适用于大部分骨折移位明显的患者，可以采用手术方法对骨折块进行准确的复位及内固定，术后可进行早期的功能锻炼，以促进肘关节功能的恢复。

● **肱骨髁间骨折术后常见的并发症有哪些？**

答：肱骨髁间骨折术后常见的并发症有肘关节功能障碍、创伤性关节炎、异位骨化、迟发性尺神经炎等。

❀ ［住院医师或主治医师补充病历］

　　患者入院以来，生命体征稳定，无胸痛、腹痛，其他肢体未见明显异常；局部皮肤无张力性水疱，皮肤完好，患肢肢端血供、皮肤感觉及各指活动度均未见明显异常。CT 三维重建提示为肱骨髁间骨折，诊断明确，骨折端移位明显；入院后检查血常规、生化全套、尿常规、粪常规、凝血四项、心电图、胸部 X 线片等均提示重要脏器功能未见明显异常；患者重视肘关节功能恢复，手术愿望迫切，有手术指征，且告知术后应在康复医师的指导下，进行合理的功能锻炼，避免过度锻炼。

 主任医师常问住院医师、进修医师或主治医师的问题

● **肱骨远端的解剖结构及临床意义有哪些？**

答：肱骨远端解剖结构（图 1-40）比较复杂，包括位于内外侧的肱骨内髁、外髁以及占据中部的肱骨小头、肱骨滑车，肱骨远端在解剖结构上类似三角形，内外侧髁向上延伸形成坚强的内外侧双柱结构，构成三角形的两边，肱骨小头及肱骨滑车占据中部，构成三角形的底边，三角形的任意一边断裂都会破坏肱骨远端的力学稳定性。手术治疗的目的就是依照双柱理论重建巩固远端的力学稳定性以及恢复肱骨远端关节面的平整。另外肱骨远端与肱骨干形成大约 30°的前倾角及 6°～8°的外翻角。因此，肱骨远端在冠状面及矢状面上都承受很大的应力，使其很容易发生骨折。

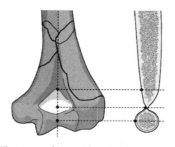

图 1-40　肱骨远端的解剖结构示意

（引自：Thomas P. Ruedi，Richard E. Buckley，Christopher G. Moran 主编. 危杰，刘璠，吴新宝等主译. 骨折治疗的 AO 原则. 第 2 版. 上海：上海科学技术出版社，2010.）

● **肱骨髁间骨折的手术治疗原则有哪些？**

答：肱骨髁间骨折的手术治疗，目的是恢复无痛、正常的肘关节功能，需要对肱骨远端关节面进行解剖复位，重建肱骨远端的整体形态，并对骨折块进行坚强固定，以利于早期完全的功能锻炼。

● **肱骨髁间骨折的手术入路有哪些？**

答：肱骨髁间骨折的手术入路主要有 3 种。

（1）经肱三头肌舌型皮瓣入路　这种入路对肱骨远端关节面及肘关节前方显露较差，需斜形切断肌腹造成肌纤维断裂，断面出血多，术后肌肉肿胀、纤维化，影响肱三头肌肌力和关节活动度。现在已很少采用。

（2）经尺骨鹰嘴截骨入路　该入路显露肱骨远端关节面的效果理想，可对关节面进行精确复位，避免肱三头肌损伤，固定后为骨与骨之间愈合，术后肘关节粘连少，僵硬程度轻，可进行早期功能锻炼。其缺点是人为造成关节内骨折，易导致创伤性关节炎、尺骨鹰嘴截骨不愈合，随着手术技术的发展，V形截骨、解剖复位、有效固定大大降低了截骨不愈合的发生率。

（3）经肱三头肌两侧入路（图 1-41）　这种方式避免了截骨和肱三头肌损伤，完整保留了伸肘装置，软组织损伤少，局部血运好，并发症少。

现在多采用后两种手术入路。

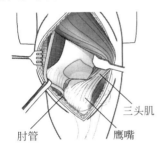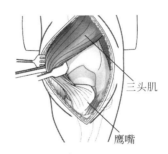

肘管　　鹰嘴　　三头肌　　　　　　　　三头肌　　鹰嘴

图 1-41　经肱三头肌两侧入路

（引自：Thomas P. Ruedi，Richard E. Buckley，Christopher G. Moran 主编. 危杰，刘璠，吴新宝等主译. 骨折治疗的 AO 原则. 第 2 版. 上海：上海科学技术出版社，2010.）

● 肱骨髁间骨折的内固定方式有哪些？

答：肱骨远端骨折的内固定常先用螺钉固定肱骨远端关节面的骨折块，以恢复关节面的平整再根据肱骨远端的双柱原理，采用内外侧双钢板固定肱骨内外髁骨折块，恢复双柱的稳定。钢板安放的方式有双钢板垂直放置和双钢板平行放置（图 1-42）等。

● 尺骨鹰嘴截骨的优缺点有哪些？术中尺神经是否都要显露及前移？

答：（1）优点　有以下 3 点：①充分显露肱骨远端关节面；②避免损伤肱三头肌；③有利于早期功能锻炼。

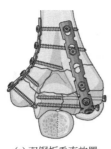
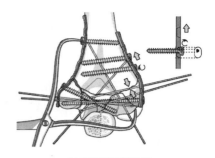

(a) 双钢板垂直放置　　　　　　(b) 双钢板平行放置

图 1-42　钢板安放的方式

（引自：Thomas P. Ruedi，Richard E. Buckley，Christopher G. Moran 主编. 危杰，刘璠，吴新宝等主译. 骨折治疗的 AO 原则. 第 2 版. 上海：上海科学技术出版社，2010.）

（2）缺点　有以下 3 点：①造成额外的关节内骨折；②创伤性关节炎；③鹰嘴骨折不愈合（1%～5%）。

（3）术中应注意对尺神经保护，是否需要常规前置尺神经，目前没有定论。缺乏常规前置尺神经与选择性前置尺神经的对比研究，但是多数医师认为前置尺神经可以避免与内置物的摩擦引起的损害。但在 Vazquez 的研究中，发现前置尺神经并不能减少尺神经损伤。尺神经前移的指征：①内固定物位于或邻近尺神经行径；②尺神经原始有损伤。

● **选择双侧平行钢板固定时有何要求？**

答：（1）每枚螺钉必须通过钢板。

（2）每枚螺钉必须固定 1 块对侧骨块，而该骨块同时为对侧钢板所固定。

（3）远端碎骨块必须应用足够数量的螺钉充分固定。

（4）每枚螺钉在可允许的范围内尽可能长。

（5）每枚螺钉尽可能固定更多的骨折块。

（6）远端螺钉应相互交锁，以创建一个成角稳定结构，整合双柱钢板固定技术。

（7）钢板应在双柱的肱骨髁上水平加压固定。

（8）钢板应具备足够的强度，以确保骨折愈合前不发生断裂和弯曲。

● **肱骨髁间骨折手术的注意事项有哪些？**

答：（1）骨折复位的标准

① 恢复肱骨远端三角形的完整性及关节软骨的平整。

② 恢复鹰嘴窝、冠突窝、桡骨窝的解剖形状。

③ 恢复肱骨远端的前倾角。

（2）复位固定时的顺序

① 复位髁间骨折，恢复关节面的完整性并用克氏针临时固定，将复杂的髁间骨折变为简单的髁上骨折，此时可以用拉力螺钉固定髁间骨折，但是要留下空间，避免影响后面的钢板固定。

② 将已经复位的关节面骨块与髁上骨折进行复位并用克氏针固定。

③ 按照内外侧柱塑性钢板，使之贴于骨面，将其远侧与髁间骨折块固定，使关节面骨块与内外侧钢板成一整体。

④ 将钢板与骨折近端固定，此时若干骺端存在明显的缺损，可以将肱骨短缩，并加压固定；或者行自体骨移植桥接固定，注意当髁间粉碎，而相对髁上完整时，可以先将远端骨块与近端复位固定，以便提供复位的解剖标志；在固定髁间粉碎性骨折时，髁间不能用拉力螺钉固定，否则会使滑车的宽度窄缩，影响关节的匹配。

（3）骨折端缺损　强调骨折端的一期自体骨植骨可以增加内固定物的稳定性，促进骨折愈合。减少内固定的失败率。

（4）注意髁间骨缺损的处理　尽可能恢复髁间正常宽度，缺损大的采用自体髂骨块植骨，不主张使用拉力螺钉加压固定。

（5）注意恢复关节面的平整。

（6）注意恢复肱骨远端的正常前倾角度。

主任医师总结

肱骨髁间骨折常为高能量暴力损伤所致，或是发生于骨质疏松的老年患者，骨折的粉碎程度严重，治疗困难，早期曾采用非手术治疗，预后欠佳。随着手术技术及内固定器械的进步，切开复位、牢固的板钉内固定和早期功能锻炼已被视为首选的治疗方法。双钢板固定治疗肱骨髁间骨折是目前主流的治疗手段。该患者为老年女性，骨质疏松明显，采用传统的内固定钢板无法牢固固定骨折块，术后早期的功能锻炼可能导致内固定松动断裂。因此，锁定钢板是较为合适的选择。目前对钢板的安放角度还有不同的见解。传统的 AO 固定原则提倡：以互成 90°角的双接骨板固定肱骨内外侧柱，这种固定方式的固定刚度和抗疲劳作用最强。Schemitsch 等研究表明，当解剖复位时，双接骨板安放在两侧嵴上或相互垂直固定强度无差异；当复位有台阶时，双接骨板必须安放在两侧髁的骨嵴上，并位于不同的平面。而后 Self 和 Jacobson 等研究发现，双重建钢板安放时垂直或平行与否固定的稳定性并没有差别，且垂直安放螺钉脱出的概率更高。O'Driscoll 等结合肱骨远端骨折情况，认为肱骨远端骨折块复位的丢失和髁上骨折部分固定不牢靠是内固定失败的最主要原因，并提出了固定肱骨髁间骨折的两个原则：尽最大可能固定所有肱骨远端骨折块；被螺钉固定的肱骨远端骨折块应与肱骨髁上部分保持一致的稳定性。应用平行双板技术和最新的肱骨远端锁定加压接骨板系统，在治疗复杂肱骨髁间骨折上获得了满意的疗效，并得出最终的结论：当使用 1/3 管型钢板时双钢板需互成 90°安放，使用双重建钢板或双锁定板则没有必要；在矢状面上平行安放两个重建钢板的稳定性相等或强于相互垂直安放时；通过螺钉固定和骨块间的作用将两个锁定钢板连接成为一个"拱形"（图 1-43）整体可使肱骨髁间骨折的固定获得最大的稳定。该患者内外侧柱均有较大骨折块，采用双钢板平行放置方式，使骨折块间加压锁定，能更好地增加骨折块间的稳定，促进骨折愈合，避免早期功能锻炼所致的内固定失败。

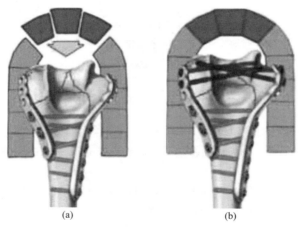

(a)　　　　　　　　(b)

图 1-43　双钢板平行放置，通过螺钉固定骨块，形成"拱桥"

参 考 文 献

[1]　Jesse B Jupiter. AO Manual of Fracture Management：Elbow and Forearm. Switzerland：AO Publishing，2009.

[2]　Ryan JM，Lascelles BD，Benito J，et al. Histological and molecular characterisation of feline humeral condylar osteoarthritis. BMC Vet Res，2013，9：110.

［3］ Wang X，Feng C，Wan S，et al. Biomechanical analysis of pinning configurations for a supracondylar humerus fracture with coronal medial obliquity. J Pediatr Orthop B，2012，21（6）：495-498.

［4］ Pongowski B，Panasiuk M. Anterior Interosseous Nerve Palsy after Supracondylar Fracture of Humerus in Adult. Case report. Ortop Traumatol Rehabil，2013，15（4）：363-368.

［5］ Niu Y，Bai Y，Xu S，et al. Treatment of bone nonunion and bone defects associated with unsuccessful humeral condylar fracture repair with autogenous iliac bone reconstruction. J Shoulder Elbow Surg，2012，21（8）：985-991.

［6］ Hamdi A，Poitras P，Louati H，et al. Biomechanical analysis of lateral pin placements for pediatric supracondylar humerus fractures. J Pediatr Orthop，2010，30（2）：135-139.

（林焱斌 庄研 余光书）

摔倒致右前臂肿痛、活动受限 5h——
尺桡骨干双骨折

⊛ ［实习医师汇报病历］

患者男性，25岁，以"摔倒致右前臂肿痛、活动受限5h"为主诉入院。前臂X线片示右侧尺桡骨干双骨折。门诊拟"右侧尺桡骨干双骨折"收入住院。患者既往体健，否认其他"心、肝、肺、脾、肾"等重要脏器疾病史，否认传染性疾病史，否认外伤史、输血史、否认食物、药物过敏史。

体格检查：T 36.7℃，P 76次/分，R 20次/分，BP 136/86mmHg。神志清楚，心肺腹未见明显异常，右前臂明显肿胀，畸形外观，无皮肤缺损，无皮肤发红、破溃，压痛明显，纵向叩击痛阳性，右腕肘关节活动受限。右上肢肢端血运好，皮肤感觉正常，手指活动可。脊柱生理弯曲存在，无侧弯，无畸形，无纵向叩击痛，余肢体未见明显异常。

辅助检查：右前臂X线片（图1-44）示右侧尺桡骨干双骨折。

入院诊断：右侧尺桡骨干双骨折。

诊疗计划：①骨科二级护理；②完善血常规、尿常规、生化全套、心电图等各项检查；③予消肿、镇痛等对症治疗；④择期手术。

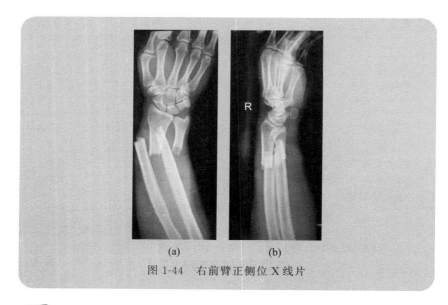

(a)　　　　　(b)

图 1-44　右前臂正侧位 X 线片

 主任医师常问实习医师的问题

● **什么是尺桡骨干双骨折？**

答：尺桡骨干双骨折（俗称前臂双骨折）甚常见，多发于青少年。尺桡骨干双骨折可发生重叠、成角、旋转及侧方移位四种畸形；桡骨干单骨折较少见，因有尺骨支持，骨折端重叠、移位较少，主要发生旋转移位。尺骨干单骨折极少见，因有桡骨支持移位不明显，除非合并下尺桡关节脱位。

● **尺桡骨干双骨折的受伤机制有哪些？**

答：以平地跌倒损伤居第一位，高处坠落第二位，以 10 岁以上男性居多。以间接暴力致伤为主，直接暴力次之。但不同暴力造成不同类型的骨折（图 1-45），由打击、碰撞等直接暴力作用在前臂上，引起尺桡骨干双骨折，其骨折线常在同一水平。间接暴力作用在前臂上，多为跌倒时手掌着地，暴力传导至桡骨，并经骨间膜传导至尺骨。桡骨中上1/3 处骨折常为横形、短斜形或带小蝶形片的粉碎性骨折。骨折向掌侧成角、短缩、重叠、移位严重，骨间膜损伤严重。

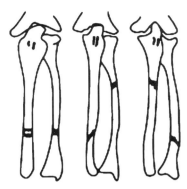

图 1-45　尺桡骨干双骨折的类型

● 尺桡骨干双骨折的临床表现有哪些？

答：局部肿胀、畸形及压痛，可有骨擦音及异常活动，前臂活动受限。儿童常为青枝骨折，有成角畸形，而无骨折端移位，有时合并正中神经或尺神经、桡神经损伤。

● X线片上如何诊断尺桡骨干双骨折？

答：X线片是平面的，可清晰地判断出成角及重叠移位，但判断旋转畸形则有困难。大多数尺桡骨干双骨折是由旋前和旋后的外力造成的，而X线片只显示骨折向掌背侧成角畸形，但实际上常为旋转移位。如果认为是成角畸形，将会遗留旋转畸形。对可疑尺桡骨干双骨折患者，至少拍前后位和侧位的X线片，且X线片必须包括肘关节和腕关节，以了解是否存在上下尺桡关节的脱位或半脱位。

● 尺桡骨干双骨折经非手术治疗后疗效如何？

答：对于闭合性、骨折端稳定、无明显移位的骨折，首先给予前臂中立位U形石膏托外固定，肢体肿胀消退后可再予更换石膏托。一般石膏托外固定4～8周后，根据X线片骨折愈合情况确定拆除石膏托的时间，之后练习肘、腕关节活动。闭合复位石膏托外固定治疗尺桡骨干双骨折的愈合情况并不理想。

● 前臂筋膜间隔综合征的病理变化有哪些？早期诊断和早期治疗的临床意义有哪些？

答：筋膜间隙是由骨、骨间膜、肌间隔和深筋膜形成的潜在腔隙，其中有神经、血管、肌肉。当肢体由于挤压伤，血管损伤，骨折内出血，石膏托、夹板固定不当，导致筋膜间隙内压力增高，由于室壁坚韧，缺乏弹性，不能向周围扩张，故而增高的压力使筋膜间隙内淋巴与静脉的阻力增加，而静脉压力增高，进而使毛细血管内压力进一步增高，从而渗出增加，使筋膜间隙内压力进一步升高。最终阻断筋膜间隙内肌肉和神经组织的血液循环，发生缺血水肿并恶性循环，直至坏死。筋膜间隔综合征的早期诊断和早期治疗，可使筋膜间隙内的肌肉免于坏死，神经功能不受损害；对避免肢体畸形和神经麻痹均有重要意义。

✳ ［住院医师或主治医师补充病历］

> 患者入院以来，生命体征稳定，心肺腹未见明显异常，其他肢体未见明显异常；局部皮肤未见明显瘀斑，皮肤完好，患肢肢端血运、皮肤感觉及各指活动未见明显异常。依据病史及相关辅助检查诊断为尺桡骨中下段楔形骨折（AO分型）。诊断明确，骨折端移位明显；入院后检查血常规、生化全套、尿常规、粪常规、凝血四项、心电图、胸部X线片等均提示重要脏器功能未见明显异常；患者属青壮年患者，手术愿望迫切；综合以上情况，故该患者有绝对手术的指征。

主任医师常问住院医师、进修医师或主治医师的问题

● 尺桡骨干双骨折的手术指征有哪些？

答：尺桡骨干双骨折若治疗不当，可造成严重的功能丧失，即使骨折愈合满意，也会发生严重的功能障碍。肱桡、近端尺桡、肱尺、桡腕、远端尺桡关节和骨间隙必须恢复正常的解剖关系，否则会发生一些功能受损。除所有长骨骨干骨折常见的问题外，尺桡骨干双骨折还有一些特殊的问题，如恢复肢体长度，恢复其轴线，从而获得满意的功能效果。如果要达到良好的旋前和旋后的活动范围，还必须取得正常的旋转轴线。因为有旋前肌和旋后肌的存在，对旋转和成角有影响，要整复和保持两个平行骨骼的复位比较困难，所以常发生畸形愈合和不愈合，其后果并不理想。由于这些因素，对成人有移位的尺桡骨干双骨折，虽然闭合复位可能成功，但是如果成角和旋转对线不良没有纠正，仍会发生功能障碍，使最后的结果不满意，所以一般仍认为切开复位内固定是最好的治疗方法。特别是桡骨上段骨折，由于软组织丰富，手法整复非常困难，不稳定性骨折、移位较大的尺桡骨干双骨折合并上尺桡关节脱

位、下尺桡关节脱位的患者，整复和维持复位较困难，手法复位不满意者，畸形愈合的尺桡骨干双骨折，成人移位较大的骨折，均以手术切开复位内固定为好。

● 尺桡骨干双骨折常用的手术治疗方式有哪些？

答：尺桡骨干双骨折的手术治疗方法有以下几类。

（1）外固定支架 仅部分尺桡骨干双骨折的患者适合外固定支架治疗。通常用于伴有广泛软组织损伤和骨缺损的尺桡骨开放性骨折的早期治疗。

（2）髓内钉（图 1-46） 最初髓内钉治疗前臂不稳定性骨折的结果并不能令人满意，伴有 20％骨不愈合及高比例的畸形愈合，骨折愈合患者的前臂功能恢复差。①正常尺桡骨干（尤其是桡骨干）并非完全平直而是存在一定的弧度，髓内针可能会发生插入困难，强行打入会导致骨折端移位及骨质破坏；②非带锁髓内针固定不能有效地防止骨折端的旋转移位；③髓内针尾端可刺激皮肤软组织发生感染，并影响关节活动。

（3）钢板 首先钢板内固定能对碎骨块进行良好的控制，可以进行较精确的解剖复位，这是尺桡骨干双骨折能够最大限度地恢复前臂功能的关键原则（图 1-47）。①加压钢板（DCP）可被预弯成与尺桡骨干相服贴的弧度，有效地维持骨折端及骨折块之间正常的解剖关系；②若操作得当，用加压钢板固定尺桡骨能有效地防止骨折端的旋转、侧方及成

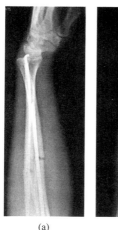
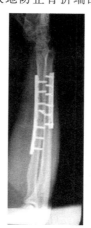
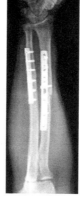

(a)	(b)

图 1-46 尺桡骨干双骨折髓内
钉术后

图 1-47 尺桡骨干双骨折钢板
内固定术后

角等移位；③用加压钢板固定尺桡骨干双骨折，可能发生尺骨侧伤口裂开、钢板外露。

● 如何选择尺桡骨干双骨折的手术方式？

答：尺桡骨干双骨折内固定的方法多种多样，因此应根据骨折的具体情况选用合适的内固定方法。满意的内固定器械必须能牢固地固定骨折，尽可能地消除成角及旋转活动。编者认为，牢固的髓内钉或 AO 加压钢板均可达到目的；较薄的钢板和可弯的髓内钉是不满意的。选用结实的髓内钉还是结实的钢板需根据具体情况确定。加压钢板固定牢靠，抗弯和抗扭转力量强，也可用于粉碎性骨折，缺点是切口大，创伤重，骨膜破坏多，异物刺激大，取钢板术复杂。髓内钉可闭合穿针，手术创口小，只需要少量剥离或不剥离骨膜，取出方便。每种器械均有其优缺点，在某些骨折中使用一种可能比另一种更为成功。在许多尺桡骨干双骨折中，用钢板和髓内钉均能取得满意的疗效，究竟选用哪一种则须根据骨科医师的训练和经验确定。因尺桡骨干双骨折治疗的复杂，可以考虑从以下方面制订手术治疗方式：①患者评价；②治疗方法的选择；③手术计划；④手术入路；⑤复位技术；⑥术后治疗。

● 尺桡骨干双骨折移位的解剖学因素有哪些？

答：前臂上 2/3 肌肉丰富，下 1/3 多是肌腱，因而上部粗下部细，外形椭圆。起止于前臂的肌肉有伸、屈、旋前、旋后四组。旋后组有肱二头肌和旋后肌，均附着于肱骨。旋前组有旋前圆肌和旋前方肌，前者止于肱骨干中 1/3，后者连于尺、桡骨下 1/4。此四种肌肉的作用可使前臂旋转。而伸腕、伸指、屈腕、屈指肌群则能够伸腕、伸指、屈腕屈指。同时前臂肌肉多是跨关节或是跨尺、桡两骨的。故若尺桡骨发生骨折，可导致骨折端旋转、短缩和成角等移位。由于骨折部位的不同，尺桡骨干双骨折断端产生的移位也不相同，通常以旋前圆肌止点上下作为主要标志。判断可能发生的移位方向。在治疗中，必须熟悉局部解剖（图 1-48）和移位机制，才能复位满意。

● 尺桡骨干双骨折手术治疗的并发症有哪些？

答：包括：①筋膜间隔综合征；②畸形愈合；③骨不愈合；④感染；⑤钢板取出与再骨折；⑥桡-尺骨融合；⑦神经血管并发症；⑧心脏疾病（包括继发性心力衰竭、心律失常）、出血性疾病（伤口血肿、胃肠道出血）、栓塞性疾病（深静脉血栓、肺栓塞）和其他疾病（尿潴留、肾脏衰竭、便秘、褥疮、过敏反应、精神症状、电解质紊乱和其他骨折）。

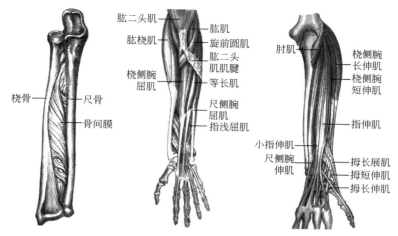

图 1-48 尺桡骨的解剖结构

● **如何预防并发症的发生?**

答:(1)尺骨侧伤口裂开钢板外露

① 尺骨近侧 1/2 段骨折:入路可于前臂内侧(不是背侧)纵向切口,将切口桡侧缘的皮肤皮下组织向桡侧适当潜行游离,接骨板置于尺侧腕屈肌深面的尺骨内侧面,若伤口不能完全缝合时则将桡侧皮缘与尺侧腕屈肌的肌膜缝合,使肌肉皮肤暂时覆盖尺骨及钢板,Ⅱ期缝合伤口或植皮修复。

② 对尺骨远侧 1/2 段骨折:应视软组织肿胀及皮肤张力血运等情况而定。若估计用较薄且窄的接骨板内固定仍难保证伤口能达到Ⅱ期闭合,则采用尺骨骨折闭合复位或有限切开复位,用三棱针自尺骨鹰嘴背侧缘打入髓腔,针的远端到达尺骨远端做髓内固定,如此可避免伤口裂开。

(2)前臂筋膜间隔综合征

① 软组织损伤较重的闭合骨折,先行外固定消肿治疗,待肿胀基本消退后再行手术治疗。此期间应密切观察,有筋膜间隔综合征的早期征象者应及时切开深筋膜减压。

② 术中尽量减少创伤,减少切开或不切开肌肉,认真止血,关闭伤口时不缝合筋膜,必要时置引流片引流积血。

③ 术后抬高患肢,适当应用激素、脱水剂及利尿药消肿治疗,密切观察肿胀及血运情况。

（3）桡神经损伤

① 有人主张从背外侧通过桡侧腕长、腕短伸肌间隙进入，将桡侧腕短伸肌、指伸肌及旋后肌附着点一同向背侧及外侧剥离。因此，整个由桡神经深支支配的肌群包括其本身在内一起向背侧牵开，由桡神经干支配的桡侧腕长伸肌及肱桡肌向掌侧牵开，这样既不会损伤桡神经深支，又不会损伤桡神经干。

② 采用掌侧入路时应该注意显露肱桡肌深面的桡神经浅支牵向桡侧并保护好以免损伤。

（4）尺桡骨交叉愈合骨桥形成　尺桡骨交叉愈合多为伴有严重的骨间膜损伤，使尺桡骨的骨折端连通在同一血肿内，血肿机化和成骨而形成交叉愈合。对骨折段大致在同一节段的双骨折病例，最好采用尺骨背侧及桡骨掌侧切口，尽量避免损伤骨间膜，使骨折端及碎骨块解剖复位稳妥固定，行 X 线透视确认尺桡骨间无游离碎骨块存在，如此可防止发生尺桡骨交叉愈合及骨桥形成。

如何循序渐进地进行功能锻炼？

答：（1）肌力锻炼指导　肌力锻炼应从术后第 1 天开始直到康复。进行患肢肌力充分等长收缩和舒张，促进血液循环，加速静脉和淋巴回流，减轻肿胀，防止肌肉萎缩；同时，通过肌肉收缩和舒张，给骨折处以生理压力，有助于骨折端接触，促进骨折愈合，方法：前臂保持中立位，用力握拳 5s，然后用力伸指 5s。初始 3 次/日，每次 5～10min，以后逐渐增加次数和延长时间。

（2）关节活动指导　疼痛缓解以后，一般术后 2～3 天，开始进行患肢肩关节、肘关节、腕关节及前臂旋转活动。

① 肩关节活动指导：肩关节在人体各个关节中的活动范围最广泛，可使手能触到人体自身的任何部位。尺桡骨干双骨折术后应行主动功能锻炼。方法如下。a. 前屈、后伸锻炼：患者取坐位，上臂与地面垂直，做钟摆样前后运动，范围由小逐渐增大。b. 内收、内旋锻炼：患者用手横过面部触摸对侧耳廓以锻炼内收，用手摸腰背部以锻炼内旋。c. 外展、外旋锻炼：患者作双手抱头动作。以上各方法每日 3 次，每次各 20～30 下。

② 肘关节活动指导：采用加压钢板内固定，肘关节一般不用石膏外固定，便于肘关节锻炼。方法：患肢前臂保持中立位，用健侧手托患肢前臂，用力伸肘 3s，然后屈肘 3s，每日 4～5 次，每次 3～5min。疼痛

消失后做患肘主动伸肘 5s，屈肘 5s，每日 3～5 次，每次 5～10min。

　　③ 腕关节活动指导：背伸锻炼，双手对掌或用手掌推墙；掌屈锻炼，双手背相对。以上动作各持续 5s，每日 4 次，每次 3～5min。

　　④ 前臂旋转活动指导：初始先做旋前运动，范围 0°～20°，每日 3～5 次，每次 5min，每日增加 10°。旋后运动宜在 1 周后进行，做旋转动作时速度宜慢。

主任医师总结

　　尺桡骨干双骨折就是一种较为常见的高能量创伤，青壮年占多数，其对手部灵巧功能的发挥和前臂旋转功能造成了严重的影响。两骨干完全骨折后，由于前臂有旋前方肌、旋前圆肌、旋后肌、肱二头肌等，所以尺桡骨干双骨折因骨折部位的不同存在复杂的侧方、重叠、成角及旋转移位。

　　骨折发生后应密切观察患者血运、感觉及运动情况，高度警惕前臂筋膜间隔综合征的发生，一旦发现应及时给予切开减压。尺桡骨干双骨折的复位要求高，选择有效的方法治疗是改善预后、提高患者生活质量的关键。前臂的旋转功能，直接影响手的功能发挥。多数学者认为，桡骨近端的旋后畸形不得＞30°，尺骨远端的旋转畸形不得＞10°，尺桡骨的成角畸形不得＞10°，桡骨的旋转弓应予以恢复。

　　临床中可采取手法复位石膏托或夹板外固定，然而闭合复位通常不能获得满意的复位和保持良好的位置，故不作为首选的治疗方法。切开复位内固定既能获得满意的解剖复位，又能获得牢固的固定。常用的内固定方式有接骨板螺钉、髓内钉，而对于开放性损伤且软组织条件差的、粉碎性骨折严重者多使用前臂外固定支架进行固定。术后及时进行适当的功能锻炼对恢复前臂的功能，尤其是旋转功能至关重要。

参 考 文 献

[1] Robert W Bucholz 主编. 裴国献主译. 洛克伍德-格林成人骨折. 北京：人民军医出版社. 第 6 版. 2009.

[2] 凌超，刘智. 钢板与髓内钉内固定治疗成人前臂骨干骨折的研究进展. 中华创伤骨科杂志，2012，14（10）：904-907.

[3] 马晓春. 不同治疗方法对尺桡骨干双骨折前臂功能的影响研究. 临床医学工程，2012，5（19）：738-739.

[4] Lee YH，Lee SK，Chung MS，et al. Interlocking contoured intramedullary nail fixation for selected diaphyseal fractures of the forearm in adults. J Bone Joint Surg（Am），2008，90（9）：1891-1898.

[5] Gaulke R，Abdulkareem M，O'Loughlin PF，et al. First clinical experience with a novel forearm boom. Technol Health Care，2010，18（4-5）：317-324.

（郑忠　李超雄　薛经来）

外伤致左腕肿痛、畸形、活动受限 2h——桡骨远端骨折

❀ ［实习医师汇报病历］

患者女性，45 岁，以"外伤致左腕肿痛、畸形、活动受限 2h"为主诉入院。左腕 X 线片示左桡骨远端骨折。急诊拟"左桡骨远端骨折"收入住院。患者既往体健，否认其他"心、肝、肺、脾、肾"等重要脏器疾病史，否认传染性疾病史，否认外伤史、输血史，否认食物、药物过敏史。

体格检查：T 37.2℃，P 73 次/分，R 20 次/分，BP 128/78mmHg。神志清楚，心肺未见明显异常。腹平软，无压痛。左前臂石膏托外固定外观，拆开见：左腕皮下瘀血，局部呈银叉状畸形，肿胀、压痛明显；可触及骨擦感；左腕活动受限；左手感觉、活动及血运可。余肢体未见明显异常。

辅助检查：左腕正侧位 X 线片（图 1-49）示左桡骨远端骨折。

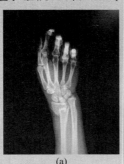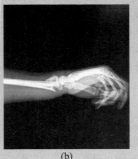

(a)　　　　　　　　　　(b)

图 1-49　左腕正侧位 X 线片

入院诊断：左桡骨远端骨折。

诊疗计划：①骨科护理常规，二级护理；②完善相关检查；③手法复位、石膏托外固定对症处理，择期手术。

主任医师常问实习医师的问题

什么是桡骨远端骨折？

答：桡骨远端骨折是指距桡骨下端关节面 3cm 以内的骨折。这个部位为骨松质与骨密质的交界处，为解剖薄弱处，一旦遭受外力，容易骨折。

桡骨下端关节面形成哪两个角度？分别为几度？

答：桡骨下端关节面呈由背侧向掌侧、由桡侧向尺侧的凹面，分别形成掌倾角（10°~15°）和尺偏角（20°~25°）。见图 1-50。

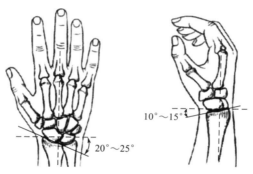

图 1-50　桡骨下端关节面的掌倾角与尺偏角

伸直型骨折的临床表现、诊断及治疗是什么？

答：伸直型骨折在 AO 分类中属于 A 型及 B 型。由 Abraham Colles 于 1814 年详细描述了这种骨折，因此以他的名字命名，称为柯莱斯（Colles）骨折。见图 1-51。多由间接暴力引起，通常的受伤机制是腕关节处于背伸位、手掌着地、前臂旋前时受伤，应力通过手掌传导到桡骨下端而发生骨折。

（1）临床表现与诊断　伤后局部肿痛，可出现典型的畸形姿势，即侧面看呈"银叉状"畸形，正面看呈"枪刺样"畸形。检查局部压痛明显，腕关节活动障碍，皮下出现瘀斑。X 线片可见骨折端有以下几种移位表现：①桡骨远端骨折向背侧移位；②远端向桡侧移位；③骨折端向掌侧成角；④近端嵌入远端，桡骨短缩，或远端呈粉碎性骨折；⑤桡骨远端旋转。因此表现出典型的畸形体征。可同时伴有下尺桡关节脱位及

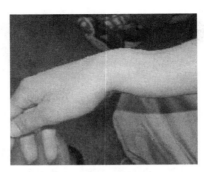

图 1-51　桡骨远端伸直型骨折（Colles 骨折）

尺骨茎突撕脱骨折。

（2）治疗

① 手法复位外固定：为主要的治疗方法。在局部麻醉下，肩外展 90°，助手一手握住拇指，另一手握住其余手指，沿前臂纵轴，向远端持续牵引，另一助手握住肘上方作反牵引。待克服重叠畸形后，术者双手握住腕部，拇指挤压住骨折远端向远侧推挤，2～5 指顶住骨折端，加大屈腕角度，取消成角，然后向尺侧挤压，缓慢放松牵引，在屈腕、尺偏位检查骨折对位对线情况及稳定情况。在屈腕、尺偏位超腕关节小夹板固定或石膏托夹板固定 2 周，水肿消退后，在腕关节中立位继续小夹板或改用前臂管型石膏托外固定。

② 切开复位内固定

a. 手术适应证：严重的粉碎性骨折，桡骨下端关节面破坏；手法复位失败，或复位成功，外固定不能维持复位以及嵌插骨折，导致尺桡骨下端关节面显著不平衡者。

b. 手术方法：经腕背桡侧切口暴露骨折端，在直视下复位，用 T 形钢板、螺钉或钢针固定。若骨折块碎裂、塌陷，有骨缺损，经牵引复位后，分别于桡骨及第 2 掌骨穿针，用外固定支架维持复位，取髂骨植骨，充填缺损，用螺钉或钢针固定。6～8 周后可取消外固定支架。

③ 康复治疗：无论手法复位或切开复位，术后均应早期进行手指屈伸活动。4～6 周后可去除外固定，逐渐开始腕关节活动。骨折愈合后，桡骨下端因骨痂生长，或由于骨折对位不良，使桡骨背侧面变得不平滑，拇长伸肌腱在不平滑的骨面反复摩擦，导致慢性损伤，可发生自发性肌腱断裂，可做肌腱转移修复术。若骨折短缩畸形未能纠正，使尺

骨长度相对增加，尺桡骨下端关节面不平衡，常是后期腕关节疼痛及旋转障碍的原因，可做尺骨短缩术。

屈曲型骨折的临床表现、诊断及治疗是什么？

答：1847 年 Smith 首先详细描述了与 Colles 骨折不同特点的桡骨下端屈曲型骨折，又称史密斯（Smith）骨折。见图 1-52。该骨折常由于跌倒时，腕关节屈曲、手背着地受伤引起，或手掌着地，前臂处于旋后位受伤引起；也可因腕背部受到直接暴力打击发生。较伸直型骨折少见。

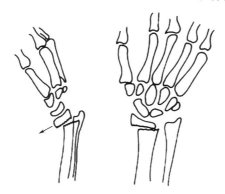

图 1-52 桡骨远端屈曲型骨折（Smith 骨折）示意

（1）临床表现与诊断 受伤后，腕部下垂，局部肿胀，腕背侧皮下瘀斑，腕部活动受限。检查局部有明显压痛，尺桡骨茎突关系异常。X 线片可发现典型移位，近侧骨折端向背侧移位，远侧骨折端向掌侧、尺侧移位，与伸直型骨折移位方向相反，称为反 Colles 骨折或 Smith 骨折。可伴有尺骨茎突骨折。很少出现嵌入骨折。

（2）治疗 主要采用手法复位、夹板或石膏托外固定。复位手法与伸直型骨折相反，基本原则相同。由于复位后维持复位位置较困难，因此可采用前臂旋后位用长臂石膏托外固定，屈肘 90°固定 5～6 周。复位后若极不稳定，外固定不能维持复位者，行切开复位、钢板或钢针内固定。

桡骨远端关节面骨折的临床表现、诊断及治疗是什么？

答：桡骨远端关节面骨折是桡骨远端骨折的一种特殊类型。由 Barton 于 1938 年首先描述，又称巴顿（Barton）骨折。在腕背伸、前臂旋前位跌倒，手掌着地，暴力通过腕骨传导，撞击桡骨远端关节面背侧发生骨折，腕关节也随之而向背侧移位。

(1) 临床表现及诊断　临床上表现为与 Colles 骨折相类似的"银叉状"畸形及相应体征。X 线片可发现桡骨远端背侧缘关节面骨折，骨折块呈楔形，腕关节随骨折块一起向背侧、近侧移位。当跌倒时，腕关节屈曲、手背着地受伤，应力由腕背传导至桡骨远端掌侧，导致掌侧关节面骨折，腕关节随骨折块一起向掌侧、近侧移位，称反 Barton 骨折。见图 1-53。

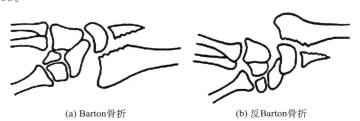

(a) Barton骨折　　　　　　　(b) 反Barton骨折

图 1-53　桡骨远端 Barton 骨折与反 Barton 骨折示意

(2) 治疗　无论是掌侧或背侧桡骨远端关节面骨折，首先均采用手法复位、夹板或石膏托外固定。复位后若很不稳定者，可予切开复位、钢针内固定。或用托状钢板固定治疗反 Barton 骨折，可取得较好的功能恢复。

✿ ［住院医师或主治医师补充病历］

本例患者在臂丛麻醉下进行左桡骨远端骨折切开复位内固定手术。手术过程：患肢外展置于侧台上，常规皮肤无菌操作，铺巾。取前臂远端掌侧一个长约 7cm 的纵行切口，沿桡侧腕屈肌腱与掌长肌腱之间切开皮肤至远侧腕横纹，并向桡侧转向。切开浅筋膜，钝性分离暴露正中神经，牵开正中神经及肌腱。注意保护正中神经。钝性分离至旋前方肌，切开部分旋前方肌，将其从桡骨附着处剥离，从而显露桡骨远端掌侧关节面及腕关节面。显露骨折端及移位的骨块，清除嵌压的软组织和血肿后骨折复位，复位时要尽可能维持关节面的平整，恢复桡骨茎突高度和掌倾角。对骨质疏松、骨缺损、骨塌陷者予以植骨处理。掌侧置入一"T"形锁定钢板及 5 枚锁定钉固定。术中结合 C 型臂 X 线透视机显示骨折复位及内固定位置满意后，生理盐水冲洗，逐层关闭伤口。注重术后康复锻炼，按不同时间段进行相应的康复锻炼。术后 2 周后用关节扭挫伤洗剂熏洗协助康复。术后 X 线片见图 1-54。

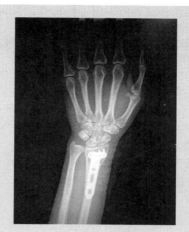

图 1-54 术后 X 线片

 主任医师常问住院医师、进修医师或主治医师的问题

● **桡骨远端骨折的 AO 分型是什么？**

答：桡骨远端骨折的 AO 分型见表 1-2。

表 1-2 桡骨远端骨折的 AO 分型

AO 分型	表现
A 型	关节外骨折
A1 型	尺骨骨折
A2 型	桡骨简单骨折或嵌插骨折，若伴有背侧旋转，即为 Colles 骨折，伴有掌侧旋转即为 Smith 骨折
A3 型	桡骨粉碎性骨折，可以是楔形、嵌插、复杂粉碎性骨折
B 型	部分关节内骨折
B1 型	桡骨矢状面部分关节内骨折
B2 型	桡骨背侧缘部分关节内骨折，即为 Barton 骨折
B3 型	桡骨掌侧缘部分关节内骨折，即为反 Barton 骨折
C 型	完全关节内骨折
C1 型	桡骨干骺端及关节内简单骨折
C2 型	桡骨干骺端粉碎性骨折，关节内简单骨折
C3 型	桡骨关节面粉碎性骨折，伴干骺端简单骨折或粉碎性骨折

临床上习惯依据受伤机制的不同，将桡骨远端骨折分为伸直型、屈曲型及粉碎型骨折。

● **不稳定性桡骨远端骨折的分类及分级是什么？**

答：（1）不稳定性桡骨远端骨折的分类（Lidstrom，1959）

Ⅰ度：无畸形，背侧无成角，桡骨短缩不超过 3mm。

Ⅱ度：轻度畸形，背侧成角 1°～10°，桡骨短缩 3～6mm。

Ⅲ度：中度畸形，背侧成角 11°～15°，桡骨短缩 7～12mm。

Ⅳ度：严重畸形，背侧成角＞15°，桡骨短缩 12mm 以上。

（2）按关节面情况分为四级（Knirk SI Jupiter，1986）

0 级：关节面平整，或有 1mm 塌陷。

Ⅰ级：关节面有 1～2mm 塌陷。

Ⅱ级：关节面有 2～3mm 塌陷。

Ⅲ级：关节面有 3mm 以上塌陷。

以上各种情况，在 X 线片上都极易分辨，治疗时应注意。

● **桡骨远端骨折的复位指南是什么？**

答：（1）桡骨在尺桡骨关节远端的短缩＜5mm。

（2）前后位 X 线显示桡骨远端尺侧倾斜＞15°。

（3）侧位片显示矢状位倾斜在背侧 15°和掌侧 20°之间。

（4）桡腕关节内的脱位或间隙＜2mm。

（5）桡骨远端半月切迹关节错位＜2mm。

● **何谓不稳定性桡骨远端骨折？**

答：（1）桡骨短缩超过 5mm。

（2）侧方倾斜丢失超过 20°。

（3）关节面台阶超过 2mm。

（4）粉碎超过骨干的中轴线。

这种不稳定性骨折需要手术干预。

● **桡骨远端骨折的手术入路如何选择？**

答：手术入路的选择取决于骨折类型、移位方向和伴随软组织的损伤情况等。

（1）背侧入路 应用于向背侧移位、背侧干骺端粉碎的关节内和关节外骨折，桡骨茎突骨折等。

（2）掌侧入路 应用于所有向掌侧移位的骨折。

● **桡骨远端和尺骨远端在生物力学上形成的三个柱是什么？各个柱包括哪些解剖结构？**

答：尺桡骨远端可被分为三个独立的支柱，分别为桡侧柱、尺侧柱和中间柱，解剖上的拇长伸肌的支点 Lister 结节为三柱理论的提出和划分提供了分水岭。桡侧柱包括桡骨茎突和舟骨窝；中间柱为桡侧尺侧，包括月骨窝和乙状切迹；尺侧柱包括三角纤维软骨复合体和远端尺桡关节尺侧部分。

主任医师总结

桡骨远端骨折主要有几种治疗方法：闭合复位石膏托外固定、闭合复位克氏针固定或支架外固定，切开复位钢板螺钉内固定。一直以来以闭合复位后石膏托外固定为主。近年来，随着掌侧钢板的临床应用，切开复位内固定在治疗中所占的比例日益增高。部分学者认为非手术治疗可以避免手术带来的并发症，且治疗费用较低，虽然骨折畸形愈合比例高，但患者的功能相对较好，主张非手术治疗；但也有学者认为闭合复位很难恢复解剖关系，特别是当存在关节内塌陷时，依赖韧带整复技术对无韧带附着的关节面进行闭合复位将无能为力，而关节面 3mm 的塌陷将导致腕关节应力的改变从而加速腕关节退行性变，造成创伤性关节炎。

对桡骨远端骨折，选择合理的治疗方式需要综合考虑骨折的类型、有无伴随损伤，患者年龄、日常活动度、生活习惯和骨质疏松水平。对于稳定性桡骨远端骨折，非手术治疗可以获得良好的预后。当桡骨短缩超过 5mm，侧方倾斜丢失超过 20°；关节面台阶超过 2mm；粉碎超过骨干的中轴线，桡骨背侧骨皮质粉碎，合并尺骨骨折或关节内骨折时骨折多不稳定，往往需要切开复位内固定治疗。年轻患者影像学解剖复位和腕关节功能正相关，且出于对外观的要求，多需要手术治疗恢复良好的解剖结构。

目前，临床在治疗复杂的桡骨远端骨折过程中，并没有公认的金标准。外固定支架是一种传统的固定方式，有着良好的治疗效果。支架外固定可保持桡骨长度，提供持续牵引力，维持复位，创伤小，4～6 周即可拆除外固定支架，避免二次手术，但外固定支架术后仍有部分患者骨折块移位及腕关节无法进行积极的功能锻炼而导致手术效果欠佳。应用解剖钢板治疗桡骨远端骨折，特别是对不稳定性骨折的治疗。越来越多的报道指出无论桡骨远端骨折粉碎的程度如何，钢板骺端的锁定设计均可满意地维持桡骨远端长度。由于行钢板内固定患者相对于外固定支架患者，可以更早地进行腕部功能锻炼，故短期功能评价上，内固定组患者评分均高于外固定组患者，远期功能评价两者趋于一致。

总之，目前没有任何一种单独的方法可处理全部的桡骨远端骨折。因此，对于每一位患者、每一种骨折类型，应制订个体化的治疗方案，采用多种联合的治疗方法才会得到更好的疗效。

参 考 文 献

[1] 许宝满，张爱国. 桡骨远端骨折治疗进展. 中国中医骨伤科杂志，2011，19（3）：70-72.

[2] 王兴凯，杨付晋，苏晓龙. 手法整复小夹板外固定治疗桡骨远端骨折的临床观察. 中国骨伤，2010，23（8）：573-574.

[3] 彭利平，何庆建. 折顶挤扣法配合中药外用治疗老年桡骨远端骨折. 中国骨伤，2010，23（8）：569-570.

[4] 张传毅，马毅，陈海啸等. 掌侧"T"形钢板和外固定支架治疗尺桡骨远端复杂骨折的疗效分析. 中国骨伤，2010，23（8）：575-577.

[5] Gehrmann S V，Windolf J，Kauf mann R A. Distal radius fracture management in elderly patients ：aliterature review. J Hand Surg Am，2008，33（3）：421 -429.

[6] 马小明，方玉树，谭挺生. 掌侧锁定钢板与外固定架治疗复杂桡骨远端骨折. 实用骨科杂志，2012，18（12）：1071-1072.

（施 毅 黄朱宋）

摔伤致右髋部疼痛、活动受限 6h——
股骨颈骨折

❀ ［实习医师汇报病历］

　　患者女性，60 岁，以"摔伤致右髋部疼痛、活动受限 6h"为主诉入院。缘于 6h 前患者摔倒致右髋部疼痛，活动受限，无法翻身及站立行走，受伤时无一过性昏迷，无伴全身伤口流血，无胸痛、腹痛，无便血、血尿，无呼吸困难、大小便失禁等不适。就诊于我院，门诊予行髋部 X 线检查示右股骨颈骨折。门诊拟"右股骨颈骨折"收入住院。既往体健，否认其他"心、肝、肺、脾、肾"等重要脏器疾病史，否认传染性疾病史，否认外伤史、输血史，否认食物、药物过敏史。

　　体格检查：T 36.0℃，P 80 次/分，R 18 次/分，BP 115/70mmHg。

神志清楚，心肺腹未见明显异常，右下肢呈内收、外旋、短缩畸形，右腹股沟中点压痛明显，右下肢纵向叩击痛阳性，肢体远端感觉、血运、皮肤温度未见明显异常。脊柱生理弯曲存在，无畸形，腰椎棘突无叩击痛。余肢体未见明显异常。

　　辅助检查：右髋部正侧位 X 线片（图 1-55）示右股骨颈骨折。

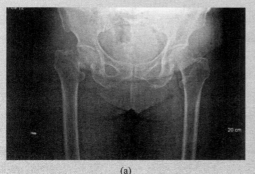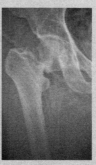

(a)　　　　　　　　　　　　　　　　(b)

图 1-55　右髋部正侧位 X 线片

　　初步诊断：右股骨颈骨折（Garden Ⅳ 型）。

　　诊疗计划：①按骨科护理常规，二级护理，普通饮食；②予以完善血常规、生化全套、凝血全套、心脏彩超；③暂予以皮肤牵引、塞来昔布（西乐葆）镇痛处理；④待各项检查完善后若未发现绝对的手术禁忌证，择期行手术治疗。

 主任医师常问实习医师的问题

● **什么是股骨颈骨折？新鲜的股骨颈骨折的治疗原则是什么？**

　　答：股骨颈骨折系指股骨头下至股骨颈基底部之间的骨折，是临床常见病、多发病，各个年龄段均可见，以中老年患者发病率最高。

　　新鲜的股骨颈骨折的治疗原则：解剖复位骨折端获得加压并坚强固定，以保护残留血供，为血供重建提供条件。

● **与身体其他部位骨折相比，股骨颈骨折具有哪些特殊点？**

　　答：（1）股骨头的血液供应比较特殊，骨折后供血血管损伤，尤其是后上支持带动脉（骺外侧动脉）受阻可能引起股骨头慢性缺血，最终导致缺血性坏死、塌陷等严重的不良结果。

（2）患者年龄多数偏大，90％以上的患者是老年人，常并存有慢性心肺疾病、糖尿病、脑血管病后遗症、老年痴呆、全身营养状态欠佳等，对于创伤本身及手术治疗耐受性较差。

（3）股骨颈部位承受较大的剪力和扭转应力，且患者常合并有骨质疏松，尽管手术方式和内固定器材已得到了极大改进，但仍有一定的骨折不愈合及内固定失效的概率，为 5％～10％。

更应强调的是，一旦发生骨折不愈合，其后续治疗远比其他部位的骨折不愈合困难得多，这在处理青壮年患者时更应引起重视。

● 年轻人股骨颈骨折有何特点？其治疗成功的关键是什么？如何评价骨折复位是否满意？

答：年轻人股骨颈骨折有以下特点：①骨密度正常；②创伤机制多为高能量暴力；③骨折不愈合率及股骨头坏死率均高于老年人股骨颈骨折；④股骨头缺血坏死改变后多伴有明显症状；⑤人工关节置换术效果欠佳。

年轻人股骨颈骨折治疗成功的关键在于：①必须在 12h 内行固定，越早越好；②解剖复位，如闭合复位失败应行切开复位；③可用不同的螺钉模式获得稳定固定。

Lowell 认为：如骨折已达解剖复位，无论 X 线从哪个方向投射，都存在一个股骨头-颈解剖吻合点，即股骨头形成凸面向上的线与股骨颈凹面向下的线吻合，头颈形成一"S"形曲线；不会出现股骨颈凹线直接与股骨头相切形成一完整的"C"形线。

● 股骨近端动脉血供的特点有哪些？其有何临床意义？

答：Crock 采用三阶段分析方法，同时提供标准化的解剖学术语，将股骨近端动脉分为三组：①位于股骨颈基底部的囊外动脉环；②股骨颈表面动脉环的颈升支；③圆韧带动脉，其中颈升支来自囊外动脉，紧贴股骨颈表面走行，发出分支提供股骨头及股骨颈大部分血供，在股骨颈骨折时极易损伤且极易造成股骨头无菌性坏死。

其临床意义在于在股骨颈骨折的治疗中应尽可能复位并稳定地固定，才能在出现骨折晚期塌陷前实现干骺端血管重建及恢复血液循环。

● 股骨颈骨折分为哪几型？

答：（1）Rockwood（1984）将股骨颈骨折分为头下型、经颈（颈中）型和基底型，毛宾尧（1992）根据骨折的解剖部位增加一种头颈型，共分为四型（图1-56）。

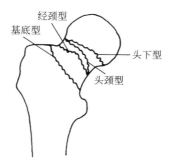

图1-56　股骨颈骨折根据解剖分型示意

①头下型：骨折线完全位于股骨头下，整个股骨颈均在骨折远端，股骨头可在髋臼和关节囊内自由转动。这类骨折在老年患者中最为多见，股骨头血供损伤严重，即使圆韧带动脉存在，也只能供给圆韧带凹附近小范围的骨质；而圆韧带动脉随年龄增长而逐渐退化，甚至闭塞。因此，这类骨折愈合困难，股骨头发生缺血坏死发生率高，预后差。

②头颈型：即股骨颈斜行骨折。由于股骨颈骨折多为扭转暴力所致，故真正的头下型和经颈型均属少见，而多数头下型骨折均带有一块大小不等的股骨颈骨折块，使骨折线呈斜行。此型骨折难以复位，复位后稳定性亦差，对股骨头血供的破坏仅次于头下型。

③经颈（颈中）型：全部骨折面均通过股骨颈，实际上此型较少见，特别老年患者中更少见，甚至有学者认为不存在此型。X线显示的经颈型骨折往往是一种假象，重复摄片时常被证实为头颈型。

④基底型：骨折线位于股骨颈基底。骨折端血运良好，复位后易保持稳定，骨折容易愈合，预后良好，故有部分学者将其列入粗隆间骨折。

前三型骨折的骨折线位于髋关节囊内，称为囊内骨折。基底型骨折的骨折线位于囊外，称为囊外骨折。

（2）临床上常按股骨颈骨折的损伤程度分为四型（Garden分型法），见图1-57。

①Ⅰ型为不完全性骨折。

②Ⅱ型为完全性骨折但无移位。

③Ⅲ型为骨折有部分移位，股骨头外展，股骨颈段轻度外旋及上移。

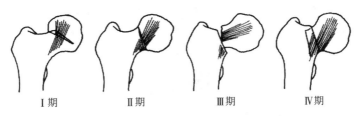

Ⅰ期　　　　　　Ⅱ期　　　　　　Ⅲ期　　　　　　Ⅳ期

图 1-57　股骨颈骨折的 Garden 分型示意

④ Ⅳ型为骨折完全移位，股骨颈段明显外旋和上移。Ⅰ型、Ⅱ型者因为骨折断端无移位或移位程度较轻，骨折损伤程度较小，属于稳定性骨折。Ⅲ型、Ⅳ型者因骨折断端移位较多，骨折损伤较大，属于不稳定性骨折。

● **股骨颈骨折的并发症有哪些？如何预防或治疗？**

答：（1）早期并发症

① 死亡：据文献报道，老年髋部骨折第一年的病死率差别较大，为 14％～50％，围手术期的病死率较高，其后逐渐降低，但是在前 6 个月，病死率仍维持在较高的水平，病死率的影响因素包括：年龄、性别、内科合并症及精神状况、伤前功能水平及晚期肾病。故在与患者及家属做术前谈话时须提及。

② 感染：一旦感染波及关节，骨折愈合就十分困难，成功挽救股骨头的可能性就很小，围手术期行抗感染治疗能明显减少术后关节感染。因此，建议抗感染治疗常规用于手术治疗的股骨颈骨折患者。

③ 深静脉血栓：肺栓塞是髋部骨折的常见死亡原因之一，故患者须进行系统、规范及足疗程的预防血栓形成的治疗。

④ 脱位：一旦发现脱位，应予以行关节复位。复位后应于外展 15°并牵引数天。术后 6 周内限制关节屈曲在 70°以内，以利于软组织愈合。

（2）晚期并发症

① 不愈合：对股骨颈骨折不愈合的治疗可考虑采用：复位固定、外翻截骨固定增加骨折端的加压作用及关节置换术。

② 股骨头缺血性坏死：其治疗方法选择包括对症治疗、股骨截骨术、植骨术、股骨头表面置换术、全髋置换术。

③ 异位骨化：症状较轻者不予处理，髋关节活动明显受限者可考虑手术治疗。

④ 疼痛。

⊛ ［住院医师或主治医师补充病历］

　　患者女性，高龄，绝经，既往有高血压病史，予以监测血压，并予行骨密度测定。

主任医师常问住院医师、进修医师或主治医师的问题

● **对该患者为何选择全髋关节置换术？术中及术后需注意哪些事项？**

　　答：患者高龄，伴有高血压病、骨质疏松，且患者骨折类型属头下型，移位明显，建议行全髋关节置换术。征求患者家属意见后结合患者目前年龄及身体状况，排除手术禁忌证后选择行右人工全髋关节置换术。假体选择生物固定型假体，术后患者可早期下地活动，最大限度地恢复髋关节功能。假体摩擦界面建议选择陶瓷对高交联聚乙烯或陶瓷对陶瓷界面。股骨头直径建议选择 32～36mm，可让关节具有更大的关节活动范围和更好的关节稳定性。根据患者要求，本病例使用陶瓷对聚乙烯摩擦界面。

　　予患者行后外侧切口，术中予以探查坐骨神经并保护，术中注意假体安放位置，术后患肢保持外展中立位踝套牵引保护，防止患者因姿势不当导致关节脱位。术后复查床边 X 线片如图 1-58 所示。

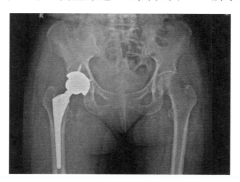

图 1-58　全髋关节置换术后 X 线片

● **新鲜的股骨颈骨折行关节置换术的适应证有哪些？**

　　答：（1）相对适应证

① 患者生理年龄在 65 岁以上，由于其他基础疾病，预期距离寿命不超过 10～15 年。

② 髋关节骨折脱位，主要是指髋关节脱位合并股骨头骨折。特别是股骨头严重粉碎性骨折者。

③ 股骨近端严重骨质疏松，难以对骨折端进行牢固固定。

④ 预期无法离床行走的患者，其目的是缓解疼痛并有助于护理。

（2）绝对适应证

① 无法满意复位及牢固固定的骨折。

② 股骨颈骨折内固定术后数周内固定物失用。

③ 髋关节原有疾病已适用人工关节置换术。

④ 恶性肿瘤。

⑤ 陈旧性股骨颈骨折，特别是已明确发生股骨头坏死、塌陷者。

⑥ 失控性发作的疾病患者，如癫痫、帕金森病等。

⑦ 股骨颈骨折合并髋关节完全脱位。

⑧ 估计无法耐受再次手术的患者。

⑨ 患有精神疾病无法配合的患者。

● 髋关节置换术中需注意哪些要点？

答：髋关节置换术中需注意假体的安放。标准髋臼假体的位置是前倾 15°±10°，外翻 10°±40°，股骨假体柄的颈干角平均为 127°（125°～130°），假体前倾角平均为 13°（12°～15°）。髋臼前倾过多，在髋外旋、内收、伸直位时不稳；前倾不足，在髋屈曲、内收、内旋时不稳。髋臼外旋过多，在髋屈曲 60°、内收、内旋位时不稳；外翻不足，在髋极度屈曲、内收、内旋时易导致假体间的撞击。假体颈的前倾过多则在髋极度屈曲、内收和内旋位时不稳。

远期注意观察假体是否松动、假体是否下沉等。假体柄周围骨的透亮带在预示假体松动方面有重要意义。

● 髋关节置换术后康复锻炼的目的、原则及要点有哪些？

答：（1）康复锻炼的目的　保持合理的关节活动度，增强肌力，重建关节的稳定性，提高日常生活活动能力。

（2）原则　基本原则是早期开始、循序渐进、全面训练、个别对待。因手术后训练时间、力度选择与手术术式等密切相关。因此，术后的肌力训练方法和开始时间尚未统一，缺乏能证明何种程序或方法更有效、更安全可靠的临床研究，但应坚持渐进和不引起疼痛为原则。

（3）全髋关节置换术后的康复要点

① 防止深静脉血栓形成：早起踝泵运动、腹式呼吸、气压循环治疗。

② 防止关节脱位：卧位，伸直术侧下肢，髋外展15°～30°，穿丁字鞋防髋关节外旋。

③ 坐位：不宜久坐，每次<30min，床上屈髋<45°，床旁坐屈髋<90°，同时避免屈膝、髋内收和内旋。

④ 转移活动：卧位是向术侧侧翻取床头柜上物品，半坐位时健侧取床头柜上物品。翻身，向患侧翻身。坐位，借助双上肢支撑坐起。下床时间向术侧移向床边，上床时术侧先移上床。在床旁坐、站立时，术侧髋尽可能后伸，避免起立时屈髋>90°。

⑤ 关节活动度锻炼：拔出引流管后借助膝关节持续关节被动运动装置（CPM机）被动屈伸髋关节，屈曲角度控制在90°以下。逐渐由被动向助力和主动运动过渡，早起仰卧位足底沿床面进行屈髋、屈膝的主动运动，屈髋<70°。髋关节伸直训练，俯卧位有利于伸髋训练。

⑥ 肌力训练：重点训练的是臀中肌、臀小肌、股四头肌和腘绳肌等，以等长肌力训练为主。加强上肢伸展肌力训练。

⑦ 站立负重和步行训练：骨水泥固定者拔出引流管后即可负重步行训练，生物固定者至少术后6周开始步行训练。

● 如何进行髋关节置换术后康复锻炼？

答：（1）第一阶段（术后0～3天）：床上训练

① 术后搬运患者时，双膝之间夹三角垫并捆绑好，使髋关节外展10°～20°，防止搬运时脱位。

② 术后当天晚上，患肢下加垫，将患侧髋膝关节置于稍屈曲、外展位。或者继续双膝之间夹三角垫并捆绑好，使髋关节外展；患肢也可穿矫形防外旋鞋，但要防止压伤。

③ 术后第1天，撤除下肢软垫，伸直患肢防止髋屈曲畸形。

④ 术后48h拔引流管。

⑤ 防止深静脉血栓：术后使用弹力绷带3天或足底静脉泵。一般术后应用低分子肝素钠。如果患者以往有深静脉血栓史，要适当延长应用时间。注意监测凝血酶原时间。

⑥ 拔除引流管后经X线片示假体位置无变化，可开始髋、膝关节屈曲由被动活动运动装置（CPM机）向主动辅助活动，再到完全主动

活动过渡。

⑦ 术后头 3 天的体疗方案：麻醉恢复后，鼓励患者主动屈伸踝关节，促进血液回流；等长收缩练习股四头肌、臀肌；练习深呼吸。

注意点：避免术侧髋关节置于内收外旋伸直位。

（2）第二阶段：体位转移训练

术后 3 天至一周，使用的是骨水泥固定型假体，又是初次髋关节置换术，术中也没有植骨、骨折等情况，患者在术后第 3 天即可以下地进行康复练习。

① 体位转移训练：见图 1-59、图 1-60。

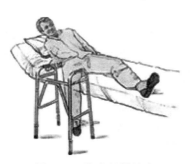
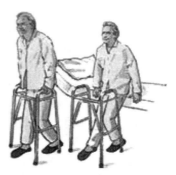

图 1-59　将步行器放在手术侧的腿旁，向床边移动身体，将手术腿移到床下，防止手术髋外旋

图 1-60　健腿顺势移到床下，将身体转正，扶步行器站立

② 坐位练习：坐的时间不宜长，每天 4～6 次，每次 20min。坐位是髋关节最容易出现脱位的体位。如果术中关节稳定性欠佳，应放弃坐位练习。

（3）第三阶段：步行训练

① 术后第 7～8 天（步行训练Ⅰ）：助行器辅助步行。让患者扶助行器练习行走，注意纠正患者的步行姿势。转身时，如果转向患侧，应先让患肢向外迈一步，后移动助行器，再跟上健肢；如果转向健侧，应先让健肢向外迈一步，后移动助行器，再跟上患肢。

② 术后第 9～10 天（步行训练Ⅱ）：双四脚拐辅助步行行走时，应先向前移动患侧拐，健肢跟上，再移动健侧拐，最后患肢跟上。注意步态。

③ 术后第 11~12 天（步行训练Ⅲ）：单四脚拐辅助步行行走时，患侧上肢持四脚拐。注意正确的步态。

④ 术后第 13~14 天（上下楼梯训练）：上楼时，健肢先上，患肢后上，拐随后或同时跟进；下楼时，拐先下，患肢随后，健肢最后。

● **髋关节置换术后生活上需注意哪些事项？**

答：（1）患者坐位、站立或平卧时均应避免交叉腿和膝（跷二郎腿、盘腿），避免跪姿。

（2）平卧时双大腿之间一定要放枕头，以保持双腿分开。侧卧时双腿间应夹枕，避免过度内旋造成脱位，尽量向术侧翻身，此习惯最少应维持 3 个月。

（3）当坐、站或躺时，膝盖和脚尖不能转向内侧，应保持脚和膝盖直对天花板或朝向外侧。

（4）坐位时双足应分开左右，不要坐太矮的椅子或太软的沙发，如需要可用垫枕头再坐。双膝的位置最好在髋关节以下水平。

（5）选择一个牢固、直背、有扶手的椅子，有利于站起或坐下，从坐到站立时，应先向椅子边缘滑动，然后拄拐站起。

（6）如厕时使用加高坐便器，禁止蹲便，使如厕时膝关节的位置保持在髋关节以下水平。

（7）站立或坐时身体向前倾斜幅度不能超过 90°，即避免弯腰动作过大，弯腰时双手最好不要超过膝关节。

（8）术后 3~6 个月内不要下蹲拾物。

（9）平时要避免和控制各种感染，患髋有异常应随时就诊及及时治疗。

（10）手术部位若出现红肿、疼痛及明显活动障碍等不适时应随时就诊复查。随访时间一般为术后 3 个月、半年、一年及随后每年，一般随诊复查项目为关节功能检查，行常规髋关节正侧位 X 线片，并行红细胞沉降率（血沉）及 C 反应蛋白测定。

主任医师总结

股骨颈骨折是临床常见病、多发病，各个年龄段均可见，以中老年患者发病率最高。老年人体质弱、器官代偿能力差，发生股骨颈骨折后卧床不起，易引起坠积性肺炎、泌尿系感染、褥疮、静脉栓塞等。患者为减少大小便次数会自动减少饮水进食，体质更加虚弱，病情恶化，甚至会死亡。为延长患者生命，提高生存质量，有必要进行手术治疗，且越早越好。但患者对于创伤本身及手术治疗耐受能力较差，骨科医师在处理专科情况时，要高度警惕有无合并症，必要时请相关科室会诊。入院时对患者做一次全面详尽的体格检查，特别是对原有疾病的检查，尽可能避免漏诊，延误患者治疗。

人工髋关节置换术有助于老年患者早期下地活动，缩短住院时间。如果手术成功，可以解决股骨颈骨折导致的髋关节疼痛、功能障碍等症状，也可以缩短病程，使患者尽快投入正常的生活、工作中。但在术中需注意假体的安放。若髋臼前倾过多，在髋外旋、内收、伸直位时会出现不稳定；若前倾不足，在髋屈曲、内收、内旋时会出现不稳定。若髋臼外旋过多，在髋屈曲 60°、内收、内旋位时会出现不稳定；若外翻不足，在髋极度屈曲、内收、内旋时易导致假体间的撞击。假体颈的前倾过多则在髋极度屈曲、内收和内旋位时会出现不稳定；还有术后需要注意康复锻炼：术后早期（3 个月以内）功能康复和锻炼以髋关节周围肌肉的力量训练和关节活动度锻炼为主，特别是外展髋关节的臀中肌和后伸髋关节的臀大肌，肌肉的力量直接影响后期的行走步态和关节的稳定性。良好的康复训练可促进术后髋关节肌力和功能的早日恢复，对于维持关节稳定性、恢复关节功能、减轻关节负载、减少假体松动率具有重要意义。

人工髋关节置换术后除了要进行康复训练外，还要严密观察患肢血运、患肢肿胀、感觉及全身情况（如骨质疏松等），防止发生骨科并发症（如深静脉血栓、感染、脱位等），治疗骨质疏松，促进患者康复，提高患者生活质量。

参 考 文 献

[1] 田伟. 实用骨科学. 北京：人民卫生出版社，2008.

[2] Robert W Bucholz 主编. 裴国献主译. 洛克伍德-格林成人骨折. 第 6 版. 北京：人民军医出版社，2009.

[3] 王亦璁. 骨与关节损伤. 第 4 版. 北京：人民卫生出版社，2007.

[4] Olof Leonardsson，Ola Rolfson，Ami Hommel，Patient-reported outcome after displaced femoral neck fracture JBJS，2013，95：1693-1699.

[5] 于长隆主编. 骨科康复学. 北京：人民卫生出版社，2010.

（李炜明　康荣彬）

跌伤致左髋部疼痛、活动受限 1h——
股骨粗隆间骨折

❀ ［实习医师汇报病历］

患者女性，75岁，以"跌伤致左髋部疼痛、活动受限1h"为主诉入院，门诊X线片示左股骨粗隆间骨折。患者既往体健，否认其他"心、肝、肺、脾、肾"等重要脏器疾病史，否认传染性疾病史，否认外伤史、输血史，否认食物、药物过敏史。

体格检查：T 36.7℃，P 76次/分，R 20次/分，BP 136/86mmHg。神志清楚，心肺未见明显异常。左下肢短缩、外旋畸形，局部肿胀、瘀斑；左大转子升高，局部压痛明显，可触及骨擦感；左下肢纵向叩击痛阳性。左髋活动明显受限，肢体远端感觉、血运、皮肤温度未见明显异常。

辅助检查：髋部X线片（图1-61）示左股骨粗隆间骨折，骨质疏松。

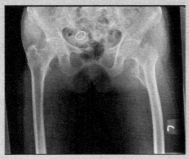 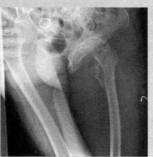

(a) 双髋正位片　　　　　　　　(b) 左髋侧位片

图 1-61　髋部 X 线片示左股骨粗隆间骨折，骨质疏松

入院诊断：左股骨粗隆间骨折，骨质疏松。

诊疗计划：①按骨科护理常规，二级护理；②镇痛治疗，对疼痛进行干预；③左胫骨结节骨牵引（牵引重量为体重的1/7～1/8）；④进一步完善各项检查，待条件允许时，择期行手术治疗。

主任医师常问实习医师的问题

● **什么是股骨粗隆间骨折?**

答:股骨粗隆间骨折是指股骨颈基底至小转子水平之间的骨折,多见于老年人,男性多于女性,约为 1.5∶1,属于关节囊外骨折。骨折多为间接外力引起。下肢突然扭转、跌倒时强力内收或外展,或受直接外力撞击均可发生。如局部骨质疏松,骨折多为粉碎性。

● **股骨粗隆间骨折的临床表现是什么?**

答:股骨粗隆间骨折多为老年人,伤后局部疼痛、肿胀、压痛和功能障碍均较明显,有时髋外侧可见皮下瘀斑,远侧骨折端处于极度外旋位,严重者可达 90°外旋。下肢短缩及外旋畸形明显,无移位的嵌插骨折或移位较少的稳定性骨折,上述症状比较轻微。检查时可见患侧转子升高,局部可见肿胀及瘀斑,局部压痛明显。叩击足跟部常引起患处剧烈疼痛。往往需经 X 线检查后,才能确定诊断。

● **股骨粗隆间骨折的诊断依据及鉴别诊断有哪些?**

答:(1)诊断依据

① 有外伤史。

② 临床症状和体征:疼痛、肿胀、压痛、功能障碍及外旋畸形等。

③ X 线摄片可见骨折。

(2)鉴别诊断 股骨粗隆间骨折和股骨颈骨折的受伤姿势,临床表现大致相同,两者容易混淆,应注意鉴别诊断,一般说来,股骨粗隆间骨折因局部血运丰富、肿胀、瘀斑明显,疼痛亦较剧烈,都比股骨颈骨折严重;前者的压痛点多在大转子部,后者的压痛点多在腹股沟韧带中点的外下方。X 线片可帮助鉴别。

● **股骨粗隆间骨折的分型如何?**

答:股骨粗隆间骨折的主要分型有 AO 分型(图 1-62)、Evans 分型(图 1-63)等。

(1)AO 分型 AO 将股骨粗隆间骨折纳入其整体骨折分型系统中归为 A 类骨折。A1 型:经转子的简单骨折(两部分),内侧骨皮质仍有良好的支撑,外侧骨皮质保持完好。A2 型:经转子的粉碎性骨折,内侧和后方骨皮质在数个平面上破裂,但外侧骨皮质保持完好。A3 型:

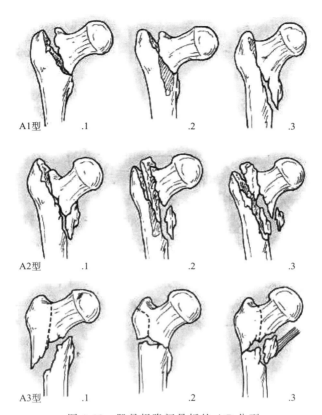

图 1-62　股骨粗隆间骨折的 AO 分型

A1：1—表示沿转子间线骨折；2—通过大转子；3—通过小转子；

A2：1—有一内侧骨折块；2—有数块内侧骨折块；3—在小转子下延伸超过 1cm；

A3：1—斜形；2—横形；3—粉碎性

（引自：Thomas P. Ruedi，Richard E. Buckley，Christopher G. Moran 主编. 危杰，刘璠，
吴新宝等主译. 骨折治疗的 AO 原则. 第 2 版. 上海：上海科学技术出版社，2010.）

反转子间骨折，外侧骨皮质也有破裂。

（2）Evans 分型　分为 6 型。Ⅰ型：两骨折块，骨折无移位。Ⅱ型：
两骨折块，骨折有移位，大小转子完整。Ⅲ型：三骨折块，有大转子骨
折。Ⅳ型：三骨折块，有小转子骨折。Ⅴ型：大小转子同时骨折，为Ⅲ
型和Ⅳ型的合并。R 型：逆粗隆间骨折，骨折线自大转子下外方斜向小
转子内上方。

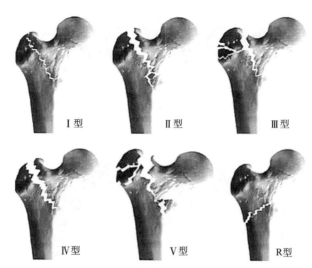

图 1-63　股骨粗隆间骨折的 Evans 分型

股骨粗隆间骨折患者长期卧床的并发症主要有哪些？

答：（1）坠积性肺炎　较长时间的卧床，因痰涎积聚，咳出困难，可导致小气管阻塞和肺部坠积性充血、肺功能减弱，引起呼吸系统感染。

（2）褥疮　长期卧床不能翻身的患者在骨突出部因经常受压，而致局部血液循环障碍，组织坏死，形成溃疡，经久不愈。

（3）尿道感染　长期卧床或长期留置导尿管，容易引起逆行性尿路感染、膀胱炎、甚至形成尿道周围脓肿或附睾炎。

（4）髋关节僵硬　长期卧床无法早期活动容易引起髋关节僵硬、关节和周围软组织纤维粘连而致关节活动障碍。

（5）下肢静脉血栓形成　长期卧床患者下肢静脉血回流缓慢及血液的高凝状态，容易形成血栓，堵塞静脉，出现肢体肿胀、疼痛。血栓可以脱落，沿血管走行，造成重要脏器栓塞。

（6）废用性骨质疏松　长期卧床导致骨组织应力负荷减少，骨量丢失增加，骨吸收和骨形成失衡，加重骨质疏松。

（7）废用性肌萎缩　长期卧床，肢体负重减少，关节和肌肉活动受到限制，肌肉牵拉应力和重力的刺激减少，导致废用性肌萎缩。

（8）心血管疾病　长期卧床可导致血浆容积减少、血黏稠度增加、左心室功能减退、心律失常等心血管疾病。

[住院医师或主治医师补充病历]

患者入院以来，生命体征稳定，无胸痛、腹痛，其他肢体未见明显异常；局部皮肤瘀青，皮肤无破口，患肢肢端血供、皮肤感觉及各指活动度均未见明显异常。从X线片看诊断为左股骨粗隆间骨折（Evans Ⅳ型）、骨质疏松；诊断明确，骨折端移位；入院后予以左胫骨结节骨牵引，检查血常规、生化全套、尿常规、粪常规、凝血四项、心电图、胸部X线片、心血管彩超等均提示重要脏器功能未见明显异常；患者左髋疼痛明显，手术愿望迫切；综合以上情况，故该患者有手术指征。

主任医师常问住院医师、进修医师或主治医师的问题

如何利用X线片预测患者的骨量情况？

答：可利用X线片根据髋Singh指数分级标准预测患者的骨量情况。髋Singh指数分为6级。

1级：压力骨小梁显著减少与缩短。

2级：只有主压力骨小梁，其他大部分或全部已吸收。

3级：主张力骨小梁在大转子处中断。

4级：主张力骨小梁数量上显著减少。

5级：主张力与压力骨小梁清晰可见，但Ward三角区骨小梁明显减少。

6级：压力与张力骨小梁清晰可见，股骨上端几乎全被骨松质填满。

股骨粗隆间骨折的治疗方法有哪些？如何决定治疗方案？

答：（1）非手术治疗　一般可采取股骨髁上或胫骨结节牵引，定期拍X线片，对复位和牵引重量酌情进行调整。牵引8周后，活动关节，扶拐下地，但患肢负重须待12周骨折愈合坚实之后方可进行，以防发生髋内翻。粗隆间骨折行骨牵引的适应证为：①有严重伴随疾病或早期并发症，经系统治疗2周无效，不能耐受手术；②系统治疗后病情好转，骨折时间超过3周，患者不愿意手术；③3个月内有急性心肌梗死、脑梗死和脑出血者，手术治疗有诱发再次发病的可能；④6个月内有急性心肌梗死、脑梗死和脑出血者，手术风险较大，为相对适应证。

（2）手术治疗　现在股骨粗隆间骨折的非手术治疗基本已被放弃，除非有手术禁忌证，应将股骨粗隆间骨折的坚强内固定和患者的早期活动作为标准的治疗方法。粗隆间骨折的手术治疗方法有以下几类。①外固定支架：单臂外固定支架是一种介于手术和非手术的半侵入式穿针外固定方法，适用于合并多种疾病，不能耐受手术的高龄患者。②多枚钉：多枚斯氏针固定有松动、脱针、对骨折断端无加压作用等缺点，为了克服以上弊端，现多用多枚空心螺钉替代。③侧方钉板类。④髓内钉系统：为目前股骨粗隆间骨折主流的手术治疗方式，分为 Gamma 钉、股骨近端髓内钉（PFN）、股骨近端防旋交锁髓内钉（PFN-A）。⑤人工假体置换术：对高龄股骨粗隆间骨折预计其寿命在 10 年以内的病例，只要其身体情况可以耐受，就可以选择骨水泥型人工假体置换术。

（3）功能锻炼　功能锻炼是股骨粗隆间骨折治疗原则中最重要的一部分。

为什么 PFN-A 内固定已成为目前股骨粗隆间骨折主流的固定方式?

答：许多学者都认为髓内固定系统有着生物力学和技术方面的优势，PFN-A 是改进的股骨近端髓内固定系统，在继承了原有 PFN 优点的同时，使操作更简单，固定更可靠，PFN-A 用螺旋刀片锁定技术取代了股骨颈内两枚螺钉固定，并且螺旋刀片在敲击进入骨质时，采取自旋的方法，对骨质起填压作用，骨量得到保留。刀片具有宽大的表面积，尤其适用于老年骨质疏松患者。并且 PFN-A 完成刀片锁定后，可预防"Z"字效应导致的螺钉松动退出。它的自锁加压设计，不仅能有效控制刀片及股骨头旋转，并且能够使骨折间隙进一步复位，可以降低骨折不愈合及畸形愈合的可能性，进而能够降低内固定断裂、切割股骨头等现象。并且 PFN-A 较长的尖端及可屈性凹槽设计，避免了局部应力集中，PFN-A 主钉的空心设计和 6°外翻角设计使主钉插入更顺利，远端锁定孔可选择静态或动态锁定，术后可早期负重。因其在治疗股骨粗隆间骨折，尤其是不稳定性骨折中，具有微创、固定强度高、生物力学特性好、手术时间短、患者可早期下地活动等优点，故 PFN-A 内固定已成为目前股骨粗隆间骨折主流的固定方式。

术中针对 PFN-A 内固定术式有哪些复位及操作技巧?

答：采用微创 PFN-A 术式的创新改良——闭合复位或小切口辅助复位 PFN-A 内固定术式。

（1）"3-2-1"切口的精确体表定位法 术前先于体表定位出放置主钉的皮肤切口、螺旋刀片放置的皮肤切口、远端交锁螺钉放置的皮肤切口。具体方法为：下肢牵引中立位确定两条纵轴线：正常髂前上棘点与髌骨外侧沿连线和股骨侧方正中线。进针点开口定位：于髂前上棘垂线与大腿侧中线交点为中心稍偏后斜15°画一长3cm的标志线，按线切开即可。螺旋刀片开口：于髂前上棘顶点与大腿侧中线拇、示指张大宽距交点为中心水平画一长2cm的标志线，经皮潜行斜向内上切开即可。锁定钉开口：于髂前上棘顶点与侧中线拇、中指张开宽距交点为中心水平画一长1cm的标志线，经皮切开斜向内下即可。见图1-64。

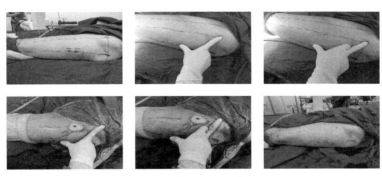

图1-64 示"3-2-1"切口

（2）术中的牵引体位和进针点 术中患者应平卧位，患肢置于手术牵引床上，稍稍内收、内旋，同侧上肢应固定于头架上，这样有利于术中操作。为了减少在操作过程中对周围软组织的损伤，于大转子顶点上行约3cm的纵行手术切口，切口应稍稍弧向后侧。主钉进针点的确定是手术中最为关键的步骤，准确的定位是手术顺利进展的关键。一般认为，进针点位于大转子顶点稍稍前外侧，应在C型臂X线透视机的指导下完成。术中需注意恢复颈干角到正常水平，避免髋内翻畸形。编者发现小转子骨折块分离的部分病例，术后因髂腰肌的牵拉，常导致髋部活动疼痛，这也是部分病例术后Harris评分不高的原因。

（3）手术方法 患者采用全麻插管或腰麻与硬膜外联合麻醉。麻醉成功后，患者取平卧位，均不使用骨科牵引床固定牵引。骨折复位好的由助手中立位徒手牵引，维持良好对位对线；对于难以牵引闭合复位的，可在前外侧切一小口使用血管钳等协助复位。术中按术前画好的切口标志线，先在股骨大转子顶部3cm切一切口，切开皮肤、皮下组织、阔筋膜后，扪及股骨大转子顶部及臀中肌，用血管钳钝性分离臀中肌下缘上一横指宽（距后缘1.0cm）水平，进入扪及顶点稍偏外即为进针点。开口、插入导针，C臂X线透视机上其侧位像正好在正中线上；确定导针位于股骨髓腔内之后，予扩髓、置入主钉。维持骨折复位和相应牵引力度，确认主钉位置良好后，根据瞄准架定位与术前螺旋刀片体表定位大致，稍斜向上切开术前画好的切口标志线，长约2cm，通过这一切口放置螺旋刀片；维持外展中立位，最后于远端定位处稍斜向下行1cm的皮肤切口，完成远端交锁螺钉的放置。拆除瞄准器和插入手柄后拧入尾帽，再次行正位、蛙式位透视证实位置满意；固定牢固和插入手柄后拧入尾帽，再次透视证实位置满意，固定牢固后，冲洗切口并逐层关闭伤口，不放置橡皮引流片。

● **骨折复位不良患者有无采取小切口辅助复位方法的必要性？**

答：遇到单纯牵引骨折复位不良的患者，要果断尝试在骨折部位前外侧做纵行小切口3～5cm，切开皮肤、皮下组织及阔筋膜，分离至骨折处，持骨器或髌钳钳夹不能复位的骨折块，使之解剖复位后行内固定置入。这种方法有以下几个优点：①复位直接有效，且可维持；②切口小，软组织损伤小，骨折复位属点状钳夹，对骨折部血运无明显影响；③操作简便，出血少，时间短；④一定要在骨折复位后再穿入髓内钉，不能用髓内钉来完成复位，且髓内钉插入后，由于髓内钉阻挡移位骨折块很难再复位；⑤良好的复位可以减小骨折部位间隙，增加骨接触面积，有利于骨折愈合，增加骨的支撑，使部分应力沿骨传导，避免内固定承受应力过大而失败。左股骨粗隆间骨折PFN-A内固定术的小切口和术后X线片见图1-65。

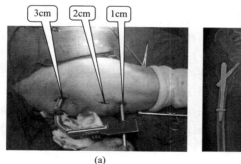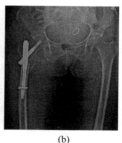

(a)   (b)

图1-65　左股骨粗隆间骨折PFN-A内固定术的小切口和术后X线片

● **股骨粗隆间骨折手术治疗的并发症有哪些？**

答：股骨粗隆间骨折术后并发症分为术中、术后早期、术后晚期 3 个时期。

（1）术中并发症 股骨干骨折、股骨大转子劈裂。

（2）术后早期并发症 褥疮、伤口愈合不良。

（3）术后晚期并发症 股骨头颈部切割、股骨短缩、髋外侧疼痛、大腿中部疼痛、退钉、髋内翻、断钉。

● **导致股骨粗隆间骨折 PFN-A 内固定术后髋内翻的原因是什么？**

答：导致术后髋内翻的原因，认为其可能原因如下。

（1）骨折近端的骨折块处于外展、外旋位时，术中为了更好地复位，必须使骨折远端处于过度外展位。术中，一些病例为更好地插入主钉，外展不够充分，从而导致髋内翻。

（2）置入主钉时，伤肢过分外展，可能削弱了后内侧骨皮质的支撑作用，从而增加了螺旋刀片的应力。

（3）PFN-A 螺旋刀片可能损坏股骨近端骨折的血供，从而导致骨坏死。螺钉把持力下降导致患肢在负重过程中出现切割现象。

（4）老年患者不同程度的骨质疏松，螺旋刀片应力增大而把持力下降，容易造成负重后松动的螺旋刀片从头、颈部切割或穿出，最终导致内翻畸形。

● **微创 PFN-A 手术时有哪些需要注意的问题？**

答：在使用"3-2-1"切口准确体表定位法的手术过程中，编者主张注意以下几点。

（1）术前大重量牵引利用其软组织合页原理初步复位。

（2）术中透视下先行骨折复位，要有效恢复颈干角、前倾角和肢体长度，复杂的类型可先切开利用"3-2-1"切口及辅助小切口复位骨折端，必要时予克氏针临时固定维持。

（3）主钉进针点的定位：扪及股骨大转子顶部及臀中肌，用血管钳钝性分离臀中肌下 1/3 束水平，进入扪及转子顶点稍偏外后，沿上 1.0cm 顺轴向穿入即可。

（4）使用 C 型臂 X 线透视机确认主钉导针在轴位相的位置。

（5）扩髓时不要施加太大的压力，防止内外侧滑动，导针发生弯曲。

（6）主钉在插入过程切忌暴力，以免导致骨折移位。

（7）复杂的不稳定性骨折需要做术前的充分准备，并且可以行双侧拍片对比评估。

（8）术中采用屈膝屈髋牵引下外旋蛙式位透视查看侧位像，动作应轻柔，防止发生骨折移位及医源性骨折。

（9）远端锁钉后必须透视求证。

● 股骨粗隆间骨折术后如何进行肢体功能锻炼？

答：功能锻炼是骨折治疗原则中最重要的一部分。牵引期间，鼓励患者做患肢主动运动，指导并督促做患肢股四头肌收缩运动、踝关节伸屈运动、跖趾关节的屈伸运动、双上肢的扩胸运动及深呼吸运动，每天3～4次，每次30～50组，活动时保持患肢外展30°～40°，防止患肢内收，足趾朝上，防止外旋。于术后第1天开始即在康复医师的指导下行患肢股四头肌收缩功能锻炼与踝关节伸屈运动；术后2天后先在床上做髋关节及膝关节的屈伸运动，还可以借助CPM机帮助活动髋关节及膝关节，每天2～3次，每次10～30min，等到适应后，可尝试让患者采用床边坐位姿势；术后3～5天在康复医师的指导下尝试使用拐杖部分负重行走，根据骨折愈合情况决定完全负重行走的时间，对粉碎严重或伴有较重骨质疏松患者，离床下地活动时间应延迟，活动应循序渐进。出院后，定期拍片复查，并予合理的功能康复指导。

主任医师总结 ··········

近年来股骨粗隆间骨折呈多发趋势，尤其多发于高龄人群。有学者报道，非手术治疗的患者病死率高达41％。近年来，对股骨粗隆间骨折，尤其是老龄患者，众多学者倾向于采取积极的手术治疗；目的是使患者可以减少卧床时间，从而减少并发症，尽早恢复肢体功能，提高生活质量。

目前，使用PFN-A治疗股骨粗隆间骨折是一项比较成熟的技术，但是临床上仍常因为手术切口的定位不准确而出现手术时间过长、术中出血量过多及术后并发症多等现象。编者单位使用"3-2-1"切口准确体表定位法可以比较清晰明确股骨粗隆间的骨性解剖位置、切口朝向、置钉方位，并可以预切切口进行辅助复位，从而能够准确地置入PFN-A内固定材料，避免不必要的手术切口扩大、减少软组织损伤、减少术中X线的污染、缩短手术时间，使手术真正达到准确微创化——"稳、准、快"。

良好的复位是使用PFN-A内固定治疗股骨粗隆间骨折的关键，对降低二次手术率有着重要的意义。对于绝大部分的股骨粗隆间骨折类型，通过术前准确定位和预切"3-2-1"的切口进行手指的触摸感触辅助骨折复位临时固定，一些更为复杂的移位类型再在周围辅助小切口协助，均能达到很好的复位和 PFN-A 的固定。股骨粗隆间骨折是老年人群中最常见的髋部骨折，但是老年患者内科疾病多，手术耐受能力差。因而，有效地减小手术创伤、缩短手术时间具有重要的意义。编者使用"3-2-1"切口精确体表定位法后发现其具有手术切口更小、术中出血量更少、软组织损伤更轻、术中 X 线的污染减少、手术时间更短、术后并发症更少以及术后功能恢复更佳等优点，值得临床推广。

参 考 文 献

[1] 林焱斌，张怡元，冯尔宥等，PFNA 微创治疗高龄股骨转子间骨折疗效分析. 中国骨与关节损伤杂志，2008，23（6）：498-499.

[2] Sahin S，Ertürer E，Oztürk I，et al. Radiographic and functional results of osteosynthesis using the proximal femoral nail antitotation（PFNA）in the treatment of unstable intertrochanteric femoral fractures. Acta Orthop Traumatol Turc，2010，44（2）：127-134.

[3] 李仁斌，林焱斌，庄研等. 股骨近端螺旋刀片抗旋髓内钉治疗股骨转子间骨折的并发症原因分析. 中国骨与关节外科，2012，5（6）：466-470.

[4] Han N，Sun GX，Li ZC，et al. Comparison of proximal femoral nail antirotation blade and reverse less invasive stabilization system-distal femur systems in the treatment of proximal femoral fractures. Orthopaedic Surgery，2011，3（1）：7-13.

[5] 林焱斌，李仁斌，张怡元等，加长型股骨近端螺旋刀片抗旋髓内钉治疗股骨中上段长节段骨折的临床研究. 中华骨科杂志，2010，30（11）：1127-1132.

[6] Douša P，Čech O，Weissinger M，et al. Trochanteric femoral fractures. Acta Chir Orthop Traumatol Cech，2013，80（1）：15-26.

[7] Lee SR，Ha YC，Kang H，et al. Morbidity and mortality in Jeju residents over 50-years of age with hip fracture with mean 6-year follow-up：a prospective cohort study. J Korean Med Sci，2013，28（7）：1089-1094.

[8] Yuan GX，Shen YH，Chen B，et al. Biomechanical comparison of internal fixations in osteoporotic intertrochanteric fracture. A finite element analysis. Saudi Med J，2012，33（7）：732-739.

[9] Huang Y，Zhang C，Luo Y. A comparative biomechanical study of proximal femoral nail（InterTAN）and proximal femoral nail antirotation for intertrochanteric fractures. Int Orthop，2013，37（12）：2465-2473.

[10] Gardenbroek TJ，Segers MJ，Simmermacher RK，et al. The proximal femur nail antirotation：an identifiable improvement in the treatment of unstable pertrochanteric fractures? J Trauma，2011，71（1）：169-174.

（林焱斌　李仁斌　陈宾）

车祸致右大腿肿痛、畸形、活动受限 1h——
股骨干骨折

❀ [实习医师汇报病历]

　　患者男性，50 岁，以"车祸致右大腿肿痛、畸形、活动受限 1h"为主诉入院。右股骨干正侧位 X 线片示右股骨干骨折。为进一步治疗，门诊拟"右股骨干骨折"收入住院。患者既往体健，否认其他"心、肝、肺、脾、肾"等重要脏器疾病史，否认传染性疾病史，否认有手术史、输血史，否认食物、药物过敏史。

　　体格检查：T 36.5℃，P 88 次/分，R 21 次/分，BP 100/60mmHg。神志清楚，心肺未见明显异常。腹平软，无压痛。专科检查：无法站立行走，抬送入院。右大腿短缩、成角畸形，局部肿胀、瘀斑；右大腿局部压痛明显，可触及骨擦感及异常关节活动；右下肢纵向叩击痛阳性。右膝、髋关节活动明显受限，右踝趾关节活动良好，肢体远端感觉、血运、皮肤温度未见明显异常。余肢体未见明显异常。

　　辅助检查：右股骨干 X 线片（图 1-66）示右股骨干骨折。

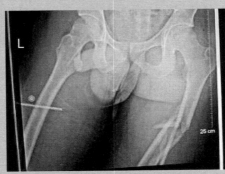

图 1-66　右股骨干 X 线片

　　入院诊断：右股骨干粉碎性骨折。

　　诊疗计划：先行右胫骨结节骨牵引术，复查摄片，完善相关检查后行骨折切开复位内固定术。

主任医师常问实习医师的问题

● **什么是股骨干骨折?**

答:股骨干骨折是指股骨小转子下 2cm 起至股骨髁上 2cm 止之间的股骨骨折。

● **股骨干骨折的常见临床分型有哪些?**

答:(1)根据骨折的形状分型

① 横形骨折:大多数由直接暴力引起,骨折线为横形。

② 斜形骨折:多由间接暴力所引起,骨折线呈斜行。

③ 螺旋形骨折:多由强大的旋转暴力所致,骨折线呈螺旋状。

④ 粉碎性骨折:骨折片在 3 块以上者(包括蝶形的),如砸、压伤等。

⑤ 青枝骨折:断端没有完全断离,多见于儿童。因骨膜厚,骨质韧性较大。伤时未全断。

(2)Winquist 将粉碎性骨折按骨折粉碎的程度分为 4 型。见图 1-67。

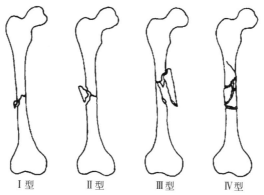

Ⅰ型　　Ⅱ型　　Ⅲ型　　Ⅳ型

图 1-67　股骨干骨折的 Winquist 分型

Ⅰ型:小蝶形骨片,对骨折稳定性无影响。

Ⅱ型:较大的碎骨片,但骨折的近、远端仍保持 50% 以上的骨皮质接触。

Ⅲ型:较大的碎骨片,骨折的近、远端少于 50% 的骨皮质接触。

Ⅳ型:节段性粉碎性骨折,骨折的近、远端无骨皮质接触。

股骨干的形态解剖结构如何？股骨干骨折常见的骨折断端移位情况有哪些？

答：股骨是人体中最长的管状骨。骨干由骨皮质构成，表面光滑，后方有一股骨粗线，是骨折切开复位对位的标志。股骨干呈轻度向前外侧突的弧形弯曲，其髓腔略呈圆形，上 1/3、中 1/3 的内径大体一致，以中上 1/3 交界处最窄。股骨干为三组肌肉所包围，其中伸肌群最大，由股神经支配；屈肌群次之，由坐骨神经支配；内收肌群最小，由闭孔神经支配。

由于大腿的肌肉发达，股骨干直径相对较小，故除不完全性骨折外，骨折后多有错位及重叠。股骨干骨折后，可因附着于骨干远、近骨折段肌肉的牵拉作用及暴力作用、下肢自身重量等影响而发生不同的移位倾向。因部位不同而表现为典型的移位。当骨折位于上 1/3 时，近骨折段受髂腰肌、臀中肌、臀小肌及其他外旋股的牵拉而产生屈曲、外展、外旋移位，远骨折段则因内收肌群的作用而产生向后、向上、向内移位。当骨折位于中 1/3 时，远近骨折端除重叠外，移位无一定的规律，多数骨折近端呈外展、屈曲倾向，远骨折端因内收肌的作用，下端向内上方移位，使两骨折端向前外侧成角。当骨折位于下 1/3 时，膝后方关节囊及腓肠肌的牵拉，往往将远折端拉向后倾斜移位，而骨折近端内收，向前移位。见图 1-68。

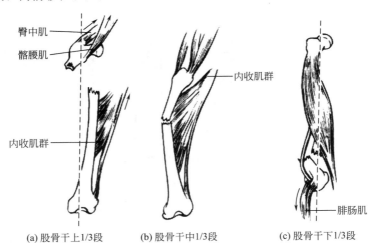

(a) 股骨干上 1/3 段　　(b) 股骨干中 1/3 段　　(c) 股骨干下 1/3 段

图 1-68　股骨干骨折的移位方向

股骨干下 1/3 段骨折为什么易合并腘动静脉及神经损伤？怎样避免漏诊？

答：大腿的股动静脉在穿过内收肌管后，即走行于股骨下 1/3 段后方，由此转至腘窝。当股骨下 1/3 段骨折时，远骨折端被腓肠肌牵拉并向后移位，尖利的断端有可能使腘动静脉及神经受到损伤。如腘窝部若出现巨大血肿则是腘动静脉损伤的征兆，出现小腿感觉障碍，足背、胫后动脉搏动减弱或消失，末梢循环障碍。为了避免腘动静脉及神经损伤的漏诊，凡遇股骨下 1/3 段骨折，应常规检查足背动脉、胫后动脉的搏动，常规检查足趾跖屈、踝关节背伸等动作。必要时行血管超声等相关检查加以排除。

✿ ［住院医师或主治医师补充病历］

患者入院后，根据影像学可明确诊断"右股骨干骨折"，排除早期失血性休克，检查患肢足背动脉、胫后动脉的搏动正常，踝趾关节背伸正常，跖屈活动正常，小腿皮肤感觉无明显异常，初步排除"血管及神经"损伤，予患者施行右胫骨结节骨牵引术，术后予复查摄片了解骨折对位情况。复查 X 线片见图 1-69。

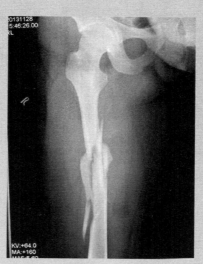

图 1-69　股骨干骨折骨牵引术后复查 X 线片

主任医师常问住院医师、进修医师或主治医师的问题

● **为什么股骨干骨折易合并髋部外伤？如何预防漏诊？**

答：股骨干骨折大多由强大暴力所致，尤其股骨上 1/3 段骨折的暴力往往比其他部位骨折的为大。因此，合并髋关节脱位、骨盆骨折、股骨颈及股骨粗隆骨折的机会也比较多，临床出现漏诊的概率也较大。故临床中为避免漏诊，凡遇股骨骨折应常规摄取髋关节 X 线片，如有怀疑，可行 CT 检查等。

● **如何选择股骨干骨折的治疗方法？**

答：股骨干骨折多为严重损伤的结果，常伴有休克，宜先积极正确处理。骨折本身的治疗可根据年龄、骨折部位及种类而有所不同，如严重的开放性骨折、感染性骨不连等情况下可采用外固定支架，通常情况下具体治疗方法可参考表 1-3。

表 1-3　股骨干骨折治疗方法的选择

项目	成　人			小　儿		
	横形	斜形、螺旋形	粉碎性骨折	横形	斜形、螺旋形	青枝骨折、嵌插折
手法复位＋外固定	×	×	×	√	×	※
皮肤牵引±外固定	×	×	×	※	※	×
骨牵引±外固定	√	√	√	※	※	×
切开复位＋骨板骨钉固定±外固定	√	√	×	×	×	×
切开(或闭合)复位＋髓内针固定±外固定	(上中 1/3)※ (下 1/3)√	√	√	√	√	×

注："×"为一般不用。"√"为可选用。"※"为首选。"±"为酌情使用。

● **常用的股骨干骨折的非手术治疗方法有哪些？**

答：(1) Bryant 牵引（图 1-70）　即采用皮肤牵引及外固定术的一种方法，适用于 3～5 岁以下患儿，将患儿的两下肢用皮肤牵引，两腿同时垂直向上悬吊，其重量以患儿臀部稍稍离床为度。牵引后复查 X 线正、侧位片，以便调整牵引重量及方向。维持牵引 3～4 周后，根据 X 线片显示骨愈合情况，去掉牵引。

(2) 骨牵引加小夹板固定　所有成人股骨干骨折及六、七岁以上儿

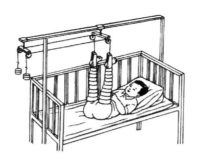

图 1-70　Bryant 牵引

童，因肌肉发达，宜使用效力较强的骨牵引方法，必要时加用小夹板外固定。这对维持复位后骨折位置有较好的效果，借助牵引维持其对线及防止短缩，用小夹板加垫外固定可防止侧方移位。骨牵引疗法，由于需长期卧床，住院时间长，并发症多，目前已逐渐少用，现在骨牵引更多的是作为常规的术前准备或其他治疗前使用。但骨科医师同样应熟悉、掌握骨牵引治疗股骨干骨折。骨牵引适用于成人各种类型的骨折治疗，对股骨上及中 1/3 骨折，可选用胫骨结节牵引（图 1-71）；下 1/3 骨折，可选胫骨结节或股骨髁上牵引。对于斜形、螺旋形、粉碎性、蝶形骨折，于牵引中自行复位，横形骨折的复位需待骨折重叠完全被牵开后才能复位，尤需注意发生"背对背"错位者，最后行手法复位。牵引的要求与注意事项：①将患肢放置于带副架的托马架上或波朗架上，以利于膝关节活动及控制远端旋转；②经常测量下肢长度及骨折的轴线；③复位要求，无重叠，无成角，横形移位不超过 1/2 直径，无旋转移位。

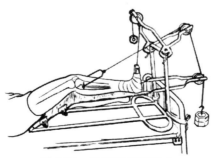

图 1-71　胫骨结节牵引术

⊛ ［主治医师再次补充病历］

> 患者经胫骨结节骨牵引床边摄片复查，完善相关术前检查，在腰硬联合麻醉下行股骨干骨折闭合复位加髓内针内固定术。术中未显露骨折端，闭合复位成功，术中注意保护血管、神经，术后安返病房。术后摄片结果见图1-72。

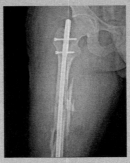

图1-72　股骨干骨折闭合复位加髓内针内固定术后X线片

● **股骨干骨折的治疗原则有哪些?**

答：目前有数种治疗股骨干骨折的方法，必须了解每一种方法的优缺点及适应证，为每位患者选择恰当的治疗。骨折的部位及类型、骨折粉碎的程度、患者的年龄、患者的社会和经济需求以及其他因素均可影响治疗方法的选择。目前交锁髓内钉固定是大部分股骨干骨折手术治疗的首选方法。不管选择哪种治疗方法，必须遵守以下治疗原则：①恢复肢体的对线、旋转和长度；②保存血液供应，以促进骨折愈合并防止感染；③促进患肢及全身康复。

● **股骨干骨折髓内钉内固定技术有哪些?**

答：（1）逆行髓内穿钉法　手术在硬膜外麻醉下进行，患者取侧卧位，患侧在上，伤肢膝以下，用无菌巾包扎，以便活动患肢。股骨外侧切口，沿股外侧肌间隔前剥离，达股骨粗线。将股外侧肌向前牵开，切断并结扎股深动静脉的穿支，显露骨折上下端。把事先选好的髓内钉，插入上、下骨折端的髓腔内，观察粗细是否合适。对于成人可选直径9mm以上梅花髓内钉，如髓腔在9mm以下，则就应扩大髓腔，至能放入9mm直径髓内针，因9mm以下髓内钉易发生折弯。把选好的髓内钉，由骨折近端逆行打入，从大转子部穿出，待髓内针自大转子部穿出达肌肉下时，将髋关节屈曲 90°并内收位，打出髓钉。按针尖突出的部位，在大转子部另做一小的纵行切口，分开臀部肌肉，显露出针尖。将逆行打入的髓内钉打出，直到髓内钉尾部与近端骨折端平为止。将骨折解剖复位用三爪持骨固定器固定，把大转子部外露的髓内钉向下打入，通过骨折线进入骨折远端，大转子尖部外留髓针 1.5cm 左右，以备拔除髓内钉之用。如为陈旧性骨折，把植骨材料如碎骨条放在骨折端的周围，关闭切口。

（2）顺行髓内穿钉法　先在股骨大转子顶端做一小切口，显露股骨大转子尖后，用一弓形锥在转子尖内凹部钻洞，然后再同上述在骨折部做切口，显露两骨折端，扩髓后固定，将选好的髓内钉自大转子凹中打入股骨髓腔内，当针尖达骨折近端时，使骨折复位，再把髓内钉通过骨折线打入远端骨折段髓腔中，针尾仍留在大转子外 15cm 左右，缝合两切口。

（3）闭合髓内钉固定方法　在大转子顶向上做短纵行切口，长为 3～4cm，显露大转子顶部。在顶端内侧凹陷的外缘，插入 65cm 长的导针，进入股骨髓腔，达骨折线部。X 线透视机核准导针位置，若合适，再把髓内钉沿导针进至近骨折端。在 X 线透视下，以髓内针作为杠杆，撬动近端骨折端，以与远端骨折端对位，同时，助手也施以手法，撬动远骨折端，使骨折的另一平面复位。复位后，先把导针插入骨折远端骨折段的髓腔，并沿导针打入髓内针通过骨折线进入远端骨折端。当髓内针到达股骨髁上平面之前，放松患肢的牵引，屈膝对抗，以使骨折线嵌插。如针沟渗血多，可放置引流条，48h 后再拔除。如髓腔太细，<8mm，应先扩髓至 9mm 以上，再打入髓内。

● 股骨干骨折使用髓内针内固定时如何选择髓内钉？

答：髓内钉的选择：测量健肢股骨大转子尖至髌骨上缘距离为其长度。在标准 X 线片上，测髓腔最狭窄部位的横径，减去 10%，即为所用髓针的粗细（直径），或在术前把选好的髓内针用胶布贴在大腿外侧，进行股骨全长 X 线摄片。髓针的长度粗细与髓腔进行对照，髓内针的长度应自股骨髁间窝上 1cm，至股骨大转子上 2cm，其粗细能通过髓腔最狭窄部位为准。

● 股骨干骨折手术的常见并发症有哪些？

答：股骨干骨折手术的常见并发症有内固定失效及松动、感染、骨折延迟愈合和不愈合、骨折畸形愈合、膝伸直位僵直。

主任医师总结

　　股骨是人体最大的管状骨，被大量肌肉包裹，也是承重最大的骨。股骨干骨折几乎都是由巨大的暴力引起。多为严重损伤的结果，常伴有休克、多发骨折合并伤及多发伤的可能。对于股骨干骨折，特别是股骨干中段骨折应高度警惕伴发同侧股骨颈骨折、髋关节脱位。股骨干骨折应拍骨盆正位平片，如有疑问应行 CT 检查。股骨干骨折内固定术后由于功能锻炼活动不恰当，可造成骨折迟延愈合甚至再骨折，最常见的是形成膝关节僵直。避免的方法是早期进行膝关节功能锻炼和选择合适的锻炼方法。有些患者在功能锻炼时急功冒进，活动量和活动幅度较大，甚至将膝关节暴力屈曲，导致内固定物弯曲、断裂、退钉等情况。故股骨干骨折行功能锻炼活动时，医师应亲自指导，详细说明，不能放其自行进行。要定期检查督促功能活动。循序渐进，动静结合，避免不利活动，使锻炼活动既有利于骨折愈合，又避免肌肉萎缩和关节粘连。

参 考 文 献

[1]　王亦璁主编. 骨与关节损伤. 第 3 版. 北京：人民卫生出版社，2002.
[2]　彭阿钦编译. 骨折手术治疗原理. 第 3 版. 北京：人民卫生出版社，2009.
[3]　Thomas P. Ruedi，Richard E. Buckley，Christopher G. Moran 主编. 危杰，刘璠，吴新宝等主译. 骨折治疗的 AO 原则. 第 2 版. 上海：上海科学技术出版社，2010.
[4]　Nork SE，Agel J，Russell GV，et al. Mortality after reamed intramedullary nailing of bilateral femur fractures. Clin Orthop Relat Res，2003，(415)：272-278.
[5]　Roberts C，Pape HC，Jones AL，et al. Damage control orthipaedics evolving concepts in the treatment of patients who have sustained orthipaedic trauma. Instr Course Lect，2005，54：447-462.

（魏艳珍　刘奇圣）

骑摩托车摔伤致左大腿、左膝肿痛、流血 4h——股骨远端骨折

❀ ［实习医师汇报病历］

　　患者男性，39 岁，以"骑摩托车摔伤致左大腿、左膝肿痛、流血 4h"为主诉入院，门诊拟"左股骨远端开放性骨折"收入住院，

既往史无特殊。

体格检查：T 36.7℃，P 101 次/分，R 28 次/分，BP 126/72mmHg。神志清楚，心肺腹未见明显异常。左大腿前外侧见 3cm 伤口，骨质外露，左大腿畸形，左膝活动受限，左足背动脉搏动可，左足感觉、血运、皮肤温度未见明显异常。

辅助检查：左股骨 X 线片（图 1-73）示左股骨远端骨折。

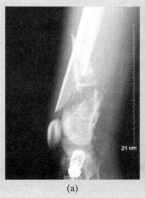
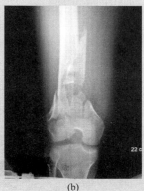

(a)　　　　　　　(b)

图 1-73　左股骨 X 线片示左股骨远端骨折

入院诊断：左股骨远端开放性骨折（AO 33-C3 型）。

诊疗计划：①完善入院血常规、生化全套、凝血四项、心电图等检查；②完善 CT 三维重建、MRI 平扫；③予消肿、镇痛、胫骨结节骨牵引制动等治疗；④择期手术治疗。

主任医师常问实习医师的问题

● **股骨远端骨折的定义是什么？**

答：股骨远端骨折是股骨髁上骨折和股骨髁间骨折的通称，范围一般包括膝关节以上 7～9cm。

● **股骨远端骨折的主要并发症是什么？**

答：（1）近期并发症　主要有休克、感染、腘动脉损伤、腓总神经损伤、脂肪栓塞。

（2）远期并发症　主要有下肢静脉血栓、损伤性骨化、创伤性膝关节炎、膝关节僵硬、坠积性肺炎、褥疮。

● **股骨远端骨折的 AO 分型是什么？**

答：AO 分型是根据骨折部位及骨折程度分型。股骨远端骨折的 AO 分型见图 1-74。

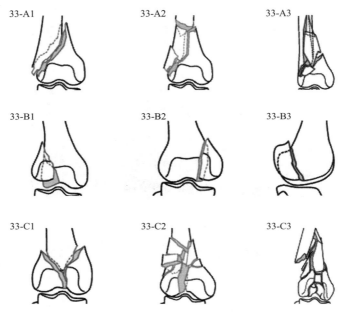

图 1-74　股骨远端骨折的 AO 分型

A 型骨折：关节外股骨髁上骨折。A1 型：简单骨折。特点：①骨突骨折；②干骺端斜形或螺旋形骨折；③干骺端横形骨折。A2 型：干骺端楔形骨折。特点：①完整楔形；②外侧骨块；③内侧骨块。A3 型：干骺端复杂骨折。特点：①单一中间劈裂骨折块；②不规则，局限于干骺端；③不规则，延伸至骨干。

B 型骨折：部分关节内股骨髁部骨折。B1 型：股骨外髁矢状劈裂骨折。特点：①简单，穿经髁间窝；②简单，穿经负重面；③多骨折块。B2 型：股骨内髁矢状劈裂骨折。特点：①简单，穿经髁间窝；②简单，穿经负重面；③多骨折块。B3 型：冠状面骨折。特点：①前外侧片状骨折；②单髁后方骨折；③双髁后方骨折。

C 型：完全关节内髁间骨折，为髁间 T 形及 Y 形骨折。C1 型：非粉碎性骨折。特点：①T 形及 Y 形，轻度移位；②T 形及 Y 形，显著移位；③T 形骨骺骨折。C2 型：股骨干粉碎性骨折合并两个主要的关节骨块。C3 型：关节内粉碎性骨折。

● 急诊怎么处理股骨远端开放性骨折？

答：（1）先观察患者的生命体征，检查有无休克，有无合并颅脑、胸部、腹部、骨盆损伤。

（2）及时止血，加压包扎伤口，如果伤口渗血不止，上止血带；备血。

（3）进行创伤控制，即抗休克、处理合并伤、简单固定骨折（局部夹板＋骨牵引）。

（4）观察有无合并腘动脉、腓总神经损伤，有无并发脂肪栓塞，心电监护、监测血氧饱和度。

（5）处理开放性伤口，如果有骨外露，予清创，碘仿（碘伏）湿敷5min，予骨回纳，缝合伤口。如果患者病情许可，观察伤口污染情况，可选择性行外支架或内固定手术。

（6）及时注射破伤风抗毒素，或破伤风免疫球蛋白。

● 骨折急性期的中医治疗优势是什么？

答：（1）中医的夹板技术加骨牵引方法提供了骨折的临床有效固定，可配合创伤控制。

（2）骨折急性期患者存在肢体肿胀、疼痛、失血、纳差、睡眠不佳、便秘等症状。中医辨证为筋骨脉络损伤，血离经脉，瘀积不散，或裂肤亡血，气血凝滞，经络受阻，应补血活血，消肿止痛。编者采纳林如高验方镇痛活血汤加减。

当归 9g	川芎 4.5g	白芍 9g	生地 9g
桃仁 6g	制乳香 4.5g	制没药 4.5g	三七 4.5g
防风 6g	连翘 9g	骨碎补 9g	续断 9g
枸杞子 9g	炙甘草 3g		

若便秘，可加大黄 6g；纳差，加陈皮 12g；寐差，加茯神 12g。通过中医调理，中药加减化裁，提高疗效。

（3）骨折局部，急性期淤血肿痛，予加味双柏散（侧柏叶、大黄、黄柏、薄荷、泽兰、延胡索等）贴敷患处。依据现代的药理研究，达到抑制创伤性无菌性炎症反应，降低创伤局部组织液压和促进血肿吸收的作用。

主任医师常问住院医师、进修医师或主治医师的问题

● **如何设计股骨远端骨折（AO 33-C3 型）的手术方案？**

答：股骨远端骨折（AO 33-C3 型），即股骨髁间的粉碎性骨折合并股骨髁上的粉碎性骨折，为充分显露关节面，所以选择前外侧切口，从股直肌和股外侧肌间隙切开，如果关节面属于简单骨折，可选择外侧切口，避开伸肌装置，减少粘连。

术中首先复位关节面，予克氏针临时固定，接着复位髁上骨折，克氏针临时固定，内侧缺损区充分植骨，最后取外侧髁锁定加压钢板固定。本患者术后 X 线片如图 1-75 所示。术中如果内侧区骨折缺损严重，可增加辅助钢板固定，内侧植骨，可选择异体腓骨配合植骨支撑。

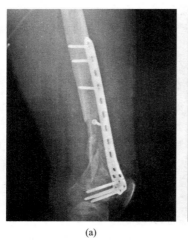 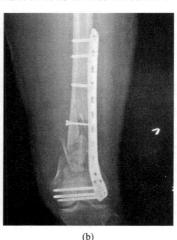

(a)   (b)

图 1-75　外侧髁锁定加压钢板固定术后 X 线片

● **如何布局股骨远端骨折使用锁定钢板的螺钉？**

答：关于锁定钢板的螺钉布局，目前的主流意见是"长钢板、少螺钉"，在治疗简单骨折时，理想的钢板的跨越率（板长/骨折区长度）应大于 8～10；在治疗粉碎性骨折时，钢板的跨越率应大于 2～3，螺钉的分布密度应小于等于 0.4～0.5；对于骨质疏松患者，钢板螺钉最好使用双皮质螺钉固定。关于螺钉数量的要求众说不一，有的学者总结骨折远端骨近端至少各 2～3 枚螺钉，如果不稳定可予 3～4 枚固定。根据编者单位的有限元研究结果，螺钉布局应该为可遵循以下方案：①钢板最近端的第 1、第 2 孔需固定，可增加钢板的抗拔出力；②骨折端的近端（即骨折端上方）2 孔，根据骨折稳定性判断是否固定接近骨折端的 1 个螺孔，其上的另 1 个螺孔必须固定；③中间的孔可不固定；④各孔的选择单或双皮质螺钉固定对骨折移位、钢板应力无影响，但要基于锁定螺钉和钢板吻合的前提下，锁定螺钉通过锁定钢板的螺纹实现锁定的原理是众所周知的；因为内固定材料的差异、生产工艺的差异、术者操作的差异，可能导致螺纹的锁定不佳，故建议临床均使用双皮质螺钉固定，以提高骨折的稳定性，并且不影响应力的均衡；⑤骨折端远端（即骨折端下方）第 1 孔的固定，对稳定骨折有利，不增加钢板、螺钉应力；⑥通常钢板容易断裂的区域在骨折区，如果骨折区的钢板螺孔不置钉，应力的方向为水平方向，易导致钢板水平断裂，但在该区域置入短螺钉后，应力可减小，并把应力方向转变为垂直方向，对钢板有利。

● 中医对股骨远端骨折关节僵硬的治疗措施是什么？

答：股骨远端骨折容易造成关节僵硬，应该遵循"早活动、晚负重"原则。

早期俯卧位，逐渐被动练习膝关节屈伸活动，可予在血海、梁丘、内外膝眼 4 穴做艾灸，以温经散寒，通经活络。予取舒筋活血洗剂水煎熏洗。

川牛膝 15g	伸筋草 15g	当归 8g	红花 9g
骨碎补 15g	秦艽 9g	五加皮 9g	木瓜 9g
透骨草 15g	桑寄生 15g		

方解：骨折、脱位后期，瘀血凝集，筋结不伸，应予以活血通络、祛风舒筋。方中当归、红花活血祛痛，透骨草、伸筋草、五加皮、秦艽、木瓜祛风除湿、舒筋活络，桑寄生、骨碎补强筋续骨，川牛膝通利关节、引药下行。

中医主张"肾主骨、肝主筋"，故股骨远端骨折中后期。编者主张予"补肾柔肝，壮骨强筋"治法。

熟地 12g	淮牛膝 9g	白芍 12g	当归 9g
甘草 3g	续断 9g	桃仁 6g	红花 3g
补骨脂 9g	骨碎补 9g	杜仲 9g	煅自然铜 9g
制乳香 3g			

方解：骨折伤筋中后期，常因气血亏损或卧床少动，筋骨萎弱无力，伤在上肢则手臂不能活动，伤在下肢则步履无力，伤处躯干则俯仰受阻，伤损关节则屈伸不利。此时，可给壮骨强筋汤治之。本方用当归、熟地补血和血，白芍补血柔肝，桃仁、红花、牛膝、乳香、煅自然铜活血祛瘀、舒筋止痛，杜仲、续断、骨碎补、补骨脂补肝肾、壮筋骨；甘草通经起强筋作用。综之，本方具有补肾柔肝，活血壮骨之功用。

主任医师总结

（1）股骨远端骨折临床主要使用锁定钢板或髓内钉治疗。髓内钉固定属于中心性固定，其力学稳定性优于外周性固定（锁定钢板），但需要依据分型来决定手术方案，髓内钉固定适合于 AO A 型和 C1 型骨折。锁定钢板和螺钉固定适合于各型骨折，但对于 AO A 型骨折，髓内钉固定的稳定性更有优势。髓内钉固定的缺点：进钉点对关节的损坏和二次取出对关节的影响。锁定钢板固定的缺点：钢板拔出、螺钉松动、钢板断裂。股骨远端骨折术后的并发症主要体现在关节僵硬、感染、内固定失败、骨折不愈合，与医师的手术选择和手术技巧有很大关系。

（2）股骨远端骨折手术入路的选择应充分重视关节面和内侧骨皮质的复位，还必须重视伸膝装置（股四头肌）的保护。如果是关节面和内侧骨皮质的简单骨折，应选择外侧入路，从股外侧肌的后侧间隙进入，或剥开股外侧肌入路，以尽可能保护股四头肌间隙。如果是关节面和内侧骨皮质的复杂骨折，则应取前外侧切口，从股外侧肌和股直肌间隙进入，以方便关节面复位和内侧骨皮质的支撑。不需要一一填补术中的骨质缺损，重点在于保障内侧骨皮质的完整和外侧骨皮质的完整，可以用异体腓骨重建骨皮质，内侧使用辅助钢板固定，才能更好地稳定骨折，提高愈合率。

（3）对于只需要外侧锁定钢板就能充分固定的骨折，则需考虑钢板的螺钉布局。螺钉的合理布局可以更好地稳定骨折，分散应力，保护钢板。编者通过 ANSYS 造模和有限元分析，证明了"长钢板、少螺钉"的原理，对于螺钉布局，之前已有陈述，要强调的一点是：通常钢板容易断裂的区域在骨折区，如果骨折区的钢板不置钉，应力的方向为水平方向，易导致钢板水平断裂；但在该区域置入短螺钉后，应力可减小，并把应力方向转变为垂直方向，对钢板有利。锁定钢板最近端的第1、第2枚螺钉必须置入，在微创插入锁定钢板时，通过小切口感触钢板位置，保证钢板正对股骨矢状面中部，骨折端远近端均需要螺钉固定，但如果骨折稳定，近端可减少一枚靠近骨折的螺钉，以分散应力，对钢板保护有利。

所以术前必须从内固定的选择、手术入路的选择、软组织的保护、关节面复位、内外侧骨皮质（特别是内侧骨皮质）的支撑、合理植骨这些方面的精心设计，才能提高股骨远端骨折的手术疗效。

参 考 文 献

[1] 葛宝丰，胥少汀，徐印坎主编. 实用骨科学. 第3版. 北京，人民军医出版社，2005.

[2] Yin B，Chen W，Zhang Q，et al. Tibial fracture treatedby minimally invasive plating using a novel low-cost，high-technique system. Int Orthop，2012，36（8）：1687-1693.

[3] Niemeyer P，Südkamp NP. Principles and clinical application of the locking compression plate（LCP）. Acta Chir Orthop Traumatol Cech，2006，73（4）：221-228.

（谢 丹 林振恩）

跌伤致左膝部肿痛、活动受限 2h——髌骨骨折

◈ ［实习医师汇报病历］

患者女性，49 岁，以"跌伤致左膝部肿痛、活动受限 2h"为主诉入院。门诊以"左髌骨骨折"收入院。既往体健，否认其他"心、肝、肺、脾、肾"等重要脏器疾病史，否认传染性疾病史，否认外伤史、输血史，否认食物、药物过敏史。

体格检查：T 36.5℃，P 76 次/分，R 20 次/分，BP 120/80mmHg。左膝皮肤完好，未见破损，局部肿胀，瘀斑，左膝明显压痛，可触及骨擦感，浮髌试验阳性，左膝关节活动障碍，左下肢肢端血供、皮肤感觉及各趾活动度可。余肢体未见明显异常。

辅助检查：左膝关节X线片（图1-76）示左髌骨骨折。

入院诊断：左髌骨骨折。

诊疗计划：①按骨科护理常规，二级护理；②予完善三大常规、生化全套、凝血功能等必要的相关检查；③暂予石膏托制动、消肿镇痛等对症处理；④择期行手术治疗。

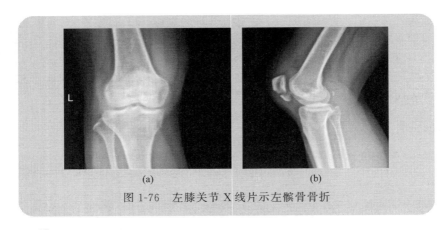

(a)　　　　　　　　　　　　(b)

图 1-76　左膝关节 X 线片示左髌骨骨折

 主任医师常问实习医师的问题

● **诊断髌骨骨折应与哪些疾病鉴别？**

答：（1）股四头肌的髌骨附着部或髌韧带的髌骨附着部损伤　这两类损伤可以不带有骨折片，但局部应有显著的压痛，伸膝困难。超声检查有助于鉴别。

（2）二分髌骨　多位于髌骨外上极，位于外缘及下缘者少见。副髌骨与主髌骨之间的间隙较整齐，边缘硬化而不锐利，临床上局部无压痛。

● **什么是伸膝装置？伸膝装置损伤包括哪些结构？**

答：伸膝装置是指包括股四头肌腱及其扩张部和髌骨、髌韧带等参加伸膝功能在内的组织总称。伸膝装置损伤包括股四头肌断裂、髌骨骨折、髌韧带断裂、胫骨结节撕脱或骨骺分离。

● **髌骨骨折的分型如何？**

答：（1）根据骨折线的方向和骨折机制的分型

① 横形及斜形骨折：膝关节屈曲位时，髌骨与股骨髁的接触面形成支点。当股四头肌突然强力收缩可造成横形或斜形骨折。

② 上（下）极型骨折：由于股四头肌的牵拉而造成。

③ 粉碎性骨折：多由受到直接打击所致。

④ 纵形骨折：当屈膝位同时有外翻动作时，髌骨被拉向外侧，股

骨外髁上形成支点，造成外侧的纵形骨折。

（2）根据骨折是否有移位分型 分为无移位型和移位型。

髌骨骨折的分型示意见图 1-77。

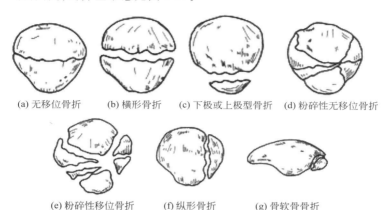

(a) 无移位骨折　　(b) 横形骨折　　(c) 下极或上极型骨折　　(d) 粉碎性无移位骨折

(e) 粉碎性移位骨折　　(f) 纵形骨折　　(g) 骨软骨骨折

图 1-77 髌骨骨折的分型示意

 主任医师常问住院医师、进修医师或主治医师的问题

● **髌骨骨折常用的手术治疗方式有哪些？**

答：常用的手术治疗方法有：①切开复位内固定术，包括钢丝环扎加"8"字钢丝张力带内固定术、克氏针张力带钢丝固定、拉力螺钉加张力带固定、镍钛髌骨爪固定；②在关节镜辅助下或不在关节镜下闭合复位张力带固定术；③髌骨上极或下级切除术，股四头肌腱重新附丽术；④髌骨全切除术。

● **不同手术方法治疗髌骨骨折的适应证及治疗原则有哪些？**

答：（1）切开复位张力带固定 适用于横形骨折、纵形骨折、上（下）极型骨折和一般粉碎性骨折，最常用于横形骨折和纵形骨折。对一般粉碎性骨折和髌骨上（下）极骨折，钢丝环扎加"8"字钢丝张力带固定效果更好。髌骨粉碎，骨块分离，髌周环扎钢丝包绕髌骨周围，产生相等的周边平衡应力和多个方面的向心聚集力，使骨块中心会聚起到复位固定，同时"8"字钢丝在髌骨表面，对于粉碎性骨折的解剖复位率高。髌骨上下型极骨折累及关节面较轻，对其治疗的关键是恢复髌骨的连续性和形态。保证髌骨上下韧带的原长度，防止发生髌股关节间错格现象。

（2）镍钛髌骨爪固定　特别适用于髌骨粉碎性骨折。

（3）闭合复位张力带固定或关节镜辅助下复位张力带固定　适用于髌骨横断性、纵形和斜形骨折、骨折块为二大块者。

（4）髌骨部分切除及髌骨完全切除　适用于严重粉碎性骨折。但易出现许多并发症，应慎重。

● 镍钛髌骨爪治疗髌骨骨折的原理和效果如何？

答：镍钛髌骨爪具有形态记忆功能的材料制成，设计符合髌骨生物力学原理，治疗髌骨骨折，兼有复位与固定的作用。由于材料本身"冷胀热缩"的性能，以及爪形的特点，使其能多方向、向心性持续自动的向骨折断端同时施加聚合加压力，尤其是聚髌器各爪支的连接体部正位于髌骨前表面，固定完全符合张力带原则，固定效果可靠，可更早地进行膝关节功能练习。根据不同的粉碎情况，可以选择合适型号的聚髌器，使周缘的爪支十分准确地拢住粉碎的骨折块，无需附加任何其他辅助固定。安装操作简便，手术时间短，对机体干扰小，内固定牢靠、稳固，术后近远期并发症少，对机体康复有益，可认为是一种理想的手术方法。镍钛聚髌器适应于绝大部分髌骨骨折，疗效满意。

● 在髌骨骨折治疗中如何应用关节镜？其优点有哪些？

答：关节镜监视下经皮空心拉力螺丝钉加张力带固定治疗髌骨骨折，适用于髌骨横断性、纵形和斜形骨折、骨折块为二大块者。利用关节镜治疗的优点：能直观地观察骨折处的复位情况；可观察螺钉有无进入关节腔内，骨折端是否有软组织嵌入；可观察关节内情况，明确有无合并损伤；可反复冲洗，清洗关节腔内的血块和骨软骨碎屑，必要时可辅助复位，并且术后恢复快。关节镜还可治疗髌骨骨折的后遗症，如膝关节粘连、僵硬。通过广泛松解粘连带，必要时松解髌骨内外侧支持带及刨除股中间肌，使膝关节在术中能屈至 100°以上。具有手术创伤小，能尽早进行膝关节功能锻炼，防止股四头肌萎缩，有利于关节功能恢复的优点。

● 微创技术怎么治疗髌骨骨折？

答：在髌骨骨折的治疗中关节镜技术是一种微创技术；另外，在张力带治疗的过程中也能贯彻微创的理念。将微创技术与张力带固定法相结合，可进行经皮钢丝环扎加"8"字钢丝张力带固定法（图1-78）。这是微创外科技术在髌骨骨折治疗中的具体应用。该法既保留张力带固定的优点，能够解剖复位和达到生物力学要求，又将其损伤降低至最小，还能满足患者美观的要求。经皮张力带内固定适应用于横形、斜形、纵形髌骨骨折的治疗，对于粉碎性骨折，明显分离移位时，则不宜采用此手术方法。与开放性手术比较，此法有无切口、损伤小、固定牢固、术后即可开始膝关节功能锻炼的优点。

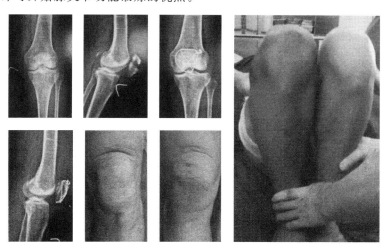

图 1-78　闭合复位加经皮钢丝环扎加"8"字钢丝张力带固定

● **该如何治疗陈旧性髌骨骨折？**

答：根据陈旧性髌骨骨折的不同类型，采用 3 种不同的治疗方法。

（1）横断性骨折　分离间隙较显著，直接对位固定有困难，采用在髌骨上极横穿 1 根克氏针，用重量 2～3kg 做持续骨牵引，1～2 周后复查 X 线，当骨折分离间隙靠近后，再做开放复位加钢丝内固定。

（2）粉碎性骨折　骨折块间分离不超过 0.5cm，手术多能直接对位，固定前先清除骨折间的瘢痕组织，用丝线做髌骨周围荷包或捆扎固定，在拉紧丝线之前，用手指从髌骨两侧插入，尽量将关节面按平整。

（3）下极型骨折　对骨折块小移位较多者，无法直接对位固定，亦先做髌骨牵引，然后切除下极骨折块，重建髌韧带。

● **髌骨骨折手术治疗后期的并发症有哪些？**

答：髌骨骨折手术治疗后期的并发症主要包括伤口边缘坏死、深部感染、膝关节僵硬、肌力下降、创伤性关节炎及可降解生物、置入物所致滑膜炎。

● **髌骨骨折术后如何进行功能锻炼?**

答:(1)术后第1周 术后抬高患肢20～30cm,略高于心脏水平,以减轻术后水肿。术后第2天开始鼓励患者做股四头肌等长收缩活动,膝关节轻缓伸屈动作,每日2～3次,每次2～5min。3天后患者可坐在床上,增加练功的次数,每日4～5次,每次5～10min,可缓慢屈伸膝关节活动30°～90°。

(2)术后2～3周 患者可下地站立步行,练习屈膝关节锻炼。开始下床活动时,护理人员指导患者,先让患者坐在床边,健腿先下床着地,然后患肢被动屈膝使小腿在床边悬吊再下地,患腿着地时,足要放平,平均用力,平衡身体后,先轻后重地逐步负重行走。练习膝关节活动时,两手可拉住床尾铁栅,膝关节屈曲达60°～90°,但年老体弱者,可扶拐步行,逐步练习屈膝活动。

(3)术后4～6周 可逐步行走,练习下蹲活动,膝关节屈曲达130°以上。

(4)在髌骨部分切除术后,功能的恢复主要依赖腱骨交界面的愈合和修复情况。术后应对膝关节进行保护并制动3～4周,对于伸膝结构需大范围修复或软组织缺陷需补救的患者来说,至少需要制动4～6周。在此期间患者可在铰链型膝关节固定支具保护下进行有限的活动。患者需要几个月的功能锻炼、系统康复,才能获得最大的活动度和力量。

进行功能锻炼时,应根据患者的年龄、体质、病情等逐渐增加练习的幅度及强度,并密切观察,注意安全,防止摔伤及其他部位骨折。

主任医师总结

髌骨骨折的发生大部分为股四头肌牵拉的间接暴力所致,发生人群也多为中老年髌骨骨质逐渐退变的情况下。髌骨骨折是关节内骨折,所以治疗髌骨骨折时保留髌骨完整,恢复其原有形态、结构及关节的平整性极为关键。目前临床上治疗髌骨骨折的常用方法有石膏托外固定、钢丝环扎加张力带固定、克氏针张力带固定、螺钉张力带固定、镍钛髌骨爪固定、闭合复位经皮内固定、髌骨部分切除、髌骨完全切除等。

髌骨骨折分型对治疗方案的制订起重要的作用。当然,临床上必须结合患者软组织的损伤及其他合并症的情况综合考虑。无移位骨折可给予石膏托外固定及对症处理。对轻度移位骨折，也有学者主张采用石膏托外固定的非手术治疗方法，能取得满意疗效。优点为：无手术相关并发症。但石膏托外固定拆除后膝关节的粘连、活动受限、髌股关节炎，膝关节活动时疼痛时有发生是其缺点。非手术治疗的疗效与患者良好的膝关节功能锻炼的依从性密切相关。

随着人们生活质量要求的提高及先进医疗技术的进步，轻度移位骨折可予行关节镜下闭合经皮空心钉张力带钢丝内固定术，或闭合复位经皮张力带固定。在关节镜辅助下微创复位经皮内固定能够实现关节面完全解剖复位，保证其光滑，损伤小，可同时处理关节腔内其他结构损伤，优势明显。缺点：不适用于粉碎性骨折及移位严重者，同时对医师的技术有一定的要求。切开复位钢丝、克氏针及螺钉加张力带固定，适用于除髌骨粉碎性骨折严重到必须切除外的各型骨折，术后可以早期功能锻炼。缺点：有克氏针尾软组织刺激致疼痛，影响膝关节早期功能锻炼；内固定脱出刺破皮肤造成感染；钢丝断裂、滑脱造成复位丢失，内固定失败等并发症。记忆合金髌骨爪适合于粉碎性髌骨骨折内固定，但有价格较贵、大小型号采用需适当及二次手术切口较大的缺点。

髌骨部分或全部切除为髌骨骨折不得已采用的方法。切除后造成的后果是，股四头肌萎缩，股四头肌力臂明显缩短致伸膝受限，力量下降 $1/3 \sim 1/2$，使关节产生疲劳及不稳定，晚期易出现股四头肌滑脱、断裂及创伤性关节炎。部分切除易造成髌骨整体下移，髌股关节出现错格现象，对合关系紊乱，致创伤性关节炎发生。总之，今后治疗髌骨骨折的趋势是采用髌骨部分切除以及全切除的病例将越来越少，而微创化治疗则会逐步增加。

参 考 文 献

[1] Tandogan RN，Demirors H，Tuncay CI，et al. Arthroscopic-assisted percutaneous screw fixation of select patellar fractures. Arthroscopy，2002，2：156-162.

[2] 刘长安，张卫平，步建立等. 关节镜监视下经皮复位内固定治疗髌骨骨折. 中国矫形外科杂志，2004，3-4：299-230.

[3] Chang MA，Rand JA，Trousdale RT. Patellectomy after total knee arthroplasty. Clin Orthop Relat Res，2005，440：175-177.

[4] Chalidis BE，Tsiridis E，Tragas AA，et al. Management of periprosthetic patellar fractures A systematic review of literature. Injury，2007，6：714-724.

（谢 丹 张 森）

跌倒致右膝部疼痛、右膝关节活动受限 1h——
胫骨平台骨折

❀ ［实习医师汇报病历］

　　患者女性，66岁，以"跌伤致右膝部疼痛、活动受限1h"为主诉入院。我院X线片示右胫骨平台骨折。为进一步治疗，门诊拟"右胫骨平台骨折"收入住院。患者既往体健，否认其他"心、肝、肺、脾、肾"等重要脏器疾病史，否认传染性疾病史，否认外伤史、输血史，否认食物、药物过敏史。

　　体格检查：T 36.7℃，P 76次/分，R 20次/分，BP 136/86mmHg。神志清楚，心肺未见明显异常。腹平软，无压痛。专科检查：无法站立行走，平车入院。脊柱无畸形，生理弯曲存在，右膝关节肿胀，见皮下青紫，膝前外侧见约 6.0cm×4.0cm 皮肤擦伤，压痛明显，皮肤温度不高，右膝关节主动伸屈活动受限，被动活动疼痛明显。浮髌试验阳性。

　　辅助检查：右膝关节X线片（图1-79）示右胫骨平台骨折。

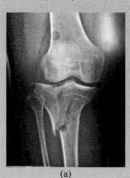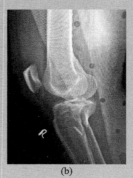

(a)　　　　　　　　　　　　　(b)

图 1-79　右膝关节 X 线片

　　入院诊断：右胫骨平台骨折。

　　诊疗计划：①完善入院血常规、生化全套、凝血四项、心电图等检查；②完善CT三维重建、MRI平扫；③予消肿、镇痛、制动等治疗；④限期手术治疗。

主任医师常问实习医师的问题

● **何为胫骨平台骨折？**

答：胫骨平台骨折是膝关节创伤中最常见的骨折之一，膝关节遭受内、外翻暴力的撞击，或坠落造成的压缩暴力等均可导致胫骨髁骨折。由于胫骨平台骨折是典型的关节内骨折，其处理与预后将对膝关节功能产生很大的影响。同时，胫骨平台骨折常伴有关节软骨、膝关节韧带或半月板损伤。遗漏诊断和处理不当都可能造成膝关节畸形、力线或稳定问题，导致关节功能的障碍。

● **胫骨平台骨折的临床表现有哪些？**

答：（1）病史 外伤史（低能量损伤、高能量损伤）。

（2）体征 膝关节肿胀、疼痛，活动障碍，主动活动受限，被动活动时膝关节疼痛，胫骨近端和膝部压痛明显。侧方应力试验阳性。皮肤软组织肿胀明显合并水疱者（高能量损伤者常见），应注意检查筋膜间隙张力、末梢动脉及下肢神经功能情况，排除有无筋膜间室综合征。

（3）影像学检查 X线、CT三维重建、MRI平扫提示胫骨平台骨折。

● **胫骨平台骨折的治疗原则有哪些？**

答：（1）获得平整的关节面。

（2）正常的力线。

（3）良好的膝关节功能（包括膝关节的稳定、活动度）。

（4）避免创伤性关节炎的发生。

✻ ［住院医师或主治医师补充病历］

> X线检查示右胫骨平台骨折，软组织肿胀明显。CT三维重建示右胫骨平台骨折，外侧平台关节面塌陷。MRI平扫示前交叉韧带损伤、关节腔积液，外侧半月板前角Ⅱ度损伤。

 主任医师常问住院医师、进修医师或主治医师的问题

● **胫骨平台骨折的治疗方式有哪些？**

答：胫骨平台骨折的治疗方式有非手术治疗和手术治疗。

（1）非手术治疗　胫骨平台骨折无移位或者骨折塌陷＜2mm，劈裂移位＜5mm 的粉碎性骨折或不宜手术切开复位骨折。

非手术治疗的方式有：①石膏托制动（适用于低能量损伤或软组织肿胀较轻的患者）；②骨牵引（适用于软组织肿胀明显的患者，或者作为高能量损伤患者的术前准备）。但注意：关节内的嵌压骨折块引起的关节面压缩和缺损将作为永久性缺损保留下来，并且从不为纤维软骨所填充，故牵引治疗并不能恢复正常的关节对合和力线，需要手术处理。

（2）手术治疗的适应证　平台骨折的关节面塌陷超过 2mm，侧向移位超过 5mm；合并有膝关节韧带损伤及有膝内翻或膝外翻超过 5°。任何一个关节骨折的治疗目的都是：保存关节的活动度、关节的稳定性、关节表面的对称性和轴向力线、减轻关节疼痛、防止术后的创伤性关节炎。

因此，以下因素决定胫骨平台骨折的远期预后：①关节面的压缩程度；②髁部骨折的范围和分离的程度；③骨干-干骺端的粉碎和分离的程度；④软组织的损伤程度。

胫骨平台骨折的分型及治疗示意见图 1-80。

AO 分型：Muller 将胫骨平台骨折分为关节外骨折（A 型），单髁骨折（B 型）及双髁骨折（C 型）。见图 1-81。

近年来三柱分型较为同行所认可。罗从风等在 CT 影像的基础上提出胫骨平台骨折的三柱分型（图 1-82），把累及骨皮质的破裂骨折定义为柱骨折。A 点为胫骨结节，B 点为胫骨平台内侧嵴，C 点为腓骨头前缘，O 点为胫骨棘连线中点。胫骨平台被 OA、OB、OC 3 条线分割为 3 个部分，分别定义为外侧柱、内侧柱及后侧柱。三柱固定理论强调胫骨平台每一柱均须坚强固定，对二柱或三柱骨折可采用联合入路进行手术（联合入路见下文），尤其对合并内侧平台或后髁骨折的胫骨平台复杂骨折，通过直接切开复位和螺钉垂直内固定，可以达到解剖复位、坚强内固定以及早期功能锻炼的目的，能满足手术治疗胫骨平台骨折的基本要求，根据该分型能明确判断骨折的位置和形态，指导胫骨平台骨折的临床诊断和治疗。

● 胫骨平台骨折的手术术式有哪些？

答：（1）急诊手术　开放性骨折、急性筋膜间隔综合征、合并血管损伤。

（2）限期手术

① Ⅱ型（劈裂合并压缩骨折）：侧方楔形骨块劈裂分离，并有关节

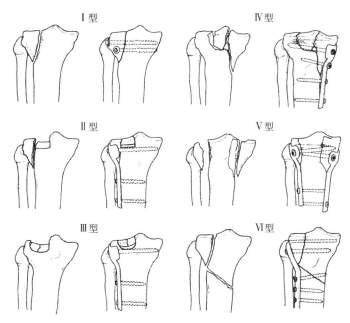

图 1-80　胫骨平台骨折的分型及治疗示意

Ⅰ型—单纯劈裂骨折；Ⅱ型—劈裂联合塌陷骨折，复位垫分离并在干骺端空虚处植
骨，外侧楔形骨块置于外侧支撑钢板保护下；Ⅲ型—单纯中央塌陷性骨折，没有外侧
楔形骨块，塌陷可在前方、后方或累及整个平台；塌陷垫高植骨后，最好用支撑钢板
保护外侧骨皮质；Ⅳ型—内髁楔形劈裂分离；Ⅴ型—注意干骺端与骨干的连续性存
在，内固定两侧必须用支撑钢板保护；Ⅵ型—骨折的特征是干骺端与骨干分离，髁部
的骨折类型不确定，各类型均可发生，如双髁受累，胫骨近端应用双侧支撑钢板固定

面向下压缩陷入干骺端。此型骨折最常见于老年患者。如果压缩超过 3～
5mm 或存在膝关节不稳时，应切开复位。在干骺端植骨"整块"垫高
压缩的平台，用骨松质螺丝钉和外侧骨皮质支撑钢板固定。

　　② Ⅲ型（单纯中央压缩骨折）：关节面被压缩陷入平台，外侧皮质
完整，易发生于骨质疏松者。如果压缩严重或应力位 X 线片证实不稳
定，压缩的关节面应植骨垫高，外侧的骨皮质用支撑钢板固定。

　　③ Ⅳ型（内髁骨折）：此型骨折可以是单纯的楔形劈裂或是粉碎性
骨折和压缩骨折，常累及胫骨棘。这种骨折倾向于内翻成角，应行切开
复位、内侧支撑钢板及骨松质螺丝钉固定。

　　④ Ⅴ型（双髁骨折）：两侧胫骨平台劈裂，鉴别特征是干骺端和骨

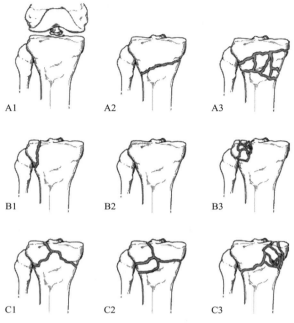

图 1-81 胫骨平台骨折的 AO 分型示意

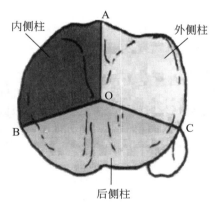

图 1-82 胫骨平台骨折的三柱分型

干仍保持连续性。双髁用支撑钢板及骨松质螺丝钉固定。最好避免用体积较大的内置物固定两髁。

⑤Ⅵ型（伴有干骺端与骨干分离的平台骨折）：除单髁或双髁及关节面骨折外，还存在胫骨近端横形或斜形骨折。由于骨干和干骺端分离，使该型骨折不适合采用牵引治疗，大部分应用支撑钢板及骨松质螺丝钉治疗。如果双髁均有骨折，每一侧均应上钢板固定。最近，提倡用钢针及钢丝固定治疗这些难以处理的骨折。

● 胫骨平台骨折手术的并发症有哪些？如何处理？

答：（1）感染 是胫骨平台骨折最严重的并发症。感染的发生与创伤的损伤程度（开放性骨折伤口污染严重、软组织肿胀明显并水疱）、手术时机选择不当、手术切口设计不当有关。万一表浅伤口溃破，则应立即手术。反复冲洗和清创，伤口二期关闭，旋转皮瓣，或者在很少的情况下，需要带血管游离皮瓣。

（2）膝关节关节面塌陷，对线不良，畸形愈合。

（3）对线不良 常见于高能量损伤，骨折块粉碎、移位严重均可发生于非手术治疗及手术治疗患者。手术患者如果术中骨折块复位不良、合并腓骨头骨折，患者过早下地患肢负重，关节面塌陷，后期畸形愈合，可导致下肢对线不良。可行二期截骨矫形内固定、关节成型、关节置换术等。

（4）膝关节僵直 严重的骨折或术后没有立即开始早期关节活动的病例可能产生关节粘连。对于术后 4 周内没有达到屈曲 90°的患者，可在麻醉下关节镜内粘连松解并用软柔的手法有望获得功能改善。

● 胫骨平台骨折的术后处理有哪些？

答：术后患肢抬高 3 天或置于 CPM 机，屈曲 20°～60°。也可以将肢体置于膝关节固定装置上，第 3 天开始主动活动。当患者恢复对股四头肌的控制后，停止使用膝关节固定装置。通常 7～10 天膝关节至少要达到 90°的屈曲活动。术后 24～48h 必须保证抗生素的使用。负压吸引或引流片引流，如果有必要至少保持 24h。如果缝合口有明显的肿胀，须延迟物理治疗至肿胀消退。B 型和 C 型骨折须保证部分负重（10～15kg）或不负重 6～8 周。最终的目标是在术后 1 个月膝关节屈曲达到 120°。6～8 周负重可以增加至 50%，但必须根据 X 线片上骨折的愈合情况来确定。高能量损伤，完全负重必须延迟至 8～12 周。低能量损伤 8～12 周可达到完全负重，4～6 个月有望重新恢复从事大部分简单活动。干骺端骨干的愈合通常较慢，如果没有愈合的迹象就需要植骨。更严重程度的损伤，通常需要 12～18 个月才能恢复日常活动。

✿ ［主治医师再次补充病历］

　　本例患者为骨折类型为 Schatzker Ⅱ 型，在硬腰双联麻醉下做"右胫骨平台骨折有限切开复位＋内固定手术"。切口选用标准髌旁外侧切口，切口远端选择经皮固定，术中暴露关节面尤为重要，也应注意保护半月板，切开关节囊，半月板用小的扁桃体玻璃器顶起后横行切断半月板-胫骨韧带，半月板可用细的缝线轻柔牵开，屈膝、内翻膝关节即可暴露胫骨平台的外侧关节面。术中可见胫骨平台外侧柱塌陷明显，沿骨折线翻开外侧骨折端，予骨膜剥离器或骨刀抬起塌陷的关节面，对于关节面的复位为防止胫骨髁部变宽在复位过程中可加用点状复位钳对胫骨平台双髁加压，塌陷的关节面下植骨，外侧予解剖型钢板固定，术中 C 型臂 X 线透视机下可见关节面平整、骨折复位。术后患肢手术切口愈合佳，皮瓣血运良好，患肢肢端血运、皮肤感觉、肌力良好（术后功能锻炼见上述术后处理）。术后 3 个月随访复查 X 线片（图 1-83）示胫骨平台骨折线模糊，关节面高度未丢失，胫骨髁无明显增宽，膝关节活动度 0°～120°。

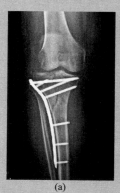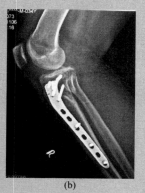

(a) 　　　　　　　　　(b)

图 1-83　术后 3 个月的膝关节 X 线片

主任医师总结

　　胫骨平台骨折是一种复杂的骨折，治疗方案的选择往往取决于多种因素，包括患者的全身情况、损伤机制、软组织条件、关节面的塌陷程度及合并韧带损伤等。每一种治疗方法都有其优点和局限性。因此，为每个患者制订个性化的治疗方案对胫骨平台骨折的治疗非常重要。

对于低能量损伤的胫骨平台骨折，有许多研究报道表明手术效果非常好。近年来流行的微创内固定系统的主要特点是钢板不需要与骨折端紧密接触，有利于保护骨折端的血液循环。锁定钢板能为骨折的愈合提供更好的生物力学环境，与微创技术结合后可进一步减少软组织损伤。但采用微创内固定系统治疗也不可避免地会出现并发症，如腓神经麻痹、内固定物置入过多造成深部感染、螺钉钢板移位等。与非手术治疗相比采用内固定治疗更好，术后结果可获得 75%～90%的满意率。一般低能量损伤性骨折伴少量的粉碎性骨块且软组织条件好的患者，内固定术后预后很好，功能能够完全恢复或仅有活动轻微受限。

高能量粉碎性骨折切口需要延长，并用 1～2 块支持接骨板固定，术后发生皮肤坏死、深部感染和畸形愈合或不愈合等并发症的比率明显增高。对高能量胫骨平台双髁骨折、后内侧胫骨平台冠状位劈裂骨折、内侧胫骨平台粉碎性骨折、内侧胫骨平台后方半脱位或完全骨折脱位，以及后内外侧胫骨平台同时骨折的患者，通常需要采用联合入路。此时单独使用外侧钢板固定的效果往往较差，一般需附加内固定，以避免发生内翻畸形。高能量胫骨平台骨折的患者，给予有限切开，用抗滑接骨板和桥式接骨板内固定，同时应用后内、外侧骨膜外接骨板，能够明显地降低并发症，改善预后。

对严重关节面粉碎性骨折或干骺端骨干分离的患者，采用有限切开关节面固定，联合使用混合型外固定支架，也被证明术后的并发症最小。在这些严重的骨折中术后 70%～80%获得了良好的预后。

虽然微创技术与锁定钢板技术的发展已大大改善了胫骨平台骨折的治疗效果，使二次手术率降低，深部感染的发生率降低，但膝关节僵硬、患侧平台增宽、后期关节面再塌陷等并发症，仍是骨科医师需要解决的难题。

参 考 文 献

[1] Biggi F，Di Fabio S，D'Antimo C，et al. Tibial plateau fractures：internal fixation with locking plates and the MIPO technique. Injury，2010，41：1178-1182.

[2] 徐云钦，李强，申屠刚等. 膝前正中直切口双侧钢板内固定治疗复杂性胫骨平台骨折. 中国骨与关节损伤杂志，2010，25（4）：346-347.

[3] 罗从风，胡承方，高洪等. 基于 CT 的胫骨平台骨折的三柱分型. 中华创伤骨科杂志，2009，11（3）：201-205.

[4] 王永军，刘宗仁，马象武. 双切口双钢板固定复杂胫骨平台骨折. 临床骨科杂志，2009，12（6）：709.

[5] 党洪胜，何少斌，常巍. 胫骨后侧平台骨折的治疗. 临床骨科杂志，2008，11（2）：171-173.

（施 毅 李 熙）

跌伤致右小腿疼痛、畸形、活动受限 2h——胫腓骨骨折

❀ [实习医师汇报病历]

患者女性，19 岁，以"跌伤致右小腿疼痛、畸形、活动受限 2h"为主诉入院。右胫腓骨正侧位示右胫腓骨骨折。为进一步治疗，门诊拟"右胫腓骨折"收入住院。患者既往体健，否认其他"心、肝、肺、脾、肾"等重要脏器疾病史，否认传染性疾病史，否认有手术史、输血史，否认食物、药物过敏史。

体格检查：T 36.7℃，P 76 次/分，R 20 次/分，BP 120/70mmHg。神志清楚，心肺未见明显异常。腹平软，无压痛。专科检查：无法站立行走，扶行入院。右小腿短缩、成角畸形，局部肿胀、瘀斑；右小腿局部压痛明显，可触及骨擦感及异常关节活动；右小腿纵向叩击痛阳性。右膝关节活动明显受限，右踝关节背伸活动良好，肢体远端感觉、血运、皮肤温度未见明显异常。余肢体未见明显异常。

辅助检查：右胫腓骨 X 线片（图 1-84）示右胫腓骨骨折、移位。

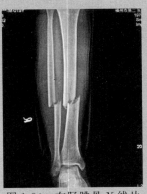

图 1-84　右胫腓骨 X 线片

入院诊断：右胫腓骨骨折。

诊疗计划：先予患肢石膏托外制动，完善相关检查，择期行内固定手术治疗。

？ 主任医师常问实习医师的问题

● 胫骨干的骨性结构特点有哪些？

答：胫骨干中上段横截面呈三角形，下 1/3 处横截面呈四方形。中下 1/3 交界处比较细，骨干的移行部最细弱，为骨折好发部位。胫骨前缘及前内侧仅有皮肤覆盖，骨折时骨断端易戳破皮肤形成开放性骨折。胫骨前嵴向前、外侧弯曲，形成一个生理弧度。胫骨的滋养血管由胫骨干上 1/3 的后方进入，而且胫骨中、下段缺乏软组织附着，故胫骨中下段骨折后，易发生骨折迟缓愈合或不愈合。

● 小腿有几个筋膜间隙？何为筋膜间隔综合征？临床表现有哪些？如何治疗？

答：（1）小腿有四个筋膜间隙，即前侧、外侧、后浅及后深筋膜间隙。①前侧筋膜间隙：内有胫前肌、趾伸长肌、踇伸长肌和第三腓骨肌、胫前动脉、腓深神经。②外侧筋膜间隙：内有腓长肌、腓短肌、腓浅神经。③后浅筋膜间隙：内有比目鱼肌、腓肠肌。④后深筋膜间隙：内有趾屈肌、胫后肌、胫后动脉、胫后神经等。

筋膜间隔综合征是指四肢的肌肉和神经都处于由筋膜形成的间隙之中。这是一个闭合的腔隙，当其中的压力增加时，会影响血液循环及组织功能，最后导致肌肉坏死、神经麻痹，严重时可引起肾功能衰竭而死亡。

筋膜间隔综合征的临床表现：最早出现的症状是患肢出现持续性进行性加剧的剧烈疼痛（病情进展到后期则由于神经功能丧失而转为无痛）；肌张力增高，指或趾呈屈曲状，被动伸直时疼痛剧烈；局部肿胀、压痛、触诊张力高；当病程发展至后期出现感觉异常、疼痛消失、肌麻痹、肢体苍白或发绀、无脉，则不可避免地发生缺血性肌挛缩或肌坏死。为了加深印象，将缺血性肌挛缩的五个主要临床表现列出，并可记成 5 个 "P" 字：①由疼痛转为无痛（Painless）；②苍白（Pallor）或发绀、大理石花纹等；③感觉异常（Paresthesia）；④肌瘫痪（Paralysis）；

⑤无脉（Pulselessness）。

鉴于筋膜间隙综合征的严重后果，早期发现和治疗对患者预后至关重要。非手术治疗只限于早期，采用制动、抬高患肢、脱水等治疗。如果患者有明显的肢体肿胀与疼痛、筋膜间隙张力高且有压痛、被动牵拉该组肌肉引起疼痛、有或没有神经功能障碍、筋膜间隙内压力在 30mmHg 以上者应立即手术切开筋膜减压。筋膜间隙综合征的病情进展迅速，正确处理和手术减压时间的早晚是能否成功保存肢体功能的关键。

● 为什么胫腓骨骨折易合并腓总神经损伤？

答：腓总神经绕行于腓骨头下外侧，故腓骨上端骨折时易损伤腓总神经。

● 胫腓骨骨折的治疗原则是什么？

答：恢复小腿的长度和负重功能，重点处理胫骨骨折的对位对线（恢复胫骨的力线尤其重要）。

❀ ［住院医师或主治医师补充病历］

> 患者入院后，根据影像学可明确诊断"右胫腓骨骨折"，检查患肢踝关节背伸正常，足趾伸展正常，足背部皮肤感觉无明显异常初步排除"腓总神经"损伤，予患者施行手法复位石膏托外固定术，术后予复查 X 线片（图 1-85）了解骨折对位情况，复位术后再次检查腓总神经情况。

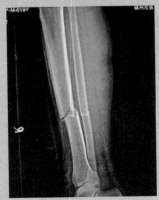

图 1-85　右胫腓骨骨折外石膏托外固定术后 X 线片

主任医师常问住院医师、进修医师或主治医师的问题

● **胫腓骨骨折的闭合治疗方法有哪些?**

答:(1)闭合复位石膏托外固定或小夹板外固定术

① 手法整复（图 1-86）:骨折后治疗越早,越易复位,效果也越好,应尽可能在伤后 2~3h 内肿胀尚未明显时进行复位且容易成功。必要时可配合镇痛、麻醉、肌松药,以利于达到完全整复的目的。当骨折后肢体明显肿胀时,不宜强行复位。可给予暂时制动,促进血液循环,减少组织渗出,加快水肿吸收,待肿胀消退后再行整复固定。

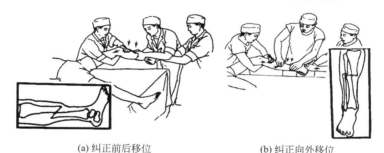

(a) 纠正前后移位　　　　　(b) 纠正向外移位

图 1-86　胫腓骨骨折常用的复位手法示意

② 小夹板外固定（图 1-87）:适用于胫腓骨中下段的稳定性骨折或易复性骨折,如横断、短斜形和长斜形骨折。尤其以胫骨中段的横断或短斜形骨折更为适宜。中 1/3 段骨折,夹板上方应达腘窝下 2cm,下达内外踝上缘,以不影响膝关节屈曲活动为宜。下 1/3 段骨折,夹板上达腘窝下 2cm,下抵跟骨结节上缘,两侧做超踝夹板固定。使用夹板时必须要注意加垫位置、方向,必须注意夹板松紧度,密切注意观察肢体血运,疼痛与肿胀情况,必要时松解夹板,避免发生局部褥疮及肢体坏死等严重并发症。

③ 石膏托外固定（图 1-88）:应用比较广泛,适用于比较稳定的骨折或经过一段时间牵引治疗后的骨折以及辅助患者进行功能锻炼（功能石膏托）等情况,最常用的是长腿管型石膏托外固定（踝关节中立位,屈膝 15°~20°）一般在有垫的情况下进行。打开石膏托要注意三点应力关系。固定期间要保持石膏托完整,松动及时更换。

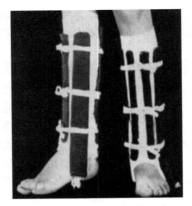

图 1-87　小腿小夹板外固定

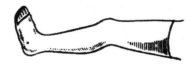

图 1-88　小腿骨折长腿石膏托外固定

　　(2) 牵引　持续性牵引是骨折整复及固定的重要手段,有些不稳定的闭合性骨折,如斜形、螺旋形、粉碎性骨折,闭合复位不能达到要求时,或肢体肿胀严重,不利于整复时,可行一段时间牵引治疗,以达到骨折对位、对线的目的。治疗胫腓骨骨折的牵引通常是骨牵引。牵引针可打于胫骨下端或跟骨之上,以跟骨牵引(图 1-89)更为常用。跟骨牵引进针点是在内踝尖部与足跟下缘连线中点,由内向外。内侧针孔应比外侧针孔略低 0.5～1.0cm(相当于 15°斜角),使牵引的小腿远端轻度

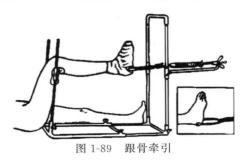

图 1-89　跟骨牵引

内翻，以恢复其生理弧度，使骨折更接近解剖复位。牵引初时的牵引重量为 4～6kg，待肢体肿胀消退，肌肉张力减弱后，减至维持重量 2～3kg，在牵引下早期锻炼股四头肌，主动活动足趾。3～4 周后解除牵引，保留牵引针行外固定，直至骨痂形成。

● 一旦诊断筋膜间隔综合征，如何行切开减压术？

答：小腿筋膜间隔综合征最有效的治疗方法是早期进行筋膜切开减压。

（1）潜行切开深筋膜 在受累间隔区上下端皮肤切开小口，于皮下切开深筋膜减压。应用此法切开后皮肤有可能仍然限制减压作用。

（2）彻底切开深筋膜 一般采用小腿双侧切口切开深筋膜减压。对于前间隙与外侧间隙，可取小腿前外侧皮肤切口几近小腿全长，首先完全切开前筋膜间隙，将皮肤切口向外侧牵开，然后切开外侧筋膜间隙的全长。对于胫后两个间隙，采用胫骨内缘后侧皮肤切口，在大隐静脉后切开皮肤几近小腿全长，于腓肠肌前缘处切开深筋膜使浅间隙减压，向后牵开肌肉，再切开后侧深筋膜间隙。筋膜减张后，肿胀组织往往膨出切口。如肌膜肥厚限制肌腹减张，可行肌膜切开减压术。切开减张时发现肌肉组织已坏死，应一并切除，绝不姑息，以减少毒素吸收。切口皮肤张力较大，先用凡士林纱布包扎，待肿胀消退后行延期缝合或游离植皮闭合创口。

（3）通过腓骨床筋膜减张术 另一个减压的可靠办法是经后外侧进入，切除腓骨干，通过腓骨床打开胫前及胫后筋膜间隙，然后自此切开外侧和后侧筋膜间隙。因要切除腓骨，现已少用。

（4）行筋膜减压术时如果肌肉坏死广泛，即使肢体保留下来，也必然出现肌肉挛缩，不同程度地影响肢体功能。

（5）筋膜切开减压后，出现下列表现时，说明减压是充分而有效的：小腿剧痛和麻木减轻，主动屈伸足趾活动正常，循环改善，自觉肢端发热，触觉与两点辨别觉恢复正常。

● 胫腓骨骨折的常用手术入路有哪些？

答：（1）胫骨手术入路 有 3 种选择：前外侧、后内侧及后外侧入路。

① 前外侧入路：切口位于胫肌的前缘外侧 1cm，位于胫前肌群的表面。本切口有很多优点：切口位于胫骨嵴的前外侧 1cm 处，经过胫前肌群的表层。皮瓣的基底位于内侧，能将位于胫骨内侧面和外侧面的内固定完全覆盖。如果切口的皮缘有坏死，也不会将内固定和胫骨直接暴露。

② 后内侧入路：此入路位于胫骨内缘后方 1cm 处，适用于小腿后侧深筋膜间隙的减压，也可经过胫骨的内侧和后面行切开复位和内固定。

③ 后外侧入路：后外侧入路从腓骨及外侧间隙肌肉的后方，后侧间隙肌肉的前方进入。侧卧位或患侧垫高 45°位，如此能使腓骨的后面易于达到。手术切口沿腓骨后缘切开，长度要足够，因为该部位的组织很紧。

（2）腓骨手术入路　切口在腓骨外侧缘，切开后可直达腓骨，行骨膜剥离。

● 胫骨干骨折手术的常见内固定方式有哪些？如何选择？

答：胫骨干骨折手术的常见内固定方式有以下几种。

（1）拉力螺丝钉固定　单纯的拉力螺钉固定只能用于长螺旋形骨折，术后常需要外固定保护一段时间。

（2）接骨钢板　动力加压钢板、锁定钢板等。常用于胫骨干中上 1/3、下 1/3 骨折。

（3）髓内钉　常用于胫骨干中段骨折。

（4）外固定支架　常用于开放性骨折。

● 胫腓骨干骨折后的常见并发症有哪些？

答：胫腓骨干骨折后的常见并发症有：①骨折延迟愈合、不愈合、畸形愈合；②感染性骨不连；③关节功能障碍、创伤性关节炎；④爪状趾畸形。

● 胫腓骨开放性骨折的治疗方法有哪些？

答：胫腓骨开放性骨折是长骨干中发生开放性骨折最常见的部位。这是由其特殊的解剖、生理特点所决定的。整个胫骨的前内侧面位于皮下，外伤形成开放性骨折后，易发生污染、皮肤缺损、软组织损伤等，给治疗带来很大的困难。若处理不当，很容易造成皮肤坏死、骨外露、感染、骨缺损、骨折延迟愈合或不愈合、甚至截肢的严重后果。因而，必须重视和掌握好胫腓骨开放性骨折的治疗。全身治疗是必不可少的主要治疗环节，包括：止血、镇痛、抗休克；应用抗生素预防感染；特异性感染的治疗；运用破伤风抗毒素血清等。局部治疗的主要原则是使开放性骨折转为闭合性骨折，主要步骤如下。

（1）彻底清创　清创是治疗开放性骨折的基础，而清创的依据则是对其软组织损伤的正确判断。清创术中既不要为小伤口所迷惑，也不要在切除挫灭皮肤或可疑部分时过于保守。在处理小腿开放性骨折时，往往不愿意切除太多皮肤，尤其是抱有尽量直接缝合的意向，往往会因小失大。术中应对深层组织的损伤有充分判断，必要时延长伤口做深部的充分探查清创，当然延长创口时需充分顾及：尽量不加重皮肤血供破坏，兼及置入物（如需置入时）的需要。

（2）骨折的固定 治疗胫腓骨开放性骨折同样有内固定和外固定两种固定方法。对于内固定物的选择视创伤情况及医师经验而定，外固定支架在治疗胫腓骨开放性骨折上有良好的疗效。外固定支架本身具有复位和固定作用，且穿针孔远离伤口，不易引起感染，减少骨折端置入金属异物，利于骨折愈合，同时又便于创面、伤口的处理。

（3）闭合伤口 骨折部必须有健康的软组织覆盖，切忌在胫骨表面游离植皮。直接缝合不允许有张力，"伤口要尽量闭合，但不能不顾一切"；如切口不能一期闭合可行延迟一期或二期闭合，内固定物尽量被软组织覆盖。如伤口有明显的皮肤和肌肉缺损，则要认真考虑选择伤口的闭合方式，大多数情况下在创口多次换药之后可通过游离植皮闭合伤口；如果失去血运的骨皮质外露，则要用带蒂的肌瓣早期覆盖骨面；如果骨和软组织缺损的面积比较大，可用游离复合组织瓣覆盖。

主任医师总结

按以往统计胫腓骨骨折约占全身骨折的10%，而小腿开放性骨折在各部位中的发生率又居首位。诊断上虽无困难，但有些严重的并发症不容忽视。小腿开放性骨折的治疗有一定难度，易发生若干种并发症及后遗症。在过去的治疗过程中，人们尽了很大的努力来改善胫腓骨骨折的治疗结果。但由于胫骨位于皮下，并且很多骨折是由高能量损伤引起。因此，胫骨骨折的致残率，尤其是在胫骨开放性骨折比其他部位骨折的要高。人们进行了许多前瞻性的研究来评估闭合性骨折和开放性骨折软组织分级时产生的误差。对开放性或严重的胫腓骨闭合性骨折，治疗方法取决于骨折的局部因素和患者的全身因素。对多器官损伤的患者，如果存在胫骨开放性骨折合并神经和血管损伤，则截肢是一个明智的选择。如果足底的感觉仍然存在，则应尽量行保肢治疗。骨折固定时，一定要尽可能地减少软组织损伤，对胫骨骨干的骨折最好用扩髓或非扩髓的带锁髓内钉固定。治疗中要遵循生物学和生物力学原则，不断提升治疗效果。

参 考 文 献

［1］ 彭阿钦编译. 骨折手术治疗原理. 第 3 版. 北京：人民卫生出版社，2009.

［2］ 苗华，周建生主编. 骨科手术入路解剖学. 合肥：安徽科学技术出版社，2002.

［3］ Karladani AH，Granhed H，Edshage B，et al. Displaced tibial shaft fractures：a pro-spective randomized study of closed intramedullary nailing versus cast treatment in 53 patients，Acta ortho Scanda，2000，71（2）：160-167.

［4］ Roberts CS，Pape HC，Jones AL，et al. Damage control orthopaedics：evolving con-cepts in the treatment of patients who have sustained orthopaedic trauma. Instr Course Lect，2005，54：447-462.

（魏艳珍 刘奇圣）

扭伤致右踝部肿痛、活动受限 5h——踝关节骨折

✤ ［实习医师汇报病历］

患者男性，37 岁，以"扭伤致右踝部肿痛、活动受限 5h"为主诉入院。缘于 5h 前患者下楼梯时不慎扭伤致右踝部肿痛，活动受限，无法站立行走，患处无创口出血，患肢无麻木。伤后未行任何处理，求诊本院，急诊行右踝部 X 线片示右内踝、外踝、后踝骨折。行右踝关节"U"形石膏托外固定后拟"右内踝、外踝、后踝骨折"收住我病区。既往体健，否认"心、肝、肺、脾、肾"等重要脏器疾病史，否认传染性疾病史，否认外伤史、输血史，否认食物、药物过敏史。

体格检查：T 36.4℃，P 71 次/分，R 19 次/分，BP 90/60mmHg。神志清楚，心肺腹未见明显异常。右踝部"U"形石膏托外固定，解开见右踝部肿胀，轻度内翻畸形，右踝关节内外后方压痛均明显，可触及骨擦感，右小腿中上段无压痛，右踝关节活动功能障碍，右足各趾活动正常，肢端感觉、血运、皮肤温度正常。脊柱生理弯曲存在，无畸形，各棘突无压痛、叩击痛，活动正常。余肢未见明显异常。

辅助检查：右踝关节 X 线片（图 1-90）示右内踝、外踝、后踝骨折。

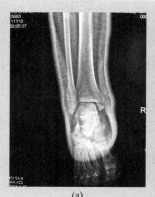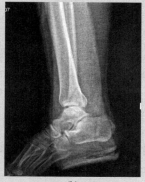

(a)　　　　　　　　　　(b)

图 1-90　右踝关节 X 线片

 主任医师常问实习医师的问题

● **踝关节的构成有哪些?**

答：踝关节由骨和韧带组成。①骨性结构包括胫腓骨远端及距骨。胫骨远端膨大向内下方突出的部分构成内踝。腓骨远端膨大的部分构成外踝。胫骨下端后缘稍向后突的部分构成后踝。②韧带结构包括下胫腓复合体（下胫腓前韧带、下胫腓后韧带、骨间韧带）、内侧副韧带（浅层的胫跟韧带、深层的前后胫距韧带）、外侧副韧带（距腓前韧带、跟腓韧带、距腓后韧带）。

● **踝关节骨折的 X 线检查要求有哪些?**

答：标准的踝关节 X 线片包括前后位、侧位、踝穴位。踝穴位即踝关节处于内旋 20°位置的前后位片。踝穴位的 X 线片易于发现腓骨短缩，若胫骨关节面软骨下骨和外踝的软骨下骨的连线处出现台阶，则提示腓骨存在短缩。

● **踝关节骨折的损伤机制有哪些?**

答：受伤时足的位置和暴力方向决定了踝关节骨折的损伤类型。足的位置决定了变形发生时哪个结构紧张以至于最先损坏，足处于旋后位时，外侧结构紧张，内侧结构松弛，故外侧结构最先损坏；相反，足处于旋前位时，内侧结构紧张，最先损坏。导致踝关节骨折的暴力可以是直接暴力，但常见的是间接的旋转、传导及轴向暴力，其所导致的特定的骨折形状是踝关节骨折分类的基础。

● 踝关节骨折的常见手术并发症有哪些？

答：踝关节骨折的常见手术并发症有浅表感染、骨髓炎、创伤性关节炎、骨折不愈合或延迟愈合、反射性交感性营养不良、骨异物反应、伤口裂开或皮肤撕脱、胫后肌腱炎、内固定物断裂、再骨折、骨缺血性坏死、腓浅神经麻痹。

● 踝关节骨折非手术治疗和手术治疗的适应证有哪些？

答：（1）非手术治疗的适应证

① 无移位且稳定的骨折。

② 无需反复整复可达到并维持解剖复位的有移位的骨折。

③ 由于全身或局部条件的影响，患者不能接受手术治疗。

（2）手术治疗的适应证

① 非手术治疗失败。

② 有移位的或不稳定的踝关节骨折。

③ 垂直压缩骨折。

④ 多数的踝关节开放性骨折。

 主任医师常问住院医师、进修医师或主治医师的问题

● 临床上常用的踝关节损伤分类系统有哪些？

答：目前临床上踝关节损伤使用最普遍的分类系统有 Lauge-Hansen 分类系统和 AO/OTA 分类系统。Lauge-Hansen 分类系统根据受伤时足部所处的位置、外力作用的方向以及不同的创伤病理改变，分为旋后-内收型、旋后-外旋型、旋前-外展型、旋前-外旋型、旋前背屈型，第一个词代表损伤时足部所处的位置，第二个词代表造成损伤的暴力方向。Lauge-Hansen 分类系统较全面地反映了对踝关节稳定性的影响，明确了损伤机制和创伤病理特点，涉及踝部韧带，对治疗具有实践的指导意义。但有时仅根据 X 线片不能明确骨折的分型，其中未包含直接暴力所造成的骨折，对骨折的预后无评价意义。AO/OTA 分类系统是根据损伤机制，特别是腓骨骨折部位及腓骨骨折与踝穴水平间隙、下胫腓联合之间的关系而进行的一种分类方法。它将踝关节骨折分为 A、B、C

三型，而在 A、B、C 三种类型中又有不同的亚型。AO/OTA 分类系统强调外踝的治疗，但没有涉及内侧结构的损伤。

● 踝关节骨折的复位标准有哪些？

答：应在踝穴位片及侧位片上来判断：①完整等距且平行的关节；②踝关节的申通线，即胫骨软骨下的骨折线在下胫腓联合处与腓骨相连通；③距骨外侧关节面下部与腓骨远端腓骨肌腱经过的隐窝之间有一连续的曲线。

Burwell 和 Charnlew 认为踝关节复位的 X 线标准如下。

① 优：内踝或外踝无向内或向外移位；无成角；内踝或外踝纵向移位不超过 1mm；后踝骨折块向近侧移位不超过 2mm；距骨无移位。

② 良：内踝或外踝无向内或向外移位；无成角；外踝向后移位 2.5mm；后踝骨折块向近侧移位 2～5mm；距骨无移位。

③ 差：内踝或外踝向内或向外移位；外踝向后移位大于 5mm；后踝骨折块向近侧移位大于 5mm；距骨移位。

● 手术治疗三踝骨折（内踝、外踝、后踝骨折）的手术体位、切口选择及处理次序如何？

答：三踝骨折是一种复杂的关节内骨折，其手术往往需要从三个不同平面操作。三踝骨折的手术体位包括以下 3 种。

（1）仰卧位　患者取仰卧位，在腓骨后缘与跟腱外缘之间中央做纵行切口。于腓骨短肌外侧骨膜下剥离显露腓骨远端，于腓骨短肌内侧肌间隙进入显露后踝，复位固定外踝，再复位固定后踝，体位不改变，直接做内踝后侧弧形切口，助手协助将患肢固定在屈膝 45°位置，复位固定内踝。

（2）侧卧位改仰卧位　患者侧卧位，踝关节后外侧入路处理后踝与外踝，然后改变体位为仰卧位，内踝后侧切口复位固定内踝。

（3）仰卧位　患者仰卧位，于跟腱与内踝之间的中点做 8～10cm 纵行切口，显露内踝（先不固定），于拇长屈肌内侧的肌间隙进入显露后踝，复位固定后踝，再复位固定内踝，最后做外侧切口复位固定外踝。

● 三踝骨折多伴有下胫腓联合分离，如何诊断？固定下胫腓时的注意事项有哪些？

答：在小腿内旋 20°的踝关节前后位 X 线片上，正常胫骨前结节与腓骨重叠影占该处腓骨宽度的 1/3，如果重叠影减少及下胫腓联合间隙＞5mm 的踝穴间隙不均等，即可诊断下胫腓联合分离。有学者介绍结合术中用尖勾钳牵拉外踝，活动超过 3～4mm 即说明下胫腓分离。

外踝尖端比内踝长 0.5cm 且位于内踝后 1cm，所以固定下胫腓的螺钉方向应从后外斜行到前内侧，角度为 25°～30°，且与胫骨纵轴呈直角与关节面平行，以免导致腓骨远端发生倾斜或者移位。固定时一般踝关节处于背伸位，以防止踝穴变窄。

制订踝关节骨折治疗方案时应考虑哪些因素？

答：（1）波及负重关节面的大小，关节面是否平整，以及胫距关节相互的对应关系是否正常。

（2）对踝关节稳定性的影响 踝关节两处或以上的损伤（包括骨折和韧带损伤）和原始损伤距骨有明显的脱位均影响踝关节的稳定性。

（3）波及负重关节面的大小。

（4）下胫腓分离，踝穴的增宽，常发生在踝关节水平以上的骨折，并同时伴有内踝或三角韧带损伤的情况。

三踝骨折中后踝骨折常采用何种分型？

答：三踝骨折中常采用 Naoki 后踝分型。Ⅰ型：即后外侧斜型（占全部后踝骨折的 67%），常为包括胫骨远端后外侧的三角形骨折块。Ⅱ型：即内侧延伸型（19%），由胫骨远端后外侧结节延伸至内踝，多见于包括内踝、外踝的三踝骨折中，且常包含有胫骨的两部分骨折块，即后内侧骨折块和后外侧骨折块。Ⅲ型：即小骨块型（14%），包括 1 个或多个骨片的胫骨后唇骨折。

如何选择手术治疗后踝骨折的内固定方法？

答：对于三踝骨折中后踝骨折的治疗，应根据骨折块大小不同采用不同的内固定方法。对于后踝骨折块＜25%踝关节面的小块后踝骨折，可用 1～2 枚螺钉从后向前固定（图 1-91）。如骨折块为贝壳状，单纯螺钉固定可能无法获得较好的加压效果和固定强度，可考虑使用星形钢板固定。如后踝骨折块＞25%踝关节面且无明显移位时，也可间接复位后通过前侧螺钉从前向后固定，但应注意如果骨折块大小不超过半螺纹螺钉的螺纹长度，前侧螺钉无法起到较好的加压效果，且间接复位术中评估较困难。故对于移位较大的大块后踝骨折不主张用该法。如骨折块较大且向近侧显著劈裂，可以通过 Meta 钢板或重建钢板固定（图 1-92）。对于内侧延伸型后踝骨折，最好采用支撑钢板固定，因为其损伤主要为垂直暴力所致，骨折线向近侧劈裂，单纯螺钉固定其强度不够。抗滑钢板固定后踝，尤其对骨质疏松患者是一种较好的选择。

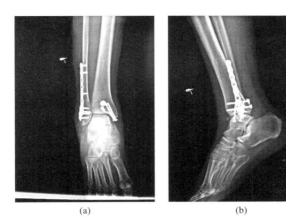

(a)　　　　　　　　(b)

图 1-91　从后向前固定

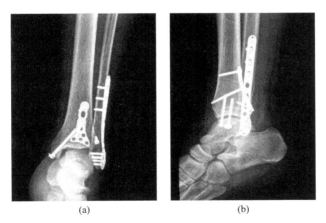

(a)　　　　　　　　(b)

图 1-92　重建钢板固定

主任医师总结

　　踝关节骨折中以三踝骨折损伤程度最为严重，治疗难度大，后期并发症多。三踝骨折又称为 Cotton 骨折，是指内踝、外踝、后踝均发生骨折，属于关节内骨折，常导致踝关节不稳定和下胫腓损伤。三踝骨折虽只占踝关节骨折的 7%，但绝大多数三踝骨折都需要手术治疗，因为这种类型的骨折往往不稳定。对于内踝、外踝骨折及下胫腓损伤的处理方式已无多大争议，但在后踝骨折的手术指征、切口选择、固定方式上仍有较多争议。通常观点认为后踝骨折块＜25％时可采取非手术治疗，不进行内固定。目前大多学者以影像学上后踝骨折块累及关节面＞25％作为手术指征。Langenhuijsen 等认为，后踝骨折块＜10％踝关节面时，不会出现关节不协调，手术与非手术治疗的效果均较好；后踝骨折块＞10％踝关节面时，骨折块大小和是否固定都影响预后。因此，对于后踝骨折块＞10％踝关节面的患者均应手术治疗，以恢复关节协调性。俞光荣等认为后踝骨折手术内固定的指征：①后踝骨折块＞25％踝关节面；②后踝骨折块＞10％踝关节面，近侧移位≥1mm，和（或）存在下胫腓联合不稳定；③后踝骨折块＜10％踝关节面，存在下胫腓联合不稳定可作为手术内固定的相对指征。Naoki 的后踝手术指征：①Ⅰ型骨折只有在外踝固定后后踝骨折块仍存在移位时才行切开复位内固定；②Ⅱ型骨折，包括两部分骨折块时，只固定内踝，固定后的Ⅱ型骨折就等同于Ⅰ型骨折，如在内踝、外踝固定后的Ⅱ型骨折的后外侧骨折块仍存在移位时，再行内固定；对于只有 1 个骨折块的Ⅱ型骨折，应行切开复位内固定。

由于后踝骨折块一般为下胫腓后韧带的附着点，通过解剖复位后踝骨折，可极大地增强下胫腓联合的稳定性。Gardner 等通过生物力学及临床研究提出固定后踝可恢复下胫腓稳定性。Langenhuijsen 等研究发现，如果没有解剖复位，即使只有超过关节面10％的后踝骨折块，也会导致预后不良。陆军等证实了这一观点，即固定后踝骨折块能够增加下胫腓联合及踝穴的稳定。

由于后踝骨折形式多样，X 线片因为重叠有时难以看清骨折线的实际形状，需要通过 CT 来进一步明确。CT 扫描加三维重建可以更清晰地显示骨折的类型和骨折块的大小。CT 检查应作为后踝骨折诊断及复位后评估的主要依据。同时有助于术者进行手术入路的选择。

后踝骨折的治疗对于骨科医师充满挑战，手术后常不能达到预期效果。许多文献表明，合并有后踝骨折的踝部骨折，预后往往不尽人意，直接原因可能是关节残存的畸形、不稳定以及由于关节软骨损伤造成的创伤性关节炎。

对于三踝骨折，不能简单地将其看作两踝加一踝骨折，而应将其作为一个统一的整体来综合考虑。后踝骨折占踝关节骨折的 7％～44％，涉及后踝的踝关节骨折多存在关节不稳定，如不恢复关节的协调性，将出现早期关节退变，且该类骨折常存在关节面软骨的损伤，治疗后关节功能恢复及预后较差。后踝复位的稳定性和平稳度直接影响患者踝关节功能的恢复和远期创伤性关节炎的发生率，应该对三踝骨折中后踝骨折引起重视，这已成为共识。

参 考 文 献

[1] 赵宏谋，俞光荣. 后踝骨折的治疗现状. 中华创伤杂志，2009，25（5）：477-479.

[2] 刘哲，阿良，张勇. 三踝骨折分型与手术体位选择的关系及疗效分析. 中华创伤杂志，2011，27（11）：974-978.

[3] 夏睿，孔荣，方诗元等. 延期切开复位内固定治疗三踝骨折. 中国矫形外科杂志，2010，18（12）：986-990.

[4] 俞光荣，赵宏谋，杨云峰等. 切开复位内固定治疗后踝骨折的疗效分析. 中国修复重建外科杂志，2011，25（7）：774-777.

[5] 安帅，付中国，张殿英等. 后踝骨折的手术适应证选择. 中华创伤骨科杂志，2013，15（3）：216-219.

[6] 东靖明，田旭，马宝通. 经踝关节后外侧入路治疗三踝骨折. 中华创伤杂志，2013，29（6）：536-540.

[7] 陆军，周玲珍，王宸等. 三踝骨折的手术疗效分析. 中华创伤骨科杂志，2010，12（11）：1092-1094.

（郑明　陈敏　赵梁）

高处跌伤致左足跟肿痛、活动受限半天——跟骨骨折

［实习医师汇报病历］

　　患者男性，50岁，以"高处跌伤致左足跟肿痛、活动受限半天"为主诉入院。缘于半天前患者不慎从2m高处跌伤致左足跟肿痛、活动受限，无皮肤裂伤出血，无肢体麻木。伤后未行任何处理，求诊本院，急诊行左跟骨X线片示左跟骨粉碎性骨折，拟"左跟骨粉碎性骨折"收住我科。既往体健，否认"心、肝、肺、脾、肾"等重要脏器疾病史，否认传染性疾病史，否认外伤史、输血史，否认食物、药物过敏史。

　　体格检查：T 36.8℃，P 76次/分，R 19次/分，BP 100/70mmHg。神志清楚，心肺腹未见明显异常。脊柱生理弯曲存在，无畸形，各棘突无压痛、叩击痛，活动正常。左足跟部肿胀明显，压痛，纵向叩击痛阳性，左小腿无压痛，左踝关节活动障碍，左足各趾活动正

常，肢端感觉、血运、皮肤温度正常。余肢未见明显异常。

　　辅助检查：左跟骨X线片（图1-93）示左跟骨粉碎性骨折。

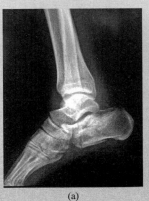 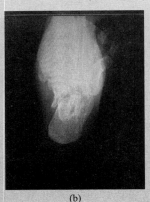

　　　　　(a)　　　　　　　　　　　(b)

图1-93　左跟骨X线片

主任医师常问实习医师的问题

● 跟骨骨折的临床病理变化有哪些？

　　答：跟骨骨折的临床病理变化有足弓塌陷，跟骨外侧壁外膨，距骨背屈，肢体短缩，关节面不平整、塌陷、翻转，关节面破坏和软骨损坏，后跟内、外翻畸形，跟腓撞击，腓骨长短肌腱卡压，后足力线改变，足底受力分布改变，后足运动和步态异常，后足外形改变、穿鞋困难。

● 跟骨骨折的临床表现有哪些？

　　答：新鲜跟骨骨折伤后的主要表现为局部疼痛、压痛、骨擦感，局部肿胀、皮下瘀斑，跟部畸形、活动受限。陈旧性跟骨骨折可表现为跟部的慢性肿胀、疼痛、畸形、功能障碍，如运动功能障碍、负重功能障碍、穿鞋困难等、

● 跟骨关节内骨折根据CT表现如何分型？

　　答：跟骨骨折可分为关节外骨折和关节内骨折。其中关节内骨折的CT分型有多种方法，最常用的是Sanders分型，其分型以冠状面及矢状面CT扫描为基础，分为4型。方法为选择后距下关节的最大面，用

A、B 两线由外向内将距骨面 3 等分，则跟骨被对应的 A、B 两线分为 3 部分，即内侧柱、中柱和外侧柱，C 线对应距骨面内侧缘，A 线对应外侧缘。

Ⅰ型：为所有无位移的关节内骨折，而不管有多少条骨折线。此型不许手术治疗。

Ⅱ型：出现位移的关节内骨折，并根据相应原发骨折线的位置分为 A、B、C 三个亚型。

Ⅲ型：后关节面出现 2 根骨折线，并根据其部位分 AB、BC 以及 AC 三个亚型，各亚型均有一中央凹陷骨折段。

Ⅳ型：包括那些严重的粉碎性骨折，后关节面出现 4 个骨折块。

Sanders Ⅱ型、Sanders Ⅲ型及 Sanders Ⅳ型常需采取外科手术复位治疗，对严重的凹陷性骨折区必要时还需做植骨术辅助治疗。

● 一般怎么治疗跟骨骨折？

答：跟骨骨折的治疗可分为非手术治疗和手术治疗。以下情况可考虑非手术治疗。①结节纵形骨折：无位移的可采用加压包扎，对有移位的患者，可采用跟骨牵引侧位加压复位，然后以石膏托外固定。②结节水平骨折：无位移的患者可用石膏托外固定，有移位者如果手法不能复位，可切开复位以螺钉固定。③无位移载距突骨折。④跟骨前突骨折，小腿管型石膏托外固定即可愈合，不愈合的可切除前突。⑤接近跟距关节的骨折，无位移的以石膏托外固定；有明显位移的，跟骨结节牵引复位，恢复结节关节角，再整复跟骨的增宽畸形后以石膏托外固定。另外，以下情况也考虑非手术治疗：①患有严重心血管和糖尿病等，或伴有严重复合伤危及生命的骨折患者；②关节重建无必要或者无意义者，年迈不能行走或已截瘫者；③骨折位移＜2mm 的关节内骨折。

对于有明显位移的波及跟骨下关节面的骨折，目前多主张手术治疗。手术治疗的目的和解剖重建跟骨的标准：①在治疗跟骨骨折时应尽量恢复足后正常的生物力学特点；②骨折应准确复位，对涉及下关节和跟骰关节的骨折应达到解剖复位，恢复距下关节面的平整和 3 个关节面之间的正常解剖关系，恢复跟骨的整体外形和长、宽、高等几何参数，恢复 Gissane 角、Böhler 角，矫正内翻、外翻畸形，恢复后足的负重轴线；③固定方法应可靠、稳定，允许早期功能锻炼和早期负重，减少术后疼痛的发生和关节僵硬，同时应减少软组织损伤和切口并发症的发生率。

⊛ ［住院医师或主治医师补充病历］

患者入院后检查三大常规、生化全套、凝血四项、心电图、胸部X线片等均提示未见明显异常，并行左跟骨CT三维重建（图1-94），该患者诊断明确，左跟骨粉碎性骨折，关节面塌陷，跟骨高度丢失，有手术切开复位内固定的指征，予以镇痛、消肿等准备后，待皮肤出现"皱纹征"时再进行手术治疗。

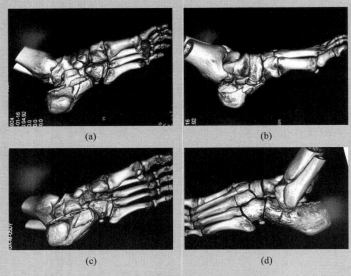

图1-94　左跟骨CT三维重建图像

⁉ 主任医师常问住院医师、进修医师或主治医师的问题

● 如何掌握跟骨骨折的手术适应证？

答：不涉及距下关节的跟骨骨折的手术适应证：①跟骨体骨折有较严重的压缩、位移、短缩和增宽畸形；②跟骨体外侧壁的剪切骨折块；③跟骨粗隆后上骨折块分离≥1cm；④前突骨折发生疼痛性骨不连接；⑤鸟嘴型骨折。

涉及距下关节的跟骨骨折的适应证：对关节内有不平整台阶的患

者，如 Sanders Ⅱ 型、Sanders Ⅲ 型、Sanders Ⅳ 型骨折存在关节内骨折的明显位移，均为手术适应证。对以下情况可考虑手术：①跟骨长度缩短明显；②跟骨宽度增加≥1cm；③跟骨高度降低≥2cm；④Böhler 角缩小≥15°；⑤Gissane 角缩小≥90°或增大≥130°；⑥跟骰关节骨折块的位移或间隙≥1mm；⑦伴有跟骨周围关节的脱位或半脱位；⑧跟骨外膨明显影响外踝部腓骨长短肌腱的活动；⑨内翻畸形成角≥5°，外翻≥10°；⑩跟骨粗隆明显外翻等；⑪其他有关角度，距骨倾斜角明显缩小和消失，跟距角、第一舟距角、跟骨倾斜角等有明显的变化或异常。

● **与跟骨相关的测量有哪些？**

答：与跟骨相关的测量见图 1-95。

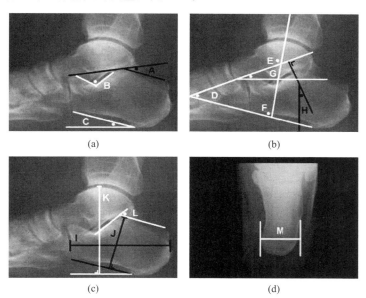

(a)   (b)

(c)   (d)

图 1-95 与跟骨相关的测量

A 为 Böhler 角（跟骨结节关节角）；B 为 Gissane 角（跟骨交叉角）；C 为跟骨倾斜角；
D 为跟距角；E 为胫距角；F 为胫跟角；G 为距骨垂直角；H 为距骨倾斜角；
I 为跟骨长度；J 为跟骨突高度；K 为足绝对高度；L 为跟距关节面倾斜角；
M 为跟骨宽

● **常见的跟骨骨折的早期并发症有哪些？如何处理？**

答：常见的跟骨骨折的早期并发症包括软组织损伤、肿胀、张力性水疱、筋膜间隔综合征、深静脉血栓形成等。

对软组织肿胀的处理包括：①抬高患肢，使其高于心脏水平，当怀疑有筋膜间隔综合征时可将其至于心脏水平；②应用消肿药物，如20％的甘露醇静脉滴注。③冰袋冷敷；④应用足动脉静脉泵；⑤对有明显水疱者可抽吸水疱，消毒后弹力包扎，效果较好。

筋膜间隔综合征的治疗原则是早发现、早诊断、及时正确的治疗，最大程度地阻止病情的发生、发展，防止足部肌肉坏死和神经功能障碍，最大程度地恢复患足的功能。应重视预防，注意缺血早期潜在的体征，如果发现有形成该病的倾向，就应避免应用任何绷带、石膏托、支具。足部置于心脏高度，以利用静脉回流并防止足部缺血。可静脉滴注甘露醇。一经确诊即应急诊处理，最有效的方法是筋膜切开减压。

深静脉血栓的预防措施主要如下。①基本措施包括：a.早期床上活动功能锻炼；b.多饮水，适量补液，纠正血容量不足；c.对高血脂及糖尿病患者应用降脂药物及尽量控制血糖于正常范围；d.心力衰竭患者应积极改善心功能；e.避免高胆固醇油腻饮食；f.禁止吸烟等。②机械措施包括：a.下肢穿逐级加压弹力袜；b.应用足底静脉泵；c.间歇充气加压装置。③药物预防包括肝素、低分子肝素、阿司匹林、维生素K拮抗药和戊聚糖钠等。

● **新鲜跟骨骨折的常用手术入路、手术要点有哪些？手术中要注意什么？**

答：跟骨骨折的手术体位可选择侧卧位或俯卧位，常选用外侧入路，采用扩大L形切口，皮肤切口始于外踝尖上5～7cm，腓骨后缘与跟腱后缘连线的中点，垂直向远端至足背皮肤与足底皮肤交界水平偏下，再90°弧形折向前方，至第5跖骨基底外侧缘水平。将包括腓骨肌腱和腓肠神经在内的全层软组织连同骨膜整块向上掀起，显露距骨颈部和跟骰关节。用3枚克氏针分别钻入腓骨远端、距骨颈部和骰骨，将其弯曲以拉开切口皮瓣。显露骨折后常可见跟骨后关节面外侧骨块塌陷，为了充分显露距下关节和跟骨内侧壁的骨块，可将外侧壁骨块及其后方的软组织合页为轴向外掀起，并用斯氏针打入跟骨结节向下牵引，若发现内侧壁骨块也有移位，可以骨撬撬拨复位，将外侧壁骨块抬起复位，克氏针临时固定。检查跟骨的前外侧骨块以及跟骰关节面的移位情况，复位并以克氏针临时固定。C型臂X线透视机跟骨侧位和轴位以观察复位情况，如复位满意，选择跟骨解剖型钢板略塑形贴附固定，需保证有 1～2 枚螺钉贯穿后关节面的软骨下骨打入载距突，钢板最前方的螺钉应拧入跟骰关节的软骨下骨，最后方的螺钉应拧入跟骨后结节后缘增厚的骨质中。外侧入路在分离时需注意勿损伤腓肠神经和腓骨肌腱。

● 微创手术治疗跟骨骨折的适应证和手术方式有哪些？

答：（1）微创手术治疗跟骨骨折的适应证

① 软组织损伤严重的跟骨骨折，特别是对于合并筋膜间隙高压导致足跟外侧有严重张力性水疱、外侧皮肤开放性创口污染严重者或局部皮肤挫伤严重的患者，以及骨块压迫皮肤可能造成皮瓣坏死的急诊患者，采用微创手术以期在获得骨折满意复位的同时，减少软组织并发症的发生率。

②多发伤及复合伤患者，采用有限切开或经皮复位内固定的微创技术可尽快完成手术，以期达到创伤控制的目的。

③ 存在严重且难以控制的糖尿病、重度吸烟、免疫缺陷等切开复位禁忌证的患者，可考虑采用微创手术治疗。

④ 简单类型的跟骨关节内骨折，如 Sanders Ⅱ 型或简单的 Sanders Ⅲ型患者可采用有限切口的切开复位内固定技术。

（2）微创手术治疗跟骨骨折的术式有闭合复位经皮内固定技术、经有限切口的切开复位内固定技术、关节镜辅助复位技术、外固定支架韧带整复间接复位技术、球囊扩张复位技术及注射型人工骨辅助固定等。

● 跟骨骨折如何进行术后康复指导？

答：术后应将患肢抬高放置 3 天，术后 24h 开始进行足趾被动活动；48h 开始足趾和踝关节的主动和被动活动，活动以屈伸为主并逐渐加强；足的内外翻锻炼一般在术后 4～6 周再开始；患足完全负重需在骨折骨性愈合后。

● 如何选择跟骨骨折钢板？

答：对于有移位的跟骨关节内骨折，切开复位钢板内固定仍是目前最常用的治疗方法。目前用于跟骨骨折的钢板种类很多，如 AO 钢板、"H" 形钢板、"Y" 形钢板、重建钢板、解剖型钢板、小蝶形钢板等。如何选择合适的跟骨钢板应考虑以下因素：固定的有效性；固定的可靠性；微创性；符合骨折特点、骨折块大小；符合后足部负重等生物力学特点及较好的组织相容性。

该患者予行小蝶形钢板内固定，术后 X 线片见图 1-96。

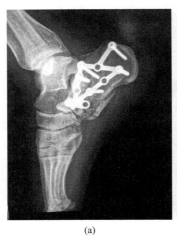 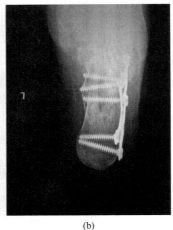

(a)   (b)

图 1-96　小蝶形钢板内固定术后 X 线片

● **跟骨骨折的晚期并发症有哪些？如何处理？**

答：跟骨骨折的晚期并发症主要有骨折畸形愈合、跟腓及踝关节前方撞击综合征、创伤性关节炎、足跟疼痛等，还包括慢性神经、血管、肌腱损伤以及反射性交感性营养不良等。

① 跟骨骨折畸形愈合：对已发生骨性关节炎的畸形愈合，最有效的方法是各种形式的距下关节融合术，及根据不同畸形采用不同形式的跟骨截骨矫形手术。对单纯疼痛性距下关节炎患者，可行距下关节原位融合术。对跟骨高度丧失者，需行距下关节撑开植骨融合术或跟骨丘部重建距下关节融合术，以恢复跟骨高度；也可采用跟骨跖侧滑动截骨术。对内外翻畸形、后足负重力线和关节运动轴线改变者，可采用跟骨矫形手术、距下关节撑开楔形植骨融合术或跟骨截骨加距下关节融合术。外侧壁明显膨出者行跟骨外侧减压术，恢复跟骨的正常宽度，消除跟腓的撞击、腓长肌肌腱炎及腓短肌肌腱炎。

② 跟腓及踝关节前方撞击综合征：有效的方法是行跟骨截骨矫形术及外侧壁骨突切除术等。

③ 距下关节创伤性关节炎：可行关节内注射局部麻醉药。若疼痛缓解，可选择非手术治疗，如穿戴鞋具、矫形器，使用非甾体消炎药等。若非手术治疗失败，则需行骨移植距下关节融合术。足踝部疼痛，大部分情况下，疼痛可通过非手术治疗得到缓解，如口服或局部应用抗

炎性药物，穿戴后跟矫形垫或支具等。

④ 慢性神经、血管损伤：可采用非手术治疗，如穿特制的鞋、理疗、非甾体消炎药注射到跗骨管等，无效时采用手术治疗，如神经松解减压术、神经瘤切除术，对于症状顽固者还可行神经移位术。若慢性肌腱损伤经非手术治疗无效，则应采用外科手术治疗，包括肌腱减压松解术、外侧壁骨突切除术、骨折畸形矫形手术等。对腓骨肌腱炎，若确定其在推拿（按摩）、牵引等非手术治疗后出现腓骨肌腱瘢痕形成或撞击，则需行肌腱松解术。腓骨肌腱脱位时，应重建肌腱的软组织鞘。

⑤ 反射性交感性营养不良：对早期反射性交感营养不良的患者，可通过强化治疗缓解其症状，如推拿（按摩）、运动等。对病情迁延的患者，可行多段腰交感神经阻滞。

主任医师总结

目前常用的治疗跟骨骨折的手术方法主要有经跟骨外侧或内侧切口切开复位钢板内固定术、闭合或切开复位螺钉内固定术、外固定支架固定术及早期距下关节融合术等。随着对距下关节功能重要性的认识，尽可能恢复距下关节的平整、保留距下关节的活动度成为治疗跟骨骨折的基本目标。对于有移位的跟骨关节内骨折，切开复位内固定仍是目前最常用的治疗方法。选用跟骨外侧延长"L"形切口进行手术时，需要对后外侧做较广泛的剥离、显露。这易造成跟骨血液循环的进一步破坏，出现切口愈合不良或感染等并发症。出现伤口并发症的原因有多方面，与软组织的原始损伤程度、围手术期对软组织损伤的干预措施及手术时机的选择等都有关。重视软组织损伤，制订完善的围手术期软组织干预策略对闭合性跟骨骨折的治疗至关重要，可以明显减少术后伤口并发症的发生。

为寻求骨折复位和软组织修复之间的平衡，在保证骨折准确复位和可靠固定的前提下，为减少软组织的医源性创伤和降低术后并发症的发生率，逐渐出现了采用微创技术治疗跟骨骨折的方法，对提高跟骨骨折的手术疗效具有重要意义。微创技术具有以下优点：①可减少软组织的损伤，降低伤口不愈合和感染的发生率，减轻术后肿胀；②可减少关节周围手术瘢痕，有利于患者早期进行功能锻炼和功能的恢复；③可以早期手术，缩短了患者的住院时间和康复时间；④对于全身状态不佳或局部软组织问题不允许进行扩大切口入路的患者，微创手术更有意义。

由于 Sanders Ⅲ型骨折并不是微创治疗的最佳适应证。因此，对于此类骨折，目前治疗仍以常规的外侧"L"形切口复位及跟骨解剖型钢板固定为主，只要术中仔细保护软组织及跟骨骨膜，解剖复位可靠固定，可以将跟骨骨折切开复位内固定的并发症发生率降低至 10% 以内，优良率达到 90% 以上。跟骨解剖型钢板固定 Sanders Ⅲ 型骨折的稳定性好、固定强度大，力学分布更适合跟骨的力学结构，能更有效地恢复跟骨的高度、宽度和满足术后早期进行功能锻炼及部分负重的要求。

只要能全面、客观地了解跟骨骨折的损伤机制及损伤解剖学特点，认真做好术前设计，正确地掌握跟骨骨折手术治疗的理念、指征及技术，跟骨骨折的临床疗效一定会得到不断提高。

参 考 文 献

[1] 俞光荣，Zwipp Hans. 跟骨骨折的基础和临床. 上海：上海科学技术出版社，2008.

[2] 王正义，俞光荣，张建中等. 足踝外科手术学. 北京：人民卫生出版社，2009.

[3] 俞光荣，余霄. 掌握前沿技术，不断提高新鲜跟骨骨折的临床疗效. 中华创伤骨科杂志，2012，14（8）：645-647.

[4] 施忠民，蒋垚. 跟骨关节内骨折的微创治疗进展. 中华创伤骨科杂志，2012，14（12）：1089-1091.

[5] 李山珠，俞光荣，梅炯等. 跟骨骨折的手术与康复. 现代康复，2001，5（7）：74-75.

（郑明　赵梁　陈敏）

摔伤致左足肿痛、活动受限 1 天——Lisfranc 损伤

⊛ ［实习医师汇报病历］

患者女性，48 岁，以"摔伤致左足肿痛、活动受限 1 天"为主诉入院。1 天前患者不慎摔伤致左足肿胀、疼痛、活动受限，无法站立行走，无皮肤裂伤出血，无肢体麻木。伤后在当地医院予以镇痛对症等处理，今求诊本院，急诊 X 线检查提示左足跗跖关节脱位。行左足石膏托外固定后拟"左足跗跖关节脱位"收入住院。既往体健，否认"心、肝、肺、脾、肾"等重要脏器疾病史，否认传染性疾病史，否认外伤史、输血史，否认食物、药物过敏史。

体格检查：T 36.8℃，P 78 次/分，R 19 次/分，BP 120/80mmHg。神志清楚，心肺腹未见明显异常。脊柱生理弯曲存在，无畸形，各棘突无压痛、叩击痛，活动正常。左足石膏托外固定外观，拆开石膏

托见左足肿胀明显，前足轻度外展畸形，左足压痛明显，足趾活动受限，被动活动足趾疼痛加剧，左踝无压痛，踝关节活动稍受限，足背动脉搏动存在，肢端感觉、血运、皮肤温度正常。余肢体未见明显异常。

辅助检查：左足 X 线片（图 1-97）示左足跖跗关节脱位。

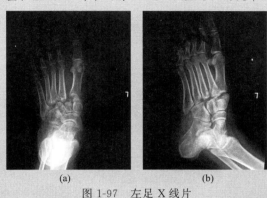

(a)   (b)

图 1-97 左足 X 线片

 主任医师常问实习医师的问题

● **何谓 Lisfranc 损伤？**

答：Lisfranc 损伤是指跖跗关节和楔骨关节复合体的骨性及韧带结构的损伤，包括从稳定的部分扭伤到不稳定的中足骨折脱位。

● **Lisfranc 关节的解剖特点如何？**

答：足部内侧三个跖跗关节的骨性结构（内侧、中间和外侧楔骨，以及第 1、第 2、第 3 跖骨基底部）在冠状面上形成一个特殊的梯形，朝向足底的凹形类似"古罗马拱门"。在足矢状面上，第 2 跖骨在内外侧楔骨间下凹；冠状面上第 2 跖骨位于"左罗马拱门"顶端。因此，在整个中足复合体中，第 2 跖骨是最关键的一块。背侧和跖侧的跖跗韧带起到稳定跖跗关节的作用。在第 2～5 跖骨基底部之间，背侧和跖侧的跖骨间韧带提供进一步的稳定。在第 1 和第 2 跖骨间没有韧带连接，使该区域易于受到损伤。Lisfranc 韧带在跖侧连接内侧楔骨与第 2 跖骨基底部。内侧的三个跖跗关节和邻近的楔骨间关节以及舟楔关节（内侧柱和中间柱）活动范围有限，所以这些关节对足的功能影响不大。内侧柱是指第 1 跖跗关节和舟骨-内侧楔骨关节；中间柱包括第 2、第 3 跖跗关节，舟骨和外侧以及中间楔骨分别形成的关节。第 4、第 5 跖跗关节（外侧柱）活动性较大，使足可以适应不平整的平面。Lisfranc 关节的结构见图 1-98。

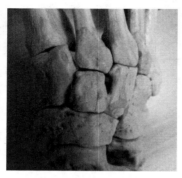

图 1-98　Lisfranc 关节的结构

● Lisfranc 损伤的发病机制有哪些？

答：Lisfranc 损伤多为高能量损伤，如高处坠落或高速交通事故。但依据足的位置，Lisfranc 损伤也可能是低能量损伤，如平地滑倒或摔伤。这些损伤的原因包括轴向压力、中足背伸、跖屈、外展和内收等的结合。病理解剖具有个体差异和高度多样性，包括单纯的韧带损伤、单纯骨折以及二者的结合。Lisfranc 损伤常包括第 1、第 2、第 3 跖跗关节，但也可出现所有跖跗关节、楔骨间关节损伤，损伤甚至可以延伸到舟骨和骰骨近端或远端。在单纯韧带损伤中，损伤后的稳定性取决于足底跖跗韧带的完整性。一旦强健的足底跖跗韧带断裂，损伤即不稳定。低能量的部分损伤（如扭伤）多见于跖屈位时受到轴向压力，如在竞技性运动中。这一类损伤中，由于足底跖跗韧带保持完整，所以损伤是稳定的。

● 如何对 Lisfranc 损伤的患者进行病史采集和体格检查？

答：对 Lisfranc 损伤的患者应当获得患者受伤病史以及准确的受伤细节（足的位置、暴力倾向、能量涉及范围），应当观察初始的肿胀情况及负重情况，需要对患足和踝部进行全面检查，还应评估相关损伤，注意触诊肿胀及有压痛的部位。应当观察皮肤软组织情况，中足广泛肿胀和跖侧瘀斑提示 Lisfranc 损伤。应触诊中足关节，有压痛提示 Lisfranc 损伤。通过被动背伸跖骨头以及前足被动的外展和内收，可检查患者中足稳定性，前足被动活动引起的跖跗关节区域疼痛提示 Lisfranc 损伤。

● **如何进行 Lisfranc 损伤的影像学和其他诊断性检查？**

答：对怀疑 Lisfranc 损伤的患者，最初的影像学检查包括足部非负重时的前后位、斜位和侧位片。通过了解关节处移位情况，可以获得足够的诊断信息。负重下透视检查有助于诊断细微损伤，但负重时患者会有疼痛，所以常需要借助麻醉。因此，更倾向于负重下的足部影像学检查以了解细微损伤；根据需要，可进行健侧足负重下检查以作对照。负重时足前后位片可以显示关节内移位情况，包括第 1、第 2 跖跗关节，楔骨间关节，舟骨楔骨关节；也可以显示第 1、第 2 跖骨底部的骨折，内侧楔骨和中间楔骨的骨折，向近端延伸到舟骨的骨折以及压缩骨折。正常足的前后位片上，第 2 跖骨内侧缘应当与中间楔骨的内侧缘呈一直线。斜位片可以显示第 3～5 跖跗关节内移位，第 3～5 跖骨基底部骨折，外侧楔骨骨折，以及骰骨骨折。正常足的斜位片上，第 3、第 4 跖骨内侧缘应分别与外侧楔骨和骰骨的内侧缘呈一直线。侧位片可以显示背侧或跖侧的骨折和脱位、足内侧弓变平，以及承重的内侧柱情况。CT 扫描对诊断细微的 Lisfranc 损伤也有用，特别是不能负重拍片的多发伤患者或下肢多处损伤的患者。CT 扫描也可以判断延伸至舟骨、骰骨和楔骨的骨折。

● **Lisfranc 损伤常用的临床分型有哪些？**

答：临床上对 Lisfranc 损伤常采用 Myerson 分型。A 型：同向性脱位。B1 型：单独性内侧脱位。B2 型：单独性外侧脱位。C1 型：部分分离性脱位。C2 型：完全分离性脱位。

❀ ［住院医师或主治医师补充病历］

　　患者入院后完善各项术前常规检查，行左足 CT 三维重建（图1-99），明确诊断：左足跖跗关节脱位（左足 Lisfranc 损伤），Myerson 分型为 B2 型，需手术切开复位内固定，经镇痛、消肿等治疗，完善术前准备，排除手术禁忌后，择期行左足跖跗关节脱位切开复位加内固定术。

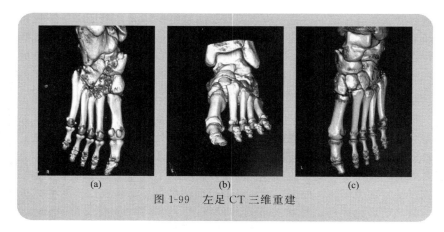

(a)   (b)   (c)

图 1-99　左足 CT 三维重建

 主任医师常问住院医师、进修医师或主治医师的问题

● Lisfranc 损伤非手术治疗时应注意哪些？

答：部分 Lisfranc 损伤（扭伤）是一种稳定损伤。负重 X 线片没有移位的患者可采用非手术治疗。无移位或微小移位的跖骨基底部关节外骨折，负重 X 线片没有关节内移位的患者也可以用非手术治疗。由于部分 Lisfranc 损伤常只有细微表现，而且误诊可导致不良后果，所以在不能作出明确诊断时，应在受伤后 2～3 周复查负重 X 线片。非手术治疗包括制动、穿静脉压迫弹力袜以及穿防骨折靴。应允许患者在可承受的范围内负重，鼓励患者早期关节活动。患者应穿 5～6 周防骨折靴，直到复查负重 X 线片显示骨折对线良好且已连接。此后，允许患者穿普通鞋并循序活动。完全恢复或进行体育活动及其他剧烈运动需要 3～4 个月。

● 如何对跖跗关节骨折脱位进行切开复位内固定手术治疗？

答：切开复位内固定术的治疗目的在于恢复 Lisfranc 损伤中所有关节的解剖对线。其中，楔骨和骰骨有无合并骨折是判定 Lisfranc 损伤是否稳定的重要标志。临床上首推的手术方式为切开复位不稳定区域及 3.5cm 螺钉坚固内固定，同时也可选用克氏针，但克氏针维持关节稳定的力量较螺钉弱。对不同类型的损伤可采用不同的手术方式。

（1）单纯脱位　足背侧纵行切口，长 7～8cm，在第 3 趾的趾长伸肌旁并超过跖跗关节面，使近、远端均显露；如有多个关节脱位可采用几个切口，分离软组织显露脱位的关节面，纵向牵引达到整复，内侧脱位的关节用 3.5mm 骨皮质螺钉固定；外侧的 2 个跖跗关节若需加强固定，可施予 1.6mm 克氏针固定，克氏针做内固定应有足够的长度穿出皮肤，以便于后期拔除。

（2）跖跗关节脱位伴近端骨折　这类损伤主要包括跗骨的不稳定性及轻度的嵌入骨折。该类损伤可破坏跖跗关节的正常弧度。治疗时，应在跗骨间行切开复位及螺钉坚强内固定。若某一关节的关节面超过 50% 受到破坏，为了维持长期的稳定性，即需在该关节处行关节融合术。此外，解剖学上必须恢复短缩的跗骨，如合并骰骨骨折时，需从同侧跟骨、胫骨或髂骨取骨行骨移植以恢复骰骨的长度。

（3）跖跗关节脱位伴远端骨折　这类损伤可用髓内的克氏针结合切开复位内固定术使远端的骨折也达到解剖学上的对线，也应用螺钉或小钢板固定。术后左足正斜位 X 线片见图 1-100。

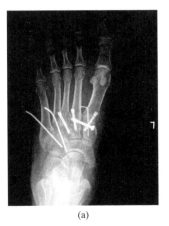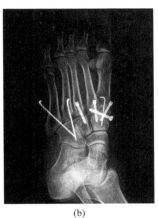

(a)　　　　　　　　　　(b)

图 1-100　术后左足正斜位 X 线片

（4）跖跗关节脱位伴关节内骨折　治疗时，应在解剖学上复位较大的碎骨片，清除关节内小的碎骨屑。如果内侧 3 个关节的关节面破坏超过 50%，则须行急性关节融合术；但外侧两个关节面无论损伤多大面积都不需要进行关节融合术。

（5）跖跗关节脱位伴筋膜间隔综合征　对可能发生筋膜间隔综合征的患者，应测量筋膜间隙压力，如果压力超过 40mmHg 应行减压术。

● **Lisfranc 损伤行切开复位内固定术后的处理原则有哪些？**

答：Lisfranc 损伤行切开复位内固定术后需予以短腿管形石膏托非负重于足中立位固定至少 8 周，石膏托上面中间开窗，以防止足部肿胀。手术 5～6 个月后，愈合良好者可取出内固定螺钉；若使用了克氏针，则需在密切随访到 6 周时将其取出。

● **Lisfranc 损伤的并发症有哪些？如何处理？**

答：Lisfranc 损伤治疗后主要可出现 3 种不良预后：①未达到解剖复位或对线；②创伤性关节炎；③负重位时疼痛。创伤性关节炎开始可予非手术治疗，包括非甾体消炎药、矫形器、矫形鞋等。如果这些治疗方法疗效欠佳，即可选择关节固定术。关节固定的程度、切口应根据关节疼痛的位置和 X 线片表现决定。关节融合术原则即在残留最小畸形的情况下，可不完全恢复关节的对线，仅行关节固定术，但如果前足或中足存在畸形，则纵向和横向结构都须完全整复，如距舟、跟骰融合术。关节融合术后，随着内侧关节的重新对线及稳定性的加强，外侧疼痛常会好转；若外侧的疼痛仍顽固性地存在，则可行外侧两个关节的间位关节成形术，即取一段较短的伸肌腱置于关节间，这样既能使该关节继续运动又可防止骨性接触点压力造成再疼痛。Lisfranc 损伤后部分患者有残余畸形，可行关节固定术恢复前足的对线。术中必须恢复纵向和横向的对线，否则内侧结构的背侧强度将减弱。跖跗关节固定后，大部分患者在功能和活动方面都恢复尚佳。若患者已出现明显的外翻平足畸形、足内侧骨性突起、前足僵硬、足底软组织挛缩及骨关节病变，即失去关节融合术矫形的手术指征。此时，为减轻疼痛及足内侧骨性突起的压迫和摩擦，可行足内侧骨性突起切除术；同时行跖跗关节融合术，但关节融合术后，足的活动范围减少。

● **在对 Lisfranc 损伤患者进行诊疗中，如何防范失误？**

答：(1) 对近侧关节（内侧、中间或外侧楔骨，楔骨间关节，骰骨）损伤的误诊 由于损伤类型存在多样性，必须保持高度警惕。术前应仔细观察 X 线片，特别是近侧关节处，如果经 X 线检查不能确诊，应进行 CT 检查。术中应留意楔骨间关节背侧关节囊的完整性，并注意每个关节的稳定性。

(2) 对第 1、第 2 跖跗关节的跖屈移位进行复位过程中应严密关注第 1、第 2 跖骨和它们所对应的楔骨的排列位置，防止背伸或跖屈移位。跖屈移位＞2mm 将影响各跖骨的负重功能，可能导致转移性跖骨痛。

（3）纠正第1跖跗关节的外旋畸形 在内侧楔骨和第1跖骨上，通常有一条独特的背脊。根据背脊连贯性可进行精确复位。

（4）第1跖跗关节的最终固定 由于第1跖骨骨干部骨皮质坚硬，从远侧向近侧打入的螺钉应进行埋头，以避免破坏骨。

（5）Lisfranc关节的最终固定 固定Lisfranc关节时，螺钉应向背侧呈一定角度以符合冠状面上正常的"古罗马拱门"结构。

● 如何处理陈旧性Lisfranc损伤？

答：陈旧性Lisfranc损伤的治疗目标是尽可能恢复中足的解剖位置、稳定关节、减轻疼痛。对于较早期的患者，有报道伤后6周的患者仍可行切开复位、内固定。但对更为晚期的患者，关节已有骨性关节炎，需行跖跗关节融合术。没有脱位或有脱位可以复位者，可行关节原位融合术。手术中在足背内外侧分别做两个纵切口，充分显露跖跗关节，清除其间的瘢痕组织及切除关节软骨，对合相应的骨结构，即第1～3跖骨和相应楔骨对合。对第4、第5跖骨与骰骨活动度较大者，不适合行融合术，可行成型术，予切除跖骨基底或用第3腓骨肌肌腱填入关节间隙，术后用石膏托制动3个月。如果足部畸形明显，足底软组织挛缩及骨关节本身有改变，再行复位已不可能，可能需要行跖骨基底和楔骨截骨。截骨时应注意：①尽量少量截骨；②背侧不要截骨太多，以免形成平足；③如果复位时，足的内侧纵弓或外侧纵弓明显短缩，应植骨支撑，以保持足的纵弓力线和长度。

主任医师总结

跖跗关节又称为Lisfranc关节，是连接前足和中足的一个复合结构。随着工业的发展和交通事故的日益频繁，Lisfranc关节损伤的发生率也呈逐年上升趋势。由于患者多为年轻群体，损伤部位解剖结构复杂，以及前中足力学传导作用，治疗要求和难度均较高。此类损伤由于其解剖结构的复杂性，有报道其漏诊和误诊率高达20%～39%。很多X线片上看似并不严重的损伤，却已经存在中足稳定性的破坏，而非手术治疗或经皮闭合复位的中长期愈后常不理想。因此，对于不稳定的Lisfranc关节损伤常需切开手术治疗以恢复其结构的稳定性。

（1）对Lisfranc损伤的治疗要求 Lisfranc骨折脱位的治疗目的是恢复无痛、稳定的跖行足。所有患者几乎都是需要切开复位。原因如下：几乎所有骨折存在关节面粉碎，骨软骨块或软组织卡压导致闭合复位存在困难；Lisfranc 损伤的关节内骨折情况在 X 线片上常无法准确评估；常规 X 线片对跖跗关节 1～2mm 的半脱位也存在评估缺陷。Lisfranc 损伤的解剖复位和坚强固定是获得良好愈后的关键，尽量在切开直视下进行解剖复位。但是闭合复位要取得良好效果需对跖跗关节的解剖结构及损伤有充分的认识。如果对损伤和复位的评估没有充足的把握，建议首选切开复位治疗。

（2）Lisfranc 损伤固定方式的选择　单纯的克氏针固定操作简单，但目前已经很少应用。目前应用较多的是螺钉结合克氏针固定方式，螺钉固定的方式也存在损伤关节面及易发生断裂导致取出困难等缺点。但对于活动度微小的中足关节，螺钉固定的方式并不是导致创伤性关节炎的决定因素。也可使用微型钢板跨关节固定 Lisfranc 关节损伤。

（3）跖跗关损伤的治疗结果　解剖复位是取得满意预后的关键。复位时应首先恢复第 2 跖跗关节的解剖关系，并以此为基准对其他跖跗关节进行复位。另外，对于 Lisfranc 损伤的患者，应避免过早负重锻炼，在骨性结构没有充分愈合之前，过早负重可能对骨性结构的愈合产生力学干扰，严重者可能发生骨折畸形愈合。

（4）Lisfranc 损伤手术治疗的并发症　主要包括关节退变、畸形愈合及转移性跖痛。术后几乎不可避免地发生跖跗关节退变，畸形愈合的发生以第 2 跖骨成角畸形较为多见。

骨科医师必须要全面、客观地了解 Lisfranc 损伤的机制及解剖学特点，避免漏诊、误诊，认真做好术前设计，正确地掌握 Lisfranc 损伤手术治疗的理念、指征及技术，不断提高 Lisfranc 损伤的临床疗效。

参 考 文 献

[1] Sam W. Wiesel（美）主编. 张长青主译. Wiesel 骨科手术学. 上海：上海科学技术出版社，2013.

[2] Myerson MS，Fisher RT，Burgess AR，et al. Fracture dislocation of the tarsome-ta-tarsal joints：end results correlated with pathology and treatment. Foot Ankle，1986，6：225-242.

[3] 毛宾尧，俞光荣，张建中. 踝足外科学. 第 2 版. 北京：科学出版社，2007.

[4] 朱辉，赵宏谋，袁锋等. 切开复位内固定治疗新鲜跖跗关节损伤的疗效分析. 中国骨伤，2011，24（7）：922-925.

（郑 明　赵 梁）

高处坠落致右大腿、右腕部、右腹股沟区 疼痛 3h——多发性骨折

◎ ［实习医师汇报病历］

患者男性，42岁，以"高处坠落致右大腿、右腕部、右腹股沟区疼痛3h"为主诉入院。缘于3h前患者从高处坠落致右大腿、右腕部肿痛、活动受限，右腹股沟部及会阴部疼痛，无法翻身及站立行走，受伤时有一过性昏迷，无伴全身伤口流血，无胸痛、腹痛，无便血、血尿，无呼吸困难、大小便失禁等不适，伤后当即就诊于我院，门诊予行右腿、右腕部和腰椎X线，以及骨盆CT三维重建、血常规、生化全套、尿常规等检查，X线示右股骨下段粉碎性骨折、右桡骨远端粉碎性骨折、右髋臼骨折、右耻骨上下支粉碎性骨折、L1压缩骨折；血常规示Hb 80g/L。门诊予监测生命体征、患肢固定、补液等处理，拟"①创伤性休克；②右股骨下段粉碎性骨折；③右桡骨远端粉碎性骨折；④右髋臼骨折；⑤右耻骨上下支粉碎性骨折；⑥L1压缩骨折；⑦中度贫血"收住我科。本次发病以来，患者精神欠佳。既往体健，否认其他"心、肝、肺、脾、肾"等重要脏器疾病史，否认传染性疾病史，否认外伤史、输血史，否认食物、药物过敏史。

体格检查：T 36.7℃，P 100次/分，R 22次/分，BP 90/60mmHg。神志清楚，对答切题，言语清晰，呼吸平稳，未闻及异常气味。头颅大小正常，无畸形，瞳孔等大等圆，对光反射存在。气管居中，胸廓对称，双肺呼吸运动正常，叩诊呈清音，听诊呼吸规整，呼吸音清，可闻及少许湿啰音，无胸膜摩擦音。听诊心率100次/分，心律齐，心音正常。腹部视诊外形正常，触诊腹肌软，无压痛、反跳痛，肠鸣音3~5次/分。外生殖器及肛门外观未见异常。专科检查：无法站立行走，车送入院。右胫骨结节持续牵引外观，右膝部皮肤完好，未见水疱，肿胀，右大腿下段可扪及异常活动及骨擦感，右下肢纵向叩击痛阳性，右膝关节活动受限；骨盆外观无明显畸形，右腹股沟区及会阴部肿胀、皮肤青紫、压痛明显，髋关节活动受限，骨盆挤压试验、骨盆分离试验阳性，双下肢肢体远端感觉、血运、皮

肤温度未见明显异常；右腕部石膏托固定外观，肢体远端感觉、血运、皮肤温度未见明显异常。脊柱生理弯曲存在，无畸形，L1 棘突叩击痛。余肢体未见明显异常。

辅助检查：行 X 线片［图 1-101（a）～（e）］示右股骨下段粉碎性骨折、右桡骨远端粉碎性骨折、右髋臼骨折、右耻骨下肢粉碎性骨折、L1 压缩骨折。骨盆 CT 三维重建［图 1-101（f）］示右髋臼骨折、右耻骨下肢粉碎性骨折血常规示 RBC2.58×10^{12}/L，Hb 80g/L，

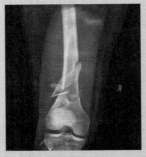 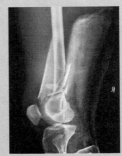

(a) 右股骨下段X线正位片　　　　(b) 右股骨下段X线侧位片

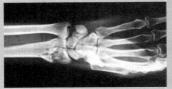 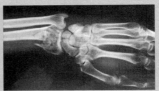

(c) 右腕关节X线正位片　　　　　(d) 右腕关节X线斜位片

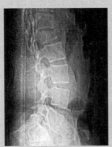 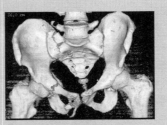

(e) 腰椎X线侧位片　　　　　　(f) 骨盆CT三维重建

图 1-101　多发性骨折的 X 线及 CT 三维重建

PLT 78×10⁹/L，降钙素原（PCT）0.09，余未见明显异常。生化全套示总蛋白（TP）55.9g/L，白蛋白（ALB）32.9 g/L，总胆红素（TBIL）38.7μmol/L，直接胆红素（DBIL）9.2μmol/L，间接胆红素（IBIL）29.5μmol/L，谷草转氨酶（AST）58U/L，谷丙转氨酶（ALT）66U/L，CHOL 3.30mmol/L，余未见明显异常。尿常规未见明显异常。

初步诊断：①创伤性休克；②右股骨下段粉碎性骨折（AO 分型 33-A3 型）；③右桡骨远端粉碎性骨折（AO 分型 23-C2 型）；④右髋臼骨折（AO 分型 62-A3 型）；⑤右耻骨上下支粉碎性骨折；⑥L1 压缩骨折；⑦中度贫血。

诊疗计划：①按骨科护理常规，一级护理，密切观察生命体征变化，暂禁食；②予输血改善贫血；③营养支持、维持水电解质平衡，预防酸碱平衡紊乱；④早期采用多模式镇痛方案，对疼痛进行干预［如冷疗、静脉滴注氟比洛芬（凯纷）、胫骨结节牵引等］；⑤进一步完善各项检查，待条件允许时，择期行手术治疗。

 主任医师常问实习医师的问题

● **什么是多发性骨折？其处理原则是什么？**

答：多发性骨折并无太明确的定义。一般将两个或两个以上部位发生骨折者，称为多发性骨折。但是，同一骨干的多段骨折，同一损伤机制的双处骨折［如蒙泰贾骨折（孟氏骨折）］，按一处骨折计算。对多发骨折损伤的病例，其处理原则可归纳为：抢救生命、保存肢体、恢复功能，但具体应用则有不同。对损伤较轻、对全身影响较小的多发性骨折患者可常规进行处理，而着重需要注意的是对于严重的多发性骨折患者，如骨盆骨折、多处长骨干骨折、脊柱骨折伴脊髓损伤等可引起较严重的全身生理功能紊乱。对于这类多发性骨折的处理，仍应该以整体的观念来救治，处理过程中注意减少对于机体的"二次打击"，注意对其进行"伤害控制骨科学"（damage control orthopaedics，DCO）的处理。

● **何谓骨盆挤压试验？何谓骨盆分离试验？其临床意义如何？**

答：（1）骨盆挤压试验（图 1-102）　患者仰卧位，检查者两手分别放于髂骨翼两侧，两手同时向中线挤压，若有骨折则会发生疼痛，称骨盆挤压试验阳性。用于诊断骨盆骨折和骶髂关节病变。

（2）骨盆分离试验（图 1-103）　患者仰卧位，检查者两手分别置于两侧髂前上棘部，两手同时向外推按髂骨翼，使之向两侧分开，若有骨盆骨折或骶髂关节病变，则局部发生疼痛反应，称为骨盆分离试验阳性。多用于检查骨盆骨折及骶髂关节病变。

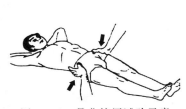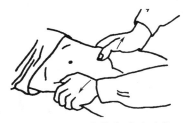

图 1-102　骨盆挤压试验示意　　　　图 1-103　骨盆分离试验示意

● 什么是徒手肌力检查？其如何分级？

答：徒手肌力检查是指检查者用自己的双手，凭借自身的技能和判断力，根据现行的标准或普遍认可的标准，通过观察肢体主动运动的范围以及感觉肌肉收缩的力量，来确定所检查肌肉和肌群的肌力是否正常及其等级的一种检查方法。一般将其分为 6 级，具体如下。

0 级：无可测知的肌肉收缩。

1 级：有轻微收缩，但不能引起关节活动。

2 级：在减重状态下能做关节全范围的运动。

3 级：能抗重力做关节全范围的运动，但不能抗阻力。

4 级：能抗重力、抗一定阻力。

5 级：能抗重力、抗充分阻力。

● 胸腰段脊柱损伤的解剖特点有哪些？

答：胸腰段一般指 T12～L1 或 T11～L1，也有指 T11～L2，T10 以上与肋骨组成胸廓，相对稳定。胸腰段是脊柱的转换点，胸椎前凸，腰椎后凸；胸腰段是受力的转折点，是两个生理弯曲交汇处，活动度大，应力集中，易骨折，此处是胸腰椎损伤中发病率最高的部位。

● 根据骨盆环是否稳定可以将骨盆骨折分为哪几型？

答：骨盆骨折分为以下几型。其示意见图 1-104。

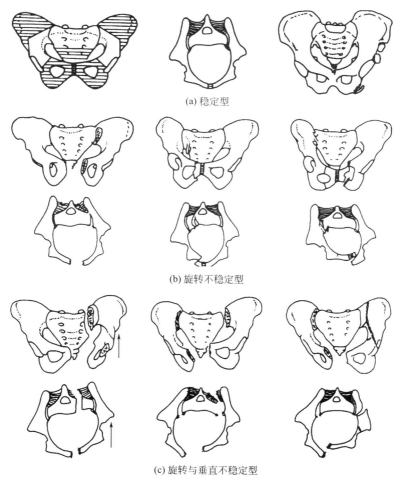

(a) 稳定型

(b) 旋转不稳定型

(c) 旋转与垂直不稳定型

图 1-104　骨盆骨折的分型

（1）稳定型　骨盆环骨折，移位不大，未破坏骨盆环的稳定性，如耻骨支、坐骨支骨折，髂前上棘撕脱骨折，髂骨翼骨折等。

（2）旋转不稳定型　骨盆的旋转稳定性遭受破坏，但垂直方向并无移位，仅发生了旋转不稳定，如分离型骨折、骨盆侧方压缩骨折等。

（3）旋转与垂直不稳定型　骨盆骨折既发生旋转移位，又发生垂直移位，如骶髂关节脱位等。

⊛ [住院医师或主治医师补充病历]

> 患者入院后予平衡液 1000ml 静脉滴注、输血 4U、胫骨结节牵引等处理。请普外科、泌尿外科会诊，急查胸部 X 线片、中下腹 CT 等未见明显异常，输血后 2h 复查血常规示 Hb 110g/L，血压 128/70mmHg，心率 76 次/分，患者血红蛋白低考虑为骨盆慢性失血所致，胸腔、腹腔内的脏器损伤迹象不明显，及时告知患者及其家属病情，并密切观察病情变化。昨日夜间，患者血压维持在 120～140/70～100mmHg，心率波动在 70～85 次/分，无明显头晕、头痛，无明显心悸、胸闷，无明显腹痛，无血尿及便血等。辅助检查：头颅 CT、胸部 X 线片、中下腹 CT、心电图、复查生化全套、血常规等未见明显异常。目前的治疗方案主要以胫骨结节持续牵引及药物消肿、镇痛对症处理。

 主任医师常问住院医师、进修医师或主治医师的问题

● **如何应用伤害控制骨科学原则处理多发性骨折患者？**

答：(1) 第一阶段　行初始简化手术，控制致命的大出血，开放伤口行清创缝合（<8h），对骨折行快速、临时、有效的固定，主要根据骨折的不同部位和类型选择外固定支架、石膏托、骨牵引等方法；对伴有盆腔大血管损伤且有持续性休克的患者予以紧急血管栓塞治疗（DSA）。

(2) 第二阶段　重症监护室（ICU）的复苏和生理状态的优化，主要任务是恢复血容量、复温、纠正凝血机制紊乱、纠正代谢性酸中毒、广谱抗生素预防和控制感染。

(3) 第三阶段　患者生理状况允许后，做延期的骨折确定性复位和内固定手术。

● **髋臼骨折分为哪几类？其手术指征有哪些？**

答：(1) 根据髋臼解剖、生物力学、影像学和临床表现，将髋臼骨折分为简单型骨折和复杂型骨折。①简单型髋臼骨折：指髋臼的一柱或壁的部分或全部骨折，包括后壁、后柱、前壁、前柱和横形骨折。由于横形骨折只有一个骨折线，故也列入简单型骨折。②复杂型髋臼骨折：指含有两种以上基本骨折形式的骨折，包括"T"形骨折、后柱伴后壁骨折、横形伴后壁骨折、前柱或前壁骨折加后半横形骨折和双柱骨折。

（2）髋臼骨折的手术指征　包括：①骨折移位＞3mm；②合并股骨头脱位或半脱位；③关节内游离骨块；④CT片示后壁骨折缺损＞40%；⑤移位骨折累及臼顶（Maria顶弧角标准）；⑥无骨质疏松。

● 如何确定多发性骨折的手术时机？

答：早期手术内固定可使骨端稳定，便于软组织及伤口处理，为闭合伤口提供条件，也可避免骨端不稳定而再损伤软组织，并给术后处理及晚期恢复创造了条件，一旦发生感染也便于创口处理；内固定后，可以简化甚至可以免除外固定，可早期开始肌肉及关节的功能锻炼，早期离床活动，功能恢复较快。因此，当患者循环及呼吸功能初步稳定后，即应争取时间及创造条件立即进行骨折内固定术。若出现休克、昏迷、严重脑外伤、胸外伤等情况，可适当延期手术，待各项生命体征平稳后及早手术。

● 如何处理多发性骨折合并休克？

答：（1）患者入院后妥善安置，尽量不要再搬动，做好必要的心理护理，绝对卧床。

（2）建立通畅的静脉输液通道，予补液、输血、预防感染等处理。

（3）留置导尿管，观察尿色，排除尿道及膀胱损伤，准确记录尿量，观察病情变化。

（4）行适当固定及制动（如骨盆固定与胫骨结节牵引等）。

（5）早期施行患肢复位内固定，以防骨折再错位，加重损伤引起反复出血，同时应预防褥疮。

● 如何预防脂肪栓塞综合征？

答：脂肪栓塞综合征是外伤、骨折等严重伤的并发症。以下几点对预防脂肪栓塞综合征有重要意义：①对骨折进行确实的外固定，操作注意采用轻柔的手法，这对预防脂肪栓塞的发生十分重要；②预防感染及防治休克对预防脂肪栓塞的发生具有重要意义；③维持血液正常 pH，纠正酸中毒，给氧，使用蛋白酶抑制药等对脂肪栓塞有预防作用。

● 不稳定性桡骨远端粉碎性骨折的内固定方式有哪些？如何选择？

答：如果不依据骨折类型、患者综合情况与医师的经验技术，就予行内固定则难以获得满意的固定效果。通过近年来的手术随访观察，可以做如下分析：①对骨折块较大且完整者，可选择 2 根以上的克氏针固定，必要时可用螺丝钉加强，有条件者予可吸收螺丝钉固定为宜；②对涉及桡骨远端月骨窝的粉碎性骨折，应依据骨折块的大小，在螺丝钉不挤碎骨折块的前提下采用微型钢板螺丝钉固定；③对骨折块可承受拧入骨松质螺钉并能维持骨质完整者，可尽可能采用 T 形钛钢板固定；④对压缩骨折超过 5mm 者，局部植骨后，可选择 π 形或 T 形等异形钢板螺钉固定（图 1-105）。

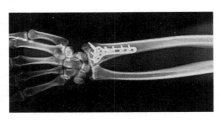

图 1-105　桡骨远端骨折 T 形异形钢板螺钉固定术后

股骨远端骨折的内固定方式有哪些？如何选择？

答：股骨远端骨折的内固定治疗方法种类较多，大多在临床上都得到肯定，具体归纳如下。

（1）95°角钢板　对复杂型的粉碎性骨折的手术处理较最初使用钢板时难度有所降低。

（2）动力性髁螺钉　动力性髁螺钉是关节内严重粉碎性骨折的常用内固定物。

（3）髁部支撑钢板（图 1-106）　是以往对不适用 95°角钢板和动力性髁螺钉的关节内严重粉碎性骨折的常用内固定物。

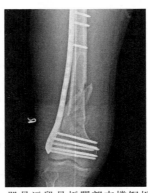

图 1-106　股骨远段骨折髁部支撑钢板固定术后

（4）股骨远端微创固定系统 在骨质疏松和病理性骨折的情况下有较强的抗拔出能力。

（5）股骨远端锁定加压钢板 对复杂的干骺端和关节内骨折有更多的选择余地和自由度。

（6）股骨远端逆行交锁髓内钉 适用于关节外骨折和一些简单的关节内骨折。

总之，股骨远端骨折究竟首选哪种内固定方式在临床上尚存争议，还需要临床研究验证。在临床上必须遵循治疗原则，根据患者具体情况结合术者经验和技术选择合理的内固定方式才能达到最好的治疗效果。

主任医师总结

多发性骨折的损伤复杂，病情危重，休克发生率高，患者常有主诉不清的情况，加上严重骨折部位容易掩盖较轻的骨折部位及骨折合并脱位，因而容易导致漏诊。为了防止漏诊，在处理专科情况时，要高度警惕有无合并伤和并发症，必要时请相关科室会诊。对休克昏迷患者，待病情稳定、患者清醒后再做一次全面体检，特别是对髋部及四肢末端的检查。行辅助检查时要放宽 X 线拍片或 CT 扫描检查尺度，可常规拍脊柱、骨盆片。行四肢拍片时要包括上下关节。对高能量损伤的股骨干骨折，应常规拍髋关节 X 线片。对早期拍片股骨颈未发现骨折，而临床仍有怀疑时，应做 CT 检查或在伤后 2~3 周复查 X 线片，尽可能避免漏诊。

多发性骨折早期危及生命的主要症状是失血性休克、脏器损伤及脂肪栓塞等。以往对多发性骨折多采取先行非手术治疗，待病情平稳后再考虑予手术治疗。现代研究表明，手术是复苏的一部分，尤其是针对持续出血的创伤患者，必要的骨折固定也是复苏的组成部分，早期内固定有利于防止严重并发症及器官衰竭，降低病死率，并为后期功能恢复创造条件。

多发性骨折创伤大，术后要严密观察患肢血运、患肢肿胀、感觉及全身情况，防止发生骨科并发症（如筋膜间隔综合征、脂肪栓塞、骨髓炎等）。同时，尽早应用抗生素，加强支持治疗、中西结合治疗，指导患者尽早加强功能锻炼，这些均是手术后治疗成功不应忽视的因素。

参 考 文 献

[1] Curry N，Davis PW. What's new in resuscitation strategies for the patient with multiple trauma? Injury，2012，43（7）：1021-1028.

[2] Khan F，Amatya B，Hoffman K. Systematic review of multidisciplinary rehabilitation in patients with multiple trauma. Br J Surg，2012，99（1N）：88-96.

[3]　Marti De Gracia M，Artigas Martin JM，Vicente Bartulos A，et al. Radiological management of patients with multiple trauma：history and current practice. Radiologia，2010，52（2）：105-114.

[4]　Schroter C，Reiss G，Klein W，et al. Development of an emergency room algorithm for treatment of multiple trauma. Wolfsburg model. Unfallchirurg，2011，114（5）：452-457.

[5]　Al Balushi RM，Cohen J，Banks M，et al. The clinical role of glutamine supplementation in patients with multiple trauma：a narrative review. Anaesth Intensive Care，2013，41（1）：24-34.

[6]　Fueglistaler P，Amsler F，Schuepp M，et al. Prognostic value of Sequential Organ Failure Assessment and Simplified Acute Physiology Ⅱ Score compared with trauma scores in the outcome of multiple-trauma patients. Am J Surg，2010，200（2）：204-214.

[7]　Helm M，Hauke J，Schlafer O，et al. Extended medical quality management exemplified by the tracer diagnosis multiple trauma. Pilot study in the air rescue service. Anaesthesist，2012，61（2）：106-110.

[8]　Schweigkofler U，Hoffmann R. Preclinical treatment of multiple trauma：what is important?. Chirurg，2013，84（9）：739-744.

[9]　Boschin M，Vordemvenne T. First aid and management of multiple trauma：in-hospital trauma care. Anasthesiol Intensivmed Notfallmed Schmerzther，2012，47（11-12）：716-723.

[10]　Deshpande S，Clark J，Wijenaike N. An important but easily overlooked medical complication of multiple trauma. JRSM Short Rep，2011，2（9）：73.

[11]　Vallier HA，Wang X，Moore TA，et al. Timing of orthopaedic surgery in multiple trauma patients：development of a protocol for early appropriate care. J Orthop Trauma，2013，27（10）：543-551.

（林焱斌　庄研　余光书）

髋关节置换术后跌伤致右大腿疼痛、畸形 1 天——假体周围骨折

⊛ ［实习医师汇报病历］

　　患者男性，67 岁，以"髋关节置换术后跌伤致右大腿疼痛、畸形 1 天"为主诉入院。患者 3 年前因右股骨头缺血性坏死于外院行右侧人工全髋关节置换术，术后恢复良好。入院前 1 天因上卫生间不慎滑倒，伤及右大腿，伤后即可感右大腿疼痛剧烈，并发现大腿明显畸形，伤后第 2 天由家人送至我院急诊，摄右股骨正侧位 X 线

片提示右股骨假体周围骨折，而后以"右髋关节置换术后股骨假体周围骨折"收入住院。患者既往体健，否认其他"心、肝、肺、脾、肾"等重要脏器疾病史，否认传染性疾病史，否认外伤史、输血史，否认食物、药物过敏史。

体格检查：T 36.3℃，P 78 次/分，R 19 次/分，BP 136/86mmHg。神志清楚，心肺未见明显异常。腹平软，无压痛。专科检查：右大腿中下段肿胀、畸形，局部压痛明显，可触及骨擦感，肢体远端感觉、血运、皮肤温度未见明显异常，余肢体未见明显异常。

辅助检查：右股骨正位 X 线片（图 1-107）提示右股骨中段股骨假体以远骨连续性中段，骨折断端移位、成角。

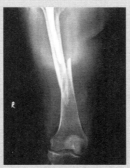

图 1-107　右股骨正位 X 线片

入院诊断：右髋关节置换术后股骨假体周围骨折。

诊疗计划：①按骨科护理常规护理；②右胫骨结节牵引制动减轻患者疼痛；③完善入院常规检查及术前各项相关准备；④拟近期行右股骨假体周围骨折切开复位加内固定术；⑤术后指导患者进行功能锻炼。

主任医师常问实习医师的问题

● 什么是假体周围骨折？本病例的诊断依据有哪些？

答：假体周围骨折是指人工关节置换术后因外伤等原因所致的发生于假体周围的骨折，是骨折的一种特殊类型，因其与假体的稳定性密切相关故称为假体周围骨折。本病例患者人工关节置换术后外伤史明确，伤后出现右大腿肿胀、畸形，查体可见畸形、压痛、骨擦感等骨折特有体征，右股骨正侧位 X 线片证实右股骨假体周围骨折，结合病史、体征及影像学资料可明确诊断为右髋关节置换术后股骨假体周围骨折。

● **除假体周围骨折外，人工关节置换术后常见的并发症还有哪些？如何大致分类？**

答：人工关节置换术后并发症按发生部位可分为局部性和全身性。按发生时间可分为早期和晚期两类，前者如神经、血管损伤、血肿、血栓形成等；晚期并发症为术后数月至数年后发生，如假体松动、骨溶解，但也有一些并发症可出现在术后任何时间，如骨折、脱位和感染。有些并发症是置换术本身所特有的，如假体断裂、松动、脱位、人工股骨头穿出、异位性骨化等。

✿ ［住院医师或主治医师补充病历］

> 患者入院以来，生命体征稳定，无胸痛、腹痛，其他肢体未见明显异常，诊断明确，骨折端移位明显。入院后检查血常规、生化全套、尿常规、粪常规、凝血四项、心电图、胸部 X 线片等均提示重要脏器功能未见明显异常。患者股骨骨折移位明显，需手术给予复位内固定，且患者手术愿望迫切。综合以上情况，故该患者有明确的手术指征。

 主任医师常问住院医师、进修医师或主治医师的问题

● **股骨假体周围骨折按发生的时间如何分类？其发生的主要原因分别是什么？大致的发生概率如何？**

答：按骨折发生时间可分为术中股骨假体周围骨折与术后股骨假体周围骨折。初次置换术中发生假体周围骨折的概率为 3%～20%，在翻修术中发生率更高。常发生于转子间区，其发生常与术者操作力量把握不当、患者骨质疏松、假体大小选择不当有关。术后假体周围骨折的发生率介于 1%～4%，与其相关的危险因素包括全身和局部两种（表 1-4）。全身危险因素包括任何可以导致骨脆性增加的因素。局部危险因素是指有限的骨缺损。

表 1-4 与股骨假体周围骨折相关的危险因素

全身因素		局部因素
骨质疏松	珠蛋白生成障碍性贫血(地中海贫血)	假体松动
原发性	神经肌肉疾病	局部骨溶解
继发性	帕金森病	骨皮质应力升高
女性	神经性关节病	生物固定假体
骨量减少	脊髓灰质炎	
类风湿关节炎	脑瘫	
骨软化	重症肌无力	
佩吉特病	癫痫	
骨硬化病	共济失调	
骨生成障碍		

● **股骨假体周围骨折的常用分型有哪些？具体如何？**

答：股骨假体周围骨折常用的分型有 Johansson 分型与 Vancouver 分型。这两种分型以骨折部位、形式、假体稳定性为依据。Johansson 分型较为简单，主要以骨折发生的部位为分型依据，分为 3 型。Ⅰ型：骨折发生于假体柄近端。Ⅱ型：骨折自股骨干近端延伸至超出柄的范围。Ⅲ型：骨折全部位于假体柄末端的远侧。但该分型系统对假体的稳定性未进行评估。而 Vancouver 分型（图 1-108）则弥补了这一缺陷，是目前唯一涉及可靠性和稳定性的分型系统。A 型：骨折包括股骨粗隆间骨折，进一步细分为 AG 型（即大转子骨折）、AL 型骨折（即小转子骨折）。B 型：骨折发生于股骨假体柄周围或略超过柄远端，依据假体

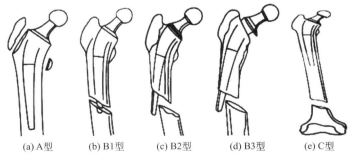

(a) A型　　(b) B1型　　(c) B2型　　(d) B3型　　(e) C型

图 1-108　股骨假体周围骨折的 Vancouver 分型

［引自：Brady OH，Garbuz DS，Masri BA，et al. The reliability and validity of the Vancouver classification of femoral fractures after hip replacement. J Arthroplasty，2000，15（1）：59-62.］

稳定性和骨量又细分为 B1～B3 型。B1 型骨折：假体是稳定的。B2 型骨折：假体不稳定后出现松动。B3 型骨折：是在 B2 型的基础上同时又有假体周围骨量缺损。C 型：骨折发生于距柄较远部位。

股骨假体周围骨折如何进行临床评估？

答：认真仔细的临床评估是非常重要的，能够就每个患者的情况，制订出个性化的治疗方案。临床评估包括患者全身情况、局部软组织情况及骨折情况的综合评估。全身情况包括患者的年龄、性别、工作、骨质的情况、是否有内科合并症、全身营养情况、是否伴有认知能力差、外伤的原因、是否伴有其他脏器的损伤、是否伴有其他骨折等。

假体是否稳定是评估的重点，这也对后续采取的手术方式具有指导作用。此外，若存在股骨骨缺损，对骨缺损的评估也十分必要。

股骨假体周围骨折的治疗原则及关键有哪些？

答：股骨假体周围骨折的处理困难，并发症高，以往多采用非手术治疗但其容易发生再骨折、对位不良、延迟愈合或不愈合、早期假体松动及卧床引起的并发症。尽管手术治疗存在一系列并发症，例如脱位、感染，然而最近的研究表明，除非是无移位骨折，手术治疗仍是首选方案。治疗选择应当根据骨折部位、假体稳定性、可利用的骨量以及患者年龄和身体条件综合考虑，其中假体稳定性和假体周围骨质条件最为重要，原则上若有假体松动即应进行翻修，移位骨折应予复位和可靠固定。

针对不同分型（以 Vancouver 分型为例），治疗上有何变化？

答：(1) A 型骨折　绝大多数 A 型骨折是稳定的，移位轻微，可予非手术治疗。对移位明显者，首选方案是通过带有或不带有转子爪的转子线、钢丝、爪板系统（图 1-109）进行切开复位内固定，恢复外展肌功能。如果大转子骨折伴有骨溶解及聚乙烯的严重磨损，应考虑翻修髋臼假体，固定移位骨折块及植骨。

(2) B1 型骨折　有研究表明对 B1 型骨折采用非手术治疗会导致再骨折、对位不良、骨折不愈合及假体松动的发生率较高。因此，对于绝大多数 B1 型骨折应精确复位和可靠内固定。内固定的选择可以是钢丝、接骨板螺钉、骨皮质镶嵌异体骨及多种方法的联合应用。

(3) B2 型骨折　对 B2 型骨折，应用长柄股骨假体翻修松动假体，对骨折给予适当固定。长柄假体应超出骨折远端至少两个髓腔直径。假体根据具体情况选择骨水泥假体或非骨水泥假体进行固定。用接骨板进行固定，联合或不联合长条形异体骨皮质。

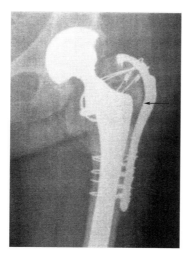

图 1-109　A 型骨折，利用爪板系统切开复位内固定

（4）B3 型骨折　对复杂的 B3 型骨折，手术选择包括近端股骨重建或置换。为了重建近端股骨，可以进行长条形异体骨皮质或应用股骨近段的大块结构异体骨植骨。选择股骨近段重建还是置换，应当根据患者年龄、骨缺损程度以及患者的功能要求等。对于骨折骨缺损严重，年龄大于 70 岁并且对髋关节功能要求不高者，可采用带有组件的近段股骨置换。如果股骨近端骨折伴有环绕四周的大量骨缺损，则提示可采用结构异体植骨。

（5）C 型骨折　本型骨折可依照骨折的治疗原则单独处理而与关节成形术无关。常用的方法是接骨板螺钉、钢丝固定，使用或不使用同和异体骨植骨，也可能用到反向髓内钉。为避免局部应力异常升高，接骨板近端应与股骨柄重叠，以避免遗留股骨无保护区。

● **股骨侧骨缺损的最常用分型是哪种？具体如何？**

答：临床上用于评估股骨侧骨缺损的最常用分型是 Paprosky 分型（图 1-110），共分为 4 型。Ⅰ型：干骺端轻微骨缺损，骨干完整。Ⅱ型：干骺端明显骨缺损，骨干完整。ⅢA 型：干骺端和骨干均有较大缺损，支撑远端固定的骨质＞4cm。ⅢB 型：干骺端和骨干均有较大缺损，支撑远端固定的骨质＜4cm。Ⅳ型：干骺端和骨干均严重骨缺损，骨干不连续，股骨狭部缺失不能支撑远端固定。

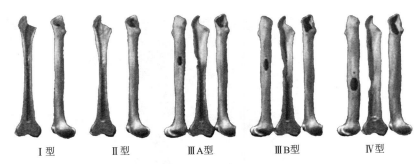

Ⅰ型　　　　Ⅱ型　　　　ⅢA型　　　　ⅢB型　　　　Ⅳ型

图 1-110　股骨侧骨缺损的 Paprosky 分型

● 根据不同的类型如何修复股骨侧骨缺损？

答：Paprosky Ⅰ型仅为轻微骨缺损，若置入股骨假体后骨缺损不影响假体的稳定性，可不予特殊处理。Paprosky Ⅱ型，可采用远端固定的股骨柄假体或近端采用结构性植骨将异体骨与假体固定，或采用打压植骨。Paprosky ⅢA型，可采用类似 Paprosky Ⅱ型的处理方法。Paprosky ⅢB型及 Paprosky Ⅳ型因骨缺损严重，应采用加长柄进行固定，股骨近端行结构性植骨或打压植骨。若无法进行重建时也可考虑使用全股骨置换。

● 股骨假体取出困难时有何应对方案？

答：当股骨假体取出困难时是应用大转子截骨术以充分显露股骨近端，其包括常规截骨、滑动截骨及扩展截骨等。除此之外也可采用股骨远端开窗技术逆行打出股骨假体。

● 初次人工关节置换术中如何如何避免发生股骨假体周围骨折？

答：手术中由于髋关节暴露不充分，尤其是当股骨颈及粗隆部尚未暴露时就使用暴力扭转股骨，强行使股骨头脱位，造成股骨上段骨折。当股骨髓腔扩大时，未按人工股骨头柄部的形状、大小准备，故将人工股骨头柄部插入髓腔时，就会遇到阻力，强行锤入，则人工股骨头柄部就会偏转方向，导致股骨上段骨折或柄尖穿出骨皮质。另外，在髋关节周围软组织有挛缩、复位困难的情况下，若将人工股骨头强行纳入髋臼，势必造成股骨上段骨折。

● 关于股骨假体周围骨折的固定方式国内外有何新进展？

答：(1) 股骨髁上型髓内钉　2013 年日本的学者在 JOA 上介绍了一种假体周围骨折内固定新技术——股骨髁上型髓内钉。研究者手术中使用一种经过打磨处理的股骨髁上型髓内钉，被称为锚定钉（docking nails），见图 1-111。不同于既往的假体周围骨折钢板内固定技术，该技术手段对骨折部位的血供破坏较少，同时尽可能的保护了骨折端的外骨膜，术后患者骨折区域可以达到极佳的愈合率；同时因髓内钉固定相对牢靠，骨折的股骨可获得较为良好的对线对位。

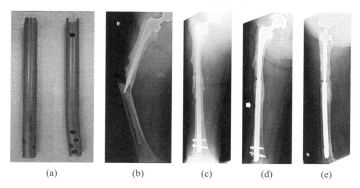

(a)　　　(b)　　　(c)　　　(d)　　　(e)

图 1-111　锚定钉用于固定 Vancouver B1 型假体周围骨折

[引自：Nakano S1，Yoshioka S，Tezuka F，et al. New surgical treatment using a docking nail for postoperative periprosthetic femoral fracture after total hip arthroplasty. J Arthroplasty 2013，28（2）：326-330.]

（2）经皮钢丝环扎技术　来自泰国的研究者们已开发出一种微创经皮钢丝环扎技术（图 1-112）。该技术方法可减少软组织剥离，为骨折愈

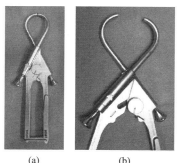

(a)　　　(b)

图 1-112　经皮钢丝环扎器

[引自：Apivatthakakul T，Phaliphot J，Leuvitoonvechkit S. Percutaneous cerclage wiring，does it disrupt femoral blood supply? A cadaveric injection study. Injury. 2013，44（2）：168-174.]

合提供便利。且基础研究表明钢丝环扎术对股骨血运影响较小，即使出现股深动脉、股浅动脉或穿支动脉部分损伤，仍可通过股骨部位丰富的血管网进行代偿，金属环放置的距离和穿支动脉损伤无明显相关性。

（3）SuperCable Iso-Elastic 环扎系统　由美国 Kinamed 有限公司开发生产。该系统由编织状的环扎线缆和金属锁扣组成。线缆由生物相容性材料制成，外层由编织成束的超高分子量聚乙烯包绕，具有良好的柔韧性、高度的抗疲劳性和较强的张力特征。其具有固定牢固、不易断裂、不引起电解反应、无尖锐末端，不刺激组织，不易割破手套、取出简便等优点，正在编者所在单位推广应用。

主任医师总结

随着老龄化年龄加剧，髋关节假体置换的患者的比例在逐渐上升，假体周围骨折的发生较为少见，文献报道发病率在 $0.1\% \sim 5\%$，但近年其发病率呈现逐渐上升趋势。假体周围骨折因骨折部位特殊，术后可能出现较高的手术并发症发生率和再手术率等，其治疗历来是骨科的难题。目前治疗假体周围骨折的两个方法：髋关节翻修术、骨折部位的内固定术。对假体松动的患者，髋关节翻修术是首选；而对假体部位无明显松动患者，骨折内固定是较为合理的治疗方案。内固定的方式种类繁多，应根据骨折的部位、假体的稳定性，存留股骨质量进行评估从而制订合理的内固定方式。

本病例患者发生骨折的部位位于假体以远，从影像学上分析按 Vancouver 分型可能为 C 型，但是在手术过程发现假体已出现松动，给予取出原有假体，使用加长型假体辅助远端锁定钢板固定，术中检查确认股骨假体稳定。同时该病例也提示 Vancouver C 型存在假体稳定与假体不稳定两种可能性，若假体稳定则只须给予内固定假体远端；若假体不稳定则须取出原有股骨假体，重新置入新假体并妥善固定。

总之，对股骨假体周围骨折的治疗充满挑战。患者年龄往往较大并且患有多种内科疾病，最重要的在于预防，初次或翻修手术应当避免发生新的应力集中。应当明确了解骨折的形式、假体稳定性及骨质情况。依据 Vancouver 分型，假体周围骨折的两个方面即关节成形术和骨折都需要进行处理，松动的假体应当翻修，移位的骨折应当复位并给予适当的固定。

参 考 文 献

[1]　Jasvinder A. Singh，Matthew R. Jensen，et al. Patient factors predict periprosthetic frac-

tures after revision total hip arthroplasty. J Arthroplasty，2012，27（8）：1507-1512.

［2］ Valentin，Paul，Edward K. Fixation of Fractures Around Unstable Hip Implants. Techniques in Orthopaedics，2013，26（3）：208-217.

［3］ Sheth NP，Brown NM，Moric M，et al. Operative treatment of early peri-prosthetic femur fractures following primary total hip arthroplasty. J Arthroplasty，2013，28（2）：286-291.

［4］ Apivatthakakul T，Phaliphot J，Leuvitoonvechkit S. Percutaneous cerclage wiring，does it disrupt femoral blood supply? A cadaveric injection study. Injury，2013，44（2）：168-174.

［5］ Ristevski B，Nauth A，Williams D，et al. Systematic Review of the Treatment of Periprosthetic Distal Femur Fractures. J Orthop Trauma，2013，21（10）：218-226.

［6］ Graham SM，Moazen M，Leonidou A，et al. Locking plate fixation for Vancouver B1 periprosthetic femoral fractures：a critical analysis of 135 cases. J Orthop Sci，2013，18（3）：426-436.

［7］ Canbora K，Kose O，Polat A，et al. Management of Vancouver type B2 and B3 femoral periprosthetic fractures using an uncemented extensively porous-coated long femoral stem prosthesis. Eur J Orthop Surg Traumatol，2013，23（5）：545-552.

（郑　忠　顾恩毅　蔡碰德）

第二章　关节外科

多关节肿痛三十余年，左肘关节加剧1年——左肘关节类风湿关节炎

✿ [实习医师汇报病历]

　　患者女性，58岁，以"多关节肿痛三十余年，左肘关节加剧1年"为主诉入院。入院前三十余年无明显诱因出现全身多关节肿痛，以双手掌指关节、近端指间关节、双足跖趾关节、趾间关节、左肘关节等明显，天气变化时症状加重，于晨起及固定某个体位较长时间后感到关节僵硬，活动数分钟后缓解。发病以来症状反复发作，曾就诊于当地医院，诊断为"类风湿关节炎"，平素口服"雷公藤多苷片＋风湿定胶囊"，疼痛缓解。1年前左肘关节疼痛加剧，伴有明显的活动受限。今为进一步治疗，门诊拟"①左肘关节类风湿关节炎；②类风湿关节炎"收入住院。患者发病以来，一般情况尚可。既往体健，否认其他"心、肝、肺、脾、肾"等重要脏器疾病史，否认传染性疾病史，否认外伤史、输血史，否认食物、药物过敏史。

　　体格检查：T 36.7℃，P 76次/分，R 19次/分，BP 110/80mmHg。神志清楚，心肺未见明显异常。左肘关节稍红肿、变形，局部皮肤温度稍高，稍压痛。关节活动受限明显：（屈）80°⇄30°（伸），（旋前）40°⇄40°（旋后）。邻近肌肉稍萎缩。双手掌指关节、近端指间关节、双足跖趾关节、趾间关节肿胀变形。

　　辅助检查：类风湿因子（RF）165IU/ml。

　　入院诊断：左肘关节类风湿关节炎；类风湿关节炎。

　　诊疗计划：①完善入院检查，三大常规、生化、凝血功能、心电图、胸部X线片等；②查左肘关节正侧位X线片、RF、抗环瓜氨酸肽（CCP）抗体、红细胞沉降率（ESR）、C反应蛋白（CRP）等；③请示上级医师，指导进一步诊疗计划。

主任医师常问实习医师的问题

● **什么是类风湿关节炎？**

答：类风湿关节炎（rheumatoid arthritis，RA）是一种以关节软骨侵蚀为主要表现的全身性自身免疫性疾病。病变可累及所有含滑膜的关节，以手、足最常见。其病理特征是滑膜增生和向外生长，增生的炎症组织（血管肉芽翳）破坏关节和关节周围组织，引起关节畸形和功能障碍。RA可发生于任何年龄，以30～50岁为发病的高峰，男女患病比例为1:（2.5～3）。

● **类风湿关节炎的临床表现有哪些？**

答：（1）症状和体征　RA的主要临床表现为对称性、持续性关节肿胀和疼痛，常伴有晨僵。受累关节以近端指间关节，掌指关节，腕、肘和足趾关节最为多见；同时，颈椎、颞颌关节、胸锁关节和肩锁关节也可受累。中、晚期患者可出现手指的"天鹅颈"及"钮扣花"样畸形，关节强直和掌指关节半脱位，表现掌指关节向尺侧偏斜。除关节症状外，还可出现皮下结节，称为类风湿结节；心、肺和神经系统等受累。

（2）实验室检查　RA患者可有轻至中度贫血，红细胞沉降率（ESR）增快、C反应蛋白（CRP）和血清IgG、IgM、IgA升高，多数患者血清中可出现RF、抗CCP抗体、抗修饰型瓜氨酸化波形蛋白（MCV）抗体、抗P68抗体、抗瓜氨酸化纤维蛋白原（ACF）抗体、抗角蛋白抗体（AKA）或抗核周因子（APF）等多种自身抗体。这些实验室检查对RA的诊断和预后评估有重要意义。

（3）影像学检查

① X线检查：双手、腕关节以及其他受累关节的X线片对本病的诊断有重要意义。早期X线表现为关节周围软组织肿胀及关节附近骨质疏松；随病情进展可出现关节面破坏、关节间隙狭窄、关节融合或脱位。根据关节破坏程度可将X线改变分为4期。

② MRI：MRI在显示关节病变方面优于X线，近年已越来越多地应用到RA的诊断中。MRI可显示关节炎性反应初期出现的滑膜增厚、骨髓水肿和轻度关节面侵蚀，有益于RA的早期诊断。

③ 超声检查：高频超声能清晰地显示关节腔、关节滑膜、滑囊、关节腔积液、关节软骨厚度及形态等，彩色多普勒血流显像（CDFI）和彩

色多普勒能量图（CDE）能直观地检测关节组织内的血流分布，反映滑膜增生的情况，并具有很高的敏感性。超声检查还可以动态判断关节积液量的多少及与体表的距离，用以指导关节穿刺及治疗。

● 如何诊断类风湿关节炎？

答：（1）诊断　RA 的诊断主要依靠临床表现、实验室检查及影像学检查。典型病例按 1987 年美国风湿病学会（ACR）的 RA 分类标准（表 2-1）诊断并不困难，但对于不典型及早期 RA 易出现误诊或漏诊。对这些患者，除 RF 和抗 CCP 抗体等检查外，还可考虑 MRI 及超声检查，以利于早期诊断。对可疑 RA 的患者要定期复查和随访。2009 年 ACR 和欧洲抗风湿病联盟（EULAR）提出了新的 RA 分类标准和评分系统，即：至少 1 个关节肿痛，并有滑膜炎的证据（临床或超声或 MRI）；同时排除了其他疾病引起的关节炎，并有典型的常规放射学 RA 骨破坏的改变，可诊断为 RA。另外，该标准对关节受累情况、血清学指标、滑膜炎持续时间和急性时相反应物 4 个部分进行评分，总得分 6 分以上也可诊断 RA（表 2-2）。

（2）鉴别诊断　RA 应注意与骨关节炎、痛风性关节炎、血清阴性脊柱关节病（uSpA）（如强直性脊柱炎）、系统性红斑狼疮（SLE）、干燥综合征（SS）及硬皮病等其他结缔组织病所致的关节炎鉴别。

① 骨关节炎：该病在中老年人多发，主要累及膝、髋等负重关节。活动时关节痛加重，可有关节肿胀和积液。部分患者的远端指间关节出现

表 2-1　1987 年美国风湿病学会（ACR）的 RA 分类标准

条件	定　义
1.晨僵	关节及其周围僵硬感至少持续 1h
2.≥3 个以上关节区的关节炎	两侧的近端指间关节、掌指关节、腕、肘、膝、踝及跖趾关节中至少 3 个关节肿胀或积液
3.手关节炎	近端指间关节、掌指关节、腕关节区中至少一个关节区肿胀
4.对称性关节炎	左右两侧关节同时受累(两侧近端指间关节、掌指关节及跖趾关节受累时,不一定绝对对称)
5.类风湿结节	在骨突部位、伸肌表面或关节周围有皮下结节
6. RF 阳性	RF 含量升高(该方法在健康人群中阳性率≤5%)
7.影像学表现	在手、腕的前后位相上有典型的 RA 影像学改变;必须包括骨质侵蚀或受累关节及邻近部位有明确的骨质脱钙

注：以上 7 条满足 4 条或 4 条以上并排除其他关节炎可诊断 RA，条件 1～4 必须持续至少 6 周。

表 2-2 **2009 年 ACR 和 EULAR 提出的 RA 分类标准和评分系统**

关节受累情况		得分/分(0~5 分)
受累关节情况	受累关节数	
中大关节	1	0
	2~10	1
小关节	1~3	2
	4~10	3
至少 1 个为小关节	大于 10	5
血清学	—	得分/分(0~3 分)
RF 或抗 CCP 抗体均阴性	—	0
RF 或抗 CCP 抗体至少 1 项低滴度阳性	—	2
RF 或抗 CCP 抗体至少 1 项高滴度(>正常上限 3 倍)阳性	—	3
滑膜炎持续时间	—	得分/分(0~1 分)
小于 6 周	—	0
大于 6 周	—	1
急性时相反应物	—	得分/分(0~1 分)
CRP 或 ESR 均正常	—	0
CRP 或 ESR 增高	—	1

特征性赫伯登(Heberden)结节,而在近端指关节可出现布夏尔(Bouchard)结节。骨关节炎患者很少出现对称性近端指间关节、腕关节受累,无类风湿结节,晨僵时间短或无晨僵。此外,骨关节炎患者的 ESR 多为轻度增快,而 RF 阴性。X 线显示关节边缘增生或骨赘形成,晚期可由于软骨破坏出现关节间隙狭窄。

② 痛风性关节炎:该病多见于中年男性,常表现为关节炎反复急性发作。好发部位为第 1 跖趾关节或跗关节,也可侵犯膝、踝、肘、腕及手关节。本病患者血清自身抗体阴性,而血尿酸水平大多增高。慢性重症者可在关节周围和耳郭等部位出现痛风石。

③ 强直性脊柱炎(AS):本病以青年男性多发,主要侵犯骶髂关节及脊柱,部分患者可出现以膝、踝、髋关节为主的非对称性下肢大关节肿痛。该病常伴有肌腱端炎,HLA-B27 阳性而 RF 阴性。骶髂关节炎及脊柱的 X 线改变对诊断有重要意义。

④ 其他疾病所致的关节炎:SS 及 SLE 等其他风湿病均可有关节受累。但是这些疾病多有相应的临床表现和特征性自身抗体,一般无骨侵蚀。

✵ ［主治医师补充病历］

　　结合病史、体征及辅助检查可明确诊断：①左肘关节类风湿关节炎；②类风湿关节炎。左肘关节畸形，症状明显，严重影响功能，经药物非手术治疗无效。左肘关节正侧位 X 线片（图 2-1）示骨质疏松伴有骨质破坏，关节畸形，关节间隙明显狭窄。RF 176IU/ml，ESR 25mm/h。建议行左人工肘关节置换术。

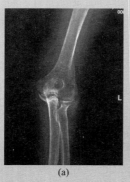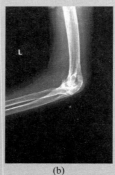

　　　　　　(a)　　　　　　　　　　　(b)

图 2-1　左肘关节正侧位 X 线片

主任医师常问进修医师或主治医师的问题

类风湿关节炎的非手术治疗方法有哪些？

　　答：RA 治疗的目的在于控制病情，改善关节功能和预后。应强调早期治疗、联合用药和个体化治疗的原则。非手术治疗方法包括一般治疗、药物治疗等。

　　（1）一般治疗　强调患者教育及整体和规范治疗的理念。适当的休息、理疗、体疗、外用药、正确的关节活动和肌肉锻炼等对缓解症状、改善关节功能具有重要作用。

　　（2）药物治疗　常用药物包括非甾体消炎药（NSAIDs）、改善病情抗风湿药（DMARDs）、糖皮质激素、生物制剂、植物药制剂。①非甾体消炎药（NSAIDs）：包括传统 NSAIDs 和选择性环氧化酶（COX）-2抑制药（如昔布类）。这类药物主要通过抑制环氧化酶（COX）活性，减少前列腺素合成，具有抗炎、镇痛、减轻关节肿胀的作用。相对于前者，选择性 COX-2 抑制药能明显减少严重的胃肠道不良反应。NSAIDs 使用中应注意药物种类、剂量和剂型的个体化；避免两种或两种以上 NSAIDs 同时服用；注意血常规和肝肾功能监测；使用前应进行胃肠道和心血管风险评估，特别是老年患者。应强调 NSAIDs 虽能减轻 RA 症状，但不能改变病程和预防关节破坏，应与其他药物联合应用。②改善病情抗风湿药（DMARDs）：这类药物较 NSAIDs 发挥作用慢，需 1～6 个月。不具有明显的镇痛和抗炎作用，但可延缓或控制病情进展。常用药物包括柳氮磺吡啶、甲氨蝶呤。为弥补其起效慢和抗炎作用弱的缺点，可与一种 NSAIDs 联合应用。③糖皮质激素：它不能阻止 RA 的进展，且不良反应大。一般不主张长期口服或静脉应用。对重症 RA 伴有心肺或神经系统受累的患者，可给予短效激素，其剂量依病情严重程度确定。关节腔注射激素有利于减轻关节炎症状，改善关节功能。但 1 年内注射次数不宜过多，避免产生类固醇晶体性关节炎。④生物制剂：为一种新型的控制 RA 的药物，具有良好的抗炎和阻止疾病进展的作用，主要包括肿瘤坏死因子（TNF-α）抑制剂、白介素（IL）-1 拮抗剂、IL-6 受体拮抗剂等。TNF-α 抑制剂主要包括依那西普、英夫利西单抗及阿达木单抗。与传统抗风湿药相比，TNF-α 抑制剂治疗 RA 的主要特点是起效快、患者总体耐受性好，延缓或抑制骨破坏的效能明显。早期应用可使更多 RA 患者的临床症状、躯体功能障碍得到缓解，阻止影像学进展。生物制剂有可能发生注射部位反应或输液反应，有增加结核感染、肝炎病毒激活和肿瘤的风险。⑤植物药制剂：包括雷公藤多苷、白芍总苷、青藤碱等。

类风湿关节炎手术治疗的目的是什么？术前准备有哪些？方法有哪些？

答：（1）目的 类风湿关节炎的外科治疗应达到消除疼痛、延缓肌腱或软骨破坏、增加或减少关节活动，以改善功能、矫正畸形、增加稳定性。

（2）术前准备

① 整体评估：术前需仔细评估，特别是多关节受累时。首先评估疼痛、畸形和功能障碍程度，精神心理状态，对疾病预后的期望值等。RA 患者病情波动，应在积极的内科干预下使患者达到较好的身体状态再行手术。此外，应对其预后影响因素进行分析，包括全身情况、病程、躯体功能障碍、关节外表现、血清中自身抗体、皮肤情况和 X 线骨破坏征象等。

② 麻醉评估：麻醉评估是最重要的术前评估项目之一。麻醉方式的选择主要依据患者全身情况和手术方式，尚无统一的麻醉参考标准。对采用全身麻醉的患者，术前需考虑患者颈部疾病、畸形和不稳定对气管插管的影响，特别是伴有寰枢椎关节半脱位者；必要时行颈椎影像学、心肺功能和神经病学检查；全麻术后需加强镇痛管理。对下肢手术，在全麻情况下可采用椎管内麻醉联合局部麻醉，同时予以术后镇痛；也可采用外周神经阻滞或腰骶神经丛阻滞，相对于硬膜外麻醉，单侧外周神经阻滞可提高麻醉效果。上肢手术可采用臂丛神经阻滞。

③ 呼吸功能评估：对合并慢性肺部疾病的患者，需全面评估呼吸功能，行肺功能检查。术前常规行咳嗽、咳痰训练，必要时请呼吸内科会诊。

④ 内科药物准备：RA患者围手术期的用药需调整。以个体化治疗为基础，减少手术并发症，维持药物疗效。

（3）手术方式　手术治疗分为预防性、治标性和重建性三种，根据手术部位、软组织情况和疾病分期制订手术方案。

① 手术时机选择：RA多侵犯数个关节。确定手术顺序的一般原则：下肢手术为先，四肢手术为后；下肢手术以脚趾、髋、膝为先，可以髋膝一期手术，足、踝关节为后。早期手术方法主要是滑膜切除术；中期可行软组织松解术和肌腱、韧带重建术；晚期为关节切除术或截骨术、关节置换术及关节融合术。

② 滑膜切除术：是RA早期手术治疗最重要的方法。滑膜切除可缓解疼痛、肿胀，延缓软骨破坏，适用于大的滑膜关节。手术时机：关节疼痛、没有明显的结构破坏、药物治疗6个月以上无效。目前，关节镜下滑膜切除术是标准术式。RA晚期行关节镜下滑膜切除术失败率高，不建议采用。对仅有1～2个关节受损较重、经药物治疗无效者可试用滑膜切除术。肌腱重建术应与滑膜切除术联合应用，且滑膜切除术越早、越彻底，肌腱重建手术的必要性就越小。

③ 关节置换术：由于全关节置换技术的进展，使RA的手术指征明显扩大。对关节软骨和软骨下骨中到重度破坏的关节，全关节置换术可使关节疼痛消失、畸形矫正和功能改善。最适用于多关节受累的终末期关节炎病变患者，特别是同侧髋或踝及对侧膝、髋或踝关节均受累者，但其他关节病变不能影响患膝术后的功能康复锻炼。

④ 关节融合术：关节融合术的适应证逐渐减少，一般作为关节置换术失败的挽救措施。对小关节病变、非中心关节或活动要求低的关节，在要求关节稳定或关节成形效果不好时应用。

⑤ 其他手术：小关节的手术还包括关节囊和韧带折叠术、关节囊和韧带成形术、肌腱固定术。在均不能应用关节囊折叠和成形术时，可采用肌腱固定术，达到关节稳定。后期病变静止，关节明显畸形时可行截骨矫正术和小关节成形术。

◎ ［主治医师再次补充病历］

本例患者在气管插管全身麻醉下行"左肘关节置换术"。术中见关节囊增生肥厚，水肿变性，滑车及鹰嘴关节面破坏，桡骨头增生变性。手术步骤：①采用肘关节后内侧入路，保护尺神经，仔细游离肱三头肌及肘肌，连同骨膜将肱三头肌肌腱自鹰嘴剥离，向外侧翻开，显露肱骨远端、尺骨近端及桡骨头；②锯除肱骨滑车中段，用磨钻在鹰嘴窝顶部打开肱骨髓腔。扩大髓腔后，插入对线杆，并套上切骨试件；将试件的侧臂放在肱骨小头上，测出切骨深度；参照试件，切除滑车及肱骨小头，直至假体试件的边缘恰能嵌至肱骨内、肱骨外上髁的切骨断面间隙中；刮除少许内、外上髁及肱骨近端的骨松质，使假体与切骨面相配合，并留出骨水泥固定的间隙；③钻开尺骨近端髓腔，扩大髓腔，小心凿除冠突周围的软骨下骨；④插入人工肘关节试件，检查肘屈、伸活动范围；去除试件，冲洗髓腔并拭干；⑤极度屈肘关节，向尺、肱骨髓腔内充入骨水泥，向肱骨及尺骨髓腔内同时插入组合好的人工肘关节柄部，将假体捶入肱骨及尺骨髓腔内；伸肘位，待骨水泥固化；⑥冲洗切口，安放负压引流管，尺神经前移，修复肱三头肌及韧带；⑦缝合皮下、筋膜及皮肤，加压包扎。术后检查肘关节正侧位X线片，见图2-2。

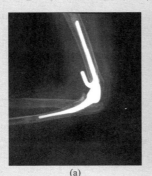
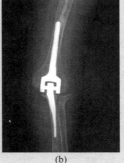

(a)   (b)

图2-2 左肘关节置换术后肘关节正侧位X线片

主任医师常问住院医师、进修医师或主治医师的问题

● **肘关节置换术的术中注意要点有哪些?**

答：术中完整保护肱三头肌装置，对术后肘关节功能恢复很重要。保护尺神经，并将其前移。肱骨内、肱骨外髁骨柱是对线的标志，术中避免其折断。骨切除时，要耐心，反复以试件作参照，防止切骨过多而致肱骨内、肱骨外髁骨折。假体以小型、长柄为宜，既减少切骨量，又增加稳定性。

● **肘关节置换术的术后并发症主要有哪些?**

答：全肘关节置换术的术后并发症主要有尺神经损伤、关节脱位、肱骨髁上骨折、感染、肘关节不稳定、假体磨损断裂、假体无菌性松动及肱三头肌肌力弱等。

● **肘关节置换术术后如何进行康复锻炼?**

答：(1) 早期 (术后 1～3 天)　手术后患肢石膏托外固定，肘关节屈曲 40°。患肢用气垫或软枕垫起 15～20cm 或用吊带绑在石膏托上将手向上悬吊于输液杆上，有利于消肿。观察石膏托有无变形、松动，患者有无主诉疼痛不适，如有应立即对症处理。观察患肢血运、皮肤温度，警惕有无手指麻木、青紫、神经血管损伤症状。记录引流量，引流管不畅要报告医师及时处理并在病历上记录。鼓励术后早期下床活动，每日 2～3 次，每次 10～30min。下床活动时用颈腕吊带将患肢固定于胸前。手术当天麻醉消失后可指导患者做患肢肱二头肌、肱三头肌等长收缩练习，10～15 次/组，3～5 组/天。患肢肌肉收缩可促进血液循环、消肿、减少 (轻) 肌肉萎缩。术后第 1 天行肩关节、腕关节、手指各关节主动活动，活动度可到最大范围。肩关节的主动活动可包括：主动屈伸腕练习。手部训练包括握拳及伸指运动练习，10～20 次/组，2～3 组/天。训练中嘱患者循序渐进逐渐加大活动量，量力而为。

(2) 中期 (术后 4 天～4 周)　这期患者伤口已换药，引流管已拔除。要在原有活动的基础上增加肘关节的主动屈肘和被动伸肘活动，让患者坐于椅子上，身体患侧靠于床侧并侧身。将患肢放于床上，身体稍后倾，嘱患者主动屈肘至最大角度并用健侧手保护停留 10s，健侧手帮助患肢做被动伸肘活动，伸平为 0°，2～3 次/天，20～30 组/次。每日训练结束睡觉时将患肢用支具固定。术后第 4 周下床活动时可弃用吊带。术后 3～4 周可做主动伸肘练习。本组有 7 例患者在训练中患肢明显肿胀，给予缩短锻炼时间，或改为 10～20 次/组，2 组/天。

（3）后期（4～6 周后） 术后 4 周后开始练习肘关节主动屈伸及肘部的屈肘旋臂运动，主要恢复前臂的旋转功能。前臂内旋及外旋到活动极限，并在此保持 5～10s，10～15 次/组，2～3 组/天。患肘关节活动范围主要在此阶段完成，在此训练中有患者主诉肘部疼痛训练结束后给予冷敷肘部 20～30min，或口服镇痛药物防治疼痛。6 周后可拆下支具训练，内容以生活中使用患肢使其功能生活化，如拧毛巾、吃饭、梳头、系扣子，另外还有肌肉牵伸和抗阻力性力量训练。全肘关节置换术后终身禁止单次屈肘持重 5kg，反复屈肘超过 1kg。出院前详细向家属讲述康复训练的方法和步骤以及注意事项，并让家属也加入训练，以达到理想的效果。

主任医师总结

类风湿关节炎患者 20％～40％可以出现肘关节病变，不断恶化的滑膜炎症可以导致疼痛，关节内软骨和骨结构破坏，关节功能障碍，甚至强直、畸形，严重影响患者的生活质量。关节置换术是治疗类风湿肘关节炎的一种有效方法，可以迅速解除关节疼痛，恢复关节的稳定，改善关节的活动。优良的人工肘关节假体应符合下述标准：无障碍屈伸活动，侧向稳定性好，生物相容性好，最小可能的切骨。随着半限制型及表面置换型全肘关节假体的发明，假体的松动率显著降低，开创了全肘关节置换术的新篇章，使人工肘关节置换术有了长足的发展。人工肘关节置换术最常见的并发症是尺神经损伤，发生原因可能与术后绷带过紧、组织肿胀刺激神经、出血形成血肿压迫以及术中对尺神经的牵拉有关。术后密切观察肢端血液循环、手指运动、肿胀程度及全身情况。若术后立即出现尺神经运动功能减退且不能确定神经状态，应立即进行神经探查；若属于神经支配区的感觉减退，特别是不完全性感觉减退，可进行观察，多自行恢复或使用促神经生长药，不需要手术探查。人工肘关节置换术最严重的并发症是感染，一旦出现感染即导致手术失败。因此，要重视感染的潜在性和严重性，工作中严格遵守无菌操作规程。有效的康复训练是保证手术成功的关键。肘关节的主要活动为屈伸和前臂的旋前、旋后。早期的功能训练可最大限度地防止肌肉萎缩、关节粘连，尽快恢复肢体功能，提高疗效，缩短疗程，减轻患者的痛苦及经济负担。

参 考 文 献

[1] 中华医学会风湿病学会. 类风湿关节炎诊断及治疗指南. 中华风湿病学杂志，2010，14（4）：265-270.

[2] 中华医学会骨科学分会. 类风湿关节炎的诊断与治疗骨科专家共识. 中华骨科杂志，2012，32（12）：1184-1186.

[3] 徐永丰，许永武. 人工全肘关节置换术的研究进展. 江西医药，2008，43（10）：1117-1121.

[4] 蒋协远，王满宜. 全肘关节置换术概述. 中华外科杂志，2009，47（12）：906-908.

[5] 姜军，关振鹏，张绍龙等. 伴有僵/强直畸形的炎症性肘关节炎行半限制性人工全肘关节置换术的早期疗效. 中华外科杂志，2011，5（3）：18-20.

[6] 周春秀. 肘骨性关节炎人工关节置换术的手术配合. 护士进修杂志，2013，28（2）：166-167.

[7] Guttler K，et al，Total elbow replacement in patients with rheumatoid arthritis，Acta Chir Orthop Traumatol Cech，2011，5（78）：423.

[8] Kumar S，Mahanta S. Primary total elbow arthroplasty，Indian J Orthop，2013，6（47）：608-614.

（张怡元　冯尔宥　许志庆）

右膝关节渐近性肿痛十余年——右膝关节骨性关节炎

❀ ［实习医师汇报病历］

患者女性，67 岁，以"右膝关节渐近性肿痛十余年"为主诉入院。入院前十余年无明显诱因开始出现右膝关节行走时疼痛，多为隐痛及钝痛，活动过度、天气变化时加重，伴有关节肿胀不适，休息后缓解，于晨起及固定某个体位较长时间后感到关节僵硬，活动数分钟后缓解，偶可感到关节活动时响声及关节交锁，无高热寒战、低热盗汗、游走性关节痛等。曾就诊于当地医院，诊断为"右膝关节骨性关节炎"，给予非甾体消炎药、盐酸氨基葡萄糖、关节腔内注射玻璃酸钠等治疗，症状未见明显缓解。10 年来右膝关节症状逐渐加剧，为明确诊疗求诊我院，门诊以"右膝关节骨性关节炎"收入住院。患者发病以来，一般情况尚可。既往体健，否认其他"心、肝、肺、脾、肾"等重要脏器疾病史，否认传染性疾病史，否认外伤史、输血史，否认食物、药物过敏史。

体格检查：T 36.7℃，P 80 次/分，R 20 次/分，BP 130/85mmHg。神志清楚，心肺检查阴性。脊柱生理弯曲存在，无畸形，棘突无压痛、叩击痛、运动可。骨盆挤压试验、骨盆分离试验（－）。双侧髋关节无畸形，髋关节活动正常，双侧 Thomas 征（－），"4"字试验（－）。双下肢远端肌力Ⅴ级，肌张力正常。右膝皮肤温度无明显增高，右膝内侧关节间隙压痛明显。右侧浮髌试验（－），髌骨研磨试验（＋），膝关节活动度 90°-0°-0°，内、外侧方应力试验（－），前、后抽屉试验（－），Lachman 试验（－），回旋挤压试验（McMurray 试验）（＋）。余肢体无明显异常。

辅助检查：右膝、双下肢 X 线片（图 2-3）示右膝关节骨性关节炎，关节间隙狭窄。

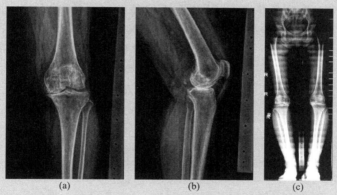

(a)　　　　　　　　　(b)　　　　　　　　　(c)

图 2-3　右膝关节站立位正位片、屈膝 45°侧位片及双下肢全长 X 线片

初步诊断：右膝关节骨性关节炎。

诊疗计划：①按骨科护理常规，二级护理；②完善入院常规检查，血常规＋血型、凝血分析、生化、电解质分析、乙肝两对半❶、抗人类免疫缺陷病毒（HIV）抗体、抗丙型肝炎病毒（HCV）抗体、梅毒螺旋体特异性抗体（TPHA）、胸部 X 线片、心电图等；③查双下肢全长片、膝关节站立位正位片、膝关节屈膝 45°侧位片及 ESR、CRP 等；④暂予对症处理，请示上级医师，指导进一步诊疗计划。

---

❶　即乙型肝炎表面抗原（HBsAg）、乙型肝炎表面抗体（HBsAb）、乙型肝炎 e 抗原（HBeAg）、乙型肝炎 e 抗体（HBeAb）、乙型肝炎核心抗体（HBcAb）。

主任医师常问实习医师的问题

● **什么是骨性关节炎？**

答：骨性关节炎（osteoarthritis，OA），又称为肥大性骨关节炎、退行性关节炎、变形性关节炎、增生性关节炎、骨关节病、老年性骨关节炎、软骨软化性关节病、萎缩性关节炎等，是影响人类健康最常见的关节疾病之一，以中老年居多。临床上，OA 包括关节症状和结构改变；在病理学上，OA 以关节软骨局灶损伤，伴有骨赘形成、软骨下骨的改变、韧带松弛、关节周围肌肉萎缩、滑膜炎症和关节囊增生为特征。

● **骨性关节炎的临床症状及体征有哪些？**

答：骨性关节炎的临床症状及体征主要有以下几点。

（1）关节疼痛及压痛　本病最常见的表现是关节局部的疼痛和压痛。一般早期为轻度或中度间断性隐痛，关节局部可有压痛，活动后加重，休息时好转，随病情进展可出现持续性疼痛、关节活动受限，在伴有关节肿胀时尤为明显。疼痛在阴冷、潮湿和雨天会加重。

（2）关节肿大　早期为关节周围的局限性肿胀，随病情进展可有关节弥漫性肿胀、滑囊增生，伴有关节积液。后期可在关节部位触及增生的骨赘。

（3）晨僵　患者可出现晨起或静止一段时间后关节僵硬感，活动后可缓解。本病的晨僵时间一般为数分钟至十几分钟，很少超过半个小时，不同于类风湿关节炎。

（4）关节摩擦音（感）　由于软骨破坏、关节表面粗糙，出现关节活动时骨摩擦音（感）。

（5）关节活动受限　由于关节肿痛、活动减少、肌肉萎缩、软组织挛缩等引起关节乏力、活动受限（缓慢发生）。早期表现为关节活动受限，晚期关节活动范围减小。还可因关节内的游离体或软骨碎片，在活动时出现"绞锁"现象。

（6）关节内翻、外翻畸形及屈曲挛缩畸形。

● **如何诊断膝关节骨性关节炎？**

答：膝关节骨性关节炎的诊断主要根据患者的症状、体征、影像学检查及实验室检查。目前采用美国风湿病协会 1995 年修订的诊断标准，包含临床和放射学指标（表 2-3），对膝关节骨性关节炎诊断的敏感性和特异性分别为 91％和 86％。

表 2-3　膝关节骨性关节炎的诊断标准

(1)临床标准

① 近 1 个月大多数时间有膝关节疼痛

② 有骨摩擦音

③ 晨僵时间≤30min

④ 年龄≥38 岁

⑤ 有骨性膨大

满足①+②+③+④条，或①+②+⑤条或①+④+⑤条者可诊断为膝骨性关节炎

(2)临床＋放射学＋实验室标准

① 近 1 个月大多数时间有膝关节疼痛

② X 线片可见骨赘形成

③ 关节液检查符合骨性关节炎的

④ 年龄≥40 岁

⑤ 晨僵≤30min

⑥ 有骨摩擦音

满足①+②条或①+③+⑤+⑥条或①+④+⑤+⑥条者可诊断为膝骨性关节炎

● 膝关节骨性关节炎应与哪些疾病进行鉴别？

答：本病主要与以下疾病鉴别。

（1）类风湿关节炎（RA）　多为对称性小关节炎。以近端指间关节和掌指关节及腕关节受累为主，晨僵明显，持续时间常大于 1h，可有皮下结节，类风湿因子（RF）阳性，X 线以关节侵蚀性改变为主。

（2）强直性脊柱炎（AS）　本病好发于青年男性，主要侵犯骶髂关节和脊柱。也可累及膝、髋关节，常伴有肌腱末端炎。晨僵明显，患者常同时有炎性下腰痛，影像学检查提示骶髂关节炎，常有 HLA-B27 阳性。

（3）银屑病关节炎　本病好发于中年人，起病较缓慢，以远端指（趾）间关节、掌指关节、跖趾关节、膝关节和腕关节等四肢关节受累为主，关节病变常不对称，可有关节畸形。病程中可出现银屑病的皮肤和指（趾）甲改变。

（4）痛风性关节炎　本病多发于中年以上男性，常表现为反复发作的急性关节炎，最常累及第 1 跖趾关节和跗骨关节，也可侵犯膝、踝、肘、腕等关节，表现为关节红、肿、热和剧烈疼痛，血尿酸水平多升

高，滑液中可查到尿酸盐结晶。慢性者可出现肾脏损害，在关节周围和耳郭等部位可出现痛风石。

● **膝关节骨性关节炎的治疗方法有哪些？**

答：膝关节骨性关节炎的治疗目的在于缓解疼痛、阻止和延缓疾病的进展、保护关节功能、改善生活质量。治疗原则应以非药物治疗联合药物治疗为主，必要时行手术治疗。

治疗方法如下。

（1）非药物治疗　在膝关节骨性关节炎的治疗中起到很重要的作用，包括患者教育、运动、生活指导及物理治疗等。

① 患者教育

a.使患者了解本病绝大多数患者预后良好，消除其思想负担。

b.告诫患者避免对本病治疗不利的各种因素，建立合理的生活方式。如保护受累的关节，避免长久站立、跪位和蹲位、爬楼梯、不良姿势等。

c.在医师指导下规范用药，了解所用药品的用法和不良反应。

d.家庭和社会的支持与帮助对患者的治疗起积极作用。

② 运动及生活指导

a.合理的关节肌肉锻炼：关节在非负重状态下进行活动，以保持关节活动度；进行有关肌肉或肌群的锻炼，以增强肌肉的力量和增加关节的稳定性。

b.对不同受累关节进行不同的锻炼，如手关节可做抓、握锻炼，膝关节在非负重情况下做屈伸活动，颈椎和腰椎关节进行轻柔的向不同方向的活动。

c.有氧运动：步行、游泳、骑自行车等有助于保持关节功能。

d.肥胖者应减重：超重会增加关节负担。

e.减轻受累关节的负荷：可使用手杖、助步器等协助活动。

f.保护关节：可戴保护关节的弹性套，如护膝等；避免穿高跟鞋，应穿软、有弹性的"运动鞋"，用适合的鞋垫。

③ 物理治疗：急性期物理治疗的主要目的是镇痛、消肿和改善关节功能；慢性期物理治疗以增强局部血液循环和改善关节功能为主。物理治疗可以减轻疼痛症状和缓解关节僵直，包括电刺激、针灸、推拿（按摩）、热疗、水疗等。

（2）药物治疗　主要分为控制症状的药物、改善病情的药物及软骨保护剂。

① 控制症状的药物

a. 对乙酰氨基酚：由于老年人对非甾体消炎药（NSAIDs）易发生不良反应，症状轻者可短期使用一般镇痛药（如对乙酰氨基酚），作为首选药物，主要不良反应有胃肠道症状和肝毒性。

b. 非甾体消炎药：NSAIDs 既有镇痛作用又有抗炎作用，是最常用的一类控制 OA 症状的药物。主要通过抑制环氧化酶活性，减少前列腺素合成，减轻关节炎症所致的疼痛及肿胀，改善关节活动。其主要不良反应有胃肠道症状、肾功能或肝功能损害、影响血小板功能、可增加心血管不良事件发生的风险。NSAIDs 应使用最低有效剂量，短疗程；有胃肠道危险因素者应用选择性环氧化酶（COX）-2 抑制药或非选择性NSAIDs＋米索前列醇或质子泵抑制药。如患者有发生心血管不良事件的危险则应慎用 NSAIDs。

c. 阿片类镇痛药：对于急性疼痛发作的患者，当对乙酰氨基酚及NSAIDs 不能充分缓解疼痛或有用药禁忌时，可考虑用弱阿片类药物。这类药物的耐受性较好而且成瘾性小。如口服可待因或曲马朵（曲马多）等，由于曲马多不抑制前列腺素合成，因此对胃黏膜无明显不良影响。该类制剂应从低剂量开始，每隔数日缓慢增加剂量，可减少不良反应。

d. 糖皮质激素：关节腔注射长效糖皮质激素可缓解疼痛、减少渗出。疗效持续数周至数月，但尽量避免在同一关节反复注射。

e. 透明质酸（玻璃酸）：非药物和药物治疗疗效不佳的膝关节 OA者，可采用关节腔内注射透明质酸（玻璃酸）类制剂，对减轻关节疼痛、增加关节活动度、保护软骨均有效，治疗效果可持续数月。对轻中度的 OA 具有良好的疗效。每周 1 次膝关节腔内注射，4～6 周为 1 个疗程。但对其疗效，目前仍有争议。

f. 氨基葡萄糖：为天然的氨基单糖，是人体关节软骨基质中合成蛋白聚糖所必需的重要成分。它可改善关节软骨的代谢，提高关节软骨的修复能力，保护损伤的关节软骨，同时缓解 OA 的疼痛症状，改善关节功能，延缓 OA 的病理过程和疾病进程。因而兼具症状调控和结构调控效应，可联合 NSAIDs 使用。

g. 硫酸软骨素：通过竞争性抑制降解酶的活性，减少软骨基质和关节滑液成分的破坏；通过减少纤维蛋白血栓的形成，改善滑膜和软骨下骨的血液循环，能有效减轻 OA 的症状，减轻疼痛，改善关节功能，减少 NSAIDs 或其他镇痛药的用量。

h. 双醋瑞因：是白细胞介素（IL）-1 抑制剂，可抑制软骨降解、促进软骨合成并抑制滑膜炎症。它不仅能有效地改善、缓解骨关节疼痛，改善关节功能，而且具有后续效应，可以延缓 OA 病程的进展，具有结构调节作用。

i. 多西环素：具有抑制基质金属蛋白酶的作用，可发挥抗炎效应，抑制一氧化氮的产生，减少骨的重吸收作用，使 OA 的软骨破坏减轻。

j. 双膦酸盐：在 OA 治疗中的主要作用机制是抑制破骨细胞溶解矿物质，同时防止矿物质外流。还可抑制胶原酶和前列腺素 E，从而减少骨赘形成。

k. 维生素 A、维生素 C、维生素 E、维生素 D：OA 的软骨损伤可能与氧自由基的作用有关。近年来的研究发现，维生素 A、维生素 C、维生素 E 可能主要通过其抗氧化机制而有益于 OA 的治疗。维生素 D 则通过对骨的矿化和细胞分化的影响在 OA 治疗中发挥作用。

（3）外科治疗及其他治疗　对于经内科治疗无明显疗效、症状严重及关节功能明显障碍的患者可以考虑外科治疗，以校正畸形和改善关节功能。外科治疗的主要途径是通过关节镜手术和开放手术。

① 关节镜手术：经内科规范治疗仍无效者，可予关节镜下关节腔灌洗来清除软骨残渣、游离体等。

② 开放手术

a. 人工关节置换术：包括单髁关节置换术、全关节表面置换术，正规药物治疗反应不佳的进展性 OA 患者可予行关节置换术，以显著减轻疼痛症状，改善关节功能。

b. 关节融合术。

◎ ［住院医师或主治医师补充病历］

　　患者为老年女性，右膝关节骨性关节炎病史十余年，X 线显示右膝关节骨性关节炎，关节间隙狭窄。专科检查：右膝内侧关节间隙压痛明显，右侧髌骨研磨试验（＋），膝关节活动度 90°-0°-0°，内、外侧方应力试验（－），前、后抽屉试验（－），Lachman 试验（－），McMurray 试验（＋）。X 线片示右膝关节骨性关节炎，关节间隙狭窄。结合病史、体征及辅助检查可确诊为"右膝关节骨性关节炎"。

主任医师常问住院医师、进修医师或主治医师的问题

● **本例患者的治疗方案是什么?**

答:患者老年女性,年龄大于>60岁,膝关节骨性关节炎十余年,疼痛及关节活动受限症状明显,影响日常生活,膝关节间隙狭窄,非手术治疗无法达到满意效果,建议行全膝关节置换术。

● **全膝关节置换假体有几类?**

答:全膝关节置换假体的分类如下。

(1)按固定方式分类 对膝关节假体而言,由于骨水泥固定型假体有较好的长期随访结果,使得这一类型的假体被广泛接受。在膝关节置换手术中,骨水泥的作用已不仅仅是固定假体,更重要的作用是加强骨床的承载强度,尤其是在胫骨侧。近年来发展起来的非骨水泥固定型假体,如各种微孔型或HA涂层假体在近期获得了较好的随访结果,但由于缺乏远期随访,尚无法与骨水泥型假体相比较。参照全髋关节置换术的经验,对60岁以上的患者,推荐使用骨水泥固定,对年龄较轻且骨质较好的患者可选择非骨水泥固定胫骨侧假体。但目前绝大多数医师仍推荐使用骨水泥固定型假体。

(2)按不同限制程度分类

① 非限制性假体:非限制性全膝关节置换假体以保留后交叉韧带假体(CR)为代表。保留的后交叉韧带(PCL)保留了本体觉和假体置入后的后方稳定性,因而允许胫骨关节面趋向于大曲率的低限制设计而获得更大的关节活动度。但同时由于股骨髁部件与胫骨关节面的接触面变小,易致磨损,PCL的保留还可能使屈曲挛缩畸形难以纠正。因此,新的设计摒弃了胫骨垫的近似平面的设计而增加了股骨与胫骨的匹配度以减少磨损,但也获得了一定的限制度。事实上,全膝关节置换假体都存在不同程度的机械制约,包括保留后交叉韧带的假体,只是它的限制较少而已。此类假体的设计中较多地考虑了关节的活动度而使得假体本身具有较少的机械制约。CR假体术后的稳定性主要依赖于膝关节周围韧带、软组织结构的完整和平衡。对年轻、关节稳定结构完好的患者可选择此类保留后交叉韧带的假体,可望获得更大的关节活动度。但保留的PCL在膝关节活动过程中可能与假体产生生物力学紊乱,尤其在有屈曲挛缩畸形和PCL紧张的病例中,这一紊乱更为突出。

因此，在目前临床应用 CR 假体的比例与 20 世纪 80 年代相比，呈现下降趋势。

② 部分限制性假体：部分限制性全膝关节置换假体以后稳定型（PS）或称后交叉韧带替代型（CS）为代表，是指那些界于非限制性和高限制性之间的假体。它是通过胫骨垫中央的凸起和相应的股骨髁间凹槽替代 PCL 的功能。其优点是适应证广，无疑是 PCL 功能不全或因膝关节屈曲挛缩无法保留 PCL 的病例的最好选择。其缺点是比 CR 假体更多的截骨量以及过屈时可能导致股骨髁与胫骨假体后缘的撞击而使关节活动度减小。但最新的设计考虑到早期设计的缺点而进行了一系列改良，使后交叉韧带替代型假体的临床应用比例出现增加。是否保留 PCL 在理论上仍然存在争论，在假体的选择上应根据患者的膝关节条件和术者的手术经验选择合适的假体。早期胫骨部件的平面设计由于点状接触导致高磨损率，应避免使用。

③ 高限制性假体：此类假体如限制型膝关节假体（CCK）等，针对膝关节不稳定采用更高大的胫骨凸和更匹配的股骨设计，以获得侧向和后方的稳定性。主要用于侧副韧带功能不全、伴有较大骨缺损或严重畸形的初次置换病例以及使用非限制性或部分限制性假体初次置换失败后的翻修手术。

④ 全限制性膝关节假体：全限制性假体以铰链式膝关节为代表，此类假体的铰链设计提供了足够的机械稳定性，因而可应用于膝关节肿瘤截除术后以及膝关节稳定性丧失的全膝翻修术。单纯铰链膝关节假体的长期随访结果显示有较高的松动率，一般已不再应用于初期的全膝关节置换术。但近年来，各种旋转铰链膝关节假体的设计已能获得与非限制膝关节接近的伸屈或旋转活动度。因而，仍不失为膝关节稳定性丧失患者的一种较好的选择。

⑤ 此外，各类假体还可与各种垫片、金属垫块、可调式加强物以及髓内固定杆相配合，以适应修复骨缺损、结构重建、翻修术及肿瘤切除术后保肢手术的需要。

● 本例患者宜选择何种假体置换？

答：本例患者膝关节骨性关节炎，无明显骨质缺损，膝关节周围韧带、软组织条件良好，故不需要选择限制性假体；结合患者要求达到较大屈曲度，满足日常生活需要，予以选择部分限制性假体中的高屈旋转平台假体。

● **膝内翻关节置换手术，术中操作有什么注意要点？**

答：膝内翻关节置换手术成败的关键很大程度上取决于术者的操作技术，重要的是要注重操作细节。①首先，皮肤切口应偏向胫骨结节基线内侧1cm左右，保护好髌腱内侧纤维，不能使之从止点上撕脱；②内侧的关节囊组织必须连同骨膜一起从胫骨表面上分离，使之保持为一个完整的袖套状结构，不要破坏内侧结构的完整性；③如果松解内侧关节囊、甚至内侧副韧带深层后还不能完全矫正膝内翻的话，可进一步向胫骨远端松解以延长内侧结构；④如果伴有伸膝紧张，以内侧副韧带后束松解为主；如果伴屈膝紧张，则以内侧副韧带前束松解为主；⑤为避免失误，首先切忌以截骨方法矫正因韧带挛缩而导致的内侧间隙紧张，其次避免韧带平衡不良时以韧带紧张度判断伸屈膝间隙而进行截骨。

● **如何制订详细的术后康复计划？**

答：（1）术后的康复治疗程序

① 术后当天，足跟部垫高，抬高患肢休息，避免褥疮。

② 术后第1天，进行股四头肌、腘绳肌的等长收缩练习。休息时抬高患肢，开始平衡、协调性练习，下地站立练习。练习扶双拐或步行器行走。

③ 术后第2～4天，CPM屈伸范围逐步增加至0°～110°，争取术后2周内膝屈范围能达到120°。

④ 术后第5天，进行器械抗阻，进行股四头肌、腘绳肌的等张收缩肌力练习，功能自行车练习，酌情练习上下楼。

⑤ 术后第2周，增加下蹲练习。

⑥ 术后3～6周，以增强肌力为主，并继续关节活动度练习，同时继续提高步行能力，充分负重。

（2）术后常用的康复训练方法

① 股四头肌等长练习：仰卧位或坐位，患膝伸直，在不增加疼痛的前提下进行尽可能最大力量的等长收缩股四头肌练习。

② 腘绳肌等长练习：仰卧位或坐位，患膝伸直或稍屈曲，在不增加疼痛的前提下进行尽可能最大力量的等长收缩腘绳肌练习。

③ 伸膝练习：坐位或仰卧位，足跟垫高，空出小腿及膝关节，保持20～30min。必要时可于膝上加重物。

④ 直抬腿练习：仰卧位，尽可能伸直膝关节，直腿抬高。力量增

强后改为坐位，并可在踝关节处加适量负荷以强化练习。

⑤ 髌骨松动术：以手指指腹或掌根推髌骨边缘，向上、下、左、右四个方向缓慢用力推动髌骨。每方向 10～20 次，2～3 次/日。

主任医师总结

膝关节骨性关节炎是成人最常见的关节炎，与患者体重指数（BMI）及年龄有明显的相关性，还与机械性损伤、遗传、营养、神经肌肉控制失调、先天畸形等相关。

严重的膝关节骨性关节炎患者，通常伴有膝关节的内翻或外翻畸形，以及膝关节周围软组织结构的长度及紧张度的失衡。膝内翻畸形是临床最常见的关节畸形之一，主要表现是股胫关节内翻成角。骨性结构改变包括：内侧关节间隙破坏，胫骨平台塌陷，胫骨股骨内侧关节边缘骨赘增生等。髌骨则因力线的改变而发生半脱位、髌骨关节磨损及关节边缘骨赘增生。软组织改变包括：内侧副韧带、鹅足、后内侧关节囊和后交叉韧带挛缩，半膜肌、半腱肌等肌的肌腱粘连，严重者可导致外侧韧带结构的拉长或损伤。由于韧带挛缩，胫骨常位于内旋位。膝外翻较少见，患者多有不同程度的骨形态发育异常，包括股骨外髁发育不良、高位髌骨及髌骨发育不良，外翻的膝关节其股骨外髁整体上都是偏小的，关节置换时如果使用后髁线定位，容易误导假体旋转位置，造成股骨假体的异常内旋。

目前全膝关节置换假体的品牌虽繁多，但设计思想相似，疗效的优劣并不仅仅取决于假体选择，而更多地取决于手术者对手术的精确设计和熟练的操作技术以及术后的正确的康复措施。膝关节假体的机械限制提供了假体的机械稳定性，但同时与关节的活动度产生矛盾。一般来说，低限制性假体可以获得更好的关节运动功能，而对关节稳定结构的完整保留及操作技术有更高的要求。高限制性假体在设计上提供了假体额外的机械稳定性，但因此可能会导致截骨较多和损失部分关节活动度，并且可能由于其限制性导致假体活动接触面的磨损以及假体与骨界面的机械松动。

考虑该患者膝关节骨质缺损不严重，膝关节周围韧带、软组织条件良好，选择部分限制性假体（高屈曲旋转平台），骨水泥固定，术后复查 X 线片（图 2-4）示右膝关节畸形矫正效果明显。

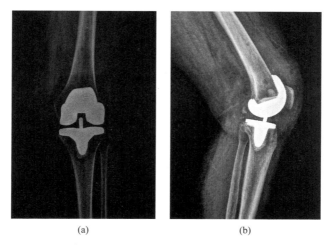

(a)　　　　　　　　　　(b)

图 2-4　术后右膝关节站立位正位片、屈膝 45°侧位片

参 考 文 献

[1] Sinusas K. Osteoarthritis：diagnosis and treatment. Am Fam Physician，2012，85（1）：49-56.

[2] Vance CG，Rakel BA，Blodgett NP，et al. Effects of transcutaneous electrical nerve Stimulation on pain，pain sensitivity，and function in people with knee osteoarthritis：a randomized controlled trial. Phys Ther，2012，92（7）：898-910.

[3] Mavrommatis CI，Argyra E，Vadalouka A，et al. Acupuncture as an adjunctive therapy to pharmacological treatment in patients with chronic pain due to osteoarthritis Taruc-Uy & Lynch 834 of the knee：a 3-armed，randomized，placebo-controlled trial. Pain，2012，153（8）：1720-1726.

[4] Hameed F，Ihm J. Injectable medications for osteoarthritis. PM R，2012，4（Suppl 5）：S75-81.

[5] Rutjes AW，Nu esch E，Reichenbach S，et al. S-Adenosylmethionine for osteoarthritis of the knee or hip. Cochrane Database Syst Rev，2009，（4）：CD007321.

[6] Reichenbach S，Rutjes AW，Nu esch E，et al. Joint lavage for osteoarthritis of the knee. Cochrane Database Syst Rev，2010，（5）：CD007320.

[7] Figueroa D，Calvo R，Villal'on IE，et al. Clinical outcomes after arthroscopic treatment of knee osteoarthritis. Knee，2013，20（6）：591-594.

（张怡元　王武练　陈 晖）

右膝关节渐进性疼痛 5 年，加重伴活动受限 1 个月——右膝关节骨性关节炎（行微创膝关节置换术）

✿ ［实习医师汇报病历］

患者女性，65 岁，以"右膝关节渐进性疼痛 5 年，加重伴活动受限 1 个月"为主诉入院。患者于 5 年前无明显诱因开始间断出现行走时右膝关节疼痛，多为隐痛及钝痛，久站后疼痛加重，伴有关节肿胀不适，休息后症状缓解，活动过度、天气变化时症状加重，于晨起及固定某个体位较长时间后感到关节僵硬，活动数分钟后缓解，偶可感到关节活动时响声及关节交锁。就诊于当地医院，诊断为"右膝关节骨性关节炎"，口服非甾体消炎药（NSAIDs）、氨基葡萄糖等药物，关节腔注射玻璃酸钠，疗效欠佳。发病以来患者症状逐渐加重，1 个月前明显，行走约 200m 即疼痛明显，难以忍受，上下楼梯困难。患者为进一步治疗就诊于我院，查右膝关节 X 线片示右膝关节退行性改变，关节间隙狭窄，门诊拟"右膝关节骨性关节炎"收入住院。患者发病以来，一般情况尚可。既往体健，否认其他"心、肝、肺、脾、肾"等重要脏器疾病史，否认传染性疾病史，否认外伤史、输血史，否认食物、药物过敏史。

体格检查：生命体征平稳，神志清楚，心肺检查阴性。脊柱生理弯曲存在，无畸形，棘突无压痛、叩击痛、运动可。骨盆挤压试验、骨盆分离试验（—）。双侧髋关节无畸形，髋关节活动正常，双侧 Thomas 征（—），"4"字试验（—）。双下肢远端肌力Ⅴ级，肌张力正常。右膝关节肿胀、变形，无皮肤红肿、破溃，无屈曲挛缩畸形。右膝关节皮肤温度无明显增高，右膝内侧关节间隙压痛明显。右膝关节内、外侧副韧带止点稍压痛。腘窝稍肿胀，无疼痛。右侧浮髌试验（—），髌骨研磨试验（＋），膝关节活动度 95°-0°-0°，内、外侧方应力试验（—），前、后抽屉试验（—），Lachman 试验（—），McMurray 试验（＋）。KSS 评分 48 分，KSS 功能评分 50 分。余肢体无明显异常。

辅助检查：右膝关节 X 线片（图 2-5）示右膝关节诸骨骨质增生，

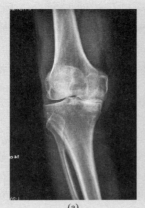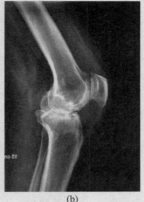

(a)　　　　　　　　　　(b)

图 2-5　右膝关节站立位正位片、屈膝 45°侧位片

关节面骨质硬化，关节间隙变窄，以内侧缘为著，髌股关节间隙变窄。

入院诊断：右膝关节骨性关节炎。

诊疗计划：①按骨科护理常规，二级护理；②完善入院常规检查，血常规＋血型、凝血功能、生化、电解质分析、乙肝两对半、抗 HIV、抗 HCV、TPHA、胸部 X 线片、心电图等；③查双下肢全长片、膝关节站立位正位片、膝关节屈膝 45°侧位片、ESR、CRP 等；④暂予对症处理，请示上级医师，指导进一步诊疗计划。

[?] 主任医师常问实习医师的问题

● 膝关节骨性关节炎 X 线平片的 K/L 分级标准如何？

答：膝关节骨性关节炎 X 线平片的 K/L 分级标准如下。

0 级：正常。

Ⅰ级：关节间隙可疑变窄，可能有骨赘。

Ⅱ级：有明显的骨赘，关节间隙轻度变窄。

Ⅲ级：中等量骨赘，关节间隙变窄较明确，软骨下骨骨质轻度硬化改变，范围较小。

Ⅳ级：大量骨赘形成，可波及软骨面，关节间隙明显变窄，硬化改变极为明显，关节肥大及明显畸形。

● **正常的下肢力线主要有哪些？**

答：（1）股骨机械轴（mechanical axis of the femur）　从股骨头中心点向膝关节中心点所划的线。

（2）股骨解剖轴（anatomic aixs of the femur）　经股骨髓腔中心所划的纵轴线称为解剖轴。

（3）胫骨机械轴（mechanical axis of the tibia）　从膝关节中心点向踝关节中心点所划的线。

（4）整个下肢机械轴（mechanicalaxis of the lower extremity）　从股骨头中心向踝关节中心所划的线。假如这根线经过膝关节中心点，则股骨机械轴将与胫骨机械轴相重叠。

（5）膝关节水平横轴（transverse axis of the knee）　于股骨髁远端所划的线被称为膝关节水平横轴。

（6）正常股骨解剖轴与股骨机械轴呈 5°～7°夹角。

（7）正常股骨解剖轴与胫骨解剖轴呈（6±2）°的外翻角。

（8）正常股骨远端关节面与下肢机械轴呈 9°外翻成角。

（9）正常胫骨关节面与下肢机械轴呈 3°内翻成角。

● **微创的定义是什么？**

答：顾名思义，微创就是微小的创口、创伤（Minimally Invasive Surgery，MIS），就是在手术治疗过程中只对患者造成微小创伤、术后只留下微小创口的技术。微创主要具有四大特点：切口小、创伤小、恢复快、痛苦少。

● **为什么微创手术是趋势？**

答：从 1973 年起，人工膝关节手术逐渐广为现代人接受。随着科技的进步，各种内视镜、光学、医疗器械的逐步微小化，手术当然也就微小化，微创手术的目的是运用新的手术器械与手术方式，以极小的伤口仍能达到传统手术的水准与品质，减小伤口的大小，可以降低患者的疼痛，并加速术后复原。手术目的已从单纯镇痛，演进到矫正变形及增加日常生活功能。

✹ ［住院医师或主治医师补充病历］

　　患者为老年女性，病史长，活动受限，结合病史、体征及辅助检查可明确诊断，K/L 分级为Ⅳ级，症状明显，严重影响功能，经药物非手术治疗无效，建议行右侧人工全膝关节微创置换术（MIS TKA）。

 主任医师常问住院医师、进修医师或主治医师的问题

● **人工膝关节微创置换术的术前准备主要有哪些？**

答：人工膝关节微创置换术的术前准备如表 2-4 所示。

表 2-4　人工膝关节微创置换术的术前准备

全身检查	常规术前检查，要注意糖尿病、下肢深静脉状况及有无全身感染情况
膝关节检查	一般检查：通过视、触、运动检查、测量等常规手段对膝关节的外形、肿胀或关节积液、皮肤温度、肌肉萎缩、触压痛、股四头肌与腘绳肌肌力、关节活动度及肢体对线（膝关节内翻、外翻）等作出初步评价
	测量检查：应包括肢体对线、Q 角、关节活动度、髌上 10cm 关节周径、髌骨位置与内外侧活动度等多参数的双膝对照测量
	X 线检查：最有意义的标准 X 线片应该是包括站立位的下肢全长的前后位片，以及膝关节屈曲 30°的侧位及 30°/45°的髌骨轴位片，为排除某些不适合施行全膝关节置换术（TKA）手术的疾病，关节穿刺以及关节液的常规和细菌学检查、CT、MRI、同位素骨扫描等都有一定的参考价值
实验室检查	除常规实验室检查外 ESR 和 CRP 检查对排除感染性关节炎和为术后随访提供具有重要意义的参照
术前评价	采用通用的膝关节评分体系对患者术前状况作出客观和量化的评价，以了解患者的术前状况和为术后随访提供资料

● **膝关节的侧向稳定结构是指什么？**

答：膝关节侧向稳定性不单单由内外侧副韧带来保证，而是由膝关节内侧复合稳定结构和外侧复合稳定结构来保证。内侧复合结构包括内侧副韧带、鹅足、半膜肌和腘斜韧带，其中鹅足、半膜肌和腘斜韧带组成后内侧角。外侧复合结构包括髂胫束、外侧副韧带、股二头肌肌腱和腘肌腱，其中外侧副韧带、股二头肌肌腱和腘肌肌腱组成后外侧角。

● **什么是 Q 角？**

答：Q 角指的是股骨解剖轴（可以看作是股四头肌的作用方向）与髌韧带纵轴之间的夹角。生理状态下 Q 角男性为 $10°\sim15°$，女性为 $12°\sim18°$。Q 角越大，使髌骨外移的分力越大。临床上常用的改变 Q 角的方法是做胫骨结节移位。见图 2-6。

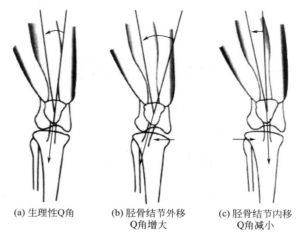

(a) 生理性Q角　　(b) 胫骨结节外移　　(c) 胫骨结节内移
　　　　　　　　　　Q角增大　　　　　　Q角减小

图 2-6　胫骨结节移位与 Q 角的改变

（引自：吕厚山．膝关节外科学．北京：人民卫生出版社，2010.）

● **全膝关节置换术常见的术后并发症主要有哪些？**

答：全膝关节置换术常见的术后并发症主要有腓总神经损伤、伤口愈合不良、假体周围骨折、深静脉血栓形成、关节不稳定、假体松动、关节僵硬、感染。

● **MIS TKA 的适应证及禁忌证有哪些？**

答：MIS TKA 的手术主要对象是首次接受膝关节置换术的患者。适应证及禁忌证见表 2-5。

表 2-5　**MIS TKA 的适应证及禁忌证**

适应证	禁忌证
初次置换	体重＞80kg
＜10°内翻畸形	年龄＞80 岁
＜15°外翻畸形	严重的骨质疏松
关节活动度＞110°(相对)	肿瘤侵袭或转移
无明显的骨量减少	严重的脏器衰竭

● **MIS TKA 与传统 TKA 相比较有哪些优势？**

答：（1）手术剥离创伤范围小，对重要的伸膝关节装置的解剖学结构作最小的创伤侵袭，术后膝关节更稳定，关节功能恢复得更好。

（2）皮肤切口瘢痕最小化，满足患者美容学的要求。

（3）减少术中和术后的失血。

（4）疼痛程度降低。

（5）膝关节可以早期功能活动。

（6）缩短住院时间，降低医疗费用。

（7）具有早期疗效比较明显，手术后遗症较少的优点。

● **MIS TKA 常见的手术入路有哪些？**

答：MIS TKA 常见的手术入路：经股内侧肌入路（midvastus approach）、微型股内侧肌下入路（subvastus approach）、股四头肌保留入路（quadriceps sparing，QS）以及膝关节外侧手术入路。编者研究发现微型股内侧肌下入路（subvastus approach）的（图 2-7）患者恢复时间短，术中出血少，减少了伸膝装置损伤。具体操作步骤为：膝前正中皮肤切口，长 5～8cm，在髌骨内侧缘中点处向下切开关节囊直至胫骨结节上缘。下肢内旋，向上提拉股内侧肌腹，自髌骨内缘中点处向内侧切开 2cm，然后沿股内侧肌内缘肌间隙钝性分离，松解后，将髌骨向外侧拉开。注意：该入路受患者自身条件（肥胖、股骨过短、肌肉强壮、关节肥大等）的限制，且其向内的横切口易伤及神经血管，而且受传统膝关节假体系统的胫骨侧假体设计因素的影响，选择此入路时不但要求术者操作技巧熟练，还要求选择恰当的适应证和假体。

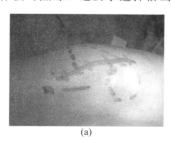 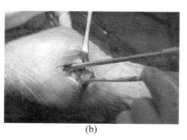

(a) (b)

图 2-7 MIS TKA 皮肤切口从髌骨上极向下至胫骨结节内侧，长 5～8cm，
经皮下及筋膜层，向内侧分离，显露股内侧肌下缘切开，显露、
切开关节囊，经过髌骨内缘向下延伸，可显露关节腔

● **MIS TKA 截骨和假体安装应注意什么问题？**

答：应用微型股内侧肌下入路，结合 Nexgen LPS Flex Knee（Zimmer，Warsaw，IN）系统进行 MIS TKA。通过保留了股四头肌的完整、伸膝装置牵向外侧显露膝关节、"移动窗口"显露、胫骨截骨在膝关节屈膝 45°下进行。以上措施能达到良好的手术操作视野。前提条件要保护好局部的软组织和骨床的完整性。见图 2-8。

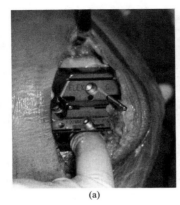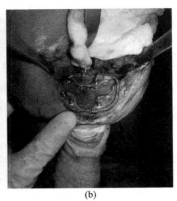

(a)   (b)

图 2-8　术中利用移动窗口进行股骨截骨及胫骨平台成形，移动窗口的使用中，利用软组织的可移动性和弹性，通过不同的方向、角度安装截骨模具

术后伤口通过精心护理，切口如图 2-9 所示愈合良好。

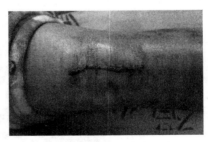

图 2-9　术后切口愈合良好

通过拍摄站立位的膝关节正侧位像了解假体的位置以及下肢的力线恢复情况。见图 2-10。

主任医师总结

骨性关节炎是导致大多数人 65 岁以后长期残疾的最常见原因，而且膝关节是最常见的受累部位。80％的膝关节炎患者有运动功能限制，

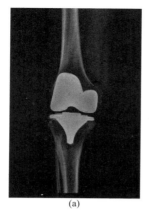 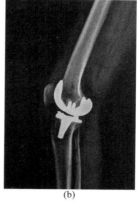

(a) (b)

图 2-10 术后患者右膝正侧位，下肢力线恢复良好，假体对骨床的
覆盖满意，股骨偏心距及胫骨后倾角满意

其中 25％的患者有日常生活活动困难。随着年龄的增长和全社会人口老龄化进程的加剧，膝关节骨性关节的发病率明显增高，对患者生活质量和社会公共卫生事业的影响不可忽视，目前已经引起了国际社会的广泛关注。全膝关节置换术（TKA）是一个重要的治疗方法，采用传统切口进行膝关节置换术治疗膝关节炎取得了较好的临床效果，但术后存在一定的并发症，包括术后出血较多，术后主动活动恢复时间较长等。

微创技术并不是仅仅基于手术切口的大小和美容学的结果，而是对所牵涉关节的解剖结构的最小的侵害。当然，MIS TKA 的操作需要较长的学习曲线，但该术式保留了股四头肌的完整性，没有侵及膝关节的伸直装置，也没有损伤髌上囊。运用微创切口结合"软组织移动视窗技术"进行膝关节置换术，与传统膝关节置换术相比，组织损伤更小、主动功能锻炼更早、膝关节术后功能恢复得更快。只要手术适应证选择得当，术中操作熟练，往往可以取得良好的临床效果。

参 考 文 献

[1] Ast MP，DiMaio FR. Effects of a less-invasive surgical technique on cement mantle quality in total knee arthroplasty. Orthopedics，2012，35（9）：1329-1333.

[2] Alcelik I，Sukeik M，Pollock R，et al. Comparison of the minimally invasive and standard medial parapatellar approaches for primary total knee arthroplasty. Knee Surg Sports Traumatol Arthrosc，2012，20（12）：2502-2512.

[3] Barrack RL，Barnes CL，Burnett RS，et al. Minimal incision surgery as a risk factor

for early failure of total knee arthroplasty. J Arthroplasty，2009，24（4）：489-498.

[4] Bonutti PM，Zywiel MG，Seyler TM，et al. Minimally invasive total knee arthroplasty using the contralateral knee as a control group：a case-control study. Int Orthop，2010，34（4）：491-495.

[5] Chiang H，Lee CC，Lin WP，et al. Comparison of quadriceps-sparing minimally invasive and medial parapatellar total knee arthroplasty：a 2-year follow-up study. J Formos Med Assoc，2012，111：698-704.

[6] Cheng T，Liu T，Zhang G，et al. Does minimally invasive surgery improve short-term recovery in total knee arthroplasty? Clin Orthop Relat Res，2010，468（6）：1635-1648.

[7] Cheng T，Liu T，Zhang G. et al. Computer-navigated surgery in anterior cruciate ligament reconstruction：are radiographic outcomes better than conventional surgery? Arthroscopy，2011，27（1）：97-100.

（张怡元　肖莉莉　陈康尧）

左髋疼痛伴活动障碍 5 年——
左髋关节骨性关节炎

❋ ［实习医师汇报病历］

　　患者女性，62 岁，以"左髋疼痛伴活动障碍 5 年"为主诉入院。缘于 5 年前患者无明显诱因出现左髋关节酸痛，行走时间久后加重，休息可缓解，患者未就诊，未行相关检查及治疗。发病以来患者左髋关节酸痛渐加重，现关节活动障碍，下蹲困难，无法长时间行走，就诊于我院，门诊予行 X 线检查示左髋关节骨性关节炎，门诊拟"左髋关节骨性关节炎"收住我科。患者发病以来，患者精神可，饮食睡眠正常，体重较前无明显改变。既往体健，否认其他"心、肝、肺、脾、肾"等重要脏器疾病史，否认传染性疾病史，否认外伤史、输血史，否认食物、药物过敏史。

　　体格检查：T 36.7℃，P 80 次/分，R 20 次/分，BP 130/85mmHg。神志清楚，心肺检查阴性。脊柱生理弯曲存在，无畸形，各棘突无压痛、叩击痛，颈椎及腰椎活动无受限。双下肢无畸形，左髋部皮肤完好，未见红肿及破溃，左腹股沟中点深压痛，局部未扪及异常活动及骨擦感，左股骨大转子部叩痛阳性，左下肢纵向叩击痛阴性，左髋关节活动受限，活动度：屈曲 90°⇄后伸 0°，外旋 10°⇄内旋 15°，内收 5°⇄外展 15°，左髋关节托马斯（Thomas）征阳性，骨盆外观无畸形，骨盆挤压试验、分离试验阴性。左膝、左踝及左足各关节无畸形，无压痛，活动无受限，肢体远端感觉、血运、皮肤温度未见明显异常。余肢体检查未见明显异常。

辅助检查：双髋关节正位及左髋关节侧位X线片（图2-11）示左髋关节骨性关节炎。

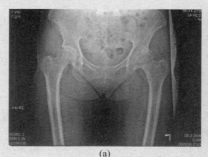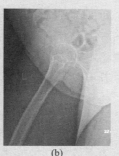

(a)   (b)

图 2-11 双髋关节正位及左髋关节侧位 X 线片

初步诊断：左髋关节骨性关节炎。

诊疗计划：①按骨科护理常规，二级护理；②完善血常规、尿常规、粪常规、生化全套、凝血全套、心电图、下肢彩超、心脏超声等各项检查；③暂予对症处理，请示上级医师，指导进一步诊疗计划。

主任医师常问实习医师的问题

● 髋关节骨性关节炎的临床症状及体征有哪些？

答：髋关节骨性关节炎起病隐匿，进展缓慢，症状多见于40岁以后，随年龄增长而发病增多，但也有青年发病者。女性患病率高于男性。临床症状及体征如下。

（1）疼痛 是髋关节骨性关节炎的早期症状，疼痛特点为隐匿发作、持续钝痛，常伴有跛行，最初往往并不严重，过多活动后发生，休息后好转。病情严重时可有静息痛，并受寒冷、潮湿的影响而加重。疼痛的部位可在髋关节的前面或侧方，或大腿内侧。有时还可放射到肢体其他部位，如坐骨神经走行区域或膝关节附近。

（2）压痛和被动活动痛 受累关节局部可有压痛，尤其是伴滑膜渗出时。此外，关节被动运动时可发生疼痛。

（3）关节僵硬　患者可出现晨起或静止一段时间后关节僵硬感，活动后可缓解。本病的晨僵时间一般数分钟至十几分钟，很少超过半个小时，不同于类风湿关节炎。

（4）关节肿胀　可因局部的骨性肥大或渗出性滑膜炎引起，严重者可见关节畸形、半脱位等。

（5）功能障碍　早期患者髋关节功能障碍可不明显。后期可发生髋关节屈曲、内收、旋外或旋内等畸形，关节功能严重障碍，甚至固定在畸形位置，影响日常活动。如有游离体存在，还可出现关节绞锁症。

● **何谓托马斯征？其临床意义如何？**

答：托马斯（Thomas）征的操作方法：患者仰卧于检查台上，双手抱一侧膝关节，并尽力屈曲该侧髋、膝关节，使大腿贴近腹壁，腰部贴于床面后再伸直另一侧下肢。正常时患者可伸直另一侧下肢。若患者不能将患侧下肢伸直平放于床面，即为阳性。提示存在髋关节挛缩畸形。患侧下肢大腿与床面所成的角度即为髋关节屈曲畸形的角度。

● **髋关节骨性关节炎的诊断标准是什么？**

答：北美风湿病学会髋关节骨性关节炎的分类标准如下。

（1）临床标准　包括：①髋关节疼痛阳性；②髋关节内旋受限小于15°；③ESR 小于 44mm/h；④髋屈曲小于 115°；⑤髋关节内旋受限大于 15°；⑥晨僵小于 60min；⑦年龄大于 50 岁；⑧髋关节内旋时疼痛。

有以上①＋②＋③或①＋②＋④或①＋⑤＋⑥＋⑦＋⑧可诊断为髋关节骨性关节炎。

（2）临床和放射学标准　包括：①髋关节疼痛阳性加以下两条以上；②ESR 小于 20mm/h；③X 线片显示股骨或髋臼侧有骨赘形成；④X 线片示关节间隙狭窄。

　主任医师常问住院医师、进修医师或主治医师的问题

● **髋关节骨性关节炎的分期如何？**

答：髋关节骨性关节炎可分为 4 期。①关节退变前期：关节在活动后偶有不适，活动增加后出现关节的疼痛，在 X 线及 CT 检查上看不到明显的软骨损害迹象。②关节退变早期：活动后多有明显的疼痛，休息后减轻。X 线改变少，CT 可见软骨轻度损害，退变关节同位素检查可见放射性浓聚现象。③关节退变进展期：关节软骨进一步损害，出现关节畸形、功能部分丧失，X线可见关节间隙狭窄，关节周围骨的囊样变，并可出现游离体。④关节退变晚期：由于严重的骨质增生和关节软骨剥脱，关节功能严重障碍，出现明显的关节畸形。X线可见关节间隙狭窄，合并严重的骨质增生，同时可见到骨面塌陷。

● **髋关节骨性关节炎的治疗目的和治疗原则是什么？**

答：髋关节骨性关节炎的治疗目的是减轻疼痛、延缓病情进展、维持关节功能、减少残疾。非药物治疗与药物治疗的综合运用是骨关节炎非手术治疗的总体原则。髋关节骨性关节炎的非手术治疗包括患者教育、脱离体力劳动、局部休息、镇痛药物治疗、软骨营养类药物及理疗和肌肉功能锻炼。但在疾病的终末期，关节功能出现明显障碍时，这些非手术治疗的疗效欠佳，疼痛难以控制，生活质量明显下降时，就必须要考虑手术治疗。

● **髋关节骨性关节炎的手术治疗方式都有哪些？该患者应选择哪种手术方式？**

答：髋关节骨性关节炎的手术治疗包括姑息性手术和根治性手术，前者包括髋关节镜扩清冲洗术、髋关节软组织松解术、股骨近端截骨术和髋臼周围截骨术，后者包括髋关节融合术、股骨头颈切除术和人工髋关节置换术。姑息性手术可在短时间内减轻局部疼痛，现在已经较少使用。根治性手术中髋关节融合术将髋关节完全固定，无法改善关节活动，同时存在融合率低的情况，临床已很少使用。股骨头颈切除术亦无法恢复髋关节的正常活动，使用少，目前临床使用最多的手术方式是人工全髋关节置换术，该术式最大程度地恢复了髋关节的功能，临床满意率最高。

该患者左髋关节严重退化，姑息性手术无法恢复关节功能，结合患者目前年龄及身体状况，排除手术禁忌证后选择行左侧人工全髋关节置换术（术后X线片见图2-12），假体选择生物固定型假体，术后患者可早期下地活动，最大程度地恢复髋关节功能。假体摩擦界面建议选择陶瓷对高交联聚乙烯或陶瓷对陶瓷界面，股骨头直径建议选择32～36mm，可让关节具有更大的关节活动范围和更好的关节稳定性。根据患者要求，本病例使用陶瓷对聚乙烯摩擦界面。

● **该例髋关节置换术中需注意哪些要点？**

答：手术常规采用髋关节后外侧切口，因髋关节髋臼周缘骨质增生

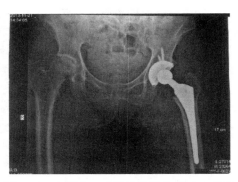

图 2-12　左侧人工全髋关节置换术后 X 线片

明显，常规暴露髋关节后行股骨头脱位时应避免暴力脱位导致髋臼骨折，必要时可先行股骨颈截骨后再行股骨头取出。标准髋臼假体的安放位置是前倾 15°±10°，外展 40°±10°，股骨假体柄的颈干角平均为 127°（125°～130°），假体前倾角平均为 13°（12°～15°）。假体型号的选择应注意尽可能保证假体可正常压配固定，防止因假体型号偏小导致早期假体松动下沉及移位。髋臼金属臼杯安装后应检查其周缘增生骨质是否存在假体撞击可能，必要时应用骨刀将相应骨赘去除。术中应充分检查人工髋关节的稳定性，特别是屈髋内旋位和伸髋外展外旋位的稳定性，必要时应及时调整假体的安装角度，避免术后早期人工关节假体脱位。

● 髋关节置换术后早期注意事项有哪些？

答：（1）患者坐位、站立或平卧时均应避免交叉腿和膝（跷二郎腿、盘腿），避免跪姿。

（2）平卧时双大腿之间一定要放枕头，以保持双腿分开。侧卧时双腿间应夹枕，避免过度内收内旋造成脱位，此习惯最少应维持 3 个月。

（3）当坐、站或躺时，膝盖和脚尖避免过度转向内侧，应保持脚和膝盖直对天花板或朝向外侧。

（4）坐位时双膝双足应分开，不坐低矮的椅子或柔软的沙发，如需要可用枕头垫坐。双膝的位置最好在髋关节以下水平。

（5）选择一个牢固、直背、有扶手的椅子，有利于站起或坐下，从坐到站立时，应先向椅子边缘滑动，然后挂拐站起。

（6）如厕时使用加高坐便器，禁止蹲便，使如厕时膝关节的位置保持在髋关节以下水平。

（7）站立或坐时身体向前倾斜幅度不能超过 90°，即避免弯腰动作过大，弯腰时双手最好不要超过膝关节。

（8）术后 3～6 个月内避免下蹲拾物。

（9）避免和控制各种感染，患髋如有不适应应随时就诊复查。

● **髋关节置换术后护理及康复注意事项有哪些？**

答：髋关节置换术后护理及康复注意事项如下。

（1）镇痛　疼痛可以加重患者的痛苦，影响其睡眠及康复。术后采用多模式联合镇痛方法有效控制疼痛。

（2）体位　术后患者应确保患肢向外微展，禁止侧卧，防治患肢向内收缩或外旋，导致脱位。患者翻身时，应保持两腿、两臀及双肩在同一方向，并将软垫垫在膝部。

（3）防止深静脉血栓形成　早期行踝泵运动、气压循环治疗。

（4）防止关节脱位　卧位，伸直术侧下肢，髋外展 15°～30°。

（5）坐位　不宜久坐，每次＜30min，床上屈髋＜45°，床旁坐屈髋＜90°，同时避免屈髋内伴内旋。

（6）转移活动　卧位时向术侧侧翻取床头柜上物品，半坐位时健侧取床头柜上物品。翻身时应向患侧翻身。坐位起立时应借助双上肢支撑坐起。下床时向术侧移向床边，上床时术侧先移上床。在床旁坐、站立时，术侧髋尽可能后伸，避免起立时屈髋＞90°。

（7）关节活动度训练　拔出引流管后借助膝关节持续关节被动运动装置被动屈伸髋关节，屈曲角度控制在 90°以下。逐渐由被动向助力和主动运动过渡，早期仰卧位足底沿床面进行屈髋屈膝主动运动，屈髋＜70°。部分术前髋关节合并屈曲畸形的患者术后早期应行髋关节伸直训练，俯卧位有利于伸髋训练。

（8）肌力训练　重点训练臀中肌、臀小肌、股四头肌和腘绳肌等，包括等长肌力训练及等张肌力训练。

（9）站立负重和步行训练　术后两日拔除切口引流管后即可开始扶拐部分负重行走训练。

● **患者出院时应交代的注意事项有哪些？之后应如何随访？**

答：患者出院时应交代的注意事项包括以下几点。

（1）术后 3 个月内避免侧卧、盘腿及深蹲，双下肢保持膝踝分开姿势，并保持足尖朝前或轻度外旋。

（2）避免坐低矮的椅凳及沙发，使用较高的坐便器，尽可能保持髋关节屈曲角度小于 90°。

（3）术后扶双拐行走 6 周，之后改行健侧扶单拐行走 6 周，然后可弃拐行走。

（4）术后若发生身体其他部位炎症性改变，应及时治疗。

（5）手术部位若出现红肿、疼痛及明显活动障碍等不适时应随时就诊复查。随访时间一般为术后 3 个月、半年、1 年及随后每年，一般随诊复查项目为关节功能检查，行常规髋关节正侧位拍片，并行血沉及 C 反应蛋白测定。

主任医师总结

髋关节骨性关节炎是目前老年患者的常见病，在我国以继发性骨性关节炎多见，发病早期可指导患者积极行非手术治疗，预防关节畸形等严重的关节障碍。

该患者髋关节无明显发育性异常，既往无明显外伤史及局部感染史，结合拍片显示，诊断为髋关节原发性骨性关节炎。目前已达到骨性关节炎终末期，合并严重的关节功能障碍，严重影响日常生活，非手术治疗无效，解决该问题的很好的方法行人工全髋关节置换术。因患者无明显髋关节畸形，目前可进行常规全髋关节置换术，结合患者具体情况，选择使用生物固定型假体，陶瓷对高交联聚乙烯摩擦界面。手术入路可采用常规髋后外侧手术入路，亦可使用微创术式。术中行股骨头脱位时应避免因髋臼骨质增生行暴力脱位导致髋臼骨折，注意假体安放位置，避免因安放角度不当发生术后早期假体脱位，术中应修复外旋肌群。在合并关节畸形患者的手术中，应将关节畸形的相关因素彻底排除，充分松解，保证术后获得良好的关节功能，术后还应积极配合关节康复锻炼，防止关节再次粘连导致畸形发生。

参 考 文 献

[1] 田伟主编. 积水潭骨科教程. 北京：北京大学医学出版社，2005.

[2] 王东辰，田敏，高玉镭等. 36mm 球头与 28mm 球头全髋关节置换后脱位率比较. 实用医药杂志. 2014，31（2）：135-137.

[3] 王海燕，王岚，荆丽璞等. 人工全髋关节置换围手术期康复护理. 山西医药杂志，2014，43（2）：350-352.

[4] 韩兴兵. 髋关节置换术后的康复训练指导. 中外医疗，2014，33（6）：162-164.

（李炜明　吴立忠　吴星）

双髋部疼痛十余年，加重1年——
股骨头坏死

❀ ［实习医师汇报病历］

患者女性，55岁，以"双髋部疼痛十余年，加重1年"为主诉入院。缘于入院前十余年患者无明显诱因出现双髋部酸痛，行走时间久后加重，休息可缓解，未就诊。发病以来患者双髋部疼痛逐渐加重，期间就诊于当地医院，行双髋关节X线片示双侧股骨头坏死，予对症处理，稍有缓解。现双髋部疼痛明显伴有活动受限，无法长时间行走，髋关节X线片示"双股骨头坏死伴双髋关节炎"，为进一步治疗，门诊拟"双股骨头坏死伴双髋关节炎"收入住院。患者既往体健，否认饮酒及服用激素类药物。否认其他"心、肝、肺、脾、肾"等重要脏器疾病史，否认传染性疾病史，否认外伤史血史。

体格检查：T 36.7℃，P 76次/分，R 20次/分，BP 136/86mmHg。神志清楚，心肺未见明显异常。脊柱生理弯曲存在，无畸形，各棘突无压痛叩击痛，颈椎及腰椎活动无受限。双下肢无畸形，双髋部皮肤完好，未见红肿及破溃，髋周围肌肉及股肌萎缩，双侧腹股沟中点深压痛，双下肢纵向叩击痛阴性，双髋关节活动受限。左髋活动度：屈曲80°⇄后伸0°，外旋5°⇄内旋5°，内收5°⇄外展10°。右髋活动度：屈曲90°⇄后伸0°，外旋10°⇄内旋5°，内收5°⇄外展15°。双髋托马斯（Thomas）征阳性，骨盆外观无畸形，骨盆挤压试验、骨盆分离试验阴性。双膝、左踝及左足各关节无畸形，活动可，肢体远端感觉、血运、皮肤温度未见明显异常。余肢体检查未见明显异常。

辅助检查：髋关节X线片（图2-13）示双股骨头坏死伴双髋关节炎。

入院诊断：双股骨头坏死伴双髋关节炎。

诊疗计划：①按骨科护理常规，二级护理；②完善血常规、尿常规、粪常规、生化全套、凝血全套、心电图、下肢彩超等各项检查；③暂予对症处理，请示上级医师，指导进一步诊疗计划。

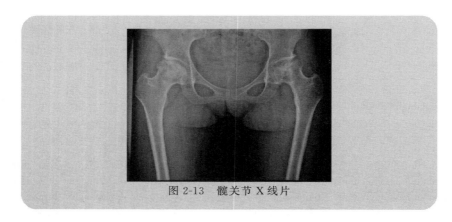

图 2-13 髋关节 X 线片

主任医师常问实习医师的问题

● 什么是股骨头缺血性坏死？

答：股骨头缺血性坏死（avascular necrosis of the femoral head，ANFH）曾被称为股骨头无菌性坏死、特发性坏死、无血管性坏死等，是指股骨头的活组织成分（骨组织的细胞、骨髓内细胞）因缺乏血液供养而导致股骨头因局部缺血而发生的坏死。以儿童和青壮年多见，男多于女。

● 股骨头缺血性坏死的临床表现有哪些？

答：主要症状为患侧髋部疼痛，呈隐性钝痛，急性发作可出现剧痛，疼痛部位在腹股沟区，站立或行走久时疼痛明显，出现轻度跛行。晚期可因劳累而疼痛加重，跛行，髋关节屈曲、外旋功能明显障碍。检查时，患髋"4"字试验阳性，Thomas 征阳性。晚期髋关节屈曲、外展、外旋明显受限。患肢短缩畸形，并出现半脱位。

● 如何诊断股骨头缺血性坏死？

答：（1）病史　患者常有髋部创伤史，如股骨颈骨折；或长期大量服用激素史，或嗜酒史。

（2）症状与体征

① 疼痛：最早出现的症状是髋部或膝部疼痛，疼痛可为持续性或间歇性。每个患者均会出现。

a.创伤性股骨头缺血性坏死，初起疼痛多不严重，活动后加重，休息后减轻。疼痛出现的时间大多在伤后 1~3 年。若疼痛突然加重，常提示发生了塌陷。

b.激素性坏死的疼痛多数较严重，甚至出现静息痛，需服镇痛药方能缓解。有的因疼痛出现髋部肌痉挛，致使行动十分困难。疼痛出现的时间，多在服用激素后半年至 1 年之间。

c.乙醇中毒性坏死的疼痛程度，介于创伤性与激素性，疼痛出现时间难以确定。患者大多有 10 年以上的饮酒史。

d.病变晚期发生髋关节退行性改变，疼痛与骨性关节病相似。

② 跛行：一般与疼痛同时出现，早期为痛性跛行。后期可因单侧髋关节不稳定而呈单侧摇摆跛行，双侧病变晚期可呈"鸭步"。

③ 功能障碍：早期髋关节活动正常或仅有外展、内收轻度受限，随着病情发展，髋关节活动受限明显。严重者髋关节功能完全丧失，甚至卧床。

④ 体征：可见双下肢不等长，患髋周围肌肉及股肌萎缩。因髋关节屈曲畸形而出现托马征阳性。

（3）X 线检查 X 线片是本病诊断、分期的主要手段与依据，要求摄高质量的双髋正位和蛙式位或侧位 X 线片，必要时摄断层片。

（4）MRI 当股骨头血供出现中断 2~5 天后，骨髓脂肪细胞坏死，MRI 就可显示股骨头信号减弱，反映组织学上的改变。在坏死早期阶断，坏死区内仍含有脂肪性骨髓，表现为高信号带（图像上呈白色），而周围的硬化带表现为低信号（图像上呈黑色），形成坏死的早期特征，称为双线征。对早期诊断有重要意义。目前认为 MRI 是早期诊断最先进的方法。需要说明当髋部有金属内固定物时，不宜做 MRI 检查。

（5）核素三相骨扫描检查 早期表现为坏死区的放射性稀疏或缺损，即相对"冷"区或"冷"区；再生期可见局部放射性浓集，即"热"区。与 X 线检查比较，大概可提前 6~9 个月确定坏死范围，提早 3~6 个月显示坏死区的血管新生。

（6）骨髓功能检查

① 骨髓内压测定：于大转子外侧以针刺入转子区骨髓腔中测量其压力，正常静息压为 2.67kPa 左右，一般不超过 4kPa，可进一步做加压试验，向髓腔内注入等渗盐水后再进行测压，若压力增加 1.33kPa 以上表示血管床异常，无能力吸收及分布注入盐水负载。

② 骨内静脉造影：于测压完毕后进行。注入 8~10ml 造影剂至髓腔中，很快可见骨外静脉回流，正常时无骨干内血管回流及停滞，10min 后

大部造影剂由骨外排出至旋股内静脉、旋股外静脉和坐骨静脉等。股骨头坏死时，注入造影剂很困难且患者感到疼痛，干骺端的血管不完全充盈，有时完全没有，15min 后骨干静脉回流很多并长时间淤积。

（7）数字图像分析　用普通髋关节 X 线外，置于多光谱彩色数据系统上，进行校正处理，可以使在普通 X 线片上不能识别的坏死病灶在彩色图像上显示出来。坏死区在彩色图像上呈现蓝色，较 X 线片上显示出股骨头坏死的时间提前 9～18 个月。

（8）髓芯活检　局部麻醉下，于大转子下方钻入 6～10mm 的空心环锯，在 X 线透视机指引下，经股骨颈至股骨头坏死区软骨下 5mm 处，钻取髓芯做病理学检查。但要避免伤害股骨头内重要结构，术后需用拐行走，保护股骨头。

● **股骨头缺血性坏死应与哪些疾病相鉴别？**

答：（1）髋关节结核　早期出现低热、盗汗等阴虚内热症状，髋部可见脓肿，X 线片可显示骨与关节面破坏。

（2）类风湿关节炎　关节出现晨僵；至少一个关节活动时疼痛或压痛；从一个关节肿胀到另一个关节肿胀应不超过 3 个月。关节往往呈对称性肿胀。在骨隆起部位或关节伸侧常有皮下结节。实验室检查红细胞沉降率加快，多数患者类风湿因子阳性。X 线片显示，关节间隙病变早期因滑膜充血、水肿而变宽，以后变狭窄。骨质疏松，关节周围韧带可出现钙化。

（3）风湿性关节炎　关节出现红、肿、热、痛，疼痛呈游走性。实验室检查血清抗链球菌溶血素 "O"（ASO）可为阳性。X 线片示骨结构改变不明显。

 主任医师常问住院医师、进修医师或主治医师的问题

● **股骨头缺血性坏死有哪些常用分期？**

答：（1）Ficat 分期法　分为 4 期。

Ⅰ-缺血期（A）：X 线片显示正常。

Ⅱ-血管再生期（B）：X 线片显示股骨头轮廓正常，但有硬化透明区。硬化为新生骨集聚。

Ⅲ-骨骼塌陷期（C）：X 线片显示有软骨下塌陷或股骨头变扁平。骨质被吸收。

Ⅳ-塌陷静止期（D）：X线片显示关节腔变窄，髋臼发生退行性改变。

（2）世界骨循环研究学会（ARCO）分期　分为5期。

0期：病理学检查阳性，其他检查阴性。

Ⅰ期：骨扫描和（或）MRI阳性，其他阴性。

- Ⅰ-A：MRI检查病变范围小于股骨头的15％。
- Ⅰ-B：MRI检查病变范围占股骨头的15％～30％。
- Ⅰ-C：MRI检查病变范围大于股骨头的30％。

Ⅱ期：X线检查阳性，股骨头无塌陷。

- Ⅱ-A：MRI检查病变范围小于股骨头的15％。
- Ⅱ-B：MRI检查病变范围占股骨头的15％～30％。
- Ⅱ-C：MRI检查病变范围大于股骨头的30％。

Ⅲ期：半月征和（或）股骨头塌陷，未涉及髋臼。

- Ⅲ-A：正侧位X线片上，半月征小于股骨头的15％，或塌陷＜2mm。
- Ⅲ-B：正侧位X线片上，半月征占股骨头的15％～30％，或塌陷2～4mm。
- Ⅲ-C：正侧位X线片上，半月征大于股骨头的30％，或塌陷4mm以上。

Ⅳ期：股骨头扁平或塌陷，关节间隙变窄，骨性关节炎改变。

如何治疗股骨头缺血性坏死？

答：（1）非手术治疗　主要应用于股骨头坏死早期患者。

① 保护性负重：使用双拐可有效减少疼痛，但不提倡使用轮椅。

② 药物治疗：非甾体消炎药、低分子肝素、阿仑膦酸钠等有一定疗效，扩血管药物也有一定疗效。

③ 中医治疗：以中医整体观为指导，遵循"动静结合、筋骨并重、内外兼治、医患合作"的基本原则，强调早期诊断、病证结合、早期规范治疗。对亚临床期患者采用活血化瘀为主、辅以祛痰化湿、补肾健骨等中药，具有促进坏死修复、预防或减轻塌陷的作用；对于塌陷前出现疼痛等症状的股骨头坏死，在保护性负重基础上，应用活血化瘀、利水化湿中药能缓解疼痛，改善关节功能；对于塌陷后股骨头坏死，配合外科修复手术，能提高手术效果。

④ 物理治疗：包括体外震波、高频电场、高压氧、磁疗等，对缓解疼痛和促进骨修复有益。

⑤ 制动与适当牵引：适用于 ARCO Ⅰ期、Ⅱ期的病例。

（2）手术治疗　多数 ANFH 患者会面临手术治疗，手术包括保留患者自身股骨头手术和人工髋关节置换术两大类。保留股骨头手术包括髓芯减压术、骨移植术、截骨术等，适用于 ARCO Ⅰ期、Ⅱ期和Ⅲ-A期、Ⅲ-B期患者，坏死体积在 15％以上的 ANFH 患者。如果方法适当，可避免或推迟行人工关节置换术。

① 髓芯减压术：适用于 ARCO Ⅰ期、Ⅱ期早期，通过减压，降低骨内高压，解除骨内静脉淤滞，改善血液循环，给股骨头内再血管化及再骨化创造条件，以促进修复。其操作简单，简便易行，手术损伤小。

② 不带血运的骨移植术：适用于 ARCO Ⅱ～Ⅲ期，去除头内坏死骨，用自体骨松质和骨皮质填充，起减压、支撑和骨诱导作用。但单独骨移植无血运，植骨愈合过程为爬行替代。术式较多。

③ 带血运的骨、骨膜转移或移植术：适用于 ARCO Ⅱ期、Ⅲ早期。

a.带血管蒂的骨转移或移植术可降低骨内高压，去除阻碍血管长入的死骨，填充骨松质，增加骨诱导作用，填入带血运的骨皮质起支撑作用。其良好血运可满足股骨头血供，加速骨愈合。代表性的有带缝匠肌骨瓣移植术、带旋髂深血管蒂髂骨瓣移植术、吻合血管的腓骨游离移植术等。

b.带血管蒂骨膜移植术不但重建了股骨头血运，且增加了成骨效应细胞，去除了带蒂骨移植术时骨皮质对骨膜生发层细胞增殖的抑制，经传导或诱导作用在坏死骨小梁表面形成新骨，骨膜内层细胞可分化为成骨细胞，对股骨头坏死的修复具有积极的促进作用，其不足之处是缺乏支撑力，代表术式为带血管蒂的髂骨骨膜移植术。

④ 钽棒置入术：是从髓芯减压术与腓骨移植之间发展出来的技术，是针对早期股骨头坏死保留性微创治疗。

⑤ 死骨清除股骨头成形术：适用于 ARCO Ⅲ期。这是近年来出现的新技术，其原理是清除死骨后，用骨水泥或骨替代材料，如羟基磷灰石、脱骨钙等填充缺损，使塌陷的股骨头软骨面复位，恢复股骨头圆形轮廓。

⑥ 介入治疗：介入疗法是近年兴起的一种微创疗法，其原理是局部应用高浓度溶栓、扩血管药物，解除血管痉挛，融通微血管栓子，增加动脉灌注，改善静脉回流，降低骨内压，从而改善股骨头区域血运，有效促进和沟通侧支循环，以有利于新骨生长，死骨修复，进而防止股骨头塌陷及延缓关节退变进展。此方法是通过导管从旋股动脉及臀下动

脉或闭孔动脉经微量泵灌注溶栓及扩血管药物。介入治疗以其微创有效，有着广阔的治疗前景，适用于 ARCO Ⅰ～Ⅱ 期患者，但因其出现时间尚短，其远期疗效尚需进一步观察。

⑦ 表面髋置换术：对于青壮年患者，行表面置换成形术。此术式保留了大部分股骨及全部股骨颈，仍有股骨上端生理负重传导结构的特征，从而获得较好的功能。

⑧ 全髋关节置换术：股骨头缺血坏死塌陷的患者，如已超过 60 岁，适宜行人工关节置换术。行人工关节置换术后，患者可以早期活动和使用患肢，避免很多并发症。且随着人工关节置换技术的提高和人工关节材料制作工艺的不断发展，其年龄界限有放宽趋势。对于青壮年患者，行表面置换成形术。此术式保留了大部分股骨及全部股骨颈，仍有股骨上端生理负重传导结构的特征，从而获得较好的功能。

本例患者可考虑行全髋关节置换术。

● 该例股骨头坏死患者行髋关节置换术中需注意哪些要点？

答：体表标志：髂前上棘、股骨大转子。皮肤切口：起自股骨大转子下方 8cm，沿股骨前缘向上经大转子的顶端转向后方，终止于髂后上棘水平。神经：切口从臀中肌和股外侧肌进入，故应保护进入臀中肌的臀上神经及进入股外侧肌的股神经肌支。浅层解剖：依次为皮肤、阔筋膜。深层解剖：臀大肌、臀中肌、股外侧肌。

常规采用髋关节后外侧切口，在转子间窝切断外旋肌群的同时，注意保护坐骨神经。常规暴露髋关节后将下肢极度内收并旋外，使股骨头脱出髋臼。标准髋臼假体的安放位置是前倾 $15° \pm 10°$，外展 $40° \pm 10°$，股骨假体柄的颈干角平均为 $127°$（$125°～130°$），假体前倾角平均为 $13°$（$12°～15°$）。假体型号的选择应注意尽可能保证假体可正常压配固定，防止因假体型号偏小导致早期假体松动、下沉及移位。髋臼金属臼杯安装后应检查其周缘增生骨质是否存在假体撞击可能，必要时应用骨刀将相应骨赘去除。术中应充分检查人工髋关节稳定性，特别是屈髋内旋位和伸髋外展外旋位的稳定性，必要时应及时调整假体安装角度，避免术后早期人工关节假体脱位。

主任医师总结

股骨头坏死的原因不明，与激素使用、过量乙醇及外伤等因素有关。目前提倡早发现、早治疗，以 MRI 检查为首选。对于 ARCO Ⅰ 期、

Ⅱ期股骨头坏死患者，可选择髓芯减压术或钽棒置入术。对于 ARCO Ⅲ期以后患者，可考虑人工关节置换手术。

目前人工髋关节置换进入了高速发展阶段。在临床试验中，人们逐渐认识到假体之间磨损产生的颗粒诱导、假体周围骨溶解是影响人工关节使用寿命的重要原因。如何减少或防止磨损颗粒产生，防止假体松动，延长人工关节使用寿命成了骨科界广泛探讨的新课题。

金属-聚乙烯是目前临床使用最多的人工关节组合，其中最常用的是钴铬钼合金和聚乙烯组合。聚乙烯内衬较金属、陶瓷的另一大优势是聚乙烯内衬可制成防脱位内衬。并且聚乙烯和金属假体的撞击问题较陶瓷、金属的硬-硬组合要小得多。理论上聚乙烯内衬具有每年 0.1mm 的磨损，但由于第三方颗粒的存在，如骨水泥碎屑、骨碎屑等，会加速聚乙烯材料的磨损进程。

① 陶瓷-聚乙烯界面：陶瓷表面为离子型结构，高负电荷，有较好的亲水性，体液可在其表面形成一层薄膜，使关节面得到良好的润滑。同时陶瓷还具有抗研磨性、耐腐蚀性、绝缘性、生物学惰性、表面不易附着细菌、理想的抗疲劳性及表面退化缓慢等优点。

② 陶瓷-陶瓷假体完全避免了股骨头对聚乙烯内衬的磨损，陶瓷头的容积磨损量为每年 $0.1mm^3$，且具有质地坚硬、易于抛光、不易划伤、高度亲水性等优点，在临床应用中取得了令人满意的疗效。陶瓷-陶瓷假体的体外磨损试验结果为 $0.5mm^3/10^6$ 周次；临床翻修取出的陶瓷假体 15 年仅磨损数微米，线性磨损约为每年 0.001mm，是金属-聚乙烯面的 0.05%，金属-金属界面的 1%。

③ 金属-金属界面：金属-金属假体的摩擦间隙决定了润滑液膜的厚度，而后者决定了金属界面的磨损率。从理论上讲，间隙越小、磨损量越小。金属-金属假体的线性摩擦率只相当于金属-普通超高分子聚乙烯假体的 1%。特别是引入大直径股骨头假体后，假体活动时摩擦面的角速率增加，可以带入更多液体，形成较完整的液膜摩擦，大大减少了磨损，实现了在提高稳定性的基础上的低摩擦。

④ 陶瓷头-金属内衬界面：从技术理论方面讲，这种界面与金属-金属界面相比，可减少金属磨损和金属离子的释放；与陶瓷-陶瓷界面相比，可避免或减少陶瓷内衬碎裂的风险，及磨损条带和术后常响声的出现，并可通过加大股骨头假体直径，增加髋关节的稳定性和活动度。

人工膝关节材料组成的"金标准"仍是钴合金和超高分子聚乙烯，与人工髋关节的材料相同。目前有关超高分子聚乙烯和聚甲基丙烯酸甲酯的改进仍处于尝试和研究阶段，其他一些等弹性或低弹性材料、耐磨性材料（如生物陶瓷、"黑金"）仍未成熟，需进一步研究和观察。

参 考 文 献

[1] 黄文武. 髓芯减压术与髓芯减压并钽棒植入术治疗早期股骨头缺血坏死的近期疗效比较. 中国现代医药杂志，2011，13（12）：43-45.

[2] 付小勇，高万里. 中西医结合治疗成人股骨头缺血性坏死 30 例. 江西中医药，2007，38（4）：45-46.

[3] 董国良. 成人股骨头缺血性坏死手术治疗的研究进展. 中国实用医药，2010，32：234-236.

[4] Witzleb WC, Ziegler J, Krummenauer F, et al. Exposure to chromium, cobalt and molybdenum from metal-on-metaltotal hip replacement and hip resurfacing arthroplasty. Acta Orthop, 2006, 77（5）：697-705.

[5] Vendittoli PA, Mottard S, Roy AG, et al. Chromium and cobalt ion release following the Durom high carbon content, forged metal-on - metal surface replacement of the hip. J Bone Joint Surg Br, 2007, 89（4）：441-448.

（翁绳健　詹洋　康荣彬）

右侧髋关节置换术后 2 年，右髋疼痛活动受限 1 年——右髋关节置换术后假体松动

🏵 ［实习医师汇报病历］

　　患者男性，61 岁，以"右侧髋关节置换术后 5 年，右髋疼痛活动受限 1 年"为主诉入院。双髋正位片 X 线片示右侧人工全髋关节置换术后，假体周围可见透亮线。为进一步治疗，门诊拟"右髋关节置换术后假体松动"收入住院。患者发病以来，一般情况尚可。患者既往体健，否认其他"心、肝、肺、脾、肾"等重要脏器疾病史，否认传染性疾病史，否认外伤史、输血史，否认食物、药物过敏史。

　　体格检查：T 36.7℃，P 76 次/分，R 20 次/分，BP 136/86mmHg。神志清楚，心肺未见明显异常。右髋可见一长约 10cm 的手术瘢痕，局部无明显红肿，未见明显渗出。右髋局部压痛，活动受限，肢体远端感觉、血运、皮肤温度未见明显异常。余肢体未见明显异常。

　　辅助检查：双髋正位 X 线片（图 2-14）示右侧人工全髋关节置换术后，假体周围可见透亮线。

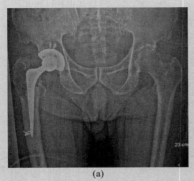
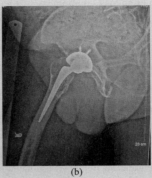

(a)   (b)

图 2-14 双髋正位 X 线片，示右侧人工全髋关节
置换术后，假体周围可见透亮线

入院诊断：右髋关节置换术后假体松动。

诊疗计划：①按骨科护理常规，二级护理；②完善血常规、尿常规、粪常规、生化全套、凝血全套、心电图、下肢彩超、心脏超声等各项检查；③请示上级医师，指导进一步诊疗计划。

 主任医师常问实习医师的问题

● 全髋关节置换术后疼痛的可能病因有哪些？

答：（1）内在病因

① 无菌性松动：在瑞典 70％的髋翻修的原因为无菌性松动，知道使用的假体类型很重要，有一些假体设计导致早期失败。其中早期股骨干假体失败的最引人注目的报道是 Capital 全髋（英国 3-M 公司）。在 26 个月的随访中，其明确的松动率为 16％，另外有 8％为可能松动。在英国大概有 5000 例股骨干假体置入，5 年的失败率估计在 20％。松动在其早期通常是无症状的，特别是髋臼松动。后期表现可能为腹股沟或大腿疼痛。有时髋臼松动表现为臀深部不适。

② 感染：深部感染对于患者和医师来讲都是挑战性的并发症。英国医学研究委员在一项大范围回顾中报道，关节置换术后感染率在 0.3％～2.2％。Fitzgerald 等对关节假体感染进行分型。分为以下 3 型。

Ⅰ型：急性暴发性感染，通常发生于 6 周内。

Ⅱ型：延迟脓毒症，或慢性无痛性感染。

Ⅲ型：之前良好功能的髋关节置换迟发血源性感染。

Tsukayama 等提出了第Ⅳ型：在髋关节翻修前没有感染证据，但翻修时培养结果阳性。

大量研究显示最常见的单发菌种为凝固酶阴性葡萄球菌（47％的病例）和甲氧西林敏感金黄色葡萄球菌（44％的病例）。8％转为耐药金黄色葡萄球菌，7％转为厌氧菌。

③ 脱位：脱位是全髋关节置换的最常见并发症之一。报道显示初次全髋关节置换的脱位发生率在 0.3％～7％，而全髋翻修的脱位率上升到 25％。根据病史和放射学表现，髋关节完全脱位很明显，而半脱位则不明显。脱位和髋臼位置、颗粒和不足的外展肌力有关。脱位因软组织张力产生不适，可能会有机械碰撞声。

早期脱位发生在术后最初的 3 个月内，此类型能更好的诊断，使用非手术治疗比迟发脱位类型的较低。相对的，迟发脱位包含多种原因，如聚乙烯颗粒，软组织松弛并最终导致较高的再脱位率。较大的股骨头通过增加头颈比率来增加稳定性。因此，在脱位发生之前提高了初始活动弧和更大范围的移动而减少了脱位次数。

④ 假体周围骨折：Berry 报道假体周围骨折的发生率，20859 例初次骨水泥型全髋关节置换术后假体周围骨折的发生率为 0.3％，而非骨水泥型全髋（3121 例）的发生率为 5.4％。骨水泥型全髋翻修术中骨折的发生率在 3.6％，而非骨水泥型全髋翻修术中骨折的发生率在 20.9％。骨折部位和骨质量需要仔细评估。Vancouver 分型是基于骨折部位。参见前文相关内容。

⑤ 炎症情况：据报道关节置换术后转子滑囊炎的发生率，在转子截骨术时为 17％，没有截骨时为 3％。逐渐增加的手术侧髋关节的偏移或转子部位钢丝可引起滑囊炎。疼痛局限，在患侧卧位时疼痛加重。髂腰肌肌腱炎可由假体领前缘和相对前倾或后倾的髋臼杯撞击而发生。

⑥ 大腿疼痛——股骨干假体顶端疼痛：大腿痛的病因学是多因素的，各报道的发生率不同。Engh 和 Massin 记载在骨向内长入时大腿痛的发生率为 8％，而纤维长入时其发生率为 35％。有两种基本的致病机制：股骨假体顶部微动或超负荷。前者，股骨假体松动或纤维固定，允许假体顶部在关节圆周负荷时移动，这依次刺激稠厚的神经支配的骨内膜。后者，由于在坚硬的大直径非骨水泥股骨假体和其周围坚强度较低的宿主骨之间的弹性模量不匹配。因此，股骨干假体不能沿股骨全长传

导适用的负荷，但是集中在假体顶部产生过度的骨局限性压力和骨内膜刺激。

（2）外在病因　如果关节置换术后疼痛与术前相似，这看起来髋关节病因并没有引起疼痛症状。举个例子，腰椎和骶髂部病因所致症状和髋关节炎的症状类似，发生大腿、臀部疼痛，偶尔腹股沟区疼痛。椎管狭窄是最常用的鉴别诊断之一。这部分病例中髋关节活动障碍应该是无痛的，但是偶尔合并的椎管狭窄，在全髋置换术后逐渐增加患者的活动度后才会被发现。但是这样的疼痛具有不同于术前的特征。

其他退变性、脊柱炎症、或骶髂关节问题能根据详细的病史和检查予鉴别，也能由放射学、CT 或 MRI 检查证实。然而，在有些病例中，基于检查和研究来排除脊柱原因的疼痛是困难的，诊断性局部麻醉药髋部注射可能有帮助。

疼痛也可能和佩吉特病有关，该病能和髋关节骨关节炎共存。该病能产生术后疼痛，但应该对医学治疗敏感。在术中直接损伤股神经、坐骨神经和股外侧皮神经，或由全髋置换导致的肢体延长而间接损伤，产生皮肤灼痛。骨盆、腰椎或股骨骨折肿瘤转移性疾病能产生症状，使人误认为全髋功能不良和疼痛。这样的转移疾病可能在放射学上没有证据，可能由于内固定物而致认识不清。此种情况有经典的休息痛或夜间痛病史。

● 人工髋关节假体松动的分型有哪些？

答：（1）O'Neill 和 Harris 将骨水泥型股骨干假体松动分类

① 可能存在的松动：射线透亮带位于骨-骨水泥界面，占整个骨-骨水泥界面的 50%～100%。

② 可能的松动：放射透亮带是连续围绕于整个骨水泥套，或在某些位置有 2mm 宽度。

③ 明确的松动：假体位移，骨水泥或假体骨折。

（2）骨水泥型髋臼组件松动由 Hodgkinson 等依据骨-骨水泥界面的分界范围分类。

0 型：没有放射透亮带。

1 型：外 1/3。

2 型：外和中 1/3。

3 型：完全分界。

4 型：臼移位。

这和松动的术中所见相关。0 型的没有松动，7％的 1 型，71％的 2 型，94％的 3 型，100％的 4 型松动。

哪些放射学征象提示松动或感染？

答：（1）X 线平片征象

① 骨水泥与骨界面之间透亮带达 2mm 或其以上者。

② 骨水泥与骨界面之间透亮带进行性增宽。

③ 假体移位。

④ 金属假体与骨水泥界面之间出现透亮带或进行性增宽者。

⑤ 骨水泥断裂。

⑥ 骨膜增生。

⑦ 应力（持重）位 X 线片或透视下，见假体移位。

⑧ 骨质破坏。

（2）放射性核素骨扫描征象

① 手术 6～12 个月以后，髋臼或股骨区有放射性核素浓聚。

② ^{67}Ga 摄取较 ^{99m}Tc 摄取为多。

X 线片上假体松动的模式分型？

答：X 线片上假体松动的模式分型如下。见图 2-15。

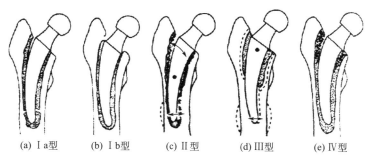

(a) Ⅰa型　(b) Ⅰb型　(c) Ⅱ型　(d) Ⅲ型　(e) Ⅳ型

图 2-15　X 线片上假体松动的模式分型示意

Ⅰ型分为Ⅰa 型和Ⅰb 型。

Ⅰa 型：柄区放射透亮，常伴柄远端水泥断裂。

Ⅰb 型：几乎各区均放射透亮，骨-骨水泥界面有硬化的骨晕圈形成。

Ⅱ型：柄的近段向内侧移位，伴有柄尖向外侧移位。

Ⅲ型：由于远端骨水泥固定不确切，出现柄远段左右晃动，并伴有局部骨质硬化。

Ⅳ型：柄近段完全或不完全性丧失支撑，柄近段向内侧移位，而柄远段仍固定良好。

● 髋臼翻修的基本原则是什么？

答：髋臼翻修的基本原则为：①完整取出髋臼假体，尽可能保留髋臼骨组织；②正确评估骨缺损决定重建方法；③修复缺损骨组织，对假体表面提供最大覆盖和支撑；④选择合适的髋臼假体和固定方法；⑤提供假体即刻机械稳定性。

❀ ［住院医师或主治医师补充病历］

患者右髋关节疼痛呈持续性，长时间行走后加重，疼痛局限在大腿，下肢进行性缩短，行走的持续时间降低，关节活动度降低，无发热、切口红肿。从 X 线片上可见骨水泥的骨折，假体和骨水泥壁之间出现透亮带，血沉、CRP、降钙素原、白细胞计数均正常，ECT 指示考虑假体松动，故右髋关节置换术后假体松动诊断明确。入院后检查血常规、生化全套、尿常规、粪常规、凝血四项、心电图、胸部 X 线片、心脏彩超、下肢深浅动静脉彩超等均提示重要脏器功能未见明显异常；患者右髋置换术后髋关节疼痛明显，影响生活质量，患者及家属手术愿望迫切。综合以上情况，故该患者有手术指征。

⁇ 主任医师常问住院医师、进修医师或主治医师的问题

● 如何进行术前评估？

答：术前评估时应详细了解病史、查体及摄 X 线片。病史中应重点了解症状产生的部位、特点、时间、疼痛持续时间以及诱因和相关症状。对于所有髋关节置换术后出现疼痛的病例，均应进行包括血沉（正常值<20mg/dl）、C 反应蛋白（正常值<10mg/dl）在内的相关实验室检查。大多数血清炎症标志物结果阳性的病例均应在术前接受髋关节穿刺抽吸检查。将抽吸所得的滑液进行细胞计数及分类检查，同时进行厌氧菌和需氧菌培养。除术后立即进行的关节抽吸检查外，如果关节液检查结果显示白细胞计数在（2.5～3.0）×10^9/L，且中性分类比例>60%，就应该考虑存在感染的可能性。股骨假体松动的病例——大多数为骨水泥固定的假体，股骨近端通常已经重新塑形至内翻和旋后位

（即股骨近端重塑现象）。术前认识到存在这种重塑现象的可能性有助于降低翻修术中骨皮质穿透、术中骨折以及假体型号选择偏小的风险。扩大转子截骨（ETO）通常会有利于翻修手术的操作，尤其是对于股骨近端显著内翻重塑、固定牢固的非骨水泥型假体以及假体柄远端下方存在长段骨水泥者。普通 X 线平片通常会低估骨质丢失量。偶尔可以结合 CT 扫描以进一步确定股骨骨质丢失的严重程度。故建议对所有需要进一步鉴别骨质丢失类型，以及存在任何可能影响重建计划的股骨畸形病例均进行 CT 扫描检查。

如何确定治疗方案？

答：见图 2-16。

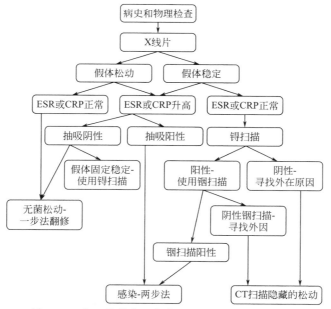

图 2-16 人工髋关节置换术后假体松动的治疗方案

[引自：Ardeshir Y. Bonshahi，Anil K. Gambhir. Evaluation of a painful total hip replacement. Orthopaedics and Trauma，2009，23（5）：301-306.]

如何评估股骨骨量缺损？

答：临床常用的股骨骨量缺损的评价系统是 AAOS 分型和 Paprosky 分型。

（1）AAOS 分型

① Ⅰ型：节段性缺损。

a. 股骨近端骨皮质缺损。

b. 局部缺损（前侧、内侧、后侧）。

c. 完全性缺损。

d. 中间段缺损。

e. 大转子缺损。

② Ⅱ型：腔隙性缺损。

a. 骨松质缺损。

b. 髓内侧骨皮质缺损。

c. 膨胀性骨缺损。

③ Ⅲ型：混合性缺损。

④ Ⅳ型：股骨对线不佳，旋转或成角。

⑤ Ⅴ型：股骨变细，髓腔狭小或闭锁。

⑥ Ⅵ型：股骨不连（继发于股骨骨折）。

（2）Paprosky 分型

Ⅰ型：干骺端骨松质仅有少量缺损，股骨干完整。

Ⅱ型：干骺端骨松质广泛缺损，股骨距缺损，骨干连续性完好。

Ⅲ型：干骺部骨质缺失并伴有股骨近端明显重塑现象。

ⅢA型：股骨干骺端骨松质广泛缺损，股骨距缺损，骨干连续性缺失，远端峡部有超过 4cm 范围可以用来固定假体。

ⅢB型：股骨干骺端严重损坏，骨干远端可以用来固定假体的峡部少于 4cm。

Ⅳ型：股骨髓腔内广泛的骨松质缺损，骨干的连续性缺失，用于固定假体的髓腔峡部完全缺失。

● 术前计划中应根据哪些情况进行相应的准备？

答：（1）前次手术记录及假体使用情况 如果手术是在其他医院做的，应该得到手术记录，注意使用假体的类型以及手术中遇到的特殊情况，如骨缺损、是否发生骨折及植骨情况。

（2）准备假体取出器械 明确假体的类型，股骨头是否可拆卸等，根据具体情况准备特殊的取出工具。如果假体类型不明或没有专有的取出工具，应准备公用的取出工具。

（3）与原假体匹配的髋臼、股骨柄或股骨头 如果股骨柄或髋臼某一侧不做翻修，应准备适合的股骨柄、股骨头、髋臼和内衬以方便进行某一部件的翻修，这样可极大地降低手术难度。

（4）术前 X 线片的模板测量　术前测量决定假体的可能型号。在 X 线片上测量股骨颈的长度。测量小转子到旋转中心的距离是方便的参考方法。

● 在内置物取出的过程中应注意些什么？

答：在计划骨水泥型内置物取出时，判断内置物是否松动。如果松动了，松动是否发生在骨-骨水泥界面、骨水泥-内置物界面或两者都有。进行周围骨质量的评估以减少内置物取出时额外骨丢失的可能性。需要很多不同的工具以安全地在合理的时间内取出骨水泥内置物。标准的骨水泥翻修工具盒应该有弯曲和直柄的骨凿、刮匙、咬骨钳和钻头。另外准备高速髋臼锉、可屈式扩孔钻、超声装置、冲击凿和外光源。对于有些必需翻修而固定牢固的假体，取出具有很大的挑战性。以最小的骨破坏顺利地将假体取出与新假体的置入、稳定固定同样重要。对于固定牢固的生物髋臼，最好选择 Explant 取出工具；对于固定牢固的骨水泥髋臼，可以将其破碎，分块取出；对于固定牢固、取出困难的生物柄，可以利用 ETO 技术将其取出；对于固定牢固的骨水泥柄，将柄从水泥壳中取出较易，但是彻底清除股骨髓腔中的骨水泥则较困难，并且很危险，采用超声取骨水泥器械会有很大帮助，如 ULTRA-DRIVE 或 OSCAR 等。另外还要掌握一些如 ETO、STO 等的技术。

● 何为 ETO？

答：ETO 即大转子延长截骨，是翻修人工全髋关节置换术（THA）中常用的截骨法，有利于显露髋臼并有利于移除原有股骨假体。研究结果显示翻修 THA 时采用 ETO 的效果良好。全髋关节翻修术中行股骨侧假体翻修时，假体柄下沉后近端的大量骨痂、纤维包裹及骨水泥是假体取出困难的常见原因，如果将假体柄近骨水泥、骨痂清理干净后仍不能取出假体柄，应果断行股骨转子滑动截骨，将股骨大转子连同骨水泥向外翻转，显露假体柄全长及远端股骨髓腔，于直视下行骨水泥清理及假体柄完整取出。

● 术后处理及康复锻炼如何？

答：患者术后可进行早期非负重活动，但需延缓部分负重的时间，通常为术后 6～12 周以后，由于患者术中行转子截骨，故应限制承重至少 6 周，开始用助行器行走，等有足够的肌力后再改手杖行走。

主任医师总结 ··

　　全髋关节翻修术是极具挑战性的手术，患者的原发疾病、全身情况、髋关节损坏程度都应在术前进行详细的评估。良好的术前计划和准备能预判术中可能遇到的困难，充分做好准备，减少手术时间，降低术后、术中并发症，是手术成功的关键之一。翻修手术时有很多技术和假体可供选择。骨水泥假体、非骨水泥假体、肿瘤假体、打压植骨、结构性植骨、颗粒植骨等技术和材料都分别有各自的适应证。骨缺损的程度、骨皮质的完整性、患者的全身状况以及功能要求都能影响手术方案的制订和假体的选择。术前摄片有助于合理估计骨缺损，确定假体的种类和型号。但实际的骨缺损程度只有假体取出后才能最后确定，有时骨缺损的情况比术前估计的更严重，术者对此应有所准备，术中应有备用处理方案，以保证手术顺利完成。

参 考 文 献

[1] Ardeshir Y. Bonshahi，Anil K. Gambhir，Evaluation of a painful total hip replacement. Orthopaedics and Trauma，2009，23（5）：301-306.

[2] 吕厚山. 现代人工关节外科学. 北京：人民卫生出版社，2006.

[3] 张先龙. 人工髋关节外科——从初次置换到翻修手术. 北京：人民军医出版社，2009.

[4] Julian JZ Prokopetz，Elena Losina，Robin L Bliss. et al，Risk factors for revision of primary total hip arthroplasty：a systematic review. BMC Musculoskeletal Disorders，2012，13：251.

[5] Jiri Gallo，Stuart Barry Goodman，Jiri Lostak，et al. Advantages and disadvantages of ceramic on ceramic total hip arthroplasty：A review. Biomed Pap Med Fac Univ Palacky Olomouc Czech Repub，2012，156（3）：204-212.

（张怡元　冯尔宥　林丽琼）

第三章　运动损伤医学科

左肩关节疼痛、活动受限 2 个月——
肩关节囊炎（冻结肩）

◉ ［实习医师汇报病历］

　　患者女性，52 岁，以"左肩关节疼痛、活动受限 2 个月"为主诉入院。缘于 2 个月前无明显诱因出现左肩关节疼痛、活动受限，无颈部疼痛，无胸闷，无心前区痛，无呼吸困难等不适，予外用止痛膏、口服洛索洛芬（乐松）镇痛对症治疗，疼痛症状稍缓解，左肩关节活动受限稍改善，今为进一步治疗，求诊我院。门诊予行 X 线及 MRI 等检查，左肩 X 线示左肩部未见明显异常。左肩关节 MRI 示左侧粘连性肩关节囊炎，拟"左侧肩关节囊炎（冻结肩）"收住我科。既往体健，否认其他"心、肝、肺、脾、肾"等重要脏器疾病史，否认传染性疾病史，否认外伤史、输血史，否认食物、药物过敏史。

　　体格检查：T 36.8℃，P 78 次/分，R 19 次/分，BP 125/80mmHg。神志清楚，心肺检查阴性。左肩肌肉稍萎缩，肩关节无明显肿胀，多部位压痛，左肩主动活动、被动活动均受限，右肩主动活动度：前屈 60°，外展 60°，体侧外旋 30°，体侧内旋仅可触及臀部；被动活动度：前屈 70°，外展 70°，体侧外旋 40°，体侧仅可触及臀部。肢体远端感觉、血运、皮肤温度未见明显异常。脊柱生理弯曲存在，无畸形，棘突无压痛、叩击痛。余肢体未见明显异常。

　　辅助检查：左肩关节 MRI（图 3-1）示左侧粘连性肩关节囊炎。

　　初步诊断：左侧肩关节囊炎（冻结肩）。

　　诊疗计划：①按骨科护理常规，二级护理；②口服塞来昔布（西乐葆）镇痛治疗；③完善术前检查（心电图、肺功能、血常规、生化全套及凝血功能等）；④择期行左肩关节镜下清理、松解术。

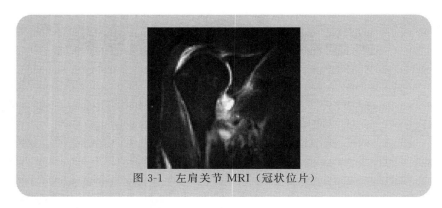

图 3-1　左肩关节 MRI（冠状位片）

 主任医师常问实习医师的问题

● 什么是冻结肩？冻结肩的临床表现有哪些？

答：冻结肩，为粘连性肩关节囊炎，俗称"五十肩"，是由于肩关节周围关节囊、软组织无菌性炎症而引起肩关节疼痛和活动功能障碍。好发于 40 岁以上患者，女多于男（约 70％），左肩多于右肩。其特征是肩部疼痛和肩关节活动障碍逐渐加剧，经数月甚至更长时间，疼痛逐渐消退，功能慢慢恢复，大部分患者可自愈。

临床上体检患者因疼痛常无法顺利检查肩关节周围力量，故较难与肩袖损伤相鉴别，但冻结肩患者由于盂肱关节及周围组织粘连，往往前屈上举、内外旋各个方向的活动度都受限，且主动活动度与被动活动度基本一致。MRI 及关节彩超等支持诊断。

● 冻结肩发病的相关因素有哪些？

答：冻结肩与多种因素有关：①女性；②糖尿病；③甲状腺疾病；④自身免疫性疾病；⑤制动时间长；⑥创伤；⑦大于 40 岁；⑧心肌梗死；⑨卒中。

❀ ［住院医师或主治医师补充病历］

患者为女性，50 岁左右，无明显诱因出现做肩关节疼痛、活动受限，夜间被痛醒，近 2 个月渐加重。查体检查表现为左肩关节主动、被动活动均受限。目前 MRI 提示左侧粘连性肩关节囊炎。结合临床表现及影像学检查，支持诊断：左侧冻结肩。注意需要与肩袖损伤鉴别，应详细告知患者疾病及转归。该疾病是种自限性疾病，通常可以自愈，病程常持续 1～3 年。肩关节镜微创下清理、松解手术可以有效地缓解症状，缩短病程，减轻患者病痛，促进早期康复。

 主任医师常问住院医师、进修医师或主治医师的问题

● **冻结肩的分类有哪些？**

答：冻结肩可分为原发性冻结肩、继发性冻结肩和创伤后冻结肩 3 种类型。原发性冻结肩目前确切的病因尚不清楚，有人认为是一种自身免疫性疾病，也有人认为与全身性代谢障碍有关，通常可自愈。肩部外伤、脑中风、偏瘫等肩部缺少活动的患者，时间长了也常发生冻结肩。继发性冻结肩根据病因的不同又可分为系统性（糖尿病、甲状腺功能减退症或甲状腺功能亢进症等）、外因性（心脏病、肺病、帕金森病等）以及内因性（肩袖损伤、钙化性肌腱炎、肱二头肌肌腱炎等）。创伤后冻结肩是肩关节周围软组织的慢性劳损或急性创伤波及关节囊，引起的慢性炎症和粘连的一种类型。此外，肩关节的急性创伤，如挫伤、脱位等，由于局部出血，继之血肿机化以及疼痛、肌肉痉挛和外固定过久等，均可引起肩关节囊和周围软组织粘连或挛缩。

● **冻结肩如何分期？**

答：冻结肩根据病程进展可分为 3 期。

（1）**急性期** 又称冻结肩进行期。起病急骤，疼痛剧烈，肌肉痉挛，关节活动受限。夜间疼痛加重，难以入眠。压痛范围广泛，喙突、喙肱韧带、肩峰下、冈上肌、肱二头肌长头腱、四边孔等部位均可出现压痛。X 线检查一般无异常发现。关节镜（图 3-2）观察可见滑膜充血、绒毛肥厚、增殖，充填于关节间隙及肩盂下滑膜皱襞间隙，关节腔狭窄，容量减少。肱二头肌长头腱为血管翳覆盖。急性期可持续 3～10 周。

（2）**慢性期** 又称冻结期。此时疼痛症状相对减轻，但压痛范围仍较广泛。由急性期肌肉保护性痉挛造成的关节功能受限，发展到关节挛缩性功能障碍。关节僵硬，梳头、穿衣、举臂托物、向后结腰带等动作均感困难。肩关节周围软组织呈"冻结"状态，冈上肌、冈下肌及三角

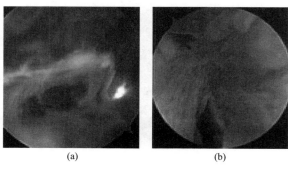

(a)   (b)

图 3-2 　术中关节镜下表现

肌出现挛缩。X线片偶可观察到肩峰，大结节骨质稀疏，囊样变。关节造影，腔内压力增高，容量减小；肩胛下肌下滑液囊闭锁不显影，肩盂下滑膜皱襞间隙消失，肱二头肌长头腱腱鞘充盈不全或闭锁。

（3）功能康复期　盂肱关节腔、肩峰下滑囊、肱二头肌长头腱滑液鞘以及肩胛下肌下滑囊的炎症逐渐吸收，血液供给恢复正常，滑膜逐渐恢复滑液分泌，粘连吸收，关节容积逐渐恢复正常。在运动功能逐步恢复过程中，肌肉的血液供应及神经营养功能得到改善。大多数患者肩关节功能能恢复到正常或接近正常。肌肉的萎缩需较长时间的锻炼才能恢复正常。

● 如何治疗冻结肩？

答：治疗方案根据患者的需要和病情分期个体化。急性期以镇痛为主。①使用非甾体消炎药，如吲哚美辛（消炎痛）、双氯芬酸钠（扶他林）、布洛芬（芬必得）等，均有较好的抗炎镇痛的效果。老年人使用该类药物须注意剂量不要太大且不宜长期应用，以免损害肝肾功能。②肌肉松弛药，如氯美扎酮（芬那露）、巴氯芬（脊舒）、氯唑沙宗等不仅能缓解肌痉挛，还兼有镇痛效果。③激素进行关节内或局部压痛点封闭治疗，用三角巾吊起患肢制动，均有一定的镇痛效果。④进入慢性期后可做适当的肩部功能锻炼，以防止关节挛缩加重，取弯腰位将患臂下垂做前后、左右的摆动或划圈动作，待活动范围改善后，利用双手爬墙动作牵拉肩部逐步上举。⑤理疗、针灸、推拿（按摩）关节内注射（激素＋利多卡因）行压力扩张（盂肱关节）关节囊均有一定疗效。⑥在疼痛基本缓解后，要加强肩部功能锻炼，积极恢复肩部活动功能。⑦对少数肩部活动严重受限者，可在麻醉下先用手法松解粘连，而后进行肩部的功能锻炼。⑧关节镜下清理、松解（图 3-3）。总之，冻结肩虽然有自愈倾向，但患病期间仍需积极进行功能锻炼，否则虽然无肩痛了，仍会留下肩关节活动障碍，非手术治疗 6 个月无效可以考虑手术治疗。

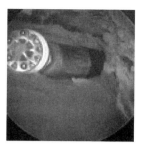

图 3-3 关节镜手术清理后

● **冻结肩的手术并发症有哪些?**

答：冻结肩的手术并发症包括：①肩关节慢性疼痛；②肩关节僵硬；③关节间隙狭窄增加了置入关节镜机械时损伤关节软骨的可能性；④关节镜操作时液体外渗；⑤松解前方关节囊时损伤腋神经；⑥肩袖损伤；⑦肌皮神经损伤；⑧肌间沟组织的并发症包括膈神经或喉神经麻痹、气胸、中毒、臂丛神经损伤、支气管痉挛和心脏骤停。

主任医师总结

冻结肩多见于女性，常隐袭起病，但往往由偶然事件诱发，症状加重。本病为多滑囊病变，病变累及盂肱关节关节囊、肩峰下或三角肌下、肱二头肌长头肌肌腱滑囊等处。早期病变为滑囊充血、水肿和渗出。后期滑膜腔粘连闭锁、纤维样变。初期疼痛影响了肩部活动，在以上受累组织间的纤维化和瘢痕的发展又进一步限制了肩部活动。患者早期常主诉夜间疼痛，无法入睡。随着病情发展，肩关节活动受限渐加重，尤其是过头活动和手伸向后背的活动受限明显。研究表明普通人群中仅 5％发生冻结肩，而糖尿病人群中这一比例高达 20％。

对于冻结肩的诊断，除了详细了解病史外，需认真检查肩关节的主动与被动活动度。MRI 检查可以发现肩关节内的炎性改变，尤其对于老年患者，应注意排除有无合并肩袖的撕裂。冻结肩的临床治疗目的主要包括两个方面：缓解疼痛及恢复关节活动度。目前治疗方法多样，除了一些消炎镇痛药物的口服、外用或关节腔内注射外，关节镜微创治疗是一种有效、迅速的治疗方法，可以发现和矫正任何伴发的病变，通过松解关节囊，清理炎性病变，早期达到治疗目的。

该患者因疼痛明显，关节活动障碍，影响日常生活，予采用综合治疗方法：①术前口服非甾体消炎药（塞来昔布）2周；②关节镜微创技术，清理关节囊周围炎性病灶，松解关节，并于术中注射少量激素及玻璃酸钠；③术中继续注射非甾体消炎药（帕瑞昔布），指导康复锻炼。通过一系列的治疗，能早期缓解关节粘连及疼痛症状，改善患者生活质量。

康复锻炼是冻结肩的重要恢复手段，不管是非手术或手术治疗，康复锻炼都是必不可少的重要环节。康复的原则：急性期主要为缓解疼痛，适当运动，冻结期和缓解期采取积极正确的功能锻炼为主。患者以主动运动的方式为主，具体如下。①钟摆运动：上身前屈，使肩关节容易放松，利用重力做前后、内外和旋转活动。也可以站直做肩关节旋转活动。②肩内旋、肩外旋运动：躺在床上，肘关节屈曲90°，做手心向上和手心向下的前后运动。③棍棒操：1.2m长的棍，也可用长毛巾代替。站立位，双足与肩同宽，健肢带动患肢做。包括：向前上方举、上方举颈后置、向侧上方举、后伸、后上提、左绕环、右绕环、扭臂运动等。④爬墙运动：正面爬墙，练习肩关节前屈和上举；侧面爬墙，练习肩关节外展。⑤哑铃操：包括上举、侧平举、前平举、内外旋活动。⑥其他：结合生活活动，练习梳头、搂腰活动等。在康复锻炼的过程中适当使用消炎镇痛药物，如塞来昔布、洛索洛芬（乐松）、氟比洛芬巴布膏等，或理疗，包括超短波、热水袋或湿热毛巾外敷、冰敷等。

参 考 文 献

[1] Maund E，Craig D，Suekarran S，et al. Management of frozen shoulder：a systematic review and cost-effectiveness analysis. Health Technol Assess，2012，16（11）：261-264.

[2] Bateman M，McClymont S，Hinchliffe SR. The effectiveness and cost of corticosteroid injection and physiotherapy in the treatment of frozen shoulder-a single-centre service evaluation. Clin Rheumatol. 2014，33（7）：1005-1008.

[3] Yian EH，Contreras R，Sodl JF. Effects of glycemic control on prevalence of diabetic frozen shoulder. J Bone Joint Surg Am，2012，94（10）：919-923.

[4] Wang K，Ho V，Hunter-Smith DJ，et al. Risk factors in idiopathic adhesive capsulitis：a case control study. J Shoulder Elbow Surg. 2013，22（7）：24-29.

[5] Milgrom C，Novack V，Weil Y，et al. Risk factors for idiopathic frozen shoulder. Isr Med Assoc J. 2008，10（5）：361-364.

[6] LI W，Lu N，Xu H，et al. Case control study of risk factors for frozen shoulder in China. Int J RheumDis，2014，（10）：1756-185X.

（李 坚　陈孙裕）

摔伤致右肩关节疼痛、无力伴活动受限 12 天——肩袖损伤

◎ ［实习医师汇报病历］

　　患者男性，56 岁，以"摔伤致右肩关节疼痛、无力，伴活动受限 12 天"为主诉入院。缘于 12 天前患者行走时不慎摔倒致右肩着地，出现右肩关节疼痛、抬举无力伴活动受限，受伤时无昏迷，无伴全身伤口流血，无胸痛、腹痛，无便血、血尿，无呼吸困难、无大小便失禁等不适，伤后自行予云南白药喷雾剂治疗，并制动休息，疼痛症状稍缓解，但夜间疼痛仍明显，右肩关节活动受限未见改善，遂就诊于我院，门诊予行 X 线及 MRI 等检查，右肩 X 线示未见右肩部骨折征象；右肩 MRI 示右侧冈上肌腱损伤。门诊拟"右肩袖损伤"收住我科。既往体健，否认其他"心、肝、肺、脾、肾"等重要脏器疾病史，否认传染性疾病史，否认输血史，否认食物、药物过敏史。

　　体格检查：T 36.7℃，P 81 次/分，R 19 次/分，BP 134/90mmHg。神志清楚，心肺检查阴性。右上肢悬吊，右上肢肌肉无明显萎缩，肩关节无明显肿胀，肱骨大结节处压痛，Neer 撞击征阳性，Hawkins 撞击征阳性，Jobe 试验阳性，有疼痛弧（70°~110°），lift-off 征阴性，压腹试验阴性，右肩主动活动度：前屈 90°，外展 60°，体侧外旋 40°，体侧内旋达 L3 棘突水平；被动活动度：前屈 130°，外展 90°，体侧外旋 45°，体侧内旋达 T12 棘突水平。肢体远端感觉、血运、皮肤温度未见明显异常。脊柱生理弯曲存在，无畸形，棘突无压痛、叩击痛。余肢体未见明显异常。

　　辅助检查：右肩 X 线片（图 3-4）示未见右肩部骨折征象，肩峰形态为 II 型；MRI（图 3-5）示右冈上肌腱损伤。

　　初步诊断：右肩袖损伤。

　　诊疗计划：①按骨科护理常规，二级护理。②予患肢制动，口服塞来西布镇痛治疗；③完善术前检查（心电图、肺功能、血常规、生化全套及凝血功能等）；④择期行右肩关节镜下肩袖修补手术。

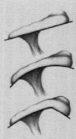
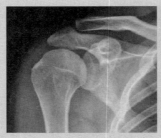
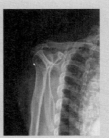

(a) 肩峰形态　　(b) 右肩关节正位X线片　　(c) 右肩关节冈上肌出口位X线片

图 3-4　右肩 X 线片，示未见右肩部骨折征象，肩峰形态为Ⅱ型

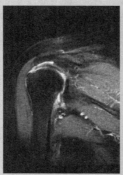
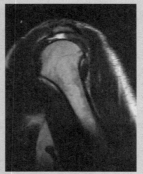

(a) 右肩关节MRI冠状位片　　(b) 右肩关节MRI矢状位片

图 3-5　右肩 MRI 示右冈上肌腱损伤

 主任医师常问实习医师的问题

● **肩袖损伤的临床表现有哪些？**

答：肩袖损伤常见于年龄较大的人群，经常伴有撞击症状。在从事反复过顶运动的年轻人中肩袖损伤也较为常见。最常见的表现为过顶活动时肩关节出现疼痛弧（外展 60°～140°），并可放射至三角肌及上臂中部，肩关节外展、屈曲、外旋乏力，临床体检见 Neer 撞击征、Hawkin 撞击征阳性，Jobe 试验阳性。影像学：X 线片、MRI 及关节彩超等支持诊断。

● **肩袖损伤的病因有哪些？**

答：病因学上存在内在和外在因素。内因包括肩袖肌力量不平衡、肩袖肌灵活性差、内在弹性负荷过度、血液供应差、组织退变。外因包括肩峰下撞击、肩锁关节形状及外伤、骨赘、肩胛运动异常、周围肌肉的不平衡、关节内损伤或病变、弹性负荷过度、反复应力等。

◉ ［住院医师或主治医师补充病历］

> 患者摔伤后出现右肩关节疼痛、无力、上举活动受限，疼痛区域在肩关节前外侧，疼痛症状一般是活动时加重，休息时减轻。其夜间疼痛明显，查体检查以主动活动受限为主，被动活动受限不明显，撞击试验与 Jobe 试验为阳性。目前 X 线片及 MRI 提示右侧冈上肌腱损伤。结合临床表现及影像学检查支持诊断为右肩袖损伤。对存在明显症状的肩袖损伤患者，目前的治疗方案以积极手术治疗为主，修复损伤的肩袖，早期治疗，早期康复，辅以塞来西布（西乐葆）镇痛对症治疗，早日恢复患肢功能。

 主任医师常问住院医师、进修医师或主治医师的问题

● **如何鉴别肩部疼痛？**

答：（1）肩袖损伤 大多数肩袖损伤的患者表现为隐匿性、进行性的肩关节疼痛和无力，同时伴有主动活动的丧失，疼痛常出现夜间，并扩散至三角肌止点区域，开始时肩关节的被动活动能完全保留，并发冻结肩后被动活动才受影响。

（2）冻结肩 好发于 40～70 岁的人群，近 70％的患者为女性，几乎所有患者都有一段时间的肩关节活动障碍史，临床体检见肩关节主动活动、被动活动均受限，静息痛和夜间痛，极度活动时加重，病程为自限性，MRI 及关节彩超支持诊断。

（3）肩胛盂缘上盂唇前后方向撕裂（SLAP 损伤） 常见于从事反复过顶活动、投掷运动的患者，过顶时肩关节深部的钝痛，交锁，主动活动及被动活动可以正常，Obrien 试验阳性。

● **肩袖损伤的手术适应证是什么？**

答：（1）年龄大于 60 岁，因一次特殊事件断裂者最好在 6 周内进行修补。

　　（2）非手术治疗 6 个月或以上症状仍存在的慢性撕裂应考虑手术。

　　（3）肩关节疼痛明显，常规镇痛等治疗效果不佳。

　　（4）肩关节无力，影响生活质量者。

● 如何治疗不可修复的巨大肩袖损伤？

　　答：不可修复的巨大肩袖损伤指多根肩袖（3 根以上）断裂或单根肩袖断裂，断端回缩 3cm 以上，或断端的肩袖退变达到 Goutallier 3 级及（或）4 级。其治疗是临床上的难题，非手术治疗是主要的处理方式。选择适当的病例可以进行清创术，Gondeneche 医师在治疗可修复的巨大肩袖损伤的手术方式主要有：①肱二头肌长头肌肌腱切断术或腱固定术；②联合背阔肌和大圆肌肌腱转位术；③反式人工肩关节置换术。

● 肩袖手术的并发症有哪些？

　　答：肩袖手术的并发症有：①肩关节慢性疼痛；②肩袖病变进展、再撕裂；③关节囊粘连；④关节退变；⑤建立工作通道或修补肩袖时损伤血管、神经；⑥肩峰切除不完全或切除过多；⑦肩峰骨折；⑧肩袖修补失败；⑨固定物松动、脱落。

● 肩袖术后如何进行康复锻炼？

　　答：肩袖损伤术后康复锻炼的基础是重建正常的肌肉平衡和肩关节肩胛骨周围的力量，保证整个运动链的增强。既要遵循基本的原则，又要因人而异，可以实行早期锻炼或延迟锻炼两种方案。早期锻炼的目的是避免术后肩关节僵硬。延迟锻炼的目的是避免修补失败。具体措施如下：①手术后保护肩袖 4～6 周，允许腕关节和肘关节的被动活动；②练习前做热敷练习后冷敷可以提高患者的舒适度；③分期锻炼，即第一期控制疼痛，被动伸展练习以恢复或保持关节的活动范围，需要时间 4～6 周；第二期恢复无痛的活动范围后，开始增强肌肉力量的练习，包括肩胛骨稳定肌群和三角肌等；这个时期至少持续 3 个月，直至完全康复；第三期使患者恢复到损伤前的力量和功能状态。

主任医师总结

　　肩袖在肩关节的正常生理活动中对肩关节起重要的稳定和动力作用。当外伤所致肩袖损伤或发生退行性变时，肌腱会发生水肿和炎性改变，甚至产生断裂，从而导致肩关节的疼痛、力量减弱以及活动受限。若治疗不及时，病变还会进一步恶化，严重妨碍肩关节的功能。对于肩袖的诊断尤为重要，容易与冻结肩混淆，尤其是肩袖损伤后继发肩关节粘连的患者，容易出现漏诊、误诊。

肩袖损伤的发病率在不同年龄组有显著差异，随着年龄的增大，有上升趋势，其中冈上肌腱损伤在肩袖损伤中最为常见。部分患者是因为关节退变，肩峰骨赘形成，反复肩关节不恰当运动或治疗，造成肩袖磨损、撕裂。年轻患者多见于过顶位运动后肩峰撞击撕裂。主要临床表现为肩关节疼痛、乏力、活动受限，特征表现为夜间疼痛，甚至因疼痛无法入睡。

对于老年人或活动强度小的患者，倾向于先行短期非手术治疗（6周）；若无效，则手术治疗。急性肩袖损伤的年轻患者，或有确定性损伤而导致手臂不能抗阻外旋的老年患者（60～70岁），可以行手术治疗。但是由于肩袖损伤患者多为老年化，存在着骨质疏松的可能，使用缝合锚钉修补固定时应注意这一点；必要时可采用双排锚钉或多点固定方式，增加固定面积，促进愈合，同时避免应力集中，导致固定松动，修补失败。对于巨大肩袖撕裂的治疗目前还存在争议，处理方法包括非手术治疗、关节镜下清创或肱二头肌肌腱切除术，部分修复和肌腱移位等，具体采用什么方法，应结合损伤分级、患者要求等情况确定。

本例患者出现肩关节上举无力、夜间痛等典型症状，根据体检及MRI检查结果，诊断明确，术中通过关节镜探查见冈上肌腱撕裂，组织弹力良好，我们利用双排锚钉缝合技术，修复损伤的肩袖，可达到牢靠固定。

治疗的首要目标是缓解疼痛，手术疗效明显并且确定。改善关节的活动功能是手术的次要目标，但意义重大。手术对肩关节功能的恢复，疗效不像对缓解疼痛那样确定，功能恢复的程度取决于患者年龄、撕裂的大小和时间长短（组织质量及肌肉情况），以及术后康复训练。分阶段的康复锻炼是肩袖修复的重要治疗方法，应该在专科医师或康复师的指导下进行适当、渐进式的锻炼，才能有效缓解病痛，恢复患肢功能。

参 考 文 献

[1]　Mark D Miller，Jon k. Sekiya. Sports medicine：core knowledge in orthopaedics. Mosby Elsevier，2006.

[2]　Haviv B，Bronak S，Thein R. Symptomatic rotator cuff tear of the shoulder. Harefuah，2012，151（2）：102.

[3]　Baydar M，Akalin E，El O，et al. The efficacy of conservative treatment in patients with full-thickness rotator cuff tears. Rheumatol Int，2009，29（6）：623-628.

［4］ Pill SG，Phillips J，Kissenberth MJ，et al. Decision making in massive rotator cuff tears. Instr Course Lect，2012，61：97-111.

［5］ Lansdown DA，Feeley BT. Evaluation and treatment of rotator cuff tears. Phys Sportsmed，2012，40（2）：73-86.

（李 坚　陈孙裕）

摔伤后反复左肩关节脱位 4 年——肩关节前向脱位

⊛ ［实习医师汇报病历］

　　患者男性，28 岁，以"摔伤后反复左肩关节脱位 4 年"为主诉入院。缘于 4 年前患者摔倒后左手着地，出现左肩关节脱位，受伤时无昏迷，无伴全身伤口流血，无胸痛、腹痛，无便血、血尿，无呼吸困难、大小便失禁等不适，伤后于当地医院就诊，诊断为"左肩关节脱位"。予复位并制动，症状缓解，而后反复左肩关节脱位十余次，每次都需手法复位，今再次脱位，急诊拍片示左肩关节脱位。为进一步治疗，求诊我院门诊，拟"左肩关节前向不稳"收住我科。既往体健，否认其他"心、肝、肺、脾、肾"等重要脏器疾病史，否认传染性疾病史，否认外伤史、输血史，否认食物、药物过敏史。

　　体格检查：T 36.9℃，P 78 次/分，R 19 次/分，BP 120/70mmHg。神志清楚，心肺检查阴性。右手托左肘，左肩关节外展外旋位，方肩畸形，可触及前方的肱骨头，后方空虚感，活动受限，Dugas 征阳性，肢体远端感觉、血运、皮肤温度未见明显异常。脊柱生理弯曲存在，无畸形，棘突无压痛、叩击痛。余肢体未见明显异常。

　　辅助检查：①左肩关节 X 线片示左肩关节脱位；②左肩关节 CT 示关节盂前下缘缺损。

　　初步诊断：左肩关节前向脱位。

　　诊疗计划：①按骨科护理常规，二级护理；②予左肩关节脱位急诊复位、制动；③完善术前检查（心电图、肺功能、血常规、生化及凝血功能、左肩 CT 三维重建及 MRI 等）；④择期行左肩手术（关节镜下盂唇修补或 Lartajet 手术）。

主任医师常问实习医师的问题

● 维持盂肱关节稳定的因素有哪些？

答：（1）静力性结构　包括骨与软骨；关节囊与盂唇及韧带（盂肱上韧带、盂肱中韧带、盂肱下韧带），其中盂肱韧带复合体占了肩关节前方不稳的大部分。

（2）动力性结构　包括肌肉、肌腱。盂肱关节周围肌肉将肱骨头限制在肩胛盂和盂唇的臼内，起到稳定关节的作用。肩袖及肱二头肌肌腱起主要作用。此外，三角肌产生主要的垂直剪力，肱三头肌长头肌肌腱由后方向加强盂唇，喙肩韧带起于喙突的外侧缘，止于肩峰外侧缘的下方，与肩峰前缘形成喙肩弓，提供肩关节上方的稳定。

（3）关节内负压。

● 肩关节盂唇的作用有哪些？

答：盂唇的主要作用为：增加肩胛盂的深度（50％），增加关节接触面积；增加肩胛盂的顺应性；盂唇切除后顺应性下降50％；增加盂肱关节的稳定性。

● 肩关节前向脱位者有哪些伴随病变？

答：①Hill-sachs损伤（肱骨头后上关节面和盂唇边缘创伤性挤压造成的软骨损伤）。见图3-6。②肩袖撕裂。③神经损伤（通常为腋神经麻痹）。④盂唇损伤（Bankart损伤，即盂唇撕裂伴肱盂下韧带从前下关节盂撕裂）。⑤关节盂骨及软骨缺损。

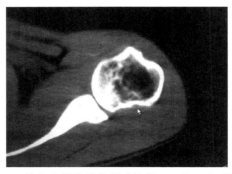

图 3-6　肱骨头凹陷性骨折或缺损（Hill-sachs损伤）

［住院医师或主治医师补充病历］

> 患者为青年男性，摔伤后出现左肩关节多次前脱位，此次入院有明显的脱位体征，查体步行入院，右手托左肘，左肩关节外展外旋位，方肩畸形，可触及前方的肱骨头，后方空虚感，活动受限，Dugas 征阳性，肢体远端感觉、血运、皮肤温度未见明显异常，经复位后，肩关节活动度恢复，但体检恐惧试验及负荷移位试验均阳性。入院 X 线片及 CT 三维重建提示左肩关节前向脱位。诊断明确。
>
> 目前的治疗方案以积极手术治疗为主。CT 三维重建了解关节盂结构及检查 MRI，注意排除有无肩袖损伤，根据关节盂有无缺损及缺损大小，决定行关节镜下盂唇修补或 Lartajet 手术。

主任医师常问住院医师、进修医师或主治医师的问题

肩关节不稳怎么分类？

答：（1）从病因学方面可分为两类

① TUBS（traumatic unidirectional bankart lesion surgery）：多由创伤引起，单方向不稳，Bankart 损伤多见，需要外科手术治疗。

② AMBRI（atraumatic multidirectional bilateral rehabilitation inferior capsular shift）非创伤性的、多方向不稳，双侧发病，多需要康复锻炼，非手术治疗效果不佳者需要行下关节囊移位手术。

（2）Gerber 分类

① 静力性不稳：肩袖病变，关节退变，无不稳定症状。

② 动力性不稳：外伤引起，伴组织损伤、症状明显、手术效果好。

③ 随意性不稳：可自行脱位或复位，无不适，无需治疗。这一类患者多为年轻女性，有精神心理障碍，心理治疗。

慢性肩关节脱位有何症状及体征？

答：（1）慢性肩关节前向脱位的主要症状表现为患肩疼痛，肩外展、外旋位恐惧感。多有明确的外伤因素，部分患者无脱位史。前向半脱位在有急性脱位史的患者中常见。半脱位也可以是过度使用所致的微创伤以及肩袖损伤的继发表现，常见于棒球投手的损伤。

（2）体检有以下阳性发现。

① 前恐惧试验：为肩关节前向不稳的典型体征。患者仰卧位，肩

置床沿，肩关节外展 90°，缓慢增加外旋，同时压肱骨头向前，患者有恐惧相，有要脱出感。单纯疼痛非阳性。

② Clunk 试验：仰卧，一手握肱骨头，另一手握肘，被动外展过头，外旋并向前推肱骨头，感觉前盂唇有摩擦音为阳性，可有恐惧。提示前下盂唇损伤。

③ 前抽屉试验：检查时患者仰卧位，患肩外展 70°～80°，前屈 0°～20°，外旋 0°～30°，检查者一手固定患侧肩胛，一手向前推压肱骨头，有肱骨头前移感为阳性。关节松弛程度分为 3 级。1 级：肱骨头前移范围大于健侧，但不超过盂缘。2 级：肱骨头前移超过盂缘。3 级：肱骨头可以置于肩胛盂前方。

④ 复位及反跳试验：患者仰卧位，肩置床沿，外展外旋至有脱出感位置，向后施力于肱骨近端，疼减轻，外旋角度增加。突然松手，疼痛增加，并恐惧感。

⑤ 肱骨头前推移试验：可以检出前侧关节囊松弛的程度。将一只手置于肩胛骨的边缘以固定其位置，用另一只手握住肱骨头施加轻微压力，上臂在 0°外展位，观察肱骨头在关节盂中向前的移位量。

● 肩关节前向脱位者行关节镜手术的适应证有哪些？

答：关节镜手术的适应证：①复发性肩关节脱位；②脱位导致持续性肩痛并且非手术治疗至少 6 个月仍无效果的患者；③创伤性脱位病程在 6 周以内迫切要求手术修复的患者；④创伤性的初次脱位（TUBS），应考虑手术修复。

本患者在肩关节镜下行前下缘盂唇修补术，术后 X 线片见图 3-7。

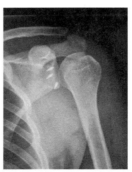

图 3-7　肩关节镜下前下缘盂唇修补术后 X 线片

● **肩关节脱位术后并发症有哪些？**

答：（1）复发　报道的术后复发率不一，大致在 3%～20%。

（2）外旋活动受限　平均外旋活动受限 20°。

（3）伤口感染。

（4）神经损伤（尺神经，腋神经）。

（5）内固定物引起的疼痛、肩僵直、关节碾杂音及内固定物松动等。

主任医师总结

肩关节是人体活动度最大的关节，也是脱位发生最多的关节，约占人体脱位的 50%，在人群发生率约 2%，在运动员中发生率约 7%。肩关节脱位是指包括肩关节脱位、半脱位、脱位后疼痛、松弛在内的一系列的疾病。肩关节前向脱位是盂肱关节脱位中最常见的类型，可分为脱位或半脱位。肩关节脱位的诊断依赖于完整的病史、体格检查及影像学检查。在患者急性损伤时，需要询问受伤时患肢的体位、受外力的方向以及肩关节脱位后是自行复位还是需要手法复位。询问是否优势肩，既往损伤和脱位的病史，以及有无合并神经损伤。在肩关节复位后，需要评估神经血管有无损伤，尤其是腋神经。骨性结构和肌肉组织的触诊也很重要。患肩的肩袖情况及关节活动范围需要与对侧对比，尤其是外旋动作。以下按照脱位的方向分类进行描述，必须详细评估这些脱位的类型，并将其分为单向、双向或多向，同时必须确定单方向或多方向脱位或症状性半脱位的具体方向。

对于肩关节前向不稳的治疗：外伤性肩关节前向不稳的处理还有很多争议，但目前趋势逐渐明朗化。对年轻人的初次脱位，是继续非手术治疗，还是手术，仍有一些争议。但非手术治疗复发率很高已得到普遍认识，20 岁以下达 90% 以上，运动员的复发率更高，所以手术倾向越来越大。以下情况应考虑做急性修复手术：年龄小于 30 岁，创伤引起的（而不是因轻微外力出现的脱位），必须进行复位（而不是自发性的复位），是优势臂，目前有较高的活动水平，期望保持高水平的活动，悬吊上肢期间或去掉悬吊带后活动及穿衣服时感觉肩脱位。

对于肩关节前向脱位的手术治疗有多种，术前应明确诊断，充分做好术前评估及制订手术方案。①软组织损伤采取关节镜下损伤修补，包括肩盂侧 Bankart 损伤，肱骨侧的盂肱下韧带在肱骨上的撕脱（HAGL 损伤）及关节囊松弛。②骨性结构损伤：a.肩盂骨折采取骨折复位固定手术；b.肩盂缺损大于 25％采取 Lartajet 手术；c.肱骨头凹陷性骨折或缺损：是否为啮合型，若为啮合型，是否采取软组织或骨组织填充。

本例患者，年龄轻，反复肩关节脱位十余次，询问病史，排除癫痫等病史，术前检查 CT 三维重建见关节盂缺损约 8％，未达 25％，采用关节镜下修补关节盂，重建肩关节稳定。

总之，对于肩关节前向脱位的患者是否行手术治疗，需参考以下因素：年龄，创伤的大小，复位方法，是否优势臂，现在的活动水平，期望的活动水平，患者对肩部脱位的感觉，影像学表现等。随意性脱位及关节先天性松弛是手术的相对禁忌证，应注意排除。

参 考 文 献

[1] Boileau P，OShea K，Vargas P，et al. Anatomical and functional results after arthroscopic Hill-Sachs remplissage. J Bone Joint Surg Am，2012，94（7）：618-626.

[2] Provencher MT，Mologne TS，Hongo M，et al. Arthroscopic versus open rotator interval closure：biomechanical evaluation of stabilityand motion. Arthroscopy，2007，23（6）：583-592.

[3] Bhatia S，Frank RM，Ghodadra NS，et al. The outcomes and surgical techniques of the latarjet procedure. Arthroscopy，2014，30（2）：227-235.

[4] Ko SH，Shin SM，Jo BG. Outcomes of minimally 1 year follow-up for the arthroscopic Remplissage technique with Hill-Sachs lesion. J Orthop，2013，10（1）：41.

[5] Kim YK，Cho SH，Son WS，et al. Arthroscopic repair of small and medium-sized bony Bankart lesions. Am J Sports Med，2014，42（2）：86-94.

（李 坚 陈孙裕）

扭伤致左膝关节疼痛、卡压 6 个月——半月板损伤

◎ ［实习医师汇报病历］

患者男性，34 岁，以"扭伤致左膝关节疼痛、卡压 6 个月"为主诉入院。伤后曾多次出现左膝关节交锁症状，改变关节姿势后交锁症状消失。左膝关节磁共振提示左膝关节内侧半月板损伤。为进一步治疗，门诊拟"左膝关节半月板损伤"收入住院。患者既往体健，否认其他"心、肝、肺、脾、肾"等重要脏器疾病史，否认传染性疾病史，否认外伤史、输血史，否认食物、药物过敏史。

体格检查：T 36.5℃，P 70 次/分，R 18 次/分，BP 110/60mmHg。神志清楚，心肺未见明显异常。左膝关节稍肿胀，股四头肌轻度萎缩，左膝关节屈伸活动受限，活动度：伸直 0°～屈曲 80°，左膝关节内侧间隙压痛，麦氏（McMurray）征阳性，Lachman 试验阴性，抽屉试验阴性，侧方应力试验阴性，肢体远端感觉、血运、皮肤温度未见明显异常。

辅助检查：膝关节 MRI（图 3-8）示左膝关节内侧半月板损伤（Ⅲ度信号改变）。

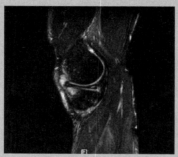

图 3-8　左膝关节 MRI

入院诊断：左膝关节半月板损伤。

诊疗计划：①按骨科护理常规，二级护理；②完善术前检查，如心电图、肺功能、血常规、生化全套及凝血功能等；③择期手术关节镜下半月板损伤部分切除或缝合修补术。

 主任医师常问实习医师的问题

● **半月板损伤的临床表现有哪些？**

答：膝关节疼痛是最典型的临床症状，尤其是上下楼梯时，症状明显。半月板撕裂后疼痛位置较固定，有时在膝关节伸屈活动到某一位置出现。一般半月板滑膜缘撕裂，疼痛症状明显，位置固定，半月板体部撕裂，疼痛症状不典型。打软腿是半月板损伤的另一典型症状，患者膝关节活动时，突然感到肌肉无力，不能控制关节，表现为要跪倒的姿势。其原因是股四头肌力减弱，不能稳定膝关节。也有学者认为是股四头肌的收缩反射和肌力不能适应半月板损伤后稳定膝关节的要求。部分患者关节屈伸活动到某一位置时，突然出现疼痛，不敢活动，即关节交锁。

半月板的功能有哪些？

答：半月板的功能有传递负重、吸震、关节稳定、润滑及营养关节、本体感觉。

如何诊断半月板损伤？

答：（1）诊断依据

① 有膝关节半屈曲位扭伤史。

② 临床症状和体征：膝关节疼痛、打软腿、关节交锁。膝关节间隙压痛、股四头肌萎缩、麦氏征阳性等。

③ MRI 检查是诊断膝关节半月板损伤的可靠影像技术，具有敏感性高，假阳性、假阴性率低，不需要介入关节等优点。

（2）鉴别诊断　膝关节正侧位 X 线、髌骨轴位片对鉴别诊断有参考价值，如骨性关节炎、滑膜软骨瘤病、骨结核、骨肿瘤等。所有决定做半月板手术的患者都应该有膝关节 X 线的资料。

 主任医师常问住院医师、进修医师或主治医师的问题

如何进行半月板的体格检查？

答：患者取仰卧位，有关半月板的检查可分为两类：挤压试验和研磨试验。

① 挤压试验的动作实际上在检查膝关节侧向稳定性时已经实施。比如在施加外翻应力检查膝关节内侧稳定性时，如果出现膝关节外侧间隙疼痛，则说明为外侧半月板损伤；在施加内翻应力检查膝关节外侧稳定性时，如果出现膝关节内侧间隙疼痛，则说明为内侧半月板损伤。

② 研磨试验——麦氏（McMurray）征：一手握住患侧足，另一手置于关节间线，如果要检查内侧半月板，则先极度屈曲膝关节，外旋患侧足并同时施以内翻应力，如果此时出现内侧关节间隙的疼痛及弹响，则说明为内侧半月板后 1/3 损伤；然后逐渐伸直膝关节，如果在屈膝 90°时出现膝关节内侧的疼痛和弹响，则说明为内侧半月板中 1/3 损伤。如果要检查外侧半月板，则先极度屈曲膝关节，内旋患侧足并同时施以外翻应力，如果此时出现外侧关节间隙的疼痛及弹响，则说明为外侧半月板后 1/3 损伤；然后逐渐伸直膝关节，如果在屈膝 90°时出现膝关节

外侧的疼痛和弹响，则说明为外侧半月板中 1/3 损伤。

McMurray 征实际上是对半月板损伤机制的一种重复，其中有几点需要注意：①该试验对急性损伤敏感性高，但是特异性低；对陈旧性损伤，常难以诱发出典型症状，体征；②该试验对内侧半月板损伤的敏感性高，对外侧半月板损伤的敏感性低；③在内外侧半月板损伤的鉴别上，该试验的准确率为 85%；④该试验不能检查半月板前角损伤。研磨试验还有其他一些方式，但从敏感性和准确性方面讲，还是以 McMurray 征占优。

● **半月板的 MRI 如何分级？**

答：为了准确了解半月板内信号异常改变的程度，在 MRI 图像上有一个与病理模型相关的分级系统。半月板退变和撕裂部表现为不同程度的形态和程度的信号增高影，分级是根据信号的形态及其与半月板关节面的相对关系来确定的。

（1）0 级　为正常的半月板，表现为均匀的低信号，且形态规则。

（2）Ⅰ级　表现为不与半月板关节面相接触的灶性的椭圆形或球形的信号增高影。在病理上表现为半月板黏液样变性，多为关节退变的表现。

（3）Ⅱ级　表现为水平的、线性的半月板内信号增高，可延伸至半月板的关节囊缘，但未达到半月板的关节面缘。在病理上表现为黏液样变性范围较Ⅰ级大，虽无明显的肉眼可见的裂隙，但显微镜下可见纤维断裂。

（4）Ⅲ级　半月板内高信号可延伸至半月板的关节面缘。在病理上表现纤维软骨撕裂。

● **半月板的血供有哪些？**

答：膝关节半月板 10%～25% 的外周血供来自膝动脉的内、外、中间支，动脉分支发出毛细血管，并形成关节囊和滑膜的毛细血管丛。毛细血管发出分支呈放射状向半月板体部扩散。分布范围为内侧半月板宽度的 10%～30%，外侧半月板宽度的 10%～25%。膝内侧动脉和膝外侧动脉的终末支供应附着在膝关节半月板前后角的滑膜组织，提供半月板前后角的营养供应，半月板体部周缘还由膝下动脉获得的丰富的血液供应，内外侧半月板的关节内 3/4 部分无血管供应，营养完全由滑液供应。

● **半月板如何分区？**

答：根据膝关节半月板的血液供应情况，将膝关节半月板分为 3

区。Ⅰ区：红-红区，膝关节半月板边缘（滑膜缘）1～3mm的范围，血供来源于膝动脉的内、外、中间支，有丰富的血液供应，称为半月板血运区，具有完全愈合的潜力。Ⅱ区：红-白区，Ⅰ区内侧3～5mm的范围，位于血运区边缘，由Ⅰ区毛细血管的终末支供应血液，有愈合潜力。Ⅲ区：白-白区，Ⅱ区内侧部分，为半月板非血运区，营养完全由滑液供应，半月板损伤后愈合能力差。

✿ ［主治医师再次补充病历］

　　患者于术中的探查发现左膝内侧半月板体部及后角部分撕裂伴不稳定［图3-9(a)］；行部分切除成形术，术后情况见图3-9(b)。

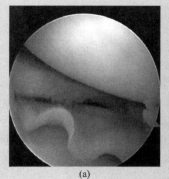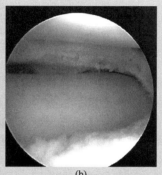

(a)　　　　　　　　(b)

图3-9　左膝关节镜检查及术后

 主任医师常问住院医师、进修医师或主治医师的问题

● **半月板损伤的手术治疗方式有哪些？如何选择半月板的手术治疗方式？**

　　答：根据半月板损伤的程度、范围及类型的不同，可考虑行完全切除、部分切除、缝合修补或半月板移植术。

　　(1) 半月板全切除术或次全切除术　Annandale于1889年首次报道了半月板全切除术。该手术可以很好地缓解症状，有效地改善膝关节功能。由于对半月板功能认识的不足，半月板全切除术一直作为半月板损伤的常规治疗方法。但是半月板切除后，就会丧失承重、润滑关节、缓冲震荡等功能，从而造成膝关节不稳定。对于半月板损伤的治疗，目前许多学者认为，应尽量保留原有半月板的结构，尽可能避免采用半月板全切除术或次全切除术。

（2）半月板部分切除术　近年来随着关节镜技术的日趋成熟，关节镜诊断、治疗半月板损伤已成为一种趋势，以往的膝关节开放性半月板全切术已逐渐被淘汰。半月板部分切除术具有微创、风险小、术后能早期进行功能锻炼等优点，可以大大减少或推迟远期膝关节退变的发生。因此广泛应用于临床。但是 Andersson-Molina 等研究表明，半月板部分切除术后仍会造成膝关节软骨退变，而且部分切除术后半月板受力不均，部分患者的半月板其他区域会形成新的撕裂，从而需要再次治疗。

（3）半月板缝合修补术　由于半月板全切除术、次全切除术和部分切除术后会发生膝关节不稳定及关节软骨退变，最终导致膝关节骨性关节炎的发生。近年来，随着关节镜技术的日臻成熟，关节镜下半月板缝合修补术开始逐渐应用于临床。关节镜下半月板缝合修补术的方法分为由内向外缝合、由外向内缝合和完全关节内缝合。随着 Fast-Fix 系统、MM Ⅱ缝合器及带线锚钉等器械的不断出现，半月板的缝合修复术更加简便。关节镜下半月板缝合修补术具有操作简单、创伤小、手术时间短、恢复快等优点，能对半月板损伤进行解剖修复，从而克服了半月板全切除术、次全切除术和部分切除术的各种弊端。目前该方法已成为半月板损伤的标准治疗方法之一。

（4）半月板移植术　随着对半月板切除会加速骨关节炎的认识，半月板移植术逐渐成为目前研究的热点。对于关节结构和关节软骨完整，但半月板损伤严重已无法修补或半月板切除术后的年轻患者，可以考虑行半月板移植术。半月板移植术作为一项新技术，依然存在很多问题需要研究和解决。

● 半月板损伤患者如何进行肢体锻炼？

答：根据患者病情、手术效果、康复进度、年龄大小制订术后康复护理方案，并实施予以调整。

（1）术后当天开始指导患者行股四头肌等长收缩运动、踝关节背伸运动，以促进患肢静脉循环，减轻肿胀，防止静脉血栓形成。

（2）术后第 3 天在原有活动范围的基础上进行膝关节屈曲运动锻炼，即患者坐在床边，双腿自然下垂，将健侧下肢放在患肢小腿前方，先轻轻用力向后压，慢慢增加屈曲的角度，以能忍受为度，屈曲大于

100°即可，维持 1～3min，以避免膝关节僵硬。

（3）术后第 4～7 天在原有活动范围的基础上进行下地行走练习，注意先迈健肢再迈患肢，行走时间刚开始应小于 5min，逐渐增加 5～10min，循序渐进，以促进局部血液循环。注意主被动锻炼相结合，避免过度劳累引起关节腔内积液。

主任医师总结

　　该患者运动损伤后造成左膝内侧半月板损伤。半月板损伤后往往会出现膝关节疼痛、弹响、交锁等，影响关节屈伸度及日常生活。若未能得到及时、正确的诊治将导致膝关节失稳、疼痛和载荷传递紊乱，最终导致膝关节骨性关节炎。对于半月板损伤，目前临床上较多地采用手术治疗。

　　本例患者行半月板部分切除术。患者术后左膝关节弹响症状消失，关节活动度恢复正常，疼痛症状缓解，恢复正常的体育锻炼。随着关节镜下全切除术、次全切除术、部分切除术、缝合修补术等手术方式在临床中的广泛应用，治疗半月板损伤也将更加准确、更加简便。半月板移植术是近几年新探索的一种治疗方法，但作为一项新技术，依然存在很多问题需要研究和解决。随着组织工程技术和材料科学的发展，利用细胞因子和支架材料修复损伤的半月板，将成为新的研究方向，将为半月板损伤的治疗带来新的突破。

参 考 文 献

[1]　敖英芳. 膝关节镜手术学. 北京：北京大学医学出版社，2004.

[2]　Hantes ME，Kotsovolos ES，Mastrokalos DS，et al. Arthroscopic meniscal repair with all absorbable screw：reaults and surgical technique. Knee Surg Sports Traumatol Arthrosc，2005，13（4）：273-279.

[3]　Kotsovolos ES，Hantes ME，Mastrokalos DS，et al. Results of all-inside meniscal repair with FasT-Fix meniscal repair system. Arthroseopy，2006，22（1）：3-9.

[4]　Andersson-Molina H，Karlsson H，Rockborn P. Arthroscopic partialand total meniscectomy：A long-term follow-up study with matched controls. Arthroseopy，2002，18（2）：183-189.

[5]　Miller DB. Arthroscopy meniscus repair. Am J Sports Med，1988，16：315-320.

[6]　Alan B，John E. Meniscal repair techniques. Sports Med Atthresc Rev，2007，15（4）：199-206.

[7]　王丰哲，孙鹤，潘诗农. 半月板损伤的MRI诊断. 中华全科医师杂志，2014，（4）：435-438.

（林伟　林任）

扭伤致左膝肿痛3天——前交叉韧带损伤、半月板损伤

[实习医师汇报病历]

患者男性，22岁，以“扭伤致左膝肿痛3天”为主诉入院。缘于入院3天前患者踢球时扭伤左膝，致左膝肿痛，活动稍受限，受伤时无一过性昏迷，无伴全身伤口流血，无胸痛、腹痛，无便血、血尿，无呼吸困难、大小便失禁等不适，伤后当即就诊于我院，门诊予行X线、MRI等检查，X线片示膝关节未见骨折、脱位，MRI示左膝前交叉韧带损伤，予消肿、患肢制动等处理，拟“左膝前交叉韧带损伤”收住我科。本次发病以来，患者精神欠佳。既往体健，否认其他“心、肝、肺、脾、肾”等重要脏器疾病史，否认传染性疾病史，否认外伤史、输血史，否认食物、药物过敏史。

体格检查：T 36.5℃，P 70次/分，R 18次/分，BP 110/70mmHg。神志清楚，心肺检查阴性。搀扶入院，左下肢膝部支具制动，左膝关节肿胀，关节屈伸活动稍受限，因疼痛无法行麦氏（McMurry）征及抽屉试验检查，Lachman试验阳性，侧方应力试验阴性。肢体远端感觉、血运、皮肤温度未见明显异常。余肢体未见明显异常。

辅助检查：左膝关节X线片（图3-10）示左膝关节未见骨折；左膝关节MRI（图3-11）示左膝前交叉韧带损伤，内侧半月板损伤。

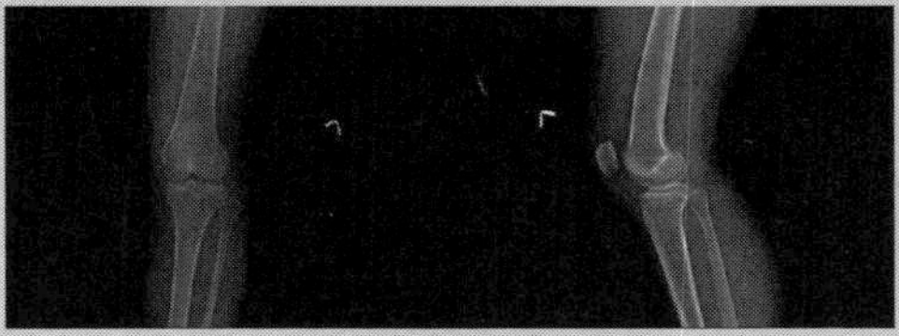

图3-10　左膝关节正侧位X线片

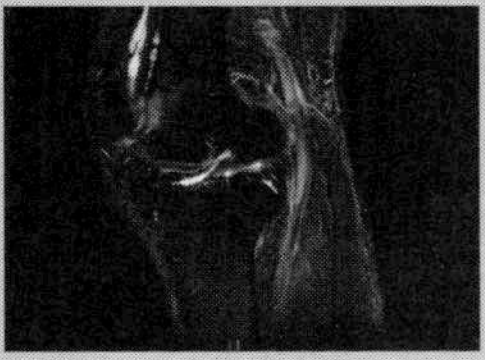

图3-11　左膝关节MRI

初步诊断：左膝前交叉韧带损伤；左膝半月板损伤。

诊疗计划：①按骨科护理常规，二级护理，左下肢支具制动、消肿对症治疗，指导患者行双下肢股四头肌锻炼；②进一步完善各项检查，择期行关节镜下探查前交叉韧带重建、半月板部分切除术或修补术。

主任医师常问实习医师的问题

● 前交叉韧带的功能有哪些？

答：前交叉韧带（ALC）是膝关节重要的静力性和动力性稳定结构。屈膝时防止胫骨前移，伸膝时阻止膝关节过伸，控制膝关节旋转，不同屈膝角度控制膝关节内外翻，具有本体感受功能。

● 如何诊断急性前交叉韧带损伤？

答：（1）受伤史　膝关节伸直位下内翻和屈曲位下外翻都易导致前交叉韧带断裂。所以详细询问患者是否存在外伤史，了解作用于膝关节暴力的大小、方向，对于急性前交叉韧带损伤的诊断意义很大。

（2）临床症状和体征　膝关节疼痛、打软腿、关节交锁。①前抽屉试验：对于急性损伤的患者，由于关节内血肿等原因，患者常无法屈曲膝关节，或因剧烈疼痛而拒绝查体，多数需在麻醉条件下进行。②Lachman 试验：比起前抽屉试验，Lachman 试验有着明显的优点，该试验不但在陈旧性前交叉韧带损伤时可以进行，在急性前交叉韧带损伤时也可以进行检查；由于无半月板的干扰，检查的阳性率明显提高；可以准确检查到韧带的终止点。

（3）MRI 检查　是诊断膝关节前交叉韧带损伤的可靠影像技术，可以达到关节切开术和关节镜等直观发现前交叉韧带损伤的敏感度和特异度的 90% 以上，而且 MRI 是一种无创、无放射性的检查，患者易于接受，特别对于急性前交叉韧带损伤后膝关节活动受限的患者，可以在其无痛苦的条件下进行。MRI 的优势是可以在韧带损伤的病例中排除半月板损伤，以及发现 X 线片发现不了的隐匿性骨折线。MRI 检查对诊治经过是极有价值的补充。

（4）关节镜　膝关节镜检查为诊断与治疗前交叉韧带损伤以及膝关节内病变的重要手段，其可在非开放性手术条件下直视损伤的部位、程度，明确是否存在半月板或其他部位的损伤，并可直接对病变部位进行切除与修复。

 主任医师常问住院医师、进修医师或主治医师的问题

● 何谓抽屉试验？其临床意义如何？

答：（1）前抽屉试验的操作　屈膝 90°，检查者坐于患侧足上以使其固定，双手抱小腿近段向前牵拉，观察胫骨向前移位程度。分别于小腿内旋位、中立位、外旋位进行检查。在内旋位，外侧韧带结构紧张，主要检查前交叉韧带和和外侧韧带结构；在中立位，主要检查前交叉韧带；在内旋位，内侧韧带结构紧张，主要检查内侧韧带结构和前交叉韧带。因为内外侧韧带结构都有特异的检查方法，因此主要进行中立位检查。

（2）前抽屉试验的优缺点

① 对于急性损伤的患者，由于关节内血肿等原因，患者常无法屈曲膝关节，因而不便于检查。

② 在屈膝位进行前抽屉试验时，由于半月板后角阻挡在股骨髁后部，常出现假阴性结果。

③ 由于半月板的阻挡和大腿的不完全固定，无法分辨硬性和软性终止点，即无法区分韧带的完全断裂、部分断裂和无韧带断裂的关节囊松弛。

（3）后抽屉试验　检查方法基本上同前抽屉试验，只是双手将小腿近段向后推移。在内旋位，内侧韧带结构紧张，主要检查后交叉韧带和和内侧韧带结构；在中立位，主要检查后交叉韧带；在外旋位，外侧韧带结构紧张，主要检查外侧韧带结构和后交叉韧带。后抽屉试验是检查后交叉韧带损伤的最可靠的方法。

前、后抽屉试验的分度均以胫骨髁过度移动为准，设 5mm 为一档，即过度移动 5mm 以内为 Ⅰ 度，6～10mm 为 Ⅱ 度，超过 10mm 为 Ⅲ 度。

● 何谓 Lachman 试验？其临床意义如何？

答：Lachman 试验就是屈膝 30°的前抽屉试验，有 3 种不同的检查方法。对于瘦小的患者，患者仰卧位，检查者一手握持大腿远段，一手握持小腿近段，即可进行检查；对于大腿较粗的患者，不能够用一只手握持，让患者仰卧，检查者可屈曲自己的膝关节垫于大腿远段之下，再用一手自上固定大腿进行检查；如果患者非常肥胖，一只手不能握持小腿者，可使患者坐于检查台边，屈膝约 30°，检查者用双膝部固定患侧足，双手抱小腿近段进行检查。在检查时不但要检查胫骨的前移程度，更重要的是检查韧带的终止点。前交叉韧带的终止点可以分为硬性、软性两类。这 3 种方法以前两种最为准确。

Lachman 试验阳性并伴有软性终止点，说明前交叉韧带完全断裂；Lachman 试验阳性并伴有硬性终止点，说明前交叉韧带部分损伤，或者单关节囊韧带松弛；Lachman 阴性伴有硬性终止点，说明前交叉韧带正常。

● **前交叉韧带损伤的 MRI 表现有哪些特点？**

答：正常前交叉韧带为一直线，与胫骨平台成角 $45°\sim50°$。前交叉韧带损伤的 MRI 表现（图 3-12）：①前交叉韧带连续性中断；②前交叉韧带明显萎缩、细小；③前交叉韧带松弛或走向异常，矢状面上不平行于 Blunmensaat 线；④韧带内假瘤形成；⑤前交叉韧带消失，矢状面和冠状面均不见前交叉韧带。

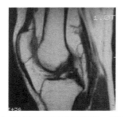 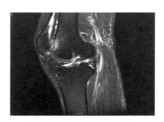

(a) 前交叉韧带明显萎缩、细小　　　(b) 前交叉韧带内形成假瘤

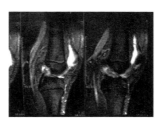

(c) 前交叉韧带消失

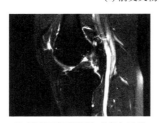 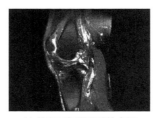

(d) 前交叉韧带松弛或走向异常　　　(e) 前交叉韧带连续性中断

图 3-12　前交叉韧带损伤的 MRI 表现

● **前交叉韧带重建的移植物有哪些？**

答：重建移植物大体分为自体肌腱、异体肌腱和人工韧带。自体肌腱来源有限，但存在供区并发症，包括骨-髌腱-骨移植的膝部麻木，髌骨骨折或软化，髌股关节疼痛，尤其是跪地疼痛和膝行疼痛，以及自体腘绳肌肌腱移植的隐神经损伤和屈膝无力、关节松弛等，这些均限制了自体腱的应用。同种异体肌腱移植取材方便，较好地解决了重建膝关节前后交叉韧带移植物来源的问题，并且手术损伤小，时间短，瘢痕小，供区并发症较少，这是最大的优点，移植物数量及大小不受限，适合于前后交叉韧带重建，特别是重建后翻修术和多发性韧带损伤，术后康复时间早，膝关节粘连少。但使用异体移植物的主要弊端就是感染传播性疾病的概率加大。LARs 人工韧带可诱发滑膜炎及后期松动，且价格昂贵及后期愈合的不确定性，使它的适应证明显缩小。

● **前交叉韧带移植物的固定方式有哪些？**

答：（1）近关节固定 代表有主要是以金属或可吸收界面螺钉为代表的固定物。

（2）悬挂式固定 肌腱移植物在股骨侧采用 Endobutton 固定在骨隧道内的位移可达 3mm，尽管 Endobutton 具有最大的抗拔出载荷，"蹦极效应"和"雨刷效应"与术后骨隧道的扩大有很大的相关性。

（3）横穿式固定 代表固定物为 Rigid 和 Bone mulch screw 等。减少了肌腱活动，对肌腱既有悬吊又有挤压的作用，同时又保证腱骨愈合和避免"蹦极效应"和"雨刷效应"，大大降低了骨隧道扩大和肌腱损伤的概率。

❀ ［主治医师再次补充病历］

术中的探查发现患者左膝前交叉韧带实质断裂（图 3-13），予异体韧带行前交叉韧带重建术，术后 X 线片见图 3-14。

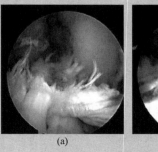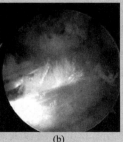

(a)   (b)

图 3-13   左膝关节镜检查

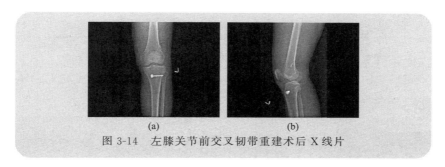

图 3-14　左膝关节前交叉韧带重建术后 X 线片

主任医师总结

　　膝关节前交叉韧带断裂是发生率较高而又严重的运动损伤，治疗不当可以产生明显的膝关节前向不稳定，严重影响膝关节功能，随之继发关节软骨、半月板等主要结构损害，导致关节退变和骨关节病的早期发生。随着微创外科和膝关节镜技术的发展，目前国际上多在关节镜下手术重建前交叉韧带。前交叉韧带重建手术成功与否取决于关节镜术要做到以下几点：①准确定位，建立骨隧道；②选择移植物的坚固程度；③固定的牢固程度。另外还包括：系统的康复锻炼及良好的本体感觉建立。相比于骨-髌腱-骨（B-PT-B）移植物，应用软组织移植物（自体腘绳肌肌腱移植物或异体肌腱）的前交叉韧带重建越发流行。然而腱骨之间愈合时间相对较长和愈合结果较差等问题仍未得到很好的解决。因此，加快骨隧道内肌腱的腱骨愈合意义重大。现已有许多提高骨隧道内软组织移植物腱骨愈合的方法的报道，其中采用骨替代、生物刺激和物理刺激等方法已取得令人满意的结果。而干细胞移植、基因修饰技术及局部应用特殊生长因子等方法是近年来研究的热点。组织工程技术的不断发展及应用为促进腱骨愈合并消除移植物供区并发症提供了一种思路。目前的研究获得了许多有利于促进腱骨愈合的研究成果，但现有成果仍处于基础实验阶段。未来应进一步开展相关的临床随机对照试验，将这些基础研究成果向临床应用推广。

参 考 文 献

[1]　熊明辉. 骨科临床影像学. 北京：科学技术出版社，1997.
[2]　敖英芳. 膝关节镜手术学. 北京：北京大学医学出版社，2004.
[3]　杨建军，蒋佳，陈世益. 前交叉韧带重建后促进软组织移植物腱骨愈合的研究进展. 中国运动医学杂志，2013，32（9）：824.

（林　伟　林　任）

车祸外伤致右膝疼痛、畸形、麻木 4h——
膝关节脱位伴多韧带损伤，腘动脉损伤

❋ ［实习医师汇报病历］

患者女性，59 岁，以"车祸外伤致右膝疼痛、畸形、麻木 4h"为主诉入院。4h 前患者车祸外伤致右膝疼痛、畸形，无法站立行走，受伤时无一过性昏迷，无伴全身伤口流血，无胸痛、腹痛，无便血、血尿，呼吸困难、大小便失禁等不适，伤后当即就诊于我院，门诊予行 X 线、下肢血管彩超等检查，X 线示右膝关节脱位；右下肢血管彩超提示右侧腘动脉断裂损伤，门诊予监测生命体征、患肢固定、补液等处理，拟"右膝关节脱位伴多韧带损伤 右侧腘动脉断裂"收住我科。本次发病以来，患者精神欠佳。既往体健，否认其他"心、肝、肺、脾、肾"等重要脏器疾病史，否认传染性疾病史，否认外伤史、输血史，否认食物、药物过敏史。

体格检查：T 36.7℃，P 70 次/分，R 18 次/分，BP 110/60mmHg。神志清楚，心肺检查阴性，无法站立行走，车送入院。右膝关节肿胀，右膝关节活动受限；右下肢麻木，足背动脉搏动未扣及，肢端冰凉，皮肤感觉减轻；右踝关节背伸活动障碍。脊柱生理弯曲存在，无畸形，L1 棘突叩击痛。余肢体未见明显异常。

辅助检查：右膝关节 X 线片（图 3-15）示右膝关节脱位；下肢血管彩超（图 3-16）提示腘动脉断裂。

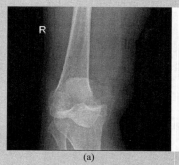
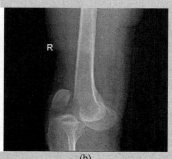

图 3-15　右膝关节 X 线片

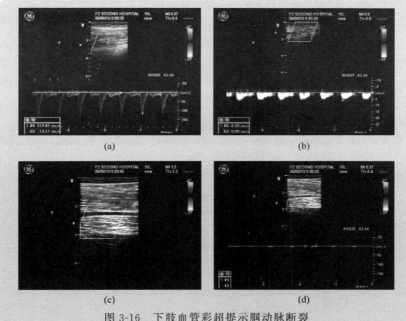

图 3-16 下肢血管彩超提示腘动脉断裂

　　初步诊断：右膝关节脱位伴多韧带损伤；右腘动脉断裂。

　　诊疗计划：①按骨科护理常规，一级护理，密切观察生命体征变化，暂禁食；②请血管外科会诊，急诊行腘血管探查修补术；③待腘窝血管修补术后 2～3 周行膝关节镜下一期多韧带重建术。

主任医师常问实习医师的问题

● **什么是膝关节脱位?**

　　答：膝关节脱位是一种高能量损伤，常发生在车祸伤、高处坠落伤及运动损伤等。膝关节脱位多伴有其他重要结构的损伤，如前后交叉韧带，内侧副韧带、半月板、关节囊及后外侧复合体等损伤，以及腘血管、神经损伤，致残率高。正确合理处理膝关节脱位合并多韧带损伤是减少后遗症的关键。

● **膝关节体格检查包括哪些？膝关节体格检查对急性膝关节脱位的诊断有哪些作用？**

答：膝关节体格检查包括 McMurray 征、前后抽屉试验、Lachman 试验、内外翻试验、内外旋试验等。因急性膝关节脱位，膝关节肿胀明显，局部疼痛，影响检查结果。且体格检查容易加重腘血管神经及膝关节韧带损伤的严重程度。故推荐无创性检查，如膝关节磁共振。

 主任医师常问住院医师、进修医师或主治医师的问题

● **膝关节脱位早期该如何进行术前检查及评估？**

答：膝关节脱位是一种高能量损伤，常合并膝关节多韧带损伤和血管、神经损伤，致残率高。正确合理处理膝关节脱位合并多韧带损伤是减少后遗症的关键。对就诊患者需先排除危及生命的颅脑及胸腹部合并伤。对就诊时膝关节处于脱位状态的患者立即行手法复位，复位后进行膝关节检查；对隐匿性脱位者直接进行膝关节检查。

术前均行膝关节血管、神经检查，包括肢体感觉运动功能、足背动脉和胫后动脉搏动及毛细血管充盈试验、皮肤颜色和湿度。术前均行膝关节正侧位 X 线及 MRI 检查。

● **膝关节脱位的分型有哪些？**

答：根据改良 Schenck 膝关节脱位分型方法进行分型。KD-Ⅰ型：一条或两条十字韧带完好。KD-Ⅱ型：两条十字韧带断裂，侧方结构完好。KD-Ⅲ型：两条十字韧带断裂，合并内侧或外侧侧方结构损伤，分别为 KD-ⅢM 型和 KD-ⅢL 型。KD-Ⅳ型：四组韧带结构均断裂。KD-Ⅴ型，合并膝关节周围骨折。

● **膝关节脱位该一期治疗还是分期治疗？**

答：近年来，随着对膝关节韧带解剖和生物力学研究的深入认识，以及关节镜设备与技术的进步，关节镜下治疗膝关节脱位合并多韧带损伤成为主流的治疗方法。对膝关节脱位采用一期手术还是分期手术，早期手术还是延期手术目前尚有争议。对膝关节脱位合并的所有韧带损伤是否都应进行手术治疗，还是一个值得商榷的问题。编者认为，对不同病例选择个体化的治疗方案，是治疗成功的关键。

Hamer 等对早期手术（3 周以内）和延期手术（3 周以上）的膝关

节脱位患者进行随访，发现早期手术不会引起关节僵硬，因此建议膝关节脱位应早期手术修复和重建。Fanelli 和 Edson 等建议在伤后延迟10～21天，待肿胀消退、关节囊愈合后再行手术。Shelbourne 和 Klootwyk 也认为应延迟1～2周再手术，避免术后膝关节僵硬，也有利于恢复股四头肌张力及膝关节活动度，使肿胀消退、关节囊初步愈合。一期修复膝内侧副韧带和重建韧带可能增加膝关节僵硬的风险。Mook 等通过分析得出结论，早期手术组中因关节僵硬而行关节粘连松解术的患者多于延期手术组。术后关节僵硬多出现在早期手术和一期手术患者，可能与此时关节炎症较重有关。一期修复所有韧带，手术涉及韧带多，耗时长，容易出现关节僵硬及伤口并发症，影响韧带愈合。国内皇甫小桥等对膝关节脱位多韧带损伤患者，于伤后2～3周行一期修复重建交叉韧带及内外侧结构，取得了满意的疗效。陈志伟等对分期治疗膝关节脱位并多韧带损伤患者，疗效良好。

◉ ［住院医师或主治医师补充病历］

患者入院后予急诊行右腘窝血管探查吻合，石膏托外固定。术后予皮下注射低分子肝素钙抗凝，解痉、改善微循环治疗。术后2周左右查右膝关节磁共振（图 3-17）提示右膝前后交叉韧带断裂、半月板损伤。术后3周伤口稳定后行一期右膝前后交叉韧带重建＋半月板部分切除术。术后 X 线片见图 3-18。

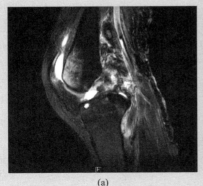 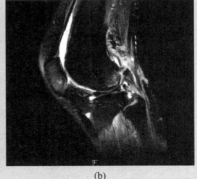

(a)　　　　　　　　　　(b)

图 3-17　术后 2 周左右右膝关节磁共振

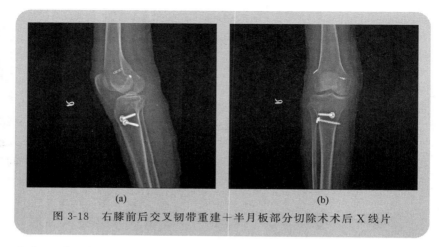

图 3-18　右膝前后交叉韧带重建＋半月板部分切除术术后 X 线片

主任医师总结 ....

　　膝关节脱位是一种高能量损伤，常合并膝关节多韧带损伤和血管、神经损伤，致残率高。正确合理处理膝关节脱位合并多韧带损伤是减少后遗症的关键。膝关节脱位合并腘血管损伤的发生率较高（11％～50％），后果严重；如果未及时发现，可致肢体坏死和截肢。入院前常规下肢血管彩超检查，甚至血管造影，了解腘窝血管情况。膝关节脱位状态的患者容易行手法复位，却不容易维持复位状态，容易再发生脱位。

　　编者主张对膝关节脱位合并多发韧带损伤采用早期手术，待局部肿胀消退，损伤的亚急性期进行关节镜下一期单束重建。由于多韧带重建手术步骤多，进行单束重建具有缩短手术时间、减少手术创伤、降低医疗费用的优点。且早期手术，患者膝关节韧带残束保留较多，更多的本体感觉得到恢复。手术时间尽量缩短，争取在一个止血带之内完成关节镜下手术。随着手术时间的延长，术中由于关节镜灌洗液的灌注，常造成大、小腿肌间隔压力增高，甚至导致严重的筋膜间隔综合征。治疗此种损伤必须具有丰富的关节镜下手术经验，合作良好的手术团队（包括手术助手、麻醉医师及器械、巡回护士）及有理有序的治疗原则，才能最大程度地恢复患者的关节功能。

　　膝关节脱位常伴随前后交叉韧带损伤及多种结构，如半月板、侧副韧带、关节囊及后外侧复合体的损伤，要做到不漏诊、不侥幸、争取一期修复。其中后外侧复合体损伤需要得到足够的重视，后外侧复合体损伤的发生率较高，误诊、漏诊会导致重建前后交叉韧带移植物失效。膝关节后外侧复合体是重要的限制膝关节过度内翻和外旋的稳定结构。腘肌腱和腘腓韧带重建不仅能够限制膝关节的过度外旋，而且能够降低后交叉韧带移植物的张力。因此，对于膝关节多发韧带损伤中的后交叉韧带合并膝关节后外侧复合体损伤，应当对所有损伤的韧带进行重建。在后外侧复合体损伤中，后外侧复合体股骨附丽点急性剥皮样损伤约占40％。对于膝关节脱位内侧副韧带损伤的患者，不应该忽视内侧副韧带的处理，因内侧副韧带股骨止点的损伤将带来更多的粘连。鉴于良好的愈合能力，编者建议Ⅱ度甚至Ⅲ度的内侧副韧带损伤都可以通过适当的外固定使其愈合，没有必要切开手术导致更严重的粘连。夏春等报道对伴有内侧副韧带损伤≤Ⅱ度的多韧带损伤患者采用非手术治疗，效果良好。但有两种情况例外：一种是伴有关节囊的广泛撕裂；这种情况在膝关节脱位中并不少见，有时关节囊的撕裂口会从关节内侧一直延伸至后侧，同时伴有内侧支持带和股四头肌内侧头的撕裂。另一种是内侧副韧带胫骨止点的损伤，此种损伤难以自己愈合，需要手术重建其胫骨止点。

术后康复与手术同等重要，应根据不同情况制订康复计划，坚持佩戴限制性支具，确保手术疗效。由于应用异体组织，减少了关节外周组织损伤，术后患膝关节活动恢复迅速，有利于进行早期的下肢肌力与关节活动度锻炼。但是，异体移植物再血管化及组织化较自体移植物缓慢，术后前3个月的患肢锻炼以非负重力量训练为主。该患者术后12～30个月的随访证明，关节镜下应用同种异体韧带一期重建膝关节脱位并多韧带损伤，能较好地恢复关节稳定性，保留关节功能。结合积极的康复训练，能满意地恢复膝关节功能。

参 考 文 献

[1] Hamer CD，Waltrip RL，Bennett CH，et al. Surgical management of knee dislocations. J Bone Joint Surg Am，2004，86（2）：262-273.

[2] Mock WR，Miller MD，Diduch DR，et al. Multiple-ligament knee injuries：a syatematic review of the of timing operative interven tion and postoperative rehabilitation. J Bone Joint Surg Am，2009，91（12）：2946-2957.

[3] 皇甫小桥，赵金忠，何耀华等. 膝关节多发韧带损伤的修复与重建. 中华骨科杂志，2011，31（2）：164-168.

[4] 陈志伟，刘春磊，杨乐忠等. 分期治疗外伤性膝关节脱位合并多韧带损伤的疗效观察. 中国修复重建外科杂志，2011，25（2）：225-228.

[5] 张辉，洪雷，王雪松. 膝关节创伤性多发韧带损伤中后外侧复合体重建的临床疗

效. 中华创伤骨科杂志，2010，12（4）：308-313.

［6］ 张晋，冯华，张辉等. 膝关节后外侧复合体股骨附丽急性剥皮样损伤. 中华骨科杂志，2011，31（5）：456-462.

［7］ 王少杰，夏春，石磊等. 膝关节脱位的治疗策略及疗效分析. 中华骨科杂志，2012，32（6）：545-550.

［8］ 刘文祥，徐斌，徐洪港等. 关节镜下同种异体肌腱移植重建交叉韧带 60 例. 中国组织工程研究与临床康复，2010，14（5）：866-869.

（林 伟　林 任）

第四章 骨肿瘤 骨病

右肩部疼痛伴活动受限 2 个月——
右肱骨近端转移癌

⊛ [实习医师汇报病历]

患者女性，60 岁，以"右肩部疼痛伴活动受限 2 个月"为主诉就诊我院。入院前 2 个月轻微外伤后出现右肩部疼痛伴活动受限，夜间痛明显，当时就诊当地医院，拍 X 线片示右肱骨上端骨皮质断裂，予镇痛、制动等非手术治疗后疼痛稍好转，其后右肩疼痛仍反复并逐渐加重，肩关节活动受限。2 个月以来无明显好转，遂于 1 周前再次就诊当地医院，拍 X 线示右肱骨近端病理性骨折，未予特殊治疗，建议转上级医院。为进一步治疗，就诊于我院，门诊拟"右肱骨近端病理性骨折"收入住院。患者既往体健，否认其他"心、肝、肺、脾、肾"等重要脏器疾病史，否认传染性疾病史，否认输血史，否认食物、药物过敏史。

体格检查：T 36.6℃，P 82 次/分，R 20 次/分，BP 120/70mmHg。神志清楚，心肺腹未见明显异常。专科检查：双肩外观无畸形，右肩及右上臂未见隆起肿物及肿胀，局部皮肤无明显发红、青紫、破溃、流脓，皮肤温度正常，无浅静脉曲张，右肩部及上臂压痛明显，叩击痛阳性，局部未扪及明显包块，右上肢纵向叩击痛阳性，右肩关节活动受限，右桡动脉搏动有力，指端血运、皮肤感觉正常，生理反射存在，病理反射未引出。

辅助检查：右肩部 X 线片（图 4-1）示右肱骨上段骨皮质断裂，骨皮质边缘不整，局部吸收、破坏，其外缘见一不均匀密度肿块影，病变邻近端骨皮质吸收，边缘毛糙，考虑转移癌可能性大。

入院诊断：右肱骨近端骨皮质破坏伴病理性骨折，转移癌可能。

诊疗计划：①按骨科护理常规，二级护理；②予完善局部 MRI、CT，肺部 CT，全身骨显像等相关检查。

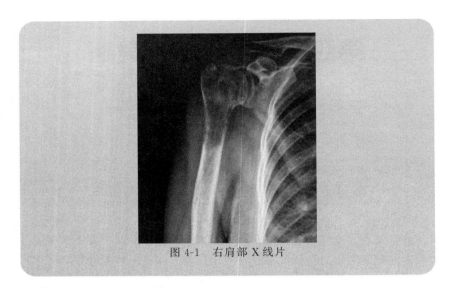

图 4-1　右肩部 X 线片

 主任医师常问实习医师的问题

● **骨转移癌的临床表现有哪些?**

答：许多学者报道，至少有 50％ 癌症尸检发生骨转移，但是只有 1/2 的患者有临床症状。如本患者，病理性骨折常常是首发症状。由于转移肿瘤细胞的异常生长、增殖，导致溶骨性破坏，常引起骨痛、骨折、贫血、高钙血症和神经压迫等症状，疼痛的特点为静息痛，负重和关节活动时疼痛加重，限制活动后效果亦不明显，早期可为间歇性，逐步发展为持续性的夜间痛。恶病质表现只有晚期患者才有。高钙血症是转移癌致死的原因之一。

骨转移癌发病年龄为 40～60 岁。好发于脊柱、骨盆和长骨干骺端。躯干骨多于四肢骨，下肢多于上肢，膝、肘以远各骨少见。

● **骨转移癌的好发部位、常见来源有哪些? 预后如何?**

答：骨转移癌是骨骼系统发病率最高的恶性肿瘤。在癌症患者中，大约一半的患者会发生骨转移。常见的原发癌症部位是乳腺、肺、前列腺、肾、甲状腺和肝。骨转移最常发生的部位是脊柱、骨盆、肋骨和肢体的近端。常见肿瘤骨转移的发生率和预后见表 4-1。

表 4-1 常见肿瘤骨转移的发生率和预后

来源	骨转移发生率/%	中位生存期/月	5 年生存率/%
骨髓瘤	95～100	20	10
乳腺癌	65～75	24	20
前列腺癌	65～75	40	15
肺癌	30～40	<6	<5
肾癌	20～25	6	10
甲状腺癌	60	48	40
黑色素瘤	15～45	<6	<5

骨转移癌的 X 线表现有哪些?

答:骨转移癌的 X 线表现多种多样,可有成骨性、溶骨性及混合性,可以类似任何一种原发性良性或恶性骨肿瘤,并无特异性。骨转移癌骨破坏的形态可以是地图状、虫蚀状或渗透状,边界可以清楚或不清楚,大多数没有骨膜反应和软组织肿块。骨转移癌可以单发也可以多发,可以分为溶骨型、成骨型以及混合型转移癌,借助其形态特点有助于推测其原发肿瘤的来源。

[住院医师或主治医师补充病历]

该患者入院后查 CRP、血沉、碱性磷酸酶、Ca125、Ca19-9 均升高。全身骨显像示:①右侧肱骨异常放射性浓聚;②右侧前肋多发点状异常放射性浓聚,考虑外伤可能性大。肺部 CT 示左肺下叶巨大空洞影,考虑空洞型肺癌,肺脓肿或肺囊肿合并感染待排除;右肺下叶纤维性病变。右肱骨 CT(图 4-2)示右肱骨上段骨皮质破

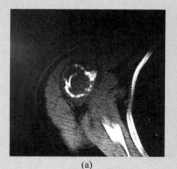
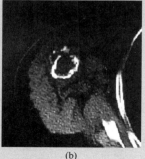

(a)   (b)

图 4-2 右肱骨 CT

坏，考虑恶性病变，转移性？右肱骨 MRI（图 4-3）示右肱骨上段骨皮质破坏，转移癌可能性大，建议进一步检查。

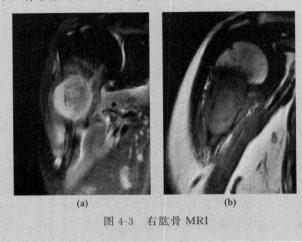

(a)   (b)

图 4-3　右肱骨 MRI

 主任医师常问住院医师的问题

● **骨转移癌的鉴别诊断有哪些？**

答：（1）多发性骨髓瘤　常易与骨转移癌相混淆，但前者常表现为圆形或类圆形的穿凿样骨质破坏；呈膨胀性骨皮质破坏者，其骨包壳常较为整齐；伴局部软组织肿块者，其内密度常较均匀，无残留骨；上述表现均有助于与骨转移癌相鉴别。

（2）恶性淋巴瘤　发生于骨的恶性淋巴瘤可为骨髓内病灶直接发展的结果，常于骨破坏的同时伴有膨胀现象，病程进展可较为迅速。骨髓穿刺活检可明确诊断。

（3）甲状旁腺功能亢进症纤维囊性骨炎　其影像学检查除可见多发性溶骨性骨质破坏外，常伴明显的全身骨质疏松，有时可见骨膜下骨吸收表现。此外，实验室检查见血钙升高、血磷降低，这有助于鉴别。

● **骨转移癌术前活检的原则和指征有哪些？**

答：（1）如果患者恶性肿瘤病史明确，全身同时发现多处骨皮质破坏时（长骨、椎体、骨盆），不一定非得进行术前活检。

（2）患者恶性肿瘤病史明确，单发骨皮质破坏，制订手术计划之前应进行活检以明确诊断。

（3）无肿瘤病史而怀疑骨转移癌的患者必须行术前活检以排除淋巴瘤、骨髓瘤和肉瘤。如确诊为骨转移癌应在病理结果指导下寻找原发肿瘤。在活检排除原发骨肿瘤之前就进行内固定手术将造成周围组织的严重污染，会使保肢手术无法实施。

● **骨转移癌患者如何做术前评估？该患者的术前评估如何？**

答：决定哪些患者最适合接受外科治疗，特别是进行预防性手术仍较为困难。有一些评分系统已经应用于临床，例如用于长骨的 Mirels 评分系统，以及脊柱的 Tomita 评分系统。利用这些评分系统虽然可能对骨转移癌手术起到较好的指导作用，但诊断的多样性、周围正常骨的质量、活动水平、生命预期、对放疗的反应、对 X 线平片的观察评判差别等因素都对骨折风险的预测有所影响。Mirels 制订了长骨转移癌病理性骨折风险评分系统（表 4-2），以量化病理性骨折的风险：评分合计 12 分，小于或等于 7 分表明病理性骨折风险较低（<4%）；8 分时骨折风险为 15%，而 9 分时骨折风险达到 33%；当评分大于 9 分时应进行预防性内固定。

表 4-2　长骨转移癌病理性骨折风险评分系统（即 Mirels 评分）

变量	评分/分		
	1	2	3
部位	上肢	下肢	转子周围
疼痛	轻度	中度	重度
病变性质	成骨性	混合	溶骨性
病变大小	<周径 1/3	周径 1/3~2/3	>周径 2/3

根据 Mirels 评分该患者为 9 分以上（上肢、中度疼痛、溶骨性、病变大小>周径 2/3），适合行手术治疗，以避免病理性骨折的进一步发展。

✦ ［主治医师再次补充病历］

予行穿刺活检，病理学检查提示转移性腺癌。可明确诊断为右肱骨转移癌伴病理性骨折。患者全身骨显像未见其他明显转移灶，遂予行"右肱骨近端癌段切除＋半肩关节置换术"。术后病理学检查提示转移性腺癌，结合免疫组化考虑肺来源。术后 X 线片见图 4-4。

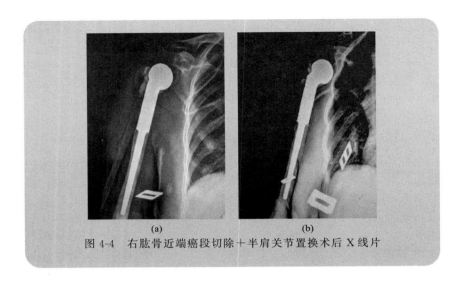

(a)   (b)

图 4-4　右肱骨近端癌段切除＋半肩关节置换术后 X 线片

 主任医师常问进修医师或主治医师的问题

● 骨转移癌的非手术治疗有哪些?

答：治疗骨转移癌的目的是减轻症状，治疗取决于骨转移癌是局限性还是播散性，是否发生了骨外转移，以及原发肿瘤的特性。

（1）化学治疗　针对原发肿瘤的全身治疗，根据原发病灶选择相应的治疗方案。

（2）内分泌治疗　用于前列腺癌、乳腺癌、甲状腺癌等激素依赖性肿瘤。

（3）靶向治疗　应用于胃癌、乳腺癌、非小细胞肺癌等肿瘤的治疗，不良反应相对小。

（4）双膦酸盐类药物的治疗　抑制肿瘤细胞的增殖和促进其凋亡；抑制肿瘤细胞的黏附和侵袭；与化疗药的协同作用。

（5）放射性同位素治疗　其中到高能量的 β 射线，以肿瘤累及的骨为目标并被运输到该处，发挥抗肿瘤作用，且不对正常组织产生伤害。

（6）放射线的外照射，是对单独疼痛部位的选择性治疗，提高生活质量。

（7）口服镇痛药物。

● **骨转移癌手术治疗的目的有哪些？**

答：（1）防止病理性骨折，以及骨折的进一步的加重。

（2）通过清除肿瘤病灶缓解疼痛，减少疼痛药物的使用量。

（3）迅速改善患者功能，恢复一定的生活、工作，提高生活质量。

（4）通过手术取材明确诊断，以便采用合适的放化疗等辅助性治疗。

● **长骨转移癌的手术原则有哪些？**

答：（1）手术操作的目的是防止病理性骨折发生或恢复病理性骨折的连续性。

（2）尽力减少对骨周围软组织的损伤。

（3）选择最有效的固定方式，使患者术后最短时间内恢复肢体功能。

（4）骨皮质破坏不严重者，可用闭合性髓内针技术，破坏广泛者应切开清除肿瘤，填充骨水泥和应用内固定。

（5）肿瘤破坏关节影响功能的可进行肿瘤型关节置换。

（6）血运丰富者术前可行动脉栓塞治疗。

（7）尽可能减少手术创伤及降低手术相关病死率。

● **肱骨近端转移癌的手术治疗方式有哪些？**

答：当转移癌侵犯肱骨头和肱骨外科颈区域时，比较好的选择是采用盂肱关节半关节置换术。少见的情况下，当关节盂同时受累时，有必要进行全关节置换术。通过三角肌胸肌入路，将肿瘤刮除，将肱骨假体的长柄插入肱骨干。当处理病理性骨折时，如大小结节可以保留，则应将其小心地重新连接在假体的翼环上，在与假体一同连接在肱骨干上，不同于肱骨近端创伤性骨皮质的处理。如果大小结节不能保留，则应使用不可吸收爱惜邦线将肩袖肌腱直接缝合于假体的预留孔上。术后需悬吊制动 6～8 周。

主任医师总结

对骨转移癌患者，骨科医师不应该放弃治疗。首先要对其原发癌的类型、转移的部位、数量、骨破坏的程度、疼痛的程度、患者的一般情况、有无骨折、预计生存期以及患者的要求或经济情况等进行综合评估，采取积极的措施，进行手术或辅以放疗、化疗等以延长患者生命、减轻症状、改善功能、提高生存质量。肱骨上段为转移癌好发部位，此病例由于骨质破坏严重且有病理性骨折，给患者生活带来极大影响。转移癌病灶可以刮除或切除，肱骨近端病灶刮除后因缺损范围大，无法固定，宜行切除＋假体置换。此患者因肱骨头尚有部分骨质未受累，故采用边缘切除，保留大小结节骨质，期望保留部分肩袖功能。若转移灶病变范围不大，可以考虑刮除＋骨水泥填充，钢板内固定，同样可以获得较好的临床效果。

参 考 文 献

[1] 李娜，屈辉. 肩关节周围骨转移瘤的影像学诊断. 中华临床医师杂志，2007，1（6）：485-487.

[2] 陈怀罡，李峻岭. 骨转移瘤治疗进展. 癌症进展，2011，9（3）：259-261.

[3] 陈峥嵘. 现代骨科学. 上海：复旦大学出版社，2010.

[4] 姚振均. 骨与软组织肿瘤诊断治疗学. 北京：人民军医出版社，2011.

（陈 嵘 严 伟 林佳生）

右髋部及腹股沟处反复疼痛7个月——右骨盆软骨肉瘤

❀ ［实习医师汇报病历］

患者男性，29岁，以"右髋部及腹股沟处反复疼痛7个月"为主诉入院。入院前7个月无明显诱因出现右髋部及腹股沟处反复疼痛，疼痛尚可忍受，行走及用力活动时疼痛无明显加剧，久站久立久行后疼痛可加剧，疼痛无向他处放射，无关节活动障碍，无下肢麻木、无力，未予重视及治疗。现疼痛症状稍加重，并可于右腹股沟内下处扪及肿块，局部压痛，无皮肤改变，无明显夜间痛，遂就诊于我院，门诊拟"右骨盆肿瘤性质待查"收入住院。自发病以来患者体重无明显减轻，饮食、二便正常。患者既往体健，否认其他"心、肝、肺、脾、肾"等重要脏器疾病史，否认传染性疾病史，否认外伤史、手术史、输血史，否认食物、药物过敏史。

体格检查：T 36.8℃，P 80次/分，R 19次/分，BP 100/70mmHg。神志清楚，心肺未见明显异常。腹平软，无压痛。专科检查：步行入院，步态正常，骨盆及双下肢未见畸形，右髋关节及腹股沟局部皮肤正常，皮肤温度正常，无浅静脉曲张，右腹股沟中点往下2cm处可触及一质韧肿物，边界不清，局部压痛明显，叩击痛阳性，右腹股沟中点无压痛，右髋关节外旋活动因疼痛受限，余内旋、内收、屈曲、外展均无异常，右髋 4 字试验阳性，左髋 4 字试验阴性，双下肢直腿抬高试验阴性，双下肢感觉、肌力正常，肢端血运、皮肤感觉正常，生理反射存在，病理反射未引出。

辅助检查：骨盆正位 X 线片（图 4-5）示右侧髋臼骨皮质缺损，局部见透亮影，密度不均匀，骨皮质见吸收破坏。

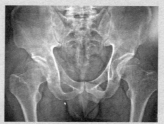

图 4-5　骨盆正位 X 线片

入院诊断：右骨盆肿瘤性质待查。

诊疗计划：①按骨科护理常规，二级护理；②予完善局部 MRI、CT，肺部 CT，全身骨显像等相关检查；③择期行病灶穿刺活检，明确病理诊断。

 主任医师常问实习医师的问题

● **Enneking 骨盆肿瘤分区如何？根据 X 线所示，该患者肿瘤侵犯范围有哪些？**

答：Enneking 骨盆肿瘤分区为 4 区（图 4-6）。Ⅰ 区：髂骨区。Ⅱ 区：髋臼及其周围区。Ⅲ 区：耻坐骨区。Ⅳ 区：骶髂关节、骶骨区。

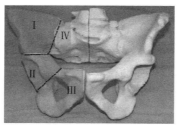

图 4-6　Enneking 骨盆肿瘤分区

　　该患者肿瘤侵犯Ⅱ区、Ⅲ区。

● 好发于骨盆的肿瘤有哪些?

　　答:骨盆是转移瘤的好发部位,特别是髋臼周围转移瘤。骨盆原发肿瘤相对少见,其中以软骨肉瘤最多,其次为骨肉瘤、骨巨细胞瘤。骶骨以骨巨细胞瘤及脊索瘤多见。

● 骨盆肿瘤的临床特点有哪些?

　　答:由于盆腔以及骨盆周围重要脏器、组织、神经和血管复杂多样,故而骨盆肿瘤的临床表现也比较多样。常伴有疼痛,恶性肿瘤疼痛较剧,夜间痛明显,良性肿瘤疼痛不重或无疼痛,较大的肿瘤可压迫结直肠而引起便秘、腹胀等肠梗阻症状。侵犯骶髂关节的肿瘤可压迫神经,从而引起相应的坐骨神经压迫症状,产生下肢的放射痛。这一点常被误诊为腰椎间盘突出症。髋臼肿瘤常引起髋关节活动疼痛及障碍,甚至出现病理性骨折。

⊛ [住院医师或主治医师补充病历]

　　该患者入院后查 CRP、血沉、碱性磷酸酶均升高,右髋部 CT (图 4-7)示右侧髋臼、耻骨上支溶骨性骨质破坏。右髋部 MRI(图 4-8)示右侧髋臼骨皮质破坏并软组织块影。

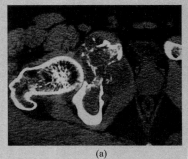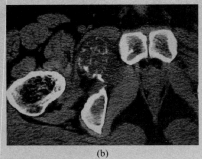

(a)　　　　　　　　　　　　　　(b)

图 4-7　右髋部 CT

　　患者于局部麻醉下行"穿刺活检术",术后病理学检查结合影像学诊断为"普通型中心型软骨肉瘤Ⅱ级"。结合临床、影像学检查及病理学检查,明确诊断为右骨盆软骨肉瘤。

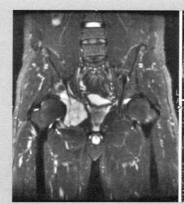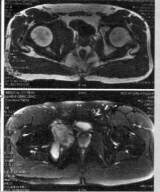

图 4-8 右髋部 MRI

 主任医师常问住院医师的问题

● **软骨肉瘤的临床表现及分型有哪些？**

答：根据肿瘤的起源，分为起源自骨内的中央型，起源自骨外（如骨软骨瘤）的周围型和骨膜型。按细胞组织学特点可分为普通型、去分化型、透明细胞型及间叶型软骨肉瘤。临床上，中央型软骨肉瘤常有隐袭性疼痛，除非肿瘤已生长较大，一般无肿块出现；反之，周围型的继发性软骨肉瘤，可以无症状，但有较大的肿块，只有肿瘤生长到一定水平时临床上才能发现。

● **普通型软骨肉瘤的影像学表现有哪些？**

答：软骨肉瘤在 X 线上具有典型的表现，显示为骨内溶骨性破坏，其中可见有大量钙化，在干骺端可表现为偏心性生长，在骨干则为中心性生长。肿瘤一般生长缓慢，但有时很快。在肿瘤生长较慢的长骨病例，可出现特征性的髓腔膨胀。外侧骨皮质可变薄，内侧因内骨膜受肿瘤侵犯，呈扇贝样花边状改变。骨皮质可在较长的时间缓慢发生反应性骨化增生反应，表现为骨皮质增厚，一般无骨膜反应。在肿瘤生长较快的病例，呈明显侵袭性发展，仅能观察到边缘模糊的骨溶解区，可伴有或不伴有骨皮质的破坏，常由于软骨有钙化及骨化的倾向，而出现肿瘤内密度增高，表现为"喷雾状"钙化点。

● **普通型中央型软骨肉瘤的病理分级有哪些?**

答：软骨肉瘤的组织学特征是由肿瘤细胞产生的恶性软骨。分级标准依据细胞多少，核大小、分裂象及异型性将软骨肉瘤分为 3 级。Ⅰ级：软骨肉瘤具有分化良好的透明软骨，异型细胞较少。Ⅱ级：具有较多的细胞成分，比Ⅰ级有更多的间变特征。Ⅲ级：软骨肉瘤恶性度较高，肿瘤细胞成分丰富，异型性明显。

✸ ［主治医师再次补充病历］

术前制订治疗方案，包括术前计划切除范围（图 4-9）。患者于全麻下行"腹主动脉球囊临时阻断＋右骨盆肿瘤切除＋组配式人工半骨盆置换术"，手术顺利。术后绝对卧床休息，制动患肢，术后病理学检查提示为软骨肉瘤Ⅱ级。术后 X 线片见图 4-10。术后恢复良好，见图 4-11。

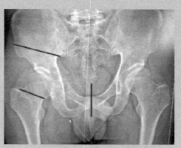

图 4-9　术前计划切除范围

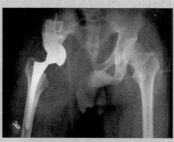

图 4-10　术后 X 线片

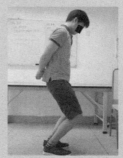

图 4-11　术后恢复良好

主任医师常问进修医师或主治医师的问题

● **骨盆原发恶性肿瘤积极采用外科治疗的理由有哪些？**

答：（1）早期发现的肿瘤多数情况下瘤体侵犯周围组织程度可达到边界切除的要求，可完整切除肿瘤，彻底去除病灶。

（2）迅速解除局部疼痛，改善生活质量，预防病理性骨折。

（3）消除肿瘤对盆腔的压迫。

（4）为全身综合治疗创造条件。

● **骨盆肿瘤切除后的重建办法有哪些？**

答：（1）Ⅰ区 切除后自体骨或骨水泥重建是最佳的选择。

（2）Ⅱ区

① 股骨头旷置术：将股骨头软骨面修整后与髂骨截骨面连接。优点：肢体可负重。但下肢短缩明显。

② 髂股融合术：股骨颈部与髂骨截骨面融合，肢体短缩更加明显。

③ 坐股融合术：即股骨残端与坐骨结节处固定，肢体短缩不明显，但融合困难，可并发坐骨结节和耻骨联合疼痛。

④ 连枷髋：患肢行走不稳，无力负重，需长期扶拐。

⑤ 半骨盆切除术：致残较重，破坏性大，患者不易接受。

⑥ 肿瘤骨灭活再植和人工半骨盆置换术或同种异体半骨盆移植术：近期疗效满意，但难以避免发生远期骨、软骨的吸收和破坏以及关节的退行性改变。

（3）Ⅲ区 切除后不需重建。

（4）Ⅳ区 恢复骶髂关节连续性。

手术选择和患者肿瘤侵犯范围、良恶性及程度、全身情况、经济情况和社会背景以及术者技术、设备等相关。

● **组配式人工半骨盆置换术的优点有哪些？**

答：（1）相对于其他重建方法来讲，组配式人工半骨盆置换后保留较好的髋关节功能。

（2）组配式人工半骨盆可根据髂骨截骨的高度选择不同颈长的臼杯，便于保持双侧髋臼在同一水平。

（3）由于该骨盆的承重点是卡在剩余髂骨或骶骨上，假体与骨的界面之间是垂直压力，而非剪力，非常稳定。

（4）该骨盆的固定方式为双轴固定，不容易出现松动。

组配式人工半骨盆置换器械见图 4-12。

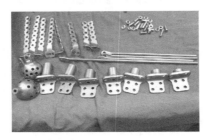

图 4-12　组配式人工半骨盆置换器械

● **人工半骨盆置换术难度大，常导致失败的原因有哪些？**

答：大型骨盆手术容易出现术后并发症，包括出血、感染、假体失败等远期并发症。人工半骨盆置换手术失败的主要原因包括：①全髂骨切除手术剥离广泛，术前放疗使软组织受到伤害，当将切下的骨盆灭活或用人工半骨盆再植固定后，被修复的软组织没有弹性，缝合张力大；②放疗后软组织血运差，适应异物、吸收反应物的能力降低，术后髂骨翼伤口边缘容易出现坏死；③手术伤口大，局部渗血、渗液多。如果引流不畅，局部淤血产生血肿，极易造成感染，移植物外露，甚至被迫取出，术后须经长时间换药才能愈合。

● **骨盆血供丰富，手术出血多，如何减少术中出血？**

答：髂总动脉临时阻断（图 4-13）、腹主动脉球囊临时阻断（图 4-14）、供瘤血管介入栓塞（图 4-15）。

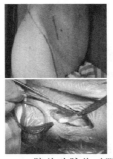

图 4-13　髂总动脉临时阻断

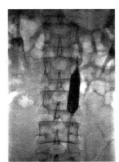

图 4-14　腹主动脉球囊临时阻断

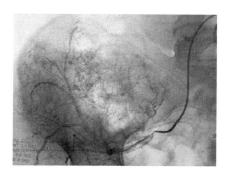

图 4-15 供瘤血管介入栓塞

主任医师总结

　　骨盆肿瘤切除和重建的手术创伤大、并发症较多。最初近 75% 的病例存在并发症，甚至是严重致命的并发症。近来，随着手术技术的发展，并发症逐渐减少。这归功于各种术前术中止血方法的使用及改进；另外，手术方式、方法的进步和骨盆假体的重新研发和设计也很重要。止血技术为手术提供视野，最主要的是减少术中出血，为手术争取时间，减少术中术后患者的因失血引发的众多并发症。但即便如此，骨盆恶性肿瘤的切除与重建仍然难度较大，手术成功的条件是术前充足的准备，技术熟练的骨肿瘤专业团队，并需要对已有方法进行不断的改进。骨盆软骨肉瘤因放化疗无效，其治疗原则为首先要完整切除肿瘤，其次才考虑功能的重建。在安全边界进行肿瘤切除能达到根治性切除的效果。如果肿瘤巨大，保肢术若无法做到扩大切除，应选择更安全的半骨盆截肢术，期望达到肿瘤切除的彻底性，否则局部复发率很高。

参 考 文 献

[1] 郭卫，杨毅，汤小东等. 骨盆环软骨肉瘤的手术治疗. 中华骨科杂志，2008，28（2）：96-100.

[2] 郭卫. 骨盆恶性肿瘤的外科治疗原则. 中华外科杂志，2008，46（12）：881-883.

[3] 汤小东，郭卫. 骨盆原发恶性肿瘤的切除与重建. 中华外科杂志，2008，46（12）：904-907.

[4] 姚振均. 骨与软组织肿瘤诊断治疗学. 北京：人民军医出版社，2011.

（陈嵘 严伟 林佳生）

右大腿疼痛 4 个月，加重伴活动受限
1 个月——右股骨骨肉瘤

⊛ ［实习医师汇报病历］

　　患者女性，12 岁，以"右大腿疼痛 4 个月，加重伴活动受限 1 个月"为主诉就诊我院。入院前 4 个月无明显诱因出现右大腿隐痛伴酸胀，夜间痛明显，无局部红肿、破溃，关节活动正常，剧烈活动后疼痛可加重，休息后可缓解，未重视及接受治疗，上述症状逐渐加重。入院前 1 个月，右膝关节屈曲活动时疼痛剧烈，关节活动受限，因疼痛无法长时间行走活动，遂就诊于当地医院，拍 X 线片示右股骨下段病损，未予特殊治疗，建议转上级医院。为进一步治疗，转诊我院，门诊拟"右股骨病损"收入住院。患者既往体健，否认其他"心、肝、肺、脾、肾"等重要脏器疾病史，否认传染性疾病史，否认外伤史、输血史，否认食物、药物过敏史。

　　体格检查：T 36.7℃，P 76 次/分，R 19 次/分，BP 100/70mmHg。神志清楚，心肺未见明显异常。腹平软，无压痛。专科检查：跛行入院，右下肢外观无畸形，未见隆起肿物，局部皮肤无明显发红、青紫、破溃、流脓，皮肤温度稍高，无浅静脉怒张，右大腿下段前内侧压痛，未扣及明显包块，右大腿纵向叩击痛阳性，右膝关节屈伸活动受限，右髌骨上缘 2cm 处大腿周径 24.5cm，左大腿相应位置周径 25.5cm，右足背动脉可扪及，右下肢感觉、肌力正常，肢端血运、皮肤感觉正常，生理反射存在，病理反射未引出。

　　辅助检查：右股骨下段 X 线片（图 4-16）示右股骨下段病损。

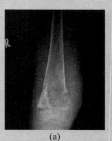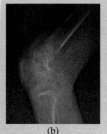

(a)　　　　　　　　(b)

图 4-16　右股骨下段 X 线片

> 入院诊断：右股骨下段病损，骨肉瘤可能。
> 诊疗计划：①按骨科护理常规，二级护理；②予完善局部 MRI、CT，肺部 CT，全身骨显像等相关检查；③择期行病灶穿刺活检，明确病理诊断。

 主任医师常问实习医师的问题

● 骨肉瘤的分类有哪些？

答：根据 WHO（世界卫生组织）骨肿瘤病理分类，骨肉瘤共分为 8 个亚型，分别是：①传统型骨肉瘤（包括成软骨性、成纤维性、成骨性）；②毛细血管扩张型骨肉瘤；③小细胞骨肉瘤；④低度恶性中心骨肉瘤；⑤继发型骨肉瘤；⑥骨旁骨肉瘤；⑦骨膜骨肉瘤；⑧高度恶性表面骨肉瘤。各种骨肉瘤都有各自的特点，恶性程度不一，预后也不一致。

早期 WHO 按肿瘤发生深浅分为中央（髓性）性和浅表（表面）性 2 大类。其中传统型为中央性最为常见，又称普通型、经典型。

● 骨肉瘤的好发人群及部位有哪些？

答：好发于男性，男女比例为（1.5～2）∶1，好发于 10～30 岁，其好发部位依次为：股骨远端、胫骨近端及肱骨近端，约 3/4 的骨肉瘤出现在膝或肩部。其次为：股骨近端、股骨干和骨盆。骨肉瘤在长骨的好发部位为干骺端。

● 普通型骨肉瘤的临床表现有哪些？

答：早期全身症状不明显，逐渐出现发热、疲乏、进行性消瘦和贫血，起初局部疼痛，呈中等程度并间歇发作，活动后可加剧。数周内，疼痛逐渐加剧，并可持续发作，局部肿胀可在早期出现并逐渐加重，局部皮肤温度增高，压痛明显。当病程进展较快时，肿瘤附近关节功能障碍，并呈现软组织浸润发红、水肿及浅表静脉曲张现象，严重者可出现病理性骨折。

● 普通型骨肉瘤的 X 线表现有哪些？

答：好发于股骨、胫骨和肱骨。X 线表现为：①髓质和骨皮质破坏呈溶骨或成骨；溶骨型则以溶骨性破坏为主，早期为筛孔状骨皮质破坏，随着病变进展，发展为虫蚀状大片骨皮质破坏，易引起病理性骨折；若病变为成骨型，则以增生硬化为主，表现为大量瘤骨形成；混合型兼有成骨型和溶骨型的征象；②肿瘤性成骨或钙化；③骨外膜反应性新骨形成（日光放射状骨针，葱皮样，Codman 三角）。肉眼可见肿瘤体积大，切面砂砾感，呈斑块状、点状骨组织或软骨组织。肿瘤一般穿破骨皮质后形成软组织浸润，亦可发生坏死，形成继发性病变（出血、囊性病变）。肿瘤开始位于髓腔，以后上下扩展，亦可呈"跳跃"病变，也可侵犯骨骺部，但较少会跨越骨骺板和骨骺。

◉ ［住院医师或主治医师补充病历］

> 该患者入院后查 CRP、血沉、碱性磷酸酶均升高，右侧 MRI（图 4-17）、右股骨 CT 提示为骨下瘤（图 4-18）。遂于局部麻醉下行"穿刺活检术"，术后病理学检查示普通型骨肉瘤。结合临床、影像学检查及病理学检查，明确诊断为右股骨下段骨肉瘤。予留置 PICC 管，并予新辅助化疗。

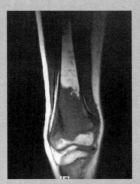

图 4-17　右股骨 MRI

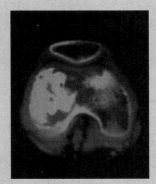

图 4-18　右股骨 CT

 ## 主任医师常问住院医师的问题

● **普通型肉瘤应与哪些疾病相鉴别？**

答：（1）骨髓炎　骨髓炎是一种常见病，好发于青少年及儿童，好发于骨骺端，且不易越过骨骺线。症状有患部软组织肿胀、高热、持续疼痛、活动受限，靠近关节的干骺端有明显的深压痛。实验室检查白细胞和中性粒细胞增多。X线表现为早期破坏模糊，新生骨密度低，晚期破坏边缘清楚，新生骨密度高，骨破坏区周围无成骨，而成骨区内无破坏，可见骨膜反应，多为平行状，由轻变重，由模糊变光滑。

（2）尤因肉瘤　发病年龄低于骨肉瘤，好发于股骨，由间歇性疼痛转为持续性，进行性加重。早期可出现软组织肿块，密度较高，随病变进展越来越明显。X线表现为长骨骨干骨髓腔呈斑片状，溶骨性破坏伴层状或葱皮状骨膜增生；晚期以骨破坏为主。本病的恶性高，转移早，对放射敏感。

（3）骨纤维肉瘤　发病年龄大于骨肉瘤，好发于骨干。X线表现为溶骨性破坏，呈束状或斑片状，在髓腔呈偏心性生长，局部可见少量骨膜下成骨或骨膜三角，软组织肿块一般不大，很少有新骨形成，常见病理性骨折。

● 普通型骨肉瘤与化脓性骨髓炎如何鉴别？

答：骨髓炎好发于青少年和儿童，局部软组织肿胀、肤色红、皮肤温度高、高热、持续疼痛。实验室检查可有白细胞总数及中性粒细胞计数增多。穿刺可抽出脓性液，有脓细胞。细菌培养阳性可帮助鉴别。X线表现：早期骨破坏模糊，新生骨密度低，骨膜反应轻微；晚期骨破坏清楚，新生骨密度高，骨膜反应光滑完整。骨肉瘤则相反，早期瘤骨密度就很高。随病程发展，骨膜反应逐渐变模糊，残缺不全。骨髓炎成骨与破骨相关明显，骨破坏区周围无成骨，而成骨区内无破坏，如破坏广泛，则有死骨形成，常有向骨干发展趋向。骨肉瘤侵犯软组织后，迅速形成软组织肿块，其内可见瘤骨。骨髓炎软组织弥漫性肿大，无瘤骨存在。

● 骨肉瘤的 Enneking 分期如何？

答：根据肿瘤的组织学级别——G（G_1 为低度恶性，G_2 为高度恶性）；局部侵犯——T（T_0 为囊内；T_1 为囊外，间室内；T_2 为囊外、间室外），以及区域或者远隔转移——M（M_0 为无转移；M_1 为已转移）对局限性恶性骨肿瘤进行分期（表4-3）。

● 何谓进行新辅助化疗？

答：新辅助化疗是指在恶性肿瘤局部实施手术或放疗前应用的全身性化疗，在局部治疗前先以全身化疗为第一步治疗，后继局部治疗（手术或加放疗）以完成全程化疗。通过术前化疗减小肿瘤负荷，从而提高

表 4-3 局限性恶性骨肿瘤的 Enneking 分期系统

肿瘤分期	组织学级别——G	部位——T	转移——M
Ⅰ A	G_1	T_1	M_0
Ⅰ B	G_1	T_2	M_0
Ⅱ A	G_2	T_1	M_0
Ⅱ B	G_2	T_2	M_0
Ⅲ A	$G_{1\sim2}$	T_1	M_1
Ⅲ B	$G_{1\sim2}$	T_2	M_1

肿瘤的手术完全切除率，延长患者生存期。骨肉瘤化疗推荐药物为大剂量甲氨蝶呤、异环磷酰胺、多柔比星和顺铂。

● **骨肉瘤新辅助化疗的意义有哪些?**

答：(1) 可以即刻治疗亚临床微转移。

(2) 化疗后肿瘤坏死率的评估，为制订术后化疗方案提供参考。

(3) 化疗后肿瘤体积缩小，从而能够获得较为安全的手术边缘，对保肢有利。

✵ [主治医师再次补充病历]

化疗 2 个疗程后的 X 线片见图 4-19。该患者于术前行 2 个疗程"多柔比星＋顺铂＋甲氨蝶呤＋异环磷酰胺"方案化疗，疗程顺利。术前化疗结束后，行"右股骨肿瘤瘤段切除＋肿瘤型半膝关节假体重建术"，手术顺利，术后 X 线片及瘤段见图 4-20。术后持续长腿石膏托外固定 3 周，切口愈合后按术前化疗方案予行术后化疗。

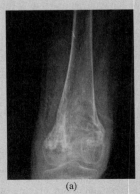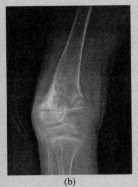

(a)   (b)

图 4-19 化疗 2 个疗程后的 X 线片，可见钙化增多，边界清楚

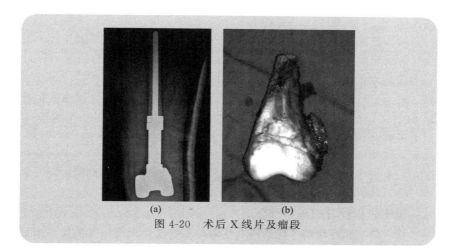

(a)　　　　　　　　　　(b)

图 4-20　术后 X 线片及瘤段

 主任医师常问进修医师或主治医师的问题

● **骨肉瘤保肢术的适应证有哪些？**

答：（1）Enneking 分期 A 期，对化疗反应好的 B 期，主要神经、血管未受累。

（2）全身情况及局部软组织条件允许，可以达到广泛性切除。

（3）无转移灶，或转移病灶可以治愈。

（4）患者有强烈的保肢愿望。

（5）预计保留肢体功能优于义肢。

（6）经济上能承受高强度的化疗。

● **保肢术的手术方式主要有哪些？**

答：（1）关节融合术　主要适用于股骨下端或胫骨上端骨肉瘤切除的同时，维持关节稳定和运动的肌肉也被切除，已不适合功能重建的青壮年患者。

（2）异体骨移植术　包括同种异体或自体骨关节移植，自体骨主要采用腓骨，通过完全游离移植术或吻合血管移植术，可代替被切除的骨段，结合内固定或外固定可以重建关节功能。其优点是没有排斥反应，愈合快，费用低。

（3）骨灭活再植术　外用乙醇、放疗、冷冻等对瘤骨进行灭活后再植入。

（4）假体置换术　假体置换术的开展日新月异，整个手术过程主要包括肿瘤瘤段骨切除、置入人工假体，重建骨关节及周围缺损软组织。

● 保肢术的主要手术并发症有哪些？

答：主要手术并发症是局部复发，为了减少局部复发，必须严格按照 MRI 所示的边界切除肿瘤。此外还有血肿、关节不稳定、移植骨与宿主不愈合、皮肤坏死、感染、血管肿瘤栓子、神经血管损伤、栓塞、泌尿系统感染等；假体置换的术后并发症有感染，假体松动、下沉及折断，关节松弛脱位，关节活动受限，假体磨破包被，组织外露，安装假体时造成骨折等。

● 影响化疗疗效的因素有哪些？

答：（1）化疗耐药　包括原发性耐药和继发性耐药，多用提高剂量和增加用药品种克服。

（2）剂量强度　指化疗进行时要坚持：①准确的时间；②恰当的途径；③标准的剂量。若化疗的时间、途径和剂量混乱，将严重影响化疗效果。

● 化疗的并发症有哪些？

答：多药联合化疗常引起急性及长期并发症。尤其是化疗后期有时会发生严重的急性骨髓抑制、胃肠反应、肝肾功能损害、发热、脱发等。甲氨蝶呤（MTX）可引起继发性肺水肿、胸膜炎。顺铂（DDP）可引起肾脏损害、听力减退、低镁血症（即使化疗结束后数年仍可发生）。DDP 有时也可引起周围神经病变。多柔比星（ADM）有心脏毒性，大剂量 ADM 还可引起急性白血病。

主任医师总结

近 20 年来，对骨肉瘤的诊断和治疗取得了巨大进步。诊断应严格遵循临床、影像学、病理学三结合原则。利用先进的影像技术（CT 和 MRI）能够清晰地显示肿瘤的局部解剖情况和生长方式，胸部螺旋 CT 扫描对于发现隐匿的肺转移灶非常敏感，综合上述对患者进行外科分期。骨肉瘤的综合治疗中，化疗是患者长期存活的基础，大多数学者采用新辅助化疗、多药联合及序贯化疗。目前尚未有统一标准的化疗方案。开发新的化疗药物已成为现今医疗科研人员努力的方向。近 20 年手术发展较快，90％患者可以保肢，这依赖于主要的血管、神经未受侵犯同时有良好的软组织覆盖。儿童保肢是目前保肢手术的难点和热点，如何保持患者肢体的生长能力是骨科医师努力的方向。目前亦有关于可延长假体的研发和应用。此患者年龄适中，故选择半关节置换，保留胫骨的生长能力，若患者能很好地度过肿瘤期，再接受二次的长期假体翻修，可达到双下肢等长的目的。

参 考 文 献

[1] 牛晓辉. 中国骨肉瘤的规范化诊治势在必行. 中华肿瘤杂志，2013，36（3）：161-163.
[2] 张清，徐万鹏. 我国骨肉瘤治疗现状及改进建议. 中国骨肿瘤骨病，2009，8：129-132.
[3] 陈峥嵘. 现代骨科学. 上海：复旦大学出版社，2010.
[4] 姚振均. 骨与软组织肿瘤诊断治疗学. 北京：人民军医出版社，2011.
[5] 张伟滨. 骨肉瘤治疗的现状和未来. 上海市医学会骨科学术年会大会报告. 上海：2009.

（陈 嵘 林佳生 严 伟）

左大腿下段疼痛3个月，加重伴活动受限1个月——左股骨骨巨细胞瘤

❀ ［实习医师汇报病历］

患者女性，22岁，以"左大腿下段疼痛3个月，加重伴活动受限"为主诉入院。入院前3个月无明显诱因出现活动时左大腿下段疼痛，无向他处放射，坐位或卧床休息后疼痛可缓解，无夜间痛，无局部红肿、破溃，无皮肤麻木、下肢乏力，关节活动正常，无游走性关节肿痛，当时未重视及接受治疗。入院前1个月，上述症状加重，左下肢踩地时疼痛剧烈，关节活动因疼痛明显受限，并出现患膝局部肿胀，遂就诊于当地医院，拍X线片示左股骨远端病损，未予特殊治疗，建议转上级医院。为进一步治疗，转诊我院，门诊拟"左股骨远端病损原因待查"收入住院。患者既往体健，否认其他"心、肝、肺、脾、肾"等重要脏器疾病史，否认传染性疾病史，否认外伤史、输血史，否认食物、药物过敏史。

体格检查：T 36.5℃，P 86次/分，R 19次/分，BP 90/60mmHg。神志清楚，心肺未见明显异常。腹平软，无压痛。专科检查：搀扶入院，左膝被动屈曲位，关节稍肿胀，关节内侧局部肿胀，局部皮肤无发红、青紫、破溃、流脓，皮肤温度稍高，无浅静脉曲张，左膝

内侧压痛明显，叩击痛阳性，左膝关节被动屈伸活动度正常，自主活动受限，伸直 $45°\sim$ 屈曲 $90°$，左髌骨上缘大腿周径 37cm，右大腿相应位置周径 35cm，左足背动脉可扪及，左下肢感觉、肌力正常，肢端血运、皮肤感觉正常，生理反射存在，病理反射未引出。

辅助检查：左膝关节 X 线片（图 4-21）示左股骨内髁骨质见偏心性膨胀性破坏，骨皮质似有断裂，关节关系无改变，提示左股骨内髁骨病损，考虑骨巨细胞瘤可能。

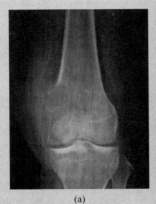 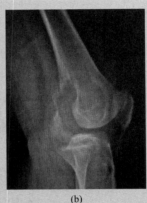

(a)   (b)

图 4-21　左膝关节 X 线片

入院诊断：左股骨远端病损，骨巨细胞瘤可能。

诊疗计划：①按骨科护理常规，二级护理；②予完善局部 MRI、CT，肺部 CT、全身骨显像等相关检查，择期行病灶穿刺活检，明确病理诊断。

 主任医师常问实习医师的问题

骨巨细胞瘤的临床表现有哪些？

答：骨巨细胞瘤（GCT）的主要症状是疼痛，通常为关节周围疼痛，因肿瘤靠近关节，常出现关节功能受限、关节肿胀、关节积液。病变进展可出现明显肿胀，甚至畸形，在下肢者病理性骨折或微细骨折常见。当肿瘤穿破骨皮质进入软组织时可出现软组织肿块，局部肿胀，并有皮肤温度升高和浅表静脉充盈。

● 骨巨细胞瘤的好发人群及部位有哪些？

答：好发于青壮年，最多见于 20～40 岁，10％～15％的病例发生于 10～20 岁，很少发生在青春期前和 50 岁以后，女性略多于男性，尤其是产妇。约 90％的巨细胞瘤发生在长骨，起源于干骺端，因为几乎所有的巨细胞瘤都在骨骺闭合后发生，最常见的部位是膝关节周围，股骨远端比胫骨近段多见，骶骨的发生率仅次于膝部，桡骨远端的发生率在第 4 位。

● 骨巨细胞瘤的典型 X 线表现有哪些？

答：典型 X 线表现为干骺端累及骨骺部位的偏心性、膨胀性的骨皮质溶解病灶，同时破坏骨松质和骨皮质；骨溶解一般较均匀，病灶内无骨化和钙化，但是可因肿瘤在扩展时有某些壁层骨脊保留下来而呈皂泡样表现；破坏区可达软骨下骨，病变周围骨皮质变薄，可出现程度不一的骨皮质连续性中断；病灶的边缘可以规则或不规则。

● 骨巨细胞瘤的影像学分型有哪些？

答：Campanacci 根据影像学的研究，建立了一个骨巨细胞的分型系统。Ⅰ型：表现为一个静息（quiescent）的病灶，常发生在骨松质中，边界清楚，边界有一薄层硬化带，这一期很少见，可以无任何症状，预后比较好。Ⅱ型：表现为一个活跃（active）的病灶，最常见，可以见到骨皮质变薄、膨胀，边界清楚，边界硬化带缺乏，当骨膜覆盖在肿瘤周围时，常表现为一个动脉瘤样骨囊肿的形态。见图 4-22。Ⅲ型：是这

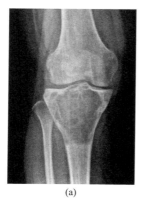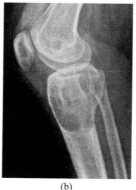

(a)　　　　　　　　　　　　(b)

图 4-22　Ⅱ型骨巨细胞瘤

种疾病的侵袭性（aggressive）阶段，穿破骨皮质，进入软组织，无骨膜包围，而是外覆假包膜，常累及大部分甚至全部骨骺，并侵犯关节软骨。影像学分期和病理学分期无明显的相关性。

❀ ［住院医师或主治医师补充病历］

患者入院后完善 MRI 及 CT 检查，结果见图 4-23、图 4-24。并于局部麻醉下行"穿刺活检术"，病理学检查提示骨巨细胞瘤，遂结合临床、影像学检查及病理学检查，明确诊断为左股骨下端骨巨细胞瘤。

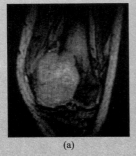 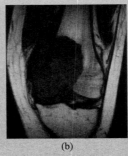 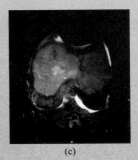

(a)　　　　　　　　(b)　　　　　　　　(c)

图 4-23　左股骨下端 MRI

左股骨下端内髁髓腔内可见一团块状异常信号影，T1 呈低信号，内见斑点状高信号，T2 及 STIR 上呈混杂信号，呈膨胀性改变，骨皮质变薄，印象：左侧股骨下端异常信号，考虑骨巨细胞瘤

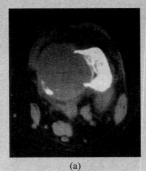 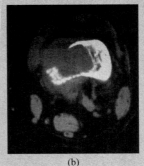

(a)　　　　　　　　(b)

图 4-24　左股骨下端 CT

左股骨下段见一个偏心性大小为 4.9cm×4.8cm 骨质破坏区，皮质菲薄，部分骨皮质不连续，周围未见明显软组织肿块

主任医师常问住院医师、进修医师或主治医师的问题

● **骨巨细胞瘤应与哪些疾病相鉴别?**

答：（1）动脉瘤样骨囊肿　10～30 岁最多，半数在肢体长骨，多见于下肢长骨。肿胀、疼痛和关节活动受限为主要的临床表现。X 线片特点为长骨干骺端偏心位溶骨性破坏，骨皮质膨胀变薄，无骨膜反应，少数病例可侵及骨端，X 线表现与骨巨细胞瘤较难鉴别，需结合 MRI、CT 及病理学诊断。

（2）软骨母细胞瘤　病灶常局限于骨骺，为较小的中心性或偏心性溶骨性病变，呈圆形或轻度多环形，边缘清楚，常有一层薄而硬化的骨边缘。肿瘤内常有钙化。病变可穿破皮质形成软组织肿块，约 10% 有骨膜反应。

（3）棕色瘤　由甲状旁腺功能亢进症所形成，常累及干骺端，单发时影像学上与骨巨细胞瘤相似。但甲状旁腺功能亢进症者在棕色瘤的周围的骨骼表现出腔隙性骨质疏松，实验室检查可发现高钙、低磷血症以及血甲状旁腺素升高。

● **骨巨细胞瘤的病理表现有哪些?**

答：骨巨细胞瘤是一种质地松软同时伴有出血性反应致使肿瘤呈现红褐色外观的肿瘤，其典型的病理学形态为圆形、卵圆形或者是大小不一的伸长的单核细胞伴有大量的巨细胞样的破骨细胞，这些细胞可以很大且常有 50～100 个细胞核，间质细胞的细胞核类似于这些破骨细胞的细胞核，染色质呈开放性，有一个或者两个小的核仁。

● **临床 Campanacci 分型的标准如何?**

答：Campanacci 分型是骨巨细胞瘤（GCT）最常用的分型方式。Campanacci 根据影像学的研究，建立了一个骨巨细胞的分型系统。Ⅰ型：表现为一个静息（quiescent）的病灶，常发生在骨松质中，边界清楚，边界有一薄层硬化带，这一期很少见，可以无任何症状，预后比较好。Ⅱ型：表现为一个活跃（active）的病灶，最常见，可以见到骨皮质变薄、膨胀，边界清楚，边界硬化带缺乏，当骨膜覆盖在肿瘤周围时，常表现为一个动脉瘤样骨囊肿的形态。Ⅲ型：是这种疾病的侵袭性（aggressive）阶段，穿破骨皮质，进入软组织，无骨膜包围，而是外覆假包膜，常累及大部分、甚至全部骨骺，并侵犯关节软骨。GCT 影像学分期和病理学分期无明显的相关性。

◈ ［主治医师再次补充病历］

结合 MRI、CT 所示，患者左膝关节软骨面及内髁部分骨皮质已被肿瘤侵蚀，为获得较好的术后功能及降低肿瘤复发可能，采用"左股骨下端骨巨细胞瘤瘤段切除＋肿瘤型全膝关节置换术"方案治疗，手术顺利。术后病理提示左股骨骨巨细胞瘤。术后 X 线片见图 4-25。

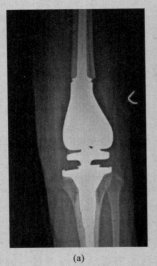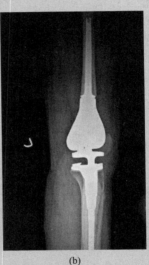

(a)   (b)

图 4-25   左股骨下端骨巨细胞瘤瘤段切除＋肿瘤型全膝关节
置换术术后 X 线片

● **骨巨细胞瘤的治疗办法有哪些？**

答：GCT 是一种多变而且不典型的肿瘤，其组织学与生物行为常不一致，即使组织学是典型的骨巨细胞瘤，也可具有很强的侵袭性，并可发生肺转移。不恰当的治疗可致复发和转移。目前对于 GCT 的手术治疗主要根据肿瘤的部位、影像学分级及患者年龄采取不同的手术方法，有刮除灭活骨水泥填充（图 4-26）、刮除灭活植骨、瘤段切除关节重建、冷冻治疗、切刮加化疗药物等方式。除手术外，还有应用放射治疗及二膦酸盐等药物治疗。

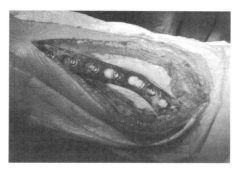

图 4-26 刮除灭活骨水泥填充

肿瘤刮除后的灭活方法有哪些？

答：肿瘤刮除后的灭活方法有苯酚、95％乙醇、高渗盐水灭活瘤腔，高频电刀灼烧内壁，液氮冷冻，射频热疗，高速磨钻去骨壳等。

主任医师总结

骨巨细胞瘤是较常见的骨原发肿瘤之一，检查包括病史采集、体格检查及充分的影像学检查；胸部 X 线与 CT 检查对于发现肺转移灶很重要，对于某些特殊病例，可行骨扫描检查；活检对于确诊必不可少。骨巨细胞瘤是良性肿瘤，具有侵袭性较强和易复发的特点，同时可以有良性的肺转移，骨皮质破坏严重易出现病理性骨折。肿瘤局部治疗彻底可以长期存活。治疗方式有刮除及切除，四肢的骨巨细胞瘤治疗以扩大刮除术为主，通过良好的止血带技术，肿瘤视野的显露，术中刮匙和磨钻的使用及乙醇灭活等，局部复发率已降至 4％以下，当然对于四肢近关节 Campanacci 三期的患者，其关节面已破坏，可以选择人工关节置换。中轴骨及脊柱的骨巨细胞瘤因术中出血控制不好，往往倾向切除术或切刮术；可切除的病例首选切除；对不可切除的中轴骨病变，或虽可切除但会发生不可接受病残率的病例，推荐行非手术治疗。对于骨巨细胞瘤的转移灶，可切除的病灶，应选择囊内切除；不可切除的病灶，地诺单抗（denosumab）、干扰素或聚乙二醇干扰素、放疗或观察均可选。关节周围手术应该注意对关节面和关节软骨的保护。手术目的均强调肿瘤去除的完整性、彻底性，同时要兼顾神经功能的保持和脊柱骨盆的重建。

参 考 文 献

[1] 李晓，郭卫，杨毅. 四肢长骨骨巨细胞瘤伴病理性骨折的外科治疗. 北京大学学报，2013，10：745-751.

[2] 张清，徐万鹏. 骨巨细胞瘤的影像学诊断. 陕西医学杂志，2013，42（10）：1384-1385.

[3] 陈峥嵘. 现代骨科学. 上海：复旦大学出版社，2010.

[4] 姚振均. 骨与软组织肿瘤诊断治疗学. 北京：人民军医出版社，2011.

[5] 胡蜀豫，周小龙，袁碧芳. 长骨骨巨细胞瘤的影像诊断. 检验医学与临床，2012，9（6）：680-681.

（陈嵘 严伟 林佳生）

第五章　小儿骨科

摔伤致右肘部肿痛、活动受限 4h——肱骨髁上骨折

患儿男性，5岁2个月，以"摔伤致右肘部肿痛、活动受限4h"为诉入院，入院前4h摔伤致右肘部剧烈疼痛、肿胀、畸形、活动受限，肿痛、活动受限，当时无头痛、无恶心、呕吐，无腰痛、双下肢无力，无大小便障碍等，就诊于我院，拍X线片示右肱骨髁上骨折，予以石膏托制动等对症治疗。为求进一步治疗，门诊拟"右肱骨髁上骨折"收入住院。患者受伤后精神、饮食可，既往体健，否认其他"心、肝、肺、脾、肾"等重要脏器疾病史，否认传染性疾病史，否认外伤史、输血史，否认食物、药物过敏史。

体格检查：T 36.7℃，P 80次/分，R 22次/分，体重20kg。神志清楚，查体合作，右肘部皮肤可见瘀斑，肿胀、畸形明显，无皮肤破溃、流血，右肱骨下端压痛明显，叩击痛，可及骨擦感，右肘关节活动受限，右手各指活动正常，右肱桡动脉存在，右手皮肤温度、皮肤感觉正常，余未见明显异常。

辅助检查：右肘关节正侧位X线片（图5-1）示右肱骨髁上骨折。

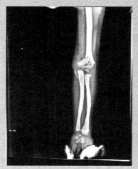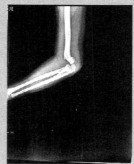

图 5-1　右肘关节正侧位 X 线片

入院诊断：右肱骨髁上骨折。

诊疗计划：①按骨科护理常规，二级护理；②屈曲20°～30°的位置石膏托外固定，消肿，对疼痛进行干预，如冷疗、肌注酮咯酸氨丁三醇等；③进一步完善各项检查，待条件允许时，择期行手术治疗。

 主任医师常问实习医师的问题

● **什么是肱骨髁上骨折？为何儿童容易发生肱骨髁上骨折？**

答：肱骨髁上骨折是指肱骨干与肱骨髁的交界处发生的骨折。

尺骨鹰嘴在髁部形成支点，因而骨折线在髁上水平。儿童肱骨髁上部位的骨骼结构与成人存在很大不同。在肱骨髁上骨折的高发年龄，即6～7岁的儿童，其肱骨髁上部位的骨骼正处于形型过程，其内外径和前后径都比较小，干骺端延伸至肱骨远端前方的冠突窝和后方鹰嘴窝的远端，而且不像成人的圆柱样结构。由于是新生的骨骼，不仅骨小梁不成熟，骨皮质也比较薄弱。同时儿童韧带比较松弛，年幼儿童正常的肘关节允许过度伸展。当年幼儿童上肢伸展时跌倒，更可能发生肘关节过度伸展。10岁以下儿童，局部解剖特点是产生肱骨髁上骨折的主要因素。

● **肱骨髁上骨折的临床表现有哪些？**

答：肱骨髁上骨折多为儿童，伤后可出现局部疼痛、肿胀、压痛和功能障碍，无移位的骨折缺乏明显的体征，而肘关节渗出可能是唯一的临床体征。在肘肌下方的关节囊最为表浅，关节渗出时在此处可触及到柔软的关节囊，又称为柔韧点（soft spot）。柔韧点通常位于桡骨头中央与鹰嘴尖端连线的前方。

如果为髁上Ⅲ型骨折，肘部出现两个成角畸形，因而呈现S形外观。在上臂远端的前方通常有皮下瘀血，如果是骨折完全移位，骨折远端穿通肱肌，皮下出血则更为严重。因此，在肘前方出现皮肤皱折征（pucker sign），通常表明骨折近端的骨性突起刺入真皮层。如果伴有桡神经损伤，可出现拇背伸受限；正中神经损伤，可出现拇指与示指不能主动屈曲；尺神经损伤，可出现分指、双指交叉受限。

● **如何诊断肱骨髁上骨折？**

答：（1）诊断依据

① 有外伤史。

② 临床症状和体征：局部疼痛、肿胀、压痛和功能障碍。

③ X线摄片可见肱骨髁上骨折线及移位的骨折块。

（2）鉴别诊断　注意与肘关节脱位相鉴别，但伸展型髁上骨折与肘关节脱位的鉴别存在一定的困难。在肱骨髁上骨折，肱骨上髁与鹰嘴保持着正常的解剖关系。但在肘关节脱位，由于鹰嘴位于肱骨上髁的后方，则更为突出，与髁上骨折比较，肘关节脱位的前臂突起位于更远端。在鉴别肱骨髁上骨折与肘关节脱位方面，是否有骨擦音也有一定的作用，有时很难引出骨擦音。因为有严重的肿胀和疼痛，诱发骨擦音的操作往往引起患儿哭叫。又因为可产生神经血管损伤的危险。因此，应该避免诱发骨擦音的操作。行X线检查可帮助鉴别。

● **肱骨髁上骨折的并发症有哪些？**

答：肱骨髁上骨折的并发症包括：①神经血管损伤；②急性筋膜间隔综合征；③肘关节僵硬；④骨化性肌炎；⑤缺血性坏死；⑥肘内翻畸形；⑦肘外翻畸形。

❀ ［住院医师或主治医师补充病历］

　　患者入院以来，生命体征稳定，无胸痛、腹痛，其他肢体未见明显异常；右手各指活动正常，右肱桡动脉搏动存在，右手皮肤温度、皮肤感觉正常，可见无神经血管损伤。结合病史、体征及辅助检查可明确诊断为右肱骨髁上骨折（ⅡB型）。入院后检查血常规、生化全套、尿常规、粪常规、凝血四项、心电图、胸部X线片等均提示重要脏器功能未见明显异常，综合以上情况，故该患者有手术指征。

 主任医师常问住院医师、进修医师或主治医师的问题

● **肱骨髁上骨折分为哪几型？**

答：肱骨髁上骨折的标准分型，是将其分为伸直型和屈曲型。屈曲型少见，侧位X线片示骨折远端位于肱骨干前方。伸直型常见，Gartland将其分为Ⅰ～Ⅲ型（表5-1）。

表 5-1   肱骨髁上骨折的 Gartland 分型

分型	临床表现
Ⅰ A 型	无移位,无内翻或外翻的骨折
Ⅰ B 型	轻度移位,内侧骨皮质翘楞,肱骨前缘线通过肱骨头
Ⅱ A 型	过伸,后侧骨皮质完整,肱骨头位于肱骨前缘线之后,无旋转
Ⅱ B 型	纵向或旋转移位,骨折端任有部分接触
Ⅲ A 型	完全向后移位,骨皮质无接触,多为远端向后内侧移位
Ⅲ B 型	明显移位,软组织嵌入骨折端,骨折端明显重叠或旋转移位

● **肱骨髁上骨折的治疗方案有哪些?**

答:在最佳治疗前,肘关节应暂时固定于屈曲 20°～30°的位置,此位置不仅是使患者舒适,也是将神经血管结构的张力减少到最低的位置。

(1) Ⅰ型肱骨髁上骨折   只需要石膏后托或管型石膏托外固定,通常在肘关节屈曲 90°、前臂旋转中立位上,用长臂石膏托外固定 3～4 周。

(2) Ⅱ型肱骨髁上骨折   手法整复矫正肘关节过伸和成角畸形是治疗此型骨折的关键问题,虽然闭合复位后,可用石膏托或支具的过曲位(肘关节屈曲 120°) 固定维持整复后的位置,但却增加患肢神经血管损伤的及并发急性筋膜间隔综合征的危险,因此骨折闭合复位后最好行经皮克氏针内固定 (图 5-2),而后用石膏托外固定于安全体位 (肘关节屈曲 60°)。

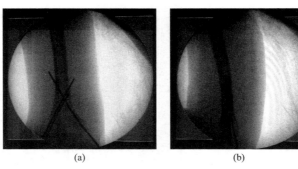

(a)   (b)

图 5-2   经皮克氏针内固定图像

(3) Ⅲ型肱骨髁上骨折   所有的Ⅲ型肱骨髁上骨折复位经皮克氏针内固定是目前Ⅲ型髁上骨折的标准治疗方法。通常可闭合复位经皮克氏针内固定,但若软组织嵌入不能解剖复位或存在肱动脉损伤者需切开复位 (图 5-3)。

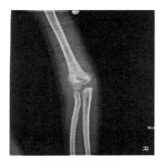
(a) 术前伸直位X线片

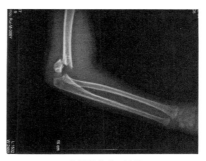
(b) 术前屈曲位X线片

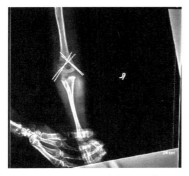
(c) 切开复位术后伸直位X线片

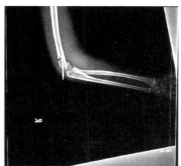
(d) 切开复位术后屈曲位X线片

图 5-3　肱骨髁上骨折术前术后 X 线片

● **肱骨髁上骨折切开复位的手术入路有几种？有何优缺点？**

答：肱骨髁上骨折切开复位手术入路有 4 种：①肘外侧入路（包括前外侧）；②肘内侧入路；③肘内侧、外侧联合入路；④肘后侧入路。肘外侧入路与内侧入路法都具有损伤组织少、解剖结构简单等优点，内侧切口相对于外侧切口更安全，可防止尺神经损伤。缺点是二者都不能直视切口对侧骨折情况，仅能凭手感复位和固定，对术者的手术技术要求较高。肘后侧入路由于破坏了肱三头肌的完整性，损伤较大，受到较多的争议。肘内侧、外侧联合入路可以弥补不能直视切口对侧骨面的缺点，具备了肘内侧、外侧切口的优点，有利于骨折复位和固定，同时可以减少外侧切口的长度，而且内外侧引流有利于组织肿胀的缓解及消退；但其缺点一是增加手术切口，二是和内侧、外侧切口一样由于受肱三头肌的影响，增加了复位和固定的难度与精确度，并发症的发生率也高于后侧入路。

肱骨髁上骨折Ⅱ型非手术治疗与经皮克氏针固定治疗有无区别？

答：肱骨髁上骨折Ⅱ型非手术治疗与经皮克氏针固定治疗在治疗效果上没有区别，对原始为桡侧塌陷型或桡偏型的或许可试行非手术治疗；如果非手术治疗失败，应积极转为手术治疗，而对原始尺侧塌陷或尺偏者，建议早期手术闭合复位＋经皮克氏针内固定。

发生肘内翻畸形的原因有哪些？

答：肘内翻是骨折远端在冠状面遗留成角畸形的结果，并且是一种静止性畸形，此已被广泛接受。以往认为是肱骨远端非相等生长的结果，因为儿童肱骨远端骺板的生长潜力只占肱骨长度的20％，不可能在骨折后6～12个月内产生明显的内翻畸形。在近年发表的文献中，尚未有明确的证据，证明生长异常是发生这种畸形的重要因素。多数有力的证据支持骨折复位不良即远侧骨折块的内侧移位、内翻倾斜和旋转（图5-4）是产生肘内翻畸形的重要因素。一旦肘关节完全恢复了伸展功能，才能对肘内翻畸形的严重程度做出准确的评价，并且也没有证据表明畸形会继续加重。但是，肱骨滑车、骨折远端的内侧部分发生缺血性坏死，却可以引起进行性的肘内翻畸形。

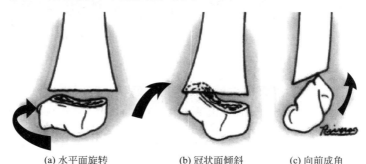

(a) 水平面旋转　　　　(b) 冠状面倾斜　　　　(c) 向前成角

图 5-4　三种静力联合作用形成的肘内翻

（引自：S. Terry Canale，James H. Beaty. 王岩主译. 坎贝尔骨科手术学. 第 11 版. 北京：人民军医出版社，2011.）

肘内翻畸形对上肢的影响有哪些？

答：肘内翻畸形对上肢的影响包括：①影响外观；②对上肢的某些动作，如向侧方投掷曲线球，在做前推的动作也有一定的困难；③产生迟发性尺神经麻痹；④增加了发生肱骨外髁骨折的危险。对肘内翻儿童肱骨远端的生物力学分析，表明在上肢伸展时跌倒，增加了跨越外髁的牵拉和剪式应力。

● 肱骨髁上骨折发生肘内翻畸形时如何把握手术时机？

答：肱骨髁上骨折发生肘内翻畸形，过去学者认为，畸形会随生长发育进行性加重，建议等骨骼发育成熟再考虑矫形手术。这是对儿童肱骨髁上骨折发生肘内翻畸形认识上的误区。儿童肱骨髁上骨折发生肘内翻畸形绝大部分是由于骨折畸形愈合引起。畸形一旦出现，将会固定，畸形不会随生长发育进行性加重。儿童肱骨远端骺板的生长潜力低。因此，骨折塑形能力低，不应该寄希望于儿童的自我塑形能力。一般情况下，肘内翻矫形的时机，是骨折完全愈合同时肘关节活动已恢复。

主任医师总结

肱骨髁上骨折是儿童最常见的骨折之一。近年来，肱骨髁上骨折复位不良引起人们的关注，以往认为肘内翻或肘外翻是肱骨远端骺板生长停止所致，而不认为是复位不良引起。现多数有力的证据支持骨折复位不良是产生肘内翻畸形的重要因素，因此，复位肱骨髁上骨折纠正尺偏移位、水平旋转及恢复肱骨远端高度是关键。

肱骨髁上骨折的并发症多、致残率高，常见并发症的有肘内翻、神经血管损伤。其治疗方法较多，如手法复位＋石膏托外固定、鹰嘴牵引、夹板外固定、切开复位内固定、闭合复位内固定等。过去以手法复位＋石膏托外固定治疗为主，其中肘内翻国内报告高达50%。目前Ⅱ型、Ⅲ型髁上骨折将骨折复位后经皮穿针固定，已经成为普遍接受的方法，其具有操作简便、切口小、损伤小、不剥离骨膜、术中基本无出血、操作熟练一般不破坏血供、骨愈合快等优点。

骨折闭合复位后克氏针固定的方式和最佳的数目也存在不同观点。编者的经验是克氏针固定时应彼此呈分岔状，在骨折平面彼此间隔越远越稳定，克氏针不应在骨折平面交叉，否则不能控制旋转且固定不牢靠。采用内侧克氏针固定时应注意避免损伤尺神经。不要在肘关节屈曲位置时穿针，需稍伸直肘关节以使尺神经后移，用拇指触及尺神经并将其推向后方后安全穿克氏针。应用交叉克氏针内固定对于术后功能康复、骨折愈合率、骨折愈合优良率等具有潜在的优势，这有利于术后早期康复。

参 考 文 献

[1] S. Terry Canale，James H. Beaty. 王岩主译. 坎贝尔骨科手术学. 第 11 版. 北京：人民军医出版社，2011.

[2] 赫荣国，梅海波. 儿童骨与关节损伤. 南京：中南大学出版社，2006，214-244.

[3] Dennis R Wanger Maya E. Pring. 潘少川译. Rang 小儿骨折. 第 3 版. 北京：人民卫生出版社，2006.

（陈顺有　林 然）

发现跛行 10 个月——髋关节发育异常

✵ ［实习医师汇报病历］

　　患儿女性，2 岁 7 个月，以"发现跛行 10 个月"为诉入院。缘于 10 个月前患者家属无意间发现患儿跛行，双下肢不等长，否认发热、畏寒，否认咳嗽、盗汗，否认有外伤，否认有难产、缺氧窒息，曾就诊外院拍 X 线片显示右髋关节发育异常，为求进一步治疗，转诊我院，门诊拟"先天性右髋关节发育异常"收入住院。患儿自发病以来，精神、食欲正常，睡眠、大小便正常。患者既往体健，否认"心、肝、肺、脾、肾"等重要脏器疾病史。否认"结核、乙肝"等传染病史，否认药物、食物过敏史，否认输血、外伤、中毒及手术史。个人史：G_1P_1，足月顺产，出时体重 3.8kg，Apgar 评分 10 分，无畸形及出血。出生后母乳喂养，按时按计划添加辅食，智力发育正常，2 个月会抬头，1 岁 2 个月开始行走，母妊娠期体健，无感染、发热史，无药物过敏及外伤等病史。家族史：父母非近亲结婚，身体健康。家庭成员中无遗传病史，家庭环境、经济情况和住房条件一般，患儿由奶奶照管。

　　体格检查：T 36.3℃，P 90 次/分，R 20 次/分。神志清楚，心肺未见明显异常。腹平软，无压痛。专科检查：跛行步态，右侧臀纹加深，右股骨大转子突出、上移，股骨三角空虚而凹陷，右股动脉搏动减弱，右髋内收肌紧张，髋关节外展受限，Allis 征阳性，特伦德伦保（Trendelenburg）试验阳性，右下肢短缩 2cm，脊柱生理弯曲存在，无畸形，棘突无压痛、叩击痛，运动自如，余肢体未见明显异常。

辅助检查：右髋关节 X 线片（图 5-5）示右股骨头发育小，右股骨上段向外侧移位，右侧 Shenton 线不连续，髋臼变浅，右髋臼角 32°，左髋未见明显异常。

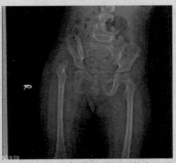

图 5-5　右髋关节 X 线片

入院诊断：右髋关节发育异常。

诊疗计划：①按骨科护理常规，二级护理；②指导患者家属术前髋"人"字石膏托外固定后的护理及术后患儿在术区大小便等个人卫生的护理；③进一步完善各项检查，待条件允许时，择期行手术治疗。

 主任医师常问实习医师的问题

● **什么是髋关节发育异常？**

答：髋关节发育异常（develpomental dislocation of the hip，DDH），旧称先天性髋关节脱位（congenital dislocation of the hip，CDH），是发育过程中以髋关节在空间和时间上不稳定为特征的一组病变的总称，涵盖了 0～18 岁年龄段的髋关节全脱位、半脱位以及髋臼发育不良的患儿。

● **什么是 Allis 征、Trendelenburg 试验、Ortolani 试验及 Barlow 试验？**

答：（1）Allis 征　患儿平卧，屈髋、屈膝 90°，两足平放在检查台上，两踝靠拢时，比较双膝高低情况。若双膝高地不等，则称 Allis 征阳性（图 5-6），是肢体短缩的体征。

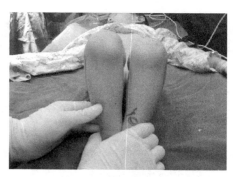

图 5-6　Allis 征阳性

（2）Trendelenburg 试验　嘱患儿单腿站立，另一腿尽量屈髋屈膝，使足离地。正常时对侧骨盆上升，脱位后股骨头不能托住髋臼，臀中肌无力，使对侧骨盆下降，从背后观察尤为清楚，称 Trendelenburg 征阳性，是髋关节不稳定的体征。

（3）Ortolani 试验　患儿平卧，屈髋、屈膝 90°，当外展至一定角度后突然弹跳为阳性（图 5-7）。

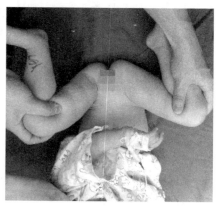

图 5-7　Ortolani 试验阳性

（4）Barlow 试验　患儿仰卧位，检查者面对婴儿臀部，屈髋、屈膝 90°，拇指放在大腿内侧，在小转子处加压，向外上方推压股骨头，感股骨头从髋臼内滑出髋臼外的弹响；当去掉拇指的压力则股骨头又自然弹回到髋臼内，此为阳性。

● **髋关节发育异常的临床表现有哪些?**

答:髋关节发育异常的临床表现因患儿年龄不同而存在着较大的差异。①在新生儿期(不足 6 个月)体格检查时 Ortolani 试验与 Barlow 试验阳性,做此两试验时,在髋外展最后阶段可感到高调的"咯喳"响声。②患儿月龄为 6~8 个月时,先天性髋关节发育不良的其他症状出现,髋脱位长时间不能复位时,出现特有的体征,包括髋外展受限(图5-8),大腿明显短缩、大转子上移(Allis 征阳性),臀部和大腿的皮纹不对称。③走路的幼儿,行走时未查出髋脱位的幼儿家长会注意到患儿有跛行,摇摆的鸭步或肢体不等长,出现用脚尖走路,出现 Trendelenburg 征性、Trendelenburg 征步态以及继发于屈髋挛缩的腰椎过度前凸;双髋脱位时,可见鸭步和腰椎前凸过大。

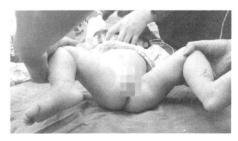

图 5-8 髋外展受限

● **什么是 Graf 法?**

答:Graf 法是根据髋关节的超声检查结果提出了一种方法,即在髋关节冠状面超声图像上做 3 条线。

(1)基线 自关节囊在髂骨上的起点(A)至骨性髋臼外侧缘(B)引一直线。

(2)软骨髋臼盖线 为骨性髋臼外侧缘(B)至纤维软骨盂缘中央(C)的连线。

(3)髋臼盖线 髋臼窝内髂骨下缘(D)至骨性髋臼外侧缘(B)的连线(图 5-9)。

此方法要求在标准图像上必须见到平直的髂骨、圆弧型的骨性髋臼顶和软骨性髋臼顶。基线和髋臼盖线相交成 α 角,用来衡量骨性髋臼发育的程度,软骨髋臼盖线的延长线和基线相交成 β 角,代表软骨髋臼盖发育的程度。

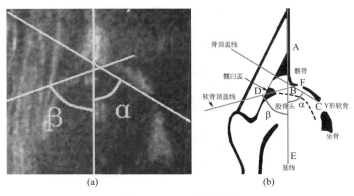

图 5-9 Graf 法及示意

Graf 法分为几型？

答：Graf 法根据 α 角、β 角大小将髋关节分为 4 型。Ⅰa 型：α≥60°，β＜55°。Ⅰb 型：α≥60°，β＞55°；为正常髋关节。Ⅱa 型：60°＞α≥50°（年龄小于 3 个月）。Ⅱb 型：60°＞α≥50°（年龄大于 3 个月）。Ⅱc 型：50°＞α≥43°，β≤77°。Ⅱ型：50°＞α≥43°，β＞77°。Ⅲ型：α＜43°，β 无法测量，半脱位，股骨头向后上方脱位，软骨髋臼盖受压变形。Ⅳ型：完全脱位，股骨头位于软组织内。此法目前已得到广泛的应用。其测量指标中，α 角最具诊断价值，是判断髋关节，特别是髋臼发育的主要指标。

双侧髋脱位时屈膝屈髋双膝位于同一水平，如何与正常髋关节区别？

答：Klisic 试验有助于诊断：检查者将中指置于大转子处，同手的示指放在髂前上棘，髋关节正常时，两指间的假想线指向脐部；髋脱位时，大转子上移，两指间的连线投射在脐与耻骨联合连线的中部。

如何诊断髋关节发育异常？

答：（1）诊断依据

① 临床症状和体征：鸭步，臀部和大腿的皮纹不对称，大腿明显短缩、大转子上移（Allis 征阳性），Ortolani 试验与 Barlow 试验阳性，Trendelenburg 征阳性，髋外展受限等。

② 小于 6 个月的患儿行 Graf 法，超声检查简便快捷、无侵袭性，在婴幼儿髋关节发育异常的诊断及治疗随访中具有重要意义。

③ X 线片显示

a. Perkin 象限：当股骨头股骺的骨化中心出现后可利用 Perkin 象限，即两侧髋臼中心连一直线称为 H 线，再从髋臼外缘向 H 线做一条垂线（P），将髋关节划分为 4 个象限，正常股骨头骨骺位于内下象限内。若在外下象限为半脱位，在外上象限为全脱位。

b. 髋臼指数（acetabular index）：从髋臼外缘从髋臼中心连线与 H 线相交所形成的锐角，成为髋臼指数，其正常值为 20°～30°，当小儿步行后此角逐年减少，直到 12 岁时基本恒定与 15°左右。髋脱位则明显增大，甚至在 30°以上。

c. CE 角：也称中心边缘角（center edge angle），即股骨头中心点连线的垂线与髋臼外缘-股骨中心点连线所形成的夹角。其意义是检测髋臼与股骨头相对的位置，对髋臼发育不良、半脱位的诊断有价值。正常为 20°以上。

d. Shenton 线：即股骨颈内缘与闭孔上缘的连线。正常情况下为平滑的抛物线，脱位者为此线中断。

髋关节发育异常的 X 线片及示意见图 5-10。

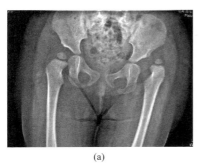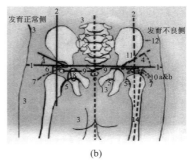

(a)　　　　　　　　　　(b)

图 5-10　髋关节发育异常的 X 线片及示意

1—水平 Y 线（Hilgenreiner 线），2—垂直线（Perkins 线）；3—四等分（通过线 1 和 2 划分）；4—髋臼指数，5—Shenton 线；6—股骨头向上移位；7—股骨头侧方移位；8—U 形状泪滴状阴影；9—Y 等位线；10—股骨头骨骺发育异常（a—股骨头骨化中心延迟出现；b—骨化中心不规则成熟）；11—分叉点（婴儿后期髋臼顶壁的切迹）；12—骨盆发育不全（髂骨）；13—融合延迟（坐骨连结处）；14—下肢内收状态

（2）鉴别诊断

① 先天性髋内翻畸形：同样有跛行，患肢短缩，外展受限，但屈

髋自如。X线片示颈干角小，Allis 征阳性，Trendelenburg 征阳性，股骨头内下方近颈部可见三角形骨块。

② 病理学髋脱位：常有新生儿期髋部感染史，X线片可见股骨头骨骺缺如，但髋臼指数正常。

③ 麻痹或痉挛性脱位：前者多为骨髓灰质炎后遗症，存在部分肢体瘫痪，有明显肌萎缩，肌力低，X线片显示"半脱位"，一般容易鉴别。后者多为早产婴儿或出生后窒息者及有脑瘫疾病病史者，出现半身瘫或截瘫的上神经元损伤的表现。

◉ ［住院医师或主治医师补充病历］

> 患者入院以来，生命体征稳定，无咳嗽、咳痰等异常；手术区皮肤无破溃，皮肤完好。诊断明确，入院后检查血常规、生化全套、尿常规、粪常规、凝血四项、心电图、胸部 X 线片等均提示重要脏器功能未见明显异常；髋关节 CT 三维重建（图 5-11）示右颈干角为 149.2°，右前倾角为 40.2°。患者年龄已 2 岁 7 个月，髋臼骨骼的塑形能力较低，非手术疗法的效果欠佳。综合以上情况，故该患者有手术指征。

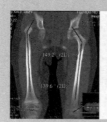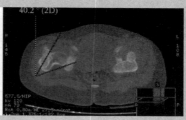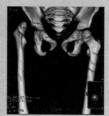

图 5-11　髋关节 CT 三维重建

？ 主任医师常问住院医师、进修医师或主治医师的问题

● 如何确定治疗方案？

答：在确定治疗方案的因素包括医师、患者年龄、脱位程度及单侧还是双侧脱位等因素。一般来说，年龄较小的（＜2 岁）可非手术治疗，在麻醉下行复位时，如果内收肌紧张，可予以松解；如果脱位程度较重（如Ⅲ型脱位）或是双侧脱位的复位困难，可先行胫骨结节牵引，再行

复位髋"人"字石膏托外固定，对于年龄较大的患者大多需要行手术治疗，医师的因素主要体现在专业知识及手术技术方面。

● **如何治疗髋关节发育异常？**

答：髋关节发育异常的治疗与年龄有关，应根据不同病理变化选择不同的手术方法。

（1）新生儿期（0～6 个月以内） Ortolani 和 Barlow 试验阳性的患儿治疗的目的是稳定髋关节。对于有轻、中度内收肌挛缩的患儿，主要是将脱位的髋关节复位。确诊后多采用 Pavlik 支具治疗（图 5-12）。

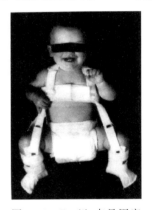

图 5-12 Pavlik 支具固定

（引自：S. Terry Canale，James H. Beaty. 王岩主译. 坎贝尔骨科手术学. 第 11 版. 北京：人民军医出版社，2011.）

（2）婴幼儿期（6 个月至 2 岁） 对于不能自然复位，1 岁以后发现的髋脱位，一般采用手法复位，髋"人"字石膏托外固定治疗。复位前应行充分的牵引、内收肌松解，当闭合复位失败后应行切开复位。固定位置髋"人"字石膏托就是在安全区内固定（复位后外展最大角度与再次脱位之间的角度，通常外展 40°～45°，屈髋 95°）（图 5-13）。该体位可大大降低股骨头缺血性坏死的发生率。髋关节的稳定位置决定着石膏托外展的度数，但避免过度外展，术后石膏托外固定 3 个月后改为支具固定 3 个月，而后改为行走支具固定（图 5-14）。

（3）幼儿期（年龄＞2 岁） 一般均采用手术切开复位，股骨近端旋转截骨＋骨盆截骨术。因为随着年龄的增长，骨头的塑形能力逐渐降低，非手术疗法的效果欠佳。目前的手术主要是将异常的髋臼方向改为

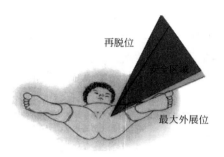

图 5-13　安全区

（引自：S. Terry Canale，James H. Beaty. 王岩主译. 坎贝尔骨科手术学. 第 11 版.
北京：人民军医出版社，2011.）

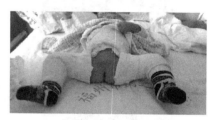

图 5-14　髋"人"字石膏托外固定

生理方向，增加髋臼对股骨头的包容，使股骨头中心与髋臼中心重合。
常见的手术方式有以下几种。

① Salter 骨盆截骨术：适于 6 岁以下，需要校正的髋臼指数＜10°～
15°，以前缘为主的髋臼发育不良，横向线型切开髋臼上方髂骨，以耻
骨联合为支点，髋臼随截骨块向水平面整体旋转，通过坐骨结界向中心
移位，产生髋臼向外、向下倾斜，髋臼成形是在髋臼上方的髂骨做截骨
来减少髋臼顶部的倾斜度。Salter 骨盆截骨术及术后 X 线片见图 5-15。
Salter 骨盆截骨术是治疗 DDH 的经典术式，术中正确旋转髋臼、短缩
股骨及矫正前倾角，使头臼获得解剖稳定的中心性复位等是提高手术疗
效的关键。

② Pemberton 髋臼截骨术：适于 18 个月至 10 岁，Y 形软骨骨骺尚
未闭合的，需要校正的髋臼指数＞10°～15°。手术方法是在髋臼上缘上
1～1.5cm 处，平行于髋臼顶做弧形截骨，其截骨线从髂前下棘稍上方
向后下截断全层髂骨，其后侧止于 Y 形软骨，将髋臼端撬起向下改变髋

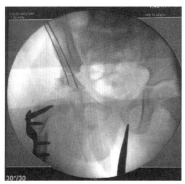 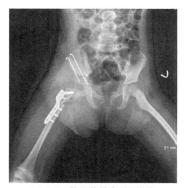

(a) Salter骨盆截骨术　　　　　　(b) Salter骨盆截骨术后X线片

图 5-15　Salter 骨盆截骨术及术后 X 线片

臼顶的倾斜度。使髋臼充分包容股骨头，恢复髋臼的正常形态，使股骨头中心与髋臼中心重合。Pemberton 髋臼截骨时充分暴露髋臼各个方向，需注意髋臼顶部截骨的深度、角度及翻转度。Pemberton 髋臼截骨术及术后 X 线片见图 5-16。

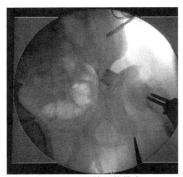 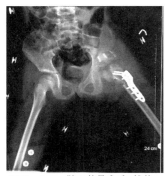

(a) Pemberton髋臼截骨术　　　(b) Pemberton髋臼截骨术后X线片

图 5-16　Pemberton 髋臼截骨术及术后 X 线片

③ Steel 或 Ganz 截骨术：适于青春期后期到骨骼成熟，石膏托外固定非手术治疗后遗留的髋臼发育不良，有行走跛行或疼痛等症状，同时需有匹配的髋关节的患儿。

④ 造盖术或 Chiari 截骨术：适用于青少年到骨骼成熟，没有匹配的髋关节以及其他的截骨术无法治疗的患儿。

● **Salter 骨盆、Pemberton 髋臼、Steel 截骨术的特点各是什么？**

答：（1）Salter 骨盆截骨术的特点　截骨块旋转使髋臼前倾增加，改变髋臼角度范围较小，改善对股骨头前上方覆盖，髋臼不向躯干中心移动，髋臼容积亦无增大。

（2）Pemberton 髋臼截骨术的特点　髋臼少量旋转可获得较大幅度顶部变化，改变髋臼角度范围较大，不需要内固定，可使髋臼容积减小，形态改变，适用于臼大头小的髋关节，技术难度要高于 Salter 骨盆截骨术。

（3）Steel 截骨术的特点　髂骨的截骨与 Salter 骨盆截骨术一样，坐、耻骨截骨位置从截骨面外到内，髋臼顶部旋转内移，股骨头前外覆盖，此手术切口多，有可能损伤坐骨神经及闭孔血管。

● **髋臼周围截骨术在治疗髋关节发育不良方面有哪些优势？**

答：髋臼周围截骨术在大龄儿童、成人髋关节发育不良及半脱位的矫治上有很大的优势：矫治幅度大、骨盆环完整、不需要额外固定、不影响产道、可早期下地负重、矫正准确可控、使用自己的关节软骨等。

● **骨盆截骨时如何判断需要行股骨截骨及短缩？**

答：需考虑两个方面。

（1）股骨颈前倾角　股骨颈前倾角大于 40°，将对儿童髋关节发育造成影响，或残留发育不良。需要进行股骨近端去旋转截骨，同时术前患者髋关节内旋或外旋度数的差异也是重要的参考因素。体格检查对股骨颈前倾角的判断比较重要，如果消除股骨颈前倾角，颈干角仍大于 150°，可以考虑股骨内翻截骨；小于 110°，可以考虑外翻截骨。或者根据具体情况做股骨近端去旋转、短缩、内翻或外翻、屈髋或伸髋截骨，各种组合。

（2）双下肢不等长　双下肢长度差异超过 2.0cm，可以在短的一侧加增高垫；如果以后还有发展趋势，或者需要同时做去旋转或内翻截骨，可以考虑同时做股骨短缩，对髋关节发育异常患者，术前需判断双下肢不等长程度，以及应注意是否存在的下肢机械轴线的异常，术前轻微双下肢不等长，可以在骨盆截骨时同时做些微调，或延长或缩短，双下肢长度差异控制在 ±1.0cm，术后经过系统锻炼，不会残留跛行。

主任医师总结

髋关节发育异常（DDH）的发病率约占存活新生儿的 1/1000，女多于男，为（5～9）：1，是小儿最常见的四肢畸形之一。0～3 岁是髋臼发育塑形的黄金时期，早期诊断和早期治疗已经成为共识。有研究发现 DDH 早期发现和早期治疗对减少晚期病例、降低并发症、减少治疗费用等方面至关重要，具有重大的社会学和经济学意义。因此，积极推广和普及 DDH 早期筛查（特别是有高危因素的存在，如有 DDH 家族史、臀位产、宫内塑形及空间狭小等）、早期诊断及早期治疗的干预措施有重大意义。

稳定的、同心圆复位是 DDH 的治疗目标。非手术治疗要遵循 Harris 原则，即维持股骨头和髋臼同心圆是髋关节相匹配同步发育的基本条件，要取得满意的复位和趋于正常的发育，既要维持复位后的关节稳定，又要有适当的活动。目前行非手术治疗前是否做双下肢牵引争议较大。国外文献报道，闭合复位前行双下肢皮牵引可以提高闭合复位的成功率和降低股骨头坏死的发生，但是复位前牵引可以降低股骨头坏死的发生则尚未被确切证实。先天性髋脱位治疗后股骨头缺血性坏死是一医源性并发症。目前对其发生的原因主要有两种学说，即机械性压力学说和血管受压学说。因此，先天性髋脱位闭合复位时尽量降低强力复位的机械性压迫，改善不良体位制动所致的血运障碍，以达到降低股骨头坏死这一严重并发症的目的，恢复髋关节功能与形态，提高治疗效果，而治疗方式直接影响闭合复位后并发症的发生。故主张手法复位前行内收肌切断，是否行双下肢皮牵引，则根据脱位程度、单双侧脱位及复位困难程度决定。DDH 的手术，术前需制订周密的手术计划，对不同类型、不同年龄的患儿要有个体化的手术方案，术中尽可能保护好股外侧皮神经，完整切断髂腰肌，注意保护髋关节关节囊下方的血管神经束，彻底的髋臼内容物清理去除阻碍复位因素及正确的修复关节囊，联合股骨近端去旋转截骨的复合操作，是取得良好手术效果的重要因素。

参 考 文 献

［1］　S. Terry Canale，James H. Beaty. 王岩主译. 坎贝尔骨科手术学. 第 11 版. 北京：人民军医出版社，2011.

［2］　Laborie LB，Markestad TJ，Davidsen H，et al. Selective ultrasound screening for developmental hip dysplasia：effect on management and late detected cases. A prospective survey during 1991—2006. J Pediatr Radiol，2013，44（4）：410-424.

［3］　El-Sayed M，Ahmed T，Fathy S，et al. The effect of Dega acetabuloplasty and Salter innominate osteotomy on acetabular remodeling monitored by the acetabular index in walking DDH patients between 2 and 6 years of age：short-to middle-term follow-up. J Child Orthop，2012，6（6）：471-477.

（陈顺有　林　然）

摔伤致左髋部疼痛、活动受限 6h——
股骨颈骨折

✤ [实习医师汇报病历]

    患儿女性，9 岁 6 个月，以"摔伤致左髋部疼痛、活动受限 6h"为主诉入院。髋关节 X 线片示左股骨颈骨折。无头痛、恶心、呕吐，为进一步治疗，门诊拟"左股骨颈骨折"收入住院。患者既往体健，否认其他"心、肝、肺、脾、肾"等重要脏器疾病史，否认传染性疾病史，否认外伤史、输血史，否认食物、药物过敏史。

    体格检查：T 36.7℃，P 80 次/分，R 22 次/分，BP 120/75mmHg。神志清楚，心肺未见明显异常。腹平软，无压痛。专科检查：无法站立行走，平车入院。左下肢短缩，患肢极度外旋畸形，局部肿胀、瘀斑；左髋活动明显受限，肢体远端感觉、血运、皮肤温度未见明显异常。余肢体未见明显异常。

    辅助检查：左髋关节 X 线片（图 5-17）示左股骨颈骨折（Delbet 三型）。

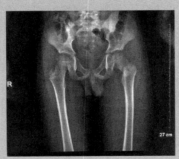

图 5-17　左髋关节 X 线片

    入院诊断：左股骨颈骨折。

    诊疗计划：①按骨科护理常规，二级护理；②予以患肢皮肤牵引，完善术前准备（三大常规、心电图、胸部 X 线片）；③若患儿无手术禁忌证，择期行手术治疗（左股骨颈骨折闭合复位＋空心加压螺钉内固定＋髋"人"字石膏托外固定）。

主任医师常问实习医师的问题

● **儿童股骨颈骨折常用的分型方法和各型的特点有哪些?**

答：常用分型方法为 Delbet 分型。

Ⅰ型为经股骨近端骺板骨折，可伴有股骨头骨骺脱位。Ⅰ型骨折容易伴发髋关节脱位，几乎不可避免的产生股骨头缺血性坏死和骺板早闭。

Ⅱ型为经股骨颈骨折，可发生移位或无移位。Ⅱ型骨折最为常见。

Ⅲ型为股骨颈-粗隆间骨折，可发生移位或无移位。

Ⅳ型股骨粗隆间骨折。

Ⅲ型预后最好的儿童股骨近端骨折通常不产生股骨头缺血性坏死、骺板早闭及髋内翻等并发症。

● **股骨颈骨折的主要并发症及其原因有哪些?**

答：儿童股骨近端骨折的预后不容乐观，容易发生股骨头缺血性坏死、不愈合、髋内翻和骺板早闭等并发症，通常在骨折后 6～9 个月的 X 线片上可见。

（1）股骨头缺血性坏死是儿童髋部骨折最常见的并发症。一般认为，骨折的原始性移位损害了股骨头的供血血管，是发生股骨头缺血性坏死的原因。治疗方法对是否发生股骨头坏死并无影响。

（2）儿童髋部骨折发生的髋内翻与初期的治疗方法有关，一般认为初期复位不良、石膏托外固定中再移位、骨折不愈合以及骺板出现部分早闭是产生髋内翻的主要原因。

（3）儿童股骨颈骨折后不愈合的发生率与治疗方法有着密切的关系，其发生率介于 6.5%～12.5%。初期复位不良、使用内固定造成骨折断端分离、骨折线倾斜（Pauwels 角＞60°）是发生骨折不愈合的主要因素。

（4）股骨近端骺板早闭的机制尚未完全阐明，缺血性坏死、螺丝钉穿越骺板、骨折对骺板的刺激等都可能与骺板早闭有关，而骨折的原始性移位可能是产生骺板早闭的主要机制。

● **儿童股骨颈及股骨头发育的过程如何? 其相关解剖结构有哪些?**

答：出生时儿童股骨近端为一个骨骺，少数分为股骨头骨骺及转子骨骺。股骨头骨骺骨化中心出现于 4～6 个月，转子骨化中心出现于 4 岁。股骨颈干角出生时平均 134°，1～3 岁增加到 145°，在骨发育成熟后为 130°。出生时股骨近端前倾角 30°，在发育成熟时减至 10°。转子骨骺于 16～18 岁闭合，头骺于 18 岁闭合。骺早闭可出现颈干角，前倾角及髋臼与转子间距缩小的变化。股骨近端骺占股骨生长长度的 15%，头骺早闭可引起肢体不等长。

● **儿童股骨颈骨折后股骨头坏死的症状及影像学改变有哪些?**

答：股骨头坏死的主要症状为髋关节疼痛，可于伤后最早 2 个月，一般 1 年后出现。X 线表现为股骨头骺软化、硬化、碎裂及畸形。MRI 有利于早期发现，骨扫描对诊断也有帮助。

✧ ［住院医师或主治医师补充病历］

> 患者入院以来，生命体征稳定，无胸痛、腹痛，其他肢体未见明显异常；患肢经骨牵引后，左髋关节无明显旋转畸形，患肢肢端血供、皮肤感觉及各指活动度均未见明显异常。结合 X 线可明确诊断为左股骨颈骨折，骨折端移位明显；入院后检查血常规、生化全套、尿常规、粪常规、凝血四项、心电图、胸部 X 线片等均提示重要脏器功能未见明显异常。综合以上情况，故该患者有绝对手术指征。术后 X 线片见图 5-18。

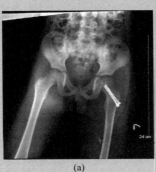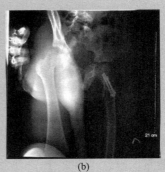

(a)   (b)

图 5-18　左股骨颈骨折的术后 X 线片

 主任医师常问住院医师、进修医师或主治医师的问题

● **在儿童患者中股骨颈骨折并发股骨头坏死的解剖学基础要点有哪些?**

答：(1) 在出生时横行于股骨颈前方的旋股内动脉和走行于股骨颈

后方的旋股外动脉的分支是股骨头供血的主要来源。这些干骺端血管随着软骨骺板的发育而逐渐变细，骺板的发育也成为这些血管进入股骨头的屏障。到 4 岁时这些血管则不能为股骨头供血。

（2）在 3 岁时，为股骨头骨骺提供血供的旋股外动脉分支逐渐消失，而来自旋股内动脉的外骺动脉成为股骨头骨骺、骺板的主要的供血血管。

（3）当这些干骺端血管减少时，绕过骺板屏障的外骺动脉则成为股骨头供血的主要来源。

（4）骨骺外侧血管实际上是 2 支而不是 1 支，分别起源于旋股内动脉的后上支和后下支，在股骨近端后方转子间切迹的水平。切开关节囊本身不会损害股骨头的供血。但是，如果侵犯转子切迹或损伤了沿股骨颈走行的外侧颈升血管，将破坏股骨头的供血。

● 各型股骨颈骨折的治疗原则有哪些？

答：（1）Ⅰ型不伴有髋关节脱位，主张对 2 岁以下的婴幼儿只用髋"人"字石膏托外固定而不做闭合或切开复位。在晚期出现髋内翻或肢体不等长时再实施矫形手术。伴有脱位的Ⅰ型股骨颈骨折则主张切开复位。

（2）Ⅱ型和Ⅲ型均需做急诊手术，精确解剖复位骨折端，稳定骨折及清除关节内血肿。通常使用螺纹克氏针或螺钉，尽可能避免损伤骺板；但在骺附近的骨折，可暂时将固定针穿过骺板，穿过骺板应使用光滑无螺纹的克氏针并尽早拔除，以免干扰骨生长。

（3）Ⅳ型骨折通常可以通过皮牵引维持骨折端，待骨痂生长后使用髋"人"字石膏托外固定。

● 儿童股骨颈骨折伴脱位的治疗方案及基本要求有哪些？

答：各型内固定针必须穿入头骺，出现头骺脱出髋臼的只能尝试一次（成功机会很少）。再行开放复位病例也需手术前行温和的闭合复位，充分牵引，然后轻度外展后内旋复位。手术入路根据头骺脱位的解剖部位而定，后脱位采用 Moore 入路，前脱位为 Smith-Peterson 入路。

● 儿童股骨颈骨折后骨折不愈合的主要原因有哪些？

答：骨折不愈合主要与治疗方法有关。大部分发生骨折不愈合病例为闭合复位单纯髋"人"字石膏托外固定。其他相关因素，如复位不良、过度牵引多及骨折线 Pawels 角大于 60°。骨折不愈合也可以导致髋内翻、头骺坏死及骺早闭。最好的预防方法就是解剖复位、坚强内固定及髋"人"字石膏托外固定。

● **儿童股骨颈骨折后股骨头坏死的主要原因有哪些?**

答:(1)骨折端损伤了供应股骨头的血管。

(2)出血导致关节囊内压力升高。有学者报道大龄儿童股骨颈骨折于伤后早期实施手术,采取闭合复位后抽吸或开放复位直视下清理关节内积血行早期减压,骨折予以解剖复位,空心钉坚强内固定能够预防有移位的儿童股骨颈骨折后股骨头坏死的发生。

(3)伴有大转子撕脱骨折可因外展肌强力收缩所致,可造成股骨颈骨膜撕脱,损伤旋股动脉血管,造成股骨头颈的缺血。

主任医师总结

儿童股骨颈骨折是小儿骨科创伤中治疗比较困难的一种骨折,如果治疗不当会产生不同程度的并发症,致残率高,从而造成患儿功能障碍。处理儿童股骨颈骨折时应充分理解其特点,并与成人股骨颈骨折进行比较。相较成人股骨颈,儿童股骨颈骨折存在以下几个特点:①小儿骨膜比成人坚韧,故移位骨折较少;②小儿的股骨近端非常结实,很大的暴力才能造成骨折,应与骨骺滑脱相鉴别,特别是Ⅰ型股骨颈骨折;③股骨近端骺板是未成熟小儿骨骼的薄弱点,经生长板的骨折可引起骺早闭,导致短髋症或髋内翻;尽管骨折已愈合但畸形会随生长发育而加重;④小儿股骨头血供与成人不同,骺板闭合前,血管不跨过骺板,股骨头血供较少且易受阻。股骨头缺血坏死可由血管完全离断,血管扭曲、或关节囊内血肿填塞引起。

处理儿童股骨颈骨折,要注意骨折复位固定比较困难。牵引治疗往往出现骨折复位对位不良,固定不牢靠,且住院时间长,患儿不能很好配合,中途容易发生再度移位,使骨折愈合不佳,很容易发生髋内翻、骨不连等。

参 考 文 献

[1] Togrul E, Bayram H, Gulsen M, et al. Fractures of the femoral neck in children: long-term follow-up in 62 hip fractures. Injury, 2005, 36 (1): 123-130.

[2] Song KS. Displaced fracture of the femoral neck in children: open versus closed reduction. J Bone Joint Surg Br, 2010, 92 (8): 1148-1151.

[3] Moon ES, Mehlman CT. Risk factors for avascular necrosis after femoral neck fractures in children: 25 Cincinnati cases and meta-analysis of 360 cases. J Orthop Trauma, 2006, 20 (5): 323-329.

(陈顺有　许道荣)

高处跌落致右大腿疼痛、活动受限 3h——
儿童股骨干骨折

✿ ［实习医师汇报病历］

　　患儿男性，6 岁 8 个月，以"高处跌落致右大腿疼痛、活动受限 3h"为主诉入院。股骨正侧位 X 线片示右股骨干骨折。精神可，无头痛、恶心、呕吐，为进一步治疗，门诊拟"右股骨干骨折"收入住院。患者既往体健，否认其他"心、肝、肺、脾、肾"等重要脏器疾病史，否认传染性疾病史，否认外伤史、输血史，否认食物、药物过敏史。

　　体格检查：T 36.7℃，P 80 次/分，R 22 次/分，BP 120/75mmHg。神志清楚，心肺未见明显异常。腹平软，无压痛。专科检查：无法站立行走，平车入院，右下肢短缩、外旋畸形，局部肿胀、瘀斑；右大腿中段可触及骨擦感；右跟骨纵向叩击痛阳性。右髋活动明显受限，肢体远端感觉、血运、皮肤温度未见明显异常。余肢体未见明显异常。

　　辅助检查：右股骨正侧位 X 线片（图 5-19）示右股骨干骨折。

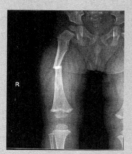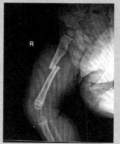

图 5-19　右股骨正侧位 X 线片

　　入院诊断：右股骨干骨折。

　　诊疗计划：①按骨科护理常规，二级护理；②予以患肢皮肤牵引，完善术前准备（三大常规、心电图、胸部 X 线片）；③若患儿无手术禁忌证，择期行手术治疗（右股骨干骨折闭合复位＋弹性钉内固定＋髋"人"字石膏托外固定）。

主任医师常问实习医师的问题

● **股骨干骨折的局部表现为何种畸形？**

答：股骨中段骨折因内收肌群和伸肌群的完整，骨折远端除了有些外旋畸形外，通常骨折对线满意。

● **临床接诊股骨干骨折除了检查局部情况外还需注意哪些方面？**

答：年长儿童股骨干骨折多为高能量创伤所致，不仅需要注意颅脑、脊柱和胸腹部的系统检查，还应该密切观察生命体征的变化。儿童单纯性股骨干骨折通常不会导致血容量明显减少或者血压降低。如果出现血压下降、血红蛋白含量降低，高度警惕是否有 Waddell's 三联征（Waddell's Triads，是指股骨干骨折伴发腹腔或胸腔脏器损伤、颅脑损伤）。伴有颅脑、胸腹损伤的多发性损伤，在治疗上往往会发生某些改变。

● **股骨干骨折需要收集哪些部位的影像学资料？**

答：常规 X 线检查是诊断股骨干骨折的主要方法，通常需要包括股骨干、髋关节和膝关节在内的 X 线片。因为股骨干骨折可伴有邻近的关节损伤。股骨干近端 1/3 骨折可伴有股骨转子下骨折、股骨颈骨折或者股骨头脱位。而股骨干远端 1/3 骨折，往往伴有膝部骺板损伤、膝关节的韧带损伤、半月板损伤以及胫骨骨折。仔细观察骨折线的形状、移位方向以及粉碎性骨折的严重程度，有助于理解损伤机制和选择治疗方法。CT 扫描、MRI 检查能够发现较小的桶柄状骨折（Buckle 骨折）、应力骨折以及半月板撕裂的诊断。因此，根据临床需要选择这些检查。

● **小儿股骨的发育特点有哪些？其与股骨干骨折的关系如何？**

答：大部分股骨发育出现在股骨远端骺板，平均每年 10mm。近端骺板形成股骨生长每年＜4mm。在治疗股骨干骨折时应尽量避免骚扰股骨远近端骺板，可能导致生长板阻滞及干骺端成角畸形。

● **小儿股骨干骨折的治疗特点有哪些？**

答：新生儿及 12 月龄以下的婴儿，因骨膜厚韧，股骨干骨折通常为稳定性骨折。因此，稳定的股骨干近端或中 1/3 骨折只需要夹板或 Pavlike 支具固定，如果出现＞1～2cm 和 30° 的成角畸形，则需要用髋"人"字石膏托外固定。但是，此年龄组的股骨干骨折极少需要牵引治疗。从1～6岁的儿童股骨干骨折，急诊或早期髋"人"字石膏托外固定是治疗的一种选择。如果股骨干骨折出现2cm以上的短缩畸形以及明显的不稳定，急诊行闭合复位和弹性髓内钉内固定，再用髋"人"字石膏托外固定。对于多发性创伤或开放性骨折，也是外固定器治疗的适应证。弹性髓内钉固定还可以用于成骨不全等代谢性疾病并发的病理性骨折。6～11岁儿童股骨干骨折的治疗尚有不同的意见，但有多种方法可供选择。对于轻度移位的稳定性骨折，髋"人"字石膏托外固定通常能获得满意的结果。不稳定性骨折、或者粉碎性骨折，采用锁定钢板或弹性髓内钉固定后再行髋"人"字石膏托外固定也是比较可靠的办法。视骨骺成熟程度而定，11岁以上的儿童是采用弹性髓内钉、交锁髓内钉和加压钢板固定的适应证。

◎ ［住院医师或主治医师补充病历］

> 　　患者入院以来，生命体征稳定，无胸痛、腹痛，其他肢体未见明显异常；局部皮肤无张力性水疱，皮肤完好，患肢肢端血供、皮肤感觉及各指活动度均未见明显异常。从X线片可诊断为右股骨干骨折。诊断明确，骨折端移位明显；入院后检查血常规、生化全套、尿常规、粪常规、凝血四项、心电图、胸部X线片等均提示重要脏器功能未见明显异常。综合以上情况，故该患者有绝对手术指征。

 主任医师常问住院医师、进修医师或主治医师的问题

● **小儿股骨干骨折手术内固定治疗的适应证有哪些？**

　　答：传统认为小儿股骨干骨折手术适应证主要根据患儿年龄、体重、骨折类型及术者的经验。因此髋"人"字石膏托外固定及皮肤牵引仅应用于年龄较小（＜3岁）、体重较轻及骨折轴向稳定的病例。然而完全骨折应该被认为各方向均存在不稳定性，需要内固定稳定骨折端，以避免骨折端短缩、成角畸形。所以目前年龄较大、骨折类型存在多向不稳定的病例均可考虑使用弹性钉、钢板或外固定支架固定。目前在年龄大于11岁、体重＞45kg的病例中也可考虑行交锁髓内钉内固定，以增加骨折端的稳定性，以避免因弹性钉等内固定的不足引起的内固定失败、骨折延迟愈合或不愈合。

● **股骨干骨折术后肢体不对称及不等长可接受的程度范围和解决方法有哪些?**

答:过度生长是 2~10 岁儿童股骨干骨折后的常见问题。尽管各家报道的结果不尽一致,其过度生长介于 0.4~2.5cm,平均为 0.9~1.5cm。不管在愈合时存在短缩、正常长度,还是过度牵引,都可发生过度生长。一般在骨折后的前 2 年,特别是骨折后 3 个月内股骨过度生长最为明显,多在骨折后 1.5~2 年消失。一般认为,2 岁以下的儿童可接受前后方向 30°~40°的成角畸形,年长儿童却只能接受 10°的成角畸形。随着儿童年龄的增加,其可接受的内外翻畸形也明显减少。婴幼儿和年幼儿童可以接受 10°~15°的内翻畸形;婴幼儿可接受 20°~30°的外翻畸形,5 岁儿童可接受 15°~20°的外翻畸形,但是年长儿童只能接受 10°的外翻畸形。由于股骨干周围有丰富的肌肉,往往掩盖了股骨畸形。因此,所谓的可接受的畸形,主要是从功能上考虑的。

伤后患肢过度生长的生物现象在大龄儿童身上的自我纠正塑形能力明显降低,可能会残留伤后肢体不等长。2cm 是肢体不等长的上限,超过 1.5cm 可垫高鞋垫,如肢体不等长对步伐和膝关节的力学改变明显,可利用肢体骺阻滞技术予以矫正。

● **小儿股骨干骨折中何为长度不稳定?**

答:长度不稳定英文为"length-unstable fractures",国内也有学者称为"纵向/轴向不稳定"。目前大家比较接受的概念是"骨折端粉碎或者长斜形、长螺旋形骨折,后两者斜形骨折线长度超过骨折端直径的两倍"。对于"长度不稳定性股骨干骨折"尾端是否锁定,TSRH 有一项研究,"无锁定"髓内针比"锁定"者,用于治疗儿童长度不稳定性股骨干骨折,其术后再移位程度存在显著差异。

● **小于 2 岁的儿童股骨干骨折应考虑的病理原因有哪些?**

答:小于 2 岁的股骨干骨折应考虑是否为虐婴所致,其他的原因应考虑脊髓脊膜膨出、肌营养不良、成骨不全或脑瘫。

主任医师总结

治疗小儿股骨干骨折的方法很多,任何一种方法都不能完全取代其他的方法,年龄越小、愈合越快、自我矫形塑性能力越强。对于不同年龄段的患儿,开放复位固定手术的适应证可根据患儿的病情、家庭、社会等情况确定,可适当放宽内固定的方式;也要根据每个患儿年龄、骨折的部位、类型、家庭情况做个体化的选择。具有治疗方法操作方便、费用低廉、而且疗效确切等优点，但患儿住院时间较长、患儿不适感较重，还可能造成股骨过度生长或对线不良等问题。使用不当可引起严重的并发症，须严格操作及观察。切开复位内固定的优点是迅速稳定骨折、解剖对位、固定坚强、允许早期活动。弹性髓内钉有闭合复位、小切口、微创、创伤小、治疗后的软组织损伤小、回复较快、给早期锻炼和康复创造了有利条件等优点。此技术易于掌握，并发症较小。因此，可以作为治疗 3～15 岁儿童股骨干骨折的首选方法。外固定支架仅适用于少数开放性骨折和粉碎性骨折，具有出现严重并发症的概率低、早期可活动预防肌肉萎缩、住院时间短等优点。

参 考 文 献

[1] Hosalkar HS，Pandya NK，Cho RH，et al. Intramedullary Nailing of Pediatric Femoral Shaft Fracture J Am Acad Orthop Surg，2011，19（8）：472-481.

[2] Justus Lieber，Peter Schmittenbecher. Developments in the Treatment of Pediatric Long Bone Shaft Fractures Eur J Pediatr Surg，2013，23（6）：427-433.

[3] Keeler KA，Dart B，Luhmann SJ. Antegrade Intramedullary Nailing of Pediatric Femoral Fractures Using an Interlocking Pediatric Femoral Nail and a Lateral Trochanteric Entry Point J Pediatr Orthop，2009，29（4）：345-351.

[4] Reynolds RA，Legakis JE，Thomas R Intramedullary nails for pediatric diaphyseal femur fractures in older，heavier children：early results J Child Orthop，2012，6（3）：181-188.

（陈顺有 许道荣）

发现双足马蹄内翻畸形 1 个月余——
先天性双侧马蹄内翻足

❀ ［实习医师汇报病历］

患儿 1 个月 12 天，以"发现双足马蹄内翻畸形 1 个月余"为诉入院，缘于入院前 1 个月余患儿出生时即发现双足内翻畸形，当时畸形尚不明显，未予重视及处理，否认发热、畏寒，否认有外伤，否认有难产、缺氧窒息。1 个月后觉畸形加重，足内翻明显，呈马蹄状。现为求进一步治疗，就诊于我院，门诊拟"先天性双侧马蹄内翻足"收入住院，患儿自发病以来，精神、食欲正常，睡眠、大小便正常。患者既往体健，否认"心、肝、肺、脾、肾"等重要脏器疾病史。否认"结核、乙肝"等传染病史，否认药物、食物过敏史，否认输血、外伤、中毒及手术史。个人史：G_1P_1，足月顺产，出时体重 3.2kg，Apgar 评分 10 分，出生后母乳喂养，按时按计划添加辅食，母妊娠期体健，无感染发热史，无药物过敏及外伤等病史。家族史：父母非近亲结婚，身体健康，家庭成员中无遗传病史。

体格检查：T 36.3℃，P 98 次/分，R 25 次/分。神志清楚，查体合作，专科检查：双足呈"马蹄内翻"畸形（图 5-20），即前足内收，胫距关节内旋，踝关节内翻，跖屈，双跟腱紧张，双踝关节活动受限。双足背动脉搏动可触及，肌力、肌张力及皮肤感觉正常，脊柱生理弯曲存在，活动正常，生理反射存在，病理反射未引出。

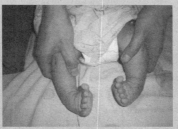

图 5-20　马蹄内翻足的典型表现（足的跖屈、内翻、内收和高弓畸形）

辅助检查：血常规：白细胞 $9.4×10^9/L$，中性粒细胞百分比 30.2%，红细胞 $3.05×10^{12}/L$，血红蛋白 97g/L，血小板 $266×10^9/L$，生化全套：总蛋白 65.2g/L，白蛋白 45g/L，球蛋白 20.2g/L，胸部正位 X 线片未见明显异常。

入院诊断：先天性双侧马蹄内翻足。

诊疗计划：①按骨科护理常规，二级护理；②进一步完善各项检查，待条件允许时，择期行 Ponseti 石膏托矫形术。

 主任医师常问实习医师的问题

● **马蹄内翻足的临床表现有哪些?**

答：足的跖屈、内翻、内收和高弓畸形，部分病例同时伴有胫骨内旋畸形。

● **马蹄内翻足的病理改变有哪些？**

答：（1）跗骨形态和跗骨间对应关系的异常

① 跖屈畸形：胫距关节的跖屈和跟骨的跖屈形成。

② 内翻畸形：跟骨在距骨下方内收内旋形成。

③ 内收畸形：包括舟骨和骰骨相对于距骨向内侧移位、跟骨远端关节面的内收以及距骨头和距骨颈的内侧偏移和跖屈。

④ 高弓畸形：主要是由第1跖骨屈曲形成的，各跗骨均发生一定程度的变形，以舟骨变形为明显。

（2）周围软组织的挛缩 包括：①关节囊发生挛缩；②跟舟足底韧带、胫后肌腱、跟腱、趾长屈肌腱、拇长屈肌腱、跖腱膜、跖短肌、腱鞘和距跟间韧带发生挛缩；③胫前肌腱、拇长伸肌、趾长伸肌均向内侧偏移。

● **如何诊断马蹄内翻足？**

答：出生后可立即被发现，因而诊断并不困难。随着超声影像技术的发展，很多可以得到产前诊断。但需全身检查，查看有无合并其他异常：①缺氧病史，肌张力高，病理反射（＋），如脑瘫；②腰骶部包块，异常毛发分布，如脊柱裂；③腰骶部皮肤小凹和窦道，如脊髓栓系；④高热瘫痪病史，肌张力低，腱反射减弱，如小儿麻痹；⑤上肢力弱，如肌营养不良；⑥多关节皮纹消失，固定畸形，如多发关节挛缩症；⑦明显韧带松弛，如埃勒斯-当洛斯（Ehlers-Danlos）综合征、唐氏综合征、Larsen综合征。

辅助检查：X线片显示与马蹄内翻足比较，正常足X线片上各角的范围（表5-2），马蹄内翻足患儿跟距角随足跟内翻程度而进行性减少，马蹄内翻足胫跟角通常为负数，表明跟骨相对于胫骨有跖屈畸形，距骨-第1跖骨角通常为负值，提示前足有内收畸形。

表5-2 **X线片显示与马蹄内翻足比较，正常足X线片上各角的范围**

跟距角	胫跟角	距骨-第1跖骨角
正位片：30°～55° 背伸侧位片：25°～50°	应力侧位片：10°～40°	正位片：5°～15°

◉ ［住院医师或主治医师补充病历］

患者入院以来，生命体征稳定，无咳嗽、咳痰等异常；足部皮肤无破损，患肢肢端血供、皮肤感觉及各指活动度均未见明显异常。

诊断明确，入院后检查血常规、生化全套、凝血四项、胸部 X 线片等均提示重要脏器功能未见明显异常。综合以上情况，故该患者可在全麻下行"Ponseti 石膏托矫形术"。

 主任医师常问住院医师、进修医师或主治医师的问题

● **马蹄内翻足的病因有哪些？**

答：目前病因尚不很清楚，通常是单纯的骨骼肌肉系统畸形，即仅有马蹄内翻足畸形而不伴有其他畸形，不包括那些已知的病因及作为综合征一部分的马蹄内翻足畸形病例，对此提出如下病因。

（1）遗传因素

① 发病率随种族和性别变化很大：中国人 0.39‰；高加索人 1.2‰；波利尼西亚 6.8‰；毛利人 7‰。

② 亲属患病率增加：兄弟姐妹，患病风险 30 倍增长；单卵孪生，患病率 33%，双卵孪生患病率 3%（Wynne-Davies 报道）。

（2）神经肌源性不平衡　局部神经肌源性不平衡，特别是腓骨肌受累。

① Ⅰ型肌纤维是慢收缩、高张力肌纤维。它的增加提供了持久的致畸力，胎儿的骨及软骨对持久的失衡力十分敏感，最终导致关节畸形。

② Handelsman 和 Badalamente：Ⅰ型、Ⅱ型肌纤维比例由正常 1：2 增至 7：1，而且存在Ⅰ型肌纤维萎缩。

③ 胎儿早期肌力不平衡的结果，而肌力的改变是以神经异常为基础的，骨骼、关节和软组织挛缩是继发于肌力不平衡的适应性改变。

（3）胚胎发育受阻。

（4）纤维变性挛缩。

（5）胚胎缺陷。

（6）血管异常。

（7）宫内受压。

● **马蹄内翻足的分类有哪些？**

答：（1）Ponseti 分类

① 未曾治疗型：8 岁以下的马蹄足。

② 治愈型：经潘塞缇方法治愈的。

③ 复发型：治愈后又复发的前足旋后和马蹄后足。

④ 僵硬型：伴随其他综合征出现的僵硬马蹄足，如多发性。

⑤ 关节畸形。

⑥ 非典型：足短、粗和僵硬，足底和踝关节后有深凹陷，第 1 跖骨短，跖趾（MTP）关节过伸。

（2）Dimeglio 分类（畸形程度分类） Ⅰ级，轻型。Ⅱ级，中型。Ⅲ级，重型。Ⅳ级，极重型。Dimeglio 分级系统是目前公认的可信度很高的一种评估方法，得到了广泛认可。见表 5-3、表 5-4。

表 5-3 Dimeglio 分类的分值评估

手法矫正后残留度数	分值/分	其他参数	分值/分
90°~45°	4	足后部皱褶	1
45°~20°	3	足内侧皱褶	1
20°~0°	2	高弓	1
<0°~-20°	1	肌肉条件差	1

表 5-4 Dimeglio 分类

分类等级	类型	分值/分	手法矫正率	意义	发生率
Ⅰ级	轻型	<5	>90%	畸形较轻或为姿势性,不需要手术治疗	20%
Ⅱ级	中型	5~10	>50%	有相当程度的可复性	33%
Ⅲ级	重型	10~15	<50%	畸形僵硬,部分可复	35%
Ⅳ级	极重型	15~20	<10%	畸胎型,僵硬	12%

在统计分析时应去除Ⅰ级足，因可人为提升结果。Dimeglio Ⅱ~Ⅳ级足分布比例：Ⅱ为 30%，Ⅲ为 61%，Ⅳ为 9%。

（3）Pirani 严重程度评分 将 6 个征象（中足评分 3 个征象，即外侧边弯曲、内侧折痕、距骨头覆盖；后足评分 3 个征象，即后部折痕、僵硬马蹄足、空脚跟。）分别记分为：0（正常）、0.5（中度异常）、1（严重异常）。

● **如何治疗马蹄内翻足？**

答：Ponseti 方法是目前治疗先天性马蹄内翻足的经典方法。

（1）治疗儿童为出生后 7 天到 1 个月左右开始，治疗可分 3 个阶段。①Ⅰ期按摩＋石膏托外固定：解决内收内翻，时间为每次一周，共 2~4 次。②Ⅱ期皮跟腱切断＋石膏托外固定：解决跟骨下垂后内翻及跖屈，时间为每次一周，共 2 次。③Ⅲ期支具固预防畸形复发：解决小腿内旋。3 个月内全天（昼夜）穿戴，之后，穿戴时间可缩短至夜间 12h，白天 2～4h，每天合共要戴 14～16h，直至 3～4 岁。

Ponseti 方法的核心技术首先前足旋后，恢复其与后足的对线，固定距骨头并逐渐外展，这样使紧张的后内侧韧带、胫骨后肌和趾屈肌得到牵拉，通过足的逐步外展，内翻的跟骨、舟骨、骰骨得到逐步的复位。4～5 次石膏托固定后多数马蹄足应该达到完全矫正，多数情况下需要跟腱切断，特别僵硬者可能需要多打几次石膏，一定不要将脚外翻。见图 5-21。

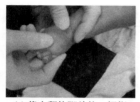
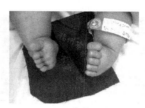
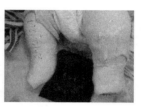

(a) 将内翻的脚外偏，拇指   (b) 术前   (c) Ⅰ期Ponseti石膏固定
始终固定距骨头

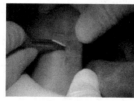
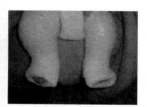

(d) 经皮跟腱切断   (e) Ⅱ期Ponseti石膏固定

图 5-21　Ponseti 方法示意

（2）手术治疗　对僵硬型马蹄、年长儿童残留畸形或复发畸形和创伤后的马蹄畸形非手术治疗疗效不佳者，须行手术治疗。手术方法包括：软组织松解术（Turco、McKay 等）、截骨矫形术［二关节固定、三关节固定、Ilizarov 支架（图 5-22）］。

● **如何安装 Ilizarov 支架?**

答：（1）胫骨部分　由安装在胫骨上的两个全环组成，两个环之间由四根螺纹杆相连。

（2）跟骨部分　由固定在跟骨上的半圆形钢环与位于踝关节两侧、固定于小腿下端钢环和足跟部半圆环之间的带铰链关节的螺杆组成。

（3）距骨部分　为 1 个半圆形的钢环，钢环弧凸向足背侧，两侧由

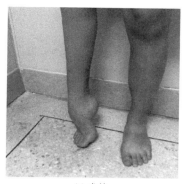

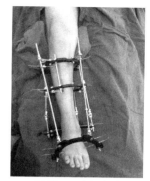

图 5-22　Ilizarov 支架术前、术后

2 根螺纹杆与足跟部的半圆形钢环相连固定，前足半环与胫骨近端钢环、后足半环与胫骨远端钢环之间，跨踝关节各安装 1 根带弹簧的牵伸杆。

● **Ilizarov 的技术原理是什么？**

答：根据张力-应力法则，神经、血管、肌肉、韧带、关节囊及骨组织受到牵拉后，细胞可以分裂、组织再生，使得 Ilizarov 技术广泛应用于各种肢体畸形的矫治。僵硬型马蹄内翻足畸形时，足踝部各关节的关系紊乱，骨质及软骨面也会发生改变。根据足的畸形状态，设计组装外固定矫形器，通过固定针安装于小腿及足踝部，术后按照一定的方向，缓慢（1mm/d）牵拉足踝紧张、挛缩的软组织，也可辅助以切骨及骨组织的牵拉。受牵拉的组织会发生再生及生物性的塑形，骨及关节的畸形状态重新排列到一个相对正常的位置，使马蹄内翻足畸形得到满意矫正。

● **马蹄内翻足复发或影响预后的因素有哪些？**

答：（1）足部原始畸形的严重程度。
（2）患者能否坚持规律性治疗。
（3）支具佩戴的依从性。

● **马蹄内翻足治疗后如何评价疗效？**

答：马蹄内翻足治疗后采用 Garceau 标准评价疗效。
（1）优　足外形正常，无跟骨内翻及前足内收畸形，足能踏平，步态正常。

（2）良　畸形基本纠正，踝关节活动好，足能踏平，步态尚好，遗留轻度内翻，非固定性前足内收畸形。

（3）可　较术前有进步，步态尚可，遗留中度足跟内翻及跖屈畸形。

（4）差　改善不大仍有马蹄内翻畸形，跛行明显。

主任医师总结

先天性马蹄内翻足是一种儿童常见畸形。目前对该病的治疗已经达成的共识：早期规范的非手术治疗、有效维持矫正效果是改善预后的关键。足部原始畸形的严重程度，患者能否坚持规律性治疗，支具佩戴的依从性是影响预后的关键因素。

Ponseti 方法的核心操作是距骨头是所有矫形的支点，通过手法复位，然后连续的石膏托矫形加经皮跟腱切断术，辅以足外展矫形支具，以及在必要时行胫前肌外移术。技术要领是背伸第 1 跖骨，旋后前足；在旋后位将足外展恢复舟、骰与距、跟的关系；不限制跟骨，在上述矫正过程中跟骨得以外翻；矫正跖屈畸形，经皮跟腱延长，继续石膏托制动；Denis-Browne 支具全天佩戴 3 个月，而后间断使用。Ponseti 石膏托矫形时需注意不要用强力将石膏成型，要均匀轻柔。不要在距骨头上用拇指持续加压，而是要用力和放松反复进行，以避免皮肤压力过大。在距骨头处成型时，要将脚固定在被矫正的位置。成型的过程是手指移动的过程，不要在任何一个地方持续加压，在石膏变硬之前一直用手指做成型的移动。

对于年长儿童残留畸形或复发畸形和创伤后的马蹄畸形，Ilizarov 技术是一项重要的挽救性治疗手段，其缓慢矫正保护软组织，矫正位点位于畸形部位、避免不必要的转移，可同时进行三维、多平面矫正，矫正畸形而不短缩足部长度，多水平固定可防止在矫正靶关节时过大的软组织张力对相邻关节的影响，具有手术创伤小、操作简单、安全适用等优点。

参 考 文 献

[1] S. Terry Canale, James H. Beaty. 王岩主译. 坎贝尔骨科手术学. 第 11 版. 北京：人民军医出版社, 2011.

[2] 蔡振存, 张立军, 吉士俊. 先天性马蹄内翻足病因与神经肌肉病理变化研究进展, 中国矫形外科杂志, 2006, 15：14-15.

（陈顺有　林然）

发现全身多处肿物 5 年，伴左前臂畸形 1 年——全身多发性软骨瘤伴左前臂畸形

※ ［实习医师汇报病历］

患儿男性，7 岁，以"发现全身多处肿物 5 年，伴左前臂畸形 1 年"为诉入院。入院前 5 年家属无意中发现全身多处肿物，大小不等，小者约绿豆大小，大者约蚕豆大小，分布于胸部、背部、双腕和双下肢，无局部疼痛，无肢体肿胀变形，无肢体麻木，无发热、盗汗，无咳嗽、胸闷，无四肢无力。4 年前曾就诊我院，入院后行胸部、双小腿上段、双膝部、双踝肿物切除术，术后病理报告为骨软骨瘤，术后患者全身肿物再次逐渐增大。1 年前发现左前臂畸形，活动受限，畸形逐渐加重。现为求进一步治疗，再次就诊于我院，拍 X 线片示双侧胫腓骨上段、双侧肩胛骨、双侧内外踝，双侧尺骨骨软骨瘤，左尺骨短缩畸形"，门诊遂拟"干骺续连症伴左前臂畸形"收入住院，患儿自发病以来，精神、食欲正常，睡眠、大小便正常。患者既往体健，否认"心、肝、肺、脾、肾"等重要脏器疾病史。否认"结核、乙肝"等传染病史，否认药物、食物过敏史，否认输血、外伤、中毒及手术史。个人史：G_1P_1，足月顺产，出时体重 3.5kg，Apgar 评分 10 分，出生后母乳喂养，按时按计划添加辅食，母妊娠期体健，无感染发热史，无药物过敏及外伤等病史。家族史：父母非近亲结婚，父亲及其爷爷均有干骺续连症。

体格检查：T 36.5℃，P 80 次/分，R 23 次/分。神志清楚，查体合作，胸部、双小腿上段、双膝、双踝可见多处手术瘢痕，长 2～4cm，无红肿渗出，左腕尺偏畸形，肩部、双腕、双小腿上段、双踝关节可触及多处肿物、大小不等，约 0.5cm×0.5cm、4cm×2cm 大小，质硬，边界清，不可推动，无压痛，局部皮肤无红肿、破溃。左腕关节活动度：尺偏 0°～50°，桡偏 0°～10°，曲腕 0°～90°，伸腕 0°～80°，前臂旋前 0°～90°，旋后 0°～30°，其余各关节活动可，肢端血运、皮肤感觉正常。

辅助检查：X 线片示双侧胫腓骨上段、双侧肩胛骨、双侧内外踝，双侧尺骨骨软骨瘤，左尺骨短缩畸形（图 5-23）。

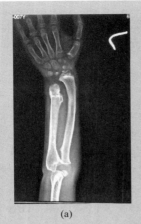
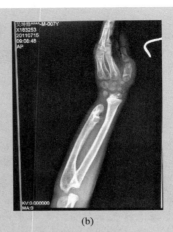

(a)　　　　　　　　　　　(b)

图 5-23　左尺骨骨软骨瘤伴短缩畸形

辅助检查：血常规示白细胞 6.5×10^9/L，中性粒细胞百分比 47.9%，红细胞 4.63×10^{12}/L，血红蛋白 123g/L，血小板 286×10^9/L。生化全套：总蛋白 74.2g/L，白蛋白 43.4g/L，球蛋白 30.8g/L。胸部正位 X 线片未见明显异常。

入院诊断：干骺续连症伴左前臂畸形。

诊疗计划：①按骨科护理常规，二级护理；②进一步完善各项检查，待条件允许时，择期手术治疗。

 主任医师常问实习医师的问题

● 什么是干骺续连症？

答：干骺续连症亦称多发性外生骨疣、遗传性多发性骨软骨瘤、遗传性畸形性软骨发育异常症等。目前国内外多采用干骺续连症这一名称。

● 干骺续连症的临床表现有哪些？

答：干骺续连症的临床表现主要是大小不一、凹凸不平、形状各异的进行性长大的无痛性骨样坚硬肿块。它可发生于软骨化骨的任何骨骼，当发生于管状骨骨骺或干骺部时，常影响骨的纵向生长，从而导致骨短缩畸形，而发生于尺桡骨的骨软骨瘤可互相挤压及通过骨间膜的相互牵拉而互相影响，导致骨骼弯曲变形、关节面倾斜及关节半脱位或脱位等改变见图 5-24。

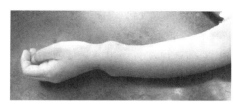

图 5-24 骨骼弯曲变形

● 干骺续连症必须手术吗？

答：干骺续连症是一种常染色体显性遗传病，复发率很高。因此，一般情况，只有肿物较大，影响美观，或发生在干骺端引起发育畸形，或软骨瘤压迫神经血管引起肢体麻木、无力的，或家属有强烈要求手术切除肿物时，才考虑手术。

● 干骺续连症引起的前臂畸形分为哪几型？

答：干骺续连症引起的前臂畸形按 Masada 临床分型可分为 3 型。

Ⅰ型：骨软骨瘤位于尺骨远端，尺骨相对短缩，同时桡骨弯曲，但无桡骨头脱位，尺骨头逐渐变细且向桡骨远端骨骺倾斜。

Ⅱ型：除尺骨短缩外，还存在桡骨头脱位，此为Ⅱ型的一大特征，由于桡骨头脱位而使桡骨弯曲相对较轻。Ⅱ型又分为Ⅱa型和Ⅱb型。Ⅱa型：桡骨近端有骨桡骨瘤伴桡骨头脱位。Ⅱb型：桡骨近端无骨软骨瘤伴桡骨头脱位。

Ⅲ型：骨软骨瘤位于桡骨远端，桡骨有短缩，本型少见。

❀ ［住院医师或主治医师补充病历］

患者入院以来，生命体征稳定，无咳嗽、咳痰等异常；患肢肢端血供、皮肤感觉及各指活动度均未见明显异常。诊断明确，入院后检查血常规、生化全套、凝血四项、胸部 X 线片等均提示重要脏器功能未见明显异常；患者左前臂畸形严重，已经影响正常生活。综合以上情况，故该患者有手术适应证。

主任医师常问住院医师、进修医师或主治医师的问题

● **干骺续连症引起尺骨短缩的原因是什么?**

答:尺骨短缩与以下 3 个因素相关:①尺骨骨骺的横断面只有桡骨远端的 1/4;②尺骨远端比桡骨远端更易发生骨短缩病症;③尺骨远端骨骺对于远端尺骨增长比桡骨远端骨骺对于远端桡骨增长的比例更多。尺骨远端骨骨软骨瘤可导致尺骨相对短缩,称为"糖果棒"畸形,增加桡骨远端关节面的倾斜,并伴有尺腕骨移位,有时还造成近端桡骨头半脱位或脱位。

● **干骺续连症引起的前臂畸形的手术方式有哪几种?**

答:干骺续连症引起的前臂畸形的手术有 3 种不同的方式。

(1) 只切除骨软骨瘤,切除远端骨软骨瘤并没有改善畸形,但它确实减少术前尺骨缩短率。

(2) 尺骨延长并骨软骨瘤切除术 (图 5-25),此手术可对前臂旋转、桡关节角度及腕部滑脱有显著的改善。

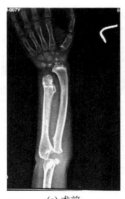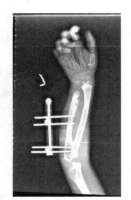

(a) 术前   (b) 术后

图 5-25 尺骨延长并骨软骨瘤切除术术前及术后

(3) 尺骨延长并桡骨半侧骨骺融合和骨软骨瘤切除术,早期尺骨延长 (0.3~1.6cm) 并径向桡骨半侧骨骺融合和骨软骨瘤切除术带来了良好的效果。此手术方式造成了最终长度差异不可预知,因为最后前臂长度无法预测。

● **如何把握手术时机?**

答:把握手术时机非常重要。一些学者建议早期干预,因为早期干预更有潜力重塑,并能取得更好的手术疗效。另一些学者建议在后期介入,因为可避免经常性操作,并且会有良好的功能。但是骨骼发育成熟后畸形很难纠正,有些患者会因为推迟干预介入而失去功能,特别是伴有桡骨头脱位的患者。因此,建议早期手术,降低畸形的发生,恢复患肢功能。

● **做尺骨延长的外固定有几种? 各有何优缺点?**

答:目前尺骨延长的外固定主要有 Ilizarov 环形骨外固定器、自行研制的镶嵌式骨外固定延长器、Orthofix 迷你轨道延长骨外固定器等。传统的 Ilizarov 骨外固定器在延长时多平面多针固定、可多加克氏针调整延长方向,但是容易发生钉道感染、体积较大护理不便,患者不乐于接受等。目前在治疗本病上已应用广泛 Orthofix 骨外固定器(图 5-26),其结构简单,易于操作,比 Ilizarov 骨外固定器具有明显的优点;但该固定器为单臂固定,结构的稳定性欠佳,延长时不易充分维持正常力线。

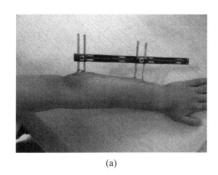
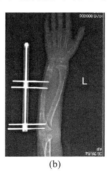

(a)　　　　　　　　　　　　　(b)

图 5-26　Orthofix 骨外固定器及术后半年 X 线片示尺骨延长 32mm

● **如何延长尺骨? 需延长多少?**

答:关于前臂延长是立即或是逐步实现,目前仍存在争议。有些学者报道尺骨的及时延长应仅限于 20mm 以内,因为进一步的尺骨延长可导致神经血管问题,以及可能出现尺腕撞击综合征。另一方面报道,它及时延长至 25mm 或总长的 20% 是安全的。然而,为了防止复发的可能性,最好进一步延长较短的尺骨。鉴于这点,大多数患者需要延长 20～40mm。同时,有证据表明尺骨延长能重塑桡骨畸形,故建议缓慢逐步延长尺骨,避免出现神经血管问题。

主任医师总结

干骺续连症又称遗传性多发性骨软骨瘤（hereditary multiple exostoses，HME），遗传性多发性外生骨疣。外生性骨疣形成于关节周围，引起骨骺畸形。前臂的外生性骨疣大多形成于尺骨远端，从而导致前臂生长紊乱。随着成长，可出现尺骨缩短、桡骨弯曲内翻畸形，有时导致桡骨头脱位；直接影响到肘关节、腕关节和前臂的功能。对这种前臂缩短畸形，有各种治疗方法，对骨软骨瘤切除，尺骨延长是有效的治疗方法之一。

由于干骺续连症经常导致前臂畸形和功能障碍，而畸形的矫正和最大功能的恢复是治疗的首要目标。由于当前关于全身多发性骨软骨瘤引起的前臂畸形的研究资料非常有限，以至于尚无外科手术适应证的共识。然而骨软骨瘤切除并行尺骨的延长在畸形的矫正和功能的恢复上有一定的效果，但是在手术时机、延长长度方面均有待于进一步的观察和研究。

参 考 文 献

[1] Ishikawa J, Kato H, Fujioka F, et al. Tumor location affects the results of simple excision for multiple osteochondromas in the forearm. J Bone Joint Surg Am, 2007, 89 (6): 1238-1247.

[2] Akita S, Murase T, Yonenobu K, et al. Long-term results of surgery for forearm deformities in patients with multiple cartilaginous exostoses. J Bone Joint Surg Am, 2007, 89 (9): 1993-1999.

[3] 张湘生，蒋曦，黎志宏，镶嵌式外固定支架治疗尺骨骨骨桡骨瘤所致前臂畸形. 临床骨科杂志, 2007, 2: 124.

[4] Demir B1, Gursu S, Ozturk K, et al. Single-stage treatment of complete dislocation of radial head and forearm deformity using distraction osteogenesis in paediatric patients having multiple cartilaginous exostosis. J Arch Orthop Trauma Surg, 2011, 131 (9): 1195-1201.

[5] Matsubara H1, Tsuchiya H, Sakurakichi K, et al. Correction and lengthening for deformities of the forearm in multiple cartilaginous exostoses. J Orthop Sci, 2006, 11 (5): 459-466.

[6] Akita S, Murase T, Yonenobu K, et al. Long-term results of surgery for forearm deformities in patients with multiple cartilaginous exostoses. J Bone Joint Surg Am, 2007, 89 (9): 1993-1999.

[7] Vogt B, Tretow HL, Daniilidis K, et al. Reconstruction of Forearm Deformity by Distraction Osteogenesis in Children With Relative Shortening of the Ulna Due to Multiple Cartilaginous Exostosis. J Pediatr Orthop, 2011, 31 (4): 393-401.

（陈顺有　林　然）

第六章　脊柱外科

四肢麻木无力半年、加重伴行走不稳
1个月——脊髓型颈椎病

[实习医师汇报病历]

　　患者男性，71岁，因"四肢麻木无力半年、加重伴行走不稳1个月"入院。患者于半年前无明显诱因出现颈肩部不适，伴四肢麻木、无力。1个月前麻木、无力逐渐加重，双手不灵活，拿筷子、扣纽扣等动作笨拙，双下肢僵硬、无力，行走有踩棉花感，易跌倒，胸腹部有束带感，经"休息、口服镇痛药、神经营养"等治疗后症状无明显缓解。发病以来，一般情况尚可，大小便可。否认有手术史。

　　体格检查：T 36.6℃，P 72次/分，R 19次/分，BP 135/70mmHg。神志清楚，颈椎生理曲度变直，颈棘突及棘突旁轻压痛，双腕关节平面以下、双大腿中段平面以下针刺觉减退，四肢肌力Ⅴ级，四肢肌张力稍高，双肱三头肌肌腱、双膝腱、跟腱反射活跃，双侧霍夫曼征阳性，踝阵挛未引出，双侧巴宾斯基征阴性。

　　辅助检查：颈椎MRI（图6-1）示颈椎退行性改变，C4/5、C5/6椎间盘突出伴黄韧带肥厚，C5/6水平脊髓异常信号，考虑脊髓损伤。

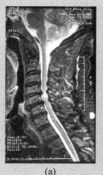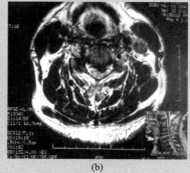

(a)　　　　　　　　　　　(b)

图 6-1　颈椎 MRI

入院诊断：脊髓型颈椎病，C4/5、C5/6 椎间盘突出。

诊疗计划：①按骨科护理常规，二级护理；②完善术前准备，建议手术治疗。

 主任医师常问实习医师的问题

● **目前考虑该患者的诊断是什么？该疾病的临床特点有哪些？**

答：（1）目前考虑为脊髓型颈椎病，C4/5、C5/6 椎间盘突出。

（2）临床特点

① 老年患者半年前无明显诱因出现颈肩部不适，伴四肢麻木、无力。1 个月前麻木、无力逐渐加重，精细动作笨拙，双下肢僵硬、无力，行走有踩棉花感，易跌倒，胸腹部有束带感，经过"休息、口服镇痛药、神经营养"等治疗后症状无明显缓解。

② 体格检查：颈椎生理曲度变直，颈棘突及棘突旁轻压痛，双腕关节平面以下、双大腿中段平面以下针刺觉减退，四肢肌力Ⅴ级，四肢肌张力稍高，双肱三头肌肌腱、双膝腱、跟腱反射活跃，双侧霍夫曼征阳性，踝阵挛未引出，双侧巴宾斯基征阴性。

③ 颈椎 MRI 示颈椎退行性改变，C4/5、C5/6 椎间盘突出伴黄韧带肥厚，C5/6 水平脊髓异常信号，考虑脊髓损伤。

结合患者的临床特点及 MRI 检查，符合脊髓型颈椎病的诊断。

● **还需要做哪些检查？为什么？如何分析？**

答：还需要做以下检查。

（1）颈椎正侧位及过屈过伸动力位片　颈椎正侧位片检查能够显示颈椎关节有没有增生，颈椎曲度是否改变，椎间隙是否变窄，有无骨质增生或韧带钙化。国人正常颈椎管矢状径在 16～17mm，若小于 13mm 则认为存在椎管狭窄，若小于 10mm 常有脊髓功能障碍；颈椎侧位椎管中矢状径/椎体中矢状径小于 0.75，认为存在发育性颈椎管狭窄；颈椎动力位片可以了解颈椎不稳定的节段。

（2）颈椎 CT＋三维重建　颈椎 CT 对骨刺、韧带钙化、椎管狭窄等骨性病变显示要比 MRI 清楚，可以更进一步提高诊断的准确性。通常完善 CT 检查可以明确致压物是否是骨性的，范围多大，为手术规划提供资料。

　　患者颈肩部不适，伴四肢麻木、无力半年，1个月前麻木、无力逐渐加重，同时伴精细动作笨拙（如拿筷子、扣纽扣等动作），行走有踩棉花感，易跌倒，胸腹部有束带感。日本骨科学会（JOA）评分 10.5 分，经过系统非手术治疗无明显效果，已行颈椎 CT＋三维重建检查及颈椎正侧、动力位片（图 6-2、图 6-3）。

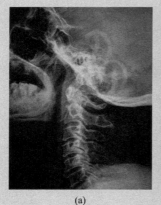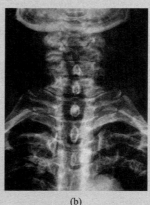

(a)　　　　　　　　　　　　　(b)

图 6-2　颈椎正侧位片

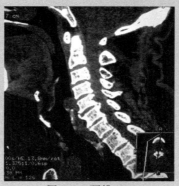

图 6-3　颈椎 CT

主任医师常问住院医师、进修医师或主治医师的问题

● **对目前的诊断有何不同意见？MRI上见到突出就可以诊断吗？**

答：MRI可见多节段颈椎间盘突出，但并非每节段突出都会引起临床症状。诊断需要结合症状、体征和影像学表现。有些患者虽然影像学检查显示椎间盘有突出且脊髓存在压迫，但临床检查却没有任何相应的症状和体征。脊髓型颈椎病是一个缓慢发展的过程，脊髓对慢性压迫具有良好的耐受性，该患者虽然有多节段颈椎间盘突出，但病变节段应该在C4/5、C5/6。因此，诊断时一定要将症状、体征及影像学检查三者相结合。

● **脊髓型颈椎病应与哪些疾病进行鉴别诊断？**

答：凡有脊髓刺激或者损害的病变，均应与本病鉴别。

（1）椎管内肿瘤 患者可有颈、肩、枕、臂、手指疼痛或麻木，同侧上肢为下运动神经元损害，下肢为上运动神经元损害。症状逐渐发展到对侧下肢，最后到达对侧上肢。压迫平面以下感觉减退及运动障碍的情况开始为Brown-Sequard综合征的表现，逐渐加重，最后呈现脊髓横贯性损害现象。

（2）脊髓空洞症 患者男性，多在20～30岁，有感觉分离现象，即痛、温觉消失，触觉存在等。脊髓造影及脊柱X线片正常，脊柱CT或MRI检查可以确诊。

（3）进行性肌萎缩侧索硬化 为一种原因不明的脑干运动核、皮质脊髓束和脊髓前角细胞损害的疾病。患者首先上肢出现症状，由于发展到肘、肩，然后到对侧上肢，随后到下肢。检查可见骨间肌萎缩，甚至不能拿东西、扣纽扣，但无感觉障碍，下肢有肌痉挛和病理反射。病情进一步发展，患者说话不清，舌后坠可堵塞呼吸道，预后不良。

（4）青年上肢远端肌萎缩（平山病） 好发于青春早期，男：女为20：1，临床表现上肢远端无力伴萎缩，可有束颤，无感觉及括约肌障碍，数年内进行加重，但多数在5年内停止发展，属于良性自限性运动神经元病。

● **脊髓型颈椎病的治疗原则有哪些？**

答：脊髓型颈椎病一旦确诊，原则上应采取手术治疗，手术治疗的目的是扩大椎管。适度的早期减压可以恢复脊髓形态、减轻脊髓水肿、增加脊髓血供，以促进脊髓恢复。其次融合不稳定节段，避免因椎体过度活动造成脊髓反复损伤，减少术后畸形。

● 脊髓型颈椎病手术治疗的具体措施有哪些？

答：从手术方式选择的角度可以分为两大类。脊髓多节段受压者，如发育性和退变性颈椎管狭窄、颈椎后纵韧带骨化（OPLL）应当采用后路椎板成形术（双开门、单开门）；脊髓单节段或两个节段受压而椎管比值等于或大于 0.75 者、颈椎后凸畸形或有明显不稳定者，采用前路减压、椎间植骨融合术。①前路手术术式：椎间盘切除＋椎体间植骨融合术、椎间盘切除＋椎体次全切除术＋椎体间植骨融合术、椎间盘切除＋人工椎间盘置换术。②颈椎后路手术方式：后路椎板成形术（单开门、双开门）、后路椎板成形术＋侧块（椎弓根）钛板螺钉内固定＋椎板间植骨融合术、后路椎板成形术＋神经根管扩大术。③后路、前路联合手术方式：指在一次或分次麻醉下完成颈椎后路、前路的减压＋融合术。

手术方式可以是上述前路、后路术式的组合。

● 脊髓型颈椎病术后如何评价临床疗效？

答：1958 年 Odom 等根据脊髓型颈椎病术后的日常活动提出分级评价方法，共分 4 级。优：术前颈椎病症状全部缓解，可进行日常活动。良：仍残留很少的不适症状，但没有明显影响工作。可：术前症状有部分改善，但日常活动明显受到限制。差：症状无明显改善或临床状况恶化。该方法简便，便于掌握，在临床上得到广泛的应用。但此法缺乏术前评估，无法进行术后改善率的计算。日本骨科学会（JOA）经过多次修订，制订出 17 分法用于评定脊髓型颈椎病的脊髓功能，此法评价的项目比价全面，包括了上肢功能、下肢功能、感觉障碍及膀胱功能，分别进行计分，便于进行简单的统计学分析，该方法基本能客观地反映脊髓型颈椎病患者的脊髓功能状况，根据术前与术后的评分可以计算出改善率，进行疗效评价，并便于研究和交流，目前已被广泛使用。

● 脊髓型颈椎病行颈后路手术的并发症有哪些？

答：（1）脊髓损伤　无论行椎板切除、单开门或双开门手术，术中脊髓损伤多由操作失误所致，如在行开门侧椎板切除时，咬骨钳进入椎管内失控，直接挤压脊髓，特别是在颈椎退行性严重及骨质较硬时易出现，此外门轴侧椎板折断，进入椎管导致脊髓损伤。

（2）"反跳"现象　脊髓压迫解除后，四肢症状明显改善，若术后 2～3 天症状又反复或加重。这种"反跳"现象多为反应性脊髓水肿所致，应给予脱水及激素治疗，以消除脊髓水肿。

（3）硬膜损伤、脑脊液漏　多见于器械直接损伤及椎管狭窄，硬膜与椎管后壁粘连较重时。若术中出现，可用无创缝合针给予修补，然后取肌肉捣碎成"肉泥"状薄片，覆盖在破裂处，且伤口缝合时肌肉层严密缝合，以防脑脊液外漏。

（4）椎管扩大不充分、范围不够或再关门　椎管扩大的范围应根据影像学检查脊髓受压的节段而定。一般来说，发育性颈椎管狭窄减压至少 5 个节段，即 C3～C7，C2 节段生理性较大，一般不窄。术中开门的程度，以开门的椎板掀开 45°～60°为宜。

（5）神经根牵张痛或麻痹　颈椎管扩大成型术后颈神经根症状的发生率为 5%～12.5%。神经根症状的主要表现为根性疼痛，神经根支配的肌肉力量减弱或麻痹。此症发生的机制尚不完全清楚，多数学者认为术中神经根损伤是开门侧神经根症状发生的主要原因，而门轴侧神经根症状的出现主要是由于颈椎管扩大后，脊髓后移，导致神经根牵拉所致。

（6）硬膜外血肿　导致术后伤口渗血增多、引流不畅的任何原因，皆可引起术后硬膜外血肿的形成且压迫脊髓。因此在颈椎后路手术后，需观察每天的引流量，如患者出现下肢或四肢麻木无力加重，且由下肢向上肢发展时应考虑硬膜外血肿且压迫颈脊髓的可能。必要时行 MRI 检查以明确诊断。

● 如何理解颈椎后路单开门术后的轴性症状？

答：虽然颈椎后路椎管扩大术是治疗脊髓型颈椎病的经典手术，但这些患者在术后可以出现长期的颈项部及肩背部疼痛，伴有酸胀、僵硬、沉重感和肌肉痉挛，严重时甚至可以影响患者的生活和工作。其可能的原因有：轴性症状与术后颈椎总活动度减少；颈椎的节段性不稳；颈椎周围软组织受到刺激。因此，解决这些症状可以从以下两个方面入手，即避免对小关节囊的刺激和早期开始颈椎活动。

● 人工颈椎间盘置换术的适应证和禁忌证有哪些？

答：（1）人工颈椎间盘置换术的适应证　脊髓型颈椎病、神经根型颈椎病患者需要进行前路减压时；脊髓或神经根以椎间盘突出和（或）髓核脱出等软性压迫为主；没有明显的骨性压迫；没有明显的椎间隙狭窄、节段性后凸和不稳定者；椎间隙活动良好；年龄一般不超过 55 岁。

（2）人工颈椎间盘置换术的禁忌证　病变椎间隙明显狭窄者；病变椎间隙节段性屈伸活动范围明显减小者；严重节段性不稳定者；颈椎后

纵韧带骨化和黄韧带骨化者；严重骨质疏松；颈椎骨折脱位；颈椎肿瘤；颈椎炎症。

主任医师总结

脊髓型颈椎病是由于颈椎椎间盘退行性改变及其继发病理改变，累及脊髓而出现相应的临床表现。因此该病是在退变的基础上发展而来，临床诊断一定要症状、体征及影像学检查三者相结合，而且诊断明确后应积极采用手术治疗。研究证明，慢性压迫可以导致脊髓不可逆的损害。临床研究发现，脊髓型颈椎病的手术疗效与病程和脊髓损害程度密切相关，病程越长、脊髓损害越重者，疗效越差。尽早手术治疗是争取脊髓型颈椎病获得最佳疗效的重要原因之一。手术方式的选择取决于多种因素，包括致压原因、受压责任节段、受累节段数目、颈椎的矢状序列情况、患者年龄、全身基本状况、有无伴随疾病等。而且，手术医师对各类术式的熟悉度和偏好也是影响手术策略的重要因素。以下情况可以考虑选择前路：当致压物来自脊髓的腹侧；压迫在 3 个或 3 个节段以下时；恢复颈椎的生理曲度。但无论是前路还是后路，术中一定要仔细操作，彻底止血。

参 考 文 献

[1] Karpova AI, Arun R, Davis AM, et al. Predictors of surgical outcome in cervical spondylotic myelopathy. Spine, 2013, 38 (5): 392-400.

[2] 孙宇, 赵衍斌, 周非非等. Bryan 颈椎人工椎间盘置换术后 5 年随访结果. 中国脊柱脊髓杂志, 2012, 22 (1): 1-7.

[3] 刘忠军. 对脊髓型颈椎病手术入路与术式的思考. 中国脊柱脊髓杂志, 2009, 19 (7): 481-482.

（梁珪清 刘伯龄 李照辉）

反复颈肩酸痛 5 年余，加重伴右肩酸痛 2 个月——神经根型颈椎病

⊛ ［实习医师汇报病历］

患者男性，38 岁，因"反复颈肩酸痛 5 年余，加重伴右肩酸痛 2 个月"入院。患者于 5 年前始反复出现颈肩酸痛，经"休息、口服镇痛药、推拿"治疗后症状缓解。2 个月前出现颈肩酸痛加重，伴右

肩疼痛、沉重、麻木，咳嗽时加重。当地医院行卧床、牵引、非甾体消炎（NSAIDs）药等治疗，未见明显好转，影响工作、睡眠。发病以来，一般情况尚可，大小便可。否认有手术史。

体格检查：T 36.5℃，P 68 次/分，R 19 次/分，BP 120/65mmHg。神志清楚，颈部活动稍受限，颈棘突及棘突旁轻压痛，右锁骨上窝针刺觉减退，双三角肌、肱二头肌、肱三头肌肌力Ⅴ级，双手握力Ⅴ级。双侧肱二头肌、肱三头肌肌腱反射对称存在。双侧霍夫曼征未引出。椎间孔挤压试验阳性。

辅助检查：颈椎X线片（图 6-4）示颈椎生理曲度变直。颈椎CT（图 6-5）示 C3/4 椎间盘右后缘见软组织密度影，向椎管内隆起6.0mm，填塞右侧神经根。

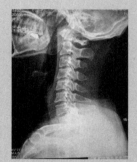 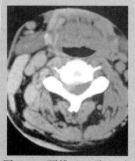

图 6-4　颈椎X线片示颈椎　　　图 6-5　颈椎CT示 C3/4
　　生理曲度变直　　　　　　　椎间盘向椎管内隆起

入院诊断：神经根型颈椎病。

诊疗计划：①按骨科护理常规，二级护理；②完善术前准备，暂予对症处理，必要时手术治疗。

 主任医师常问实习医师的问题

● 目前考虑诊断什么？该疾病的临床特点有哪些？

答：（1）目前考虑为神经根型颈椎病，C3/4 椎间盘突出。

（2）临床特点

① 年轻患者，38 岁，5 年来反复出现颈肩酸痛，2 个月前出现颈肩

酸痛加重，伴右肩疼痛、沉重、麻木，咳嗽时加重。经非手术治疗，未见明显好转，影响工作、睡眠。

②　体格检查：颈部活动稍受限，颈棘突及棘突旁轻压痛，右锁骨上窝针刺觉减退，双三角肌、肱二头肌、肱三头肌肌力Ⅴ级，双手握力Ⅴ级。双侧肱二头肌、肱三头肌肌腱反射对称存在。双侧霍夫曼征未引出，椎间孔挤压试验阳性。

③　颈椎 X 线片示颈椎生理曲度变直。CT 示 C3/4 椎间盘右后缘见软组织密度影，向椎管内隆起 6.0mm，填塞右侧神经根。

结合患者的临床特点、X 线片及 CT 检查，符合神经根型颈椎病的诊断。

● 神经根型颈椎病非手术治疗的具体措施有哪些？

答：非手术治疗目前主要是采用中医、西医、中西医结合以及康复治疗等综合疗法，如应用中医药治疗手段（牵引、推拿、针灸等）结合西药消炎镇痛、扩张血管、利尿脱水、营养神经等类药物。

❀ ［住院医师或主治医师补充病历］

> 患者 5 年前反复出现颈肩酸痛，2 个月前出现颈肩酸痛加重，伴右肩疼痛、沉重、麻木，咳嗽时加重。经过非手术治疗未见明显好转，并且严重影响工作、睡眠。视觉模拟疼痛（VAS）评分为 8 分，查体见右锁骨上窝针刺觉减退，椎间孔挤压试验阳性。行颈椎 MRI 检查、颈椎动力位片检查。该患者颈椎 MRI（图 6-6）示各椎间盘于 T2W1 序列上信号减低。C3/4 椎间盘向后偏右突出约 6mm，右侧神经根及硬膜囊受压。

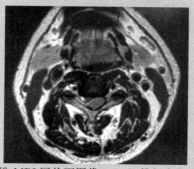

图 6-6　颈椎 MRI 冠状面图像，C3/4 椎间盘向右侧后突出

主任医师常问住院医师、进修医师或主治医师的问题

颈3、颈4、颈5、颈6、颈7、颈8神经根受压的临床表现有何不同?

答:颈3、颈4、颈5、颈6、颈7、颈8神经根受压,在肌力、感觉、反射方面的表现具有不同。见表6-1。

表6-1 颈3、颈4、颈5、颈6、颈7、颈8神经根受压的临床表现

异常表现 \ 受压神经	疼痛部位	感觉损害	肌力减弱	反射减弱
颈3神经	颈后、乳突、耳廓	颈后、乳突、耳廓	—	—
颈4神经	颈后、肩胛提肌、锁骨上窝	颈后、肩胛提肌、锁骨上窝	—	—
颈5神经	肩部及上臂外侧	上臂外侧	三角肌、肱二头肌、冈上肌、冈下肌	肱二头肌肌腱
颈6神经	前臂桡侧	拇指	肱二头肌、肱桡肌、腕伸肌	肱桡肌肌腱
颈7神经	前臂背侧	示指、中指	肱三头肌、腕屈肌、指伸肌	肱三头肌肌腱
颈8神经	前臂尺侧	环指、小指	指屈肌	

颈椎病的定义是什么?分型有哪些?

答:颈椎椎间盘退行性改变及其继发病理改变累及其周围组织结构(神经根、脊髓、椎动脉、交感神经等),出现相应的临床表现。仅有颈椎的退行性改变而无临床表现者则称为颈椎退行性变。将颈椎病分为:颈型(又称软组织型)、神经根型、脊髓型、交感型、椎动脉型、其他型(目前主要指食管压迫型)。如果两种以上类型同时存在,称为"混合型"。其中,神经根型颈椎病在各型中发病率最高,占60%~70%,是临床上最常见的类型。多为单侧、单根发病,但是也有双侧、多根发病。

神经根型颈椎病应与哪些疾病进行鉴别诊断?

答:凡有颈、肩及上肢痛、麻木,有颈神经根受累体征的疾病,均

应与本病鉴别。

（1）腕管综合征　女性多见，一般在生育年龄或绝经期前后，腕管加压试验（＋）或垂腕试验（＋）。

（2）胸廓出口综合征　多见于女性，斜角肌试验（Adson）（＋），上肢外展握拳试验（＋）等。

（3）网球肘　肘关节外侧或内侧疼痛、压痛；持物易从手中跌落，前臂伸、屈肌抗阻痛阳性，腕伸肌紧张试验（Mills试验）阳性。

（4）肩周炎　女性多见，肩胛区疼痛，可牵扯到上臂、前臂疼痛，夜间疼痛较重可影响睡眠，肩部活动受限，以局部疼痛为主，无根性痛。

（5）神经鞘瘤　表现为神经根损害的症状和体征，疼痛和肌力减弱的症状呈进行性加重，非手术治疗无效，颈椎斜位X线片上可见椎间孔扩大，脊髓造影示"倒杯状"充溢缺损，MRI能直接对肿瘤显像。

● 神经根型颈椎病的手术治疗指征有哪些？

答：（1）正规而系统的非手术治疗3～6个月无效，或非手术治疗虽然有效但反复发作而且症状严重，影响正常生活或工作者。

（2）由于神经根受到压迫刺激导致所支配的肌肉进行性萎缩者。

（3）有明显的神经根刺激症状，急性的剧烈疼痛、严重影响睡眠与正常生活者。

● 神经根型颈椎病手术治疗的具体措施有哪些？

答：（1）椎间盘切除＋椎体间植骨融合术　这是颈椎病经典的手术，包括切除病变节段的椎间盘组织和上下软骨板、突入椎管的髓核组织和后骨刺、椎间植骨重建椎体间稳定性。后纵韧带不要求常规切除，应当仔细分析术前MRI影像学资料，如果有后纵韧带肥厚或者游离的髓核组织突破后纵韧带进入椎管，则应当切除肥厚的后纵韧带或者切开后纵韧带取出游离的髓核组织，做到彻底的减压。

（2）椎间盘切除＋椎体次全切除术＋椎体间植骨融合术　此手术为前一种术式的扩展，切除范围包括上节段、下节段的椎间盘、后骨刺以及中间椎体，在行椎体间植骨重建稳定性，最后实施钛板内固定。

（3）椎间盘切除＋人工椎间盘置换术　这是近年来开始应用的一种新型的手术。其目的是切除病变的椎间盘后置入可以活动的人工椎间盘来代替传统的椎体间植骨融合术，实现保留运动节段、减少相邻节段椎间盘的退变的目的。

（4）后路椎板成形术＋神经根管扩大术　此种术式为颈椎后路椎板

成形术的扩展。即在进行椎管扩大的同时有选择性地切除某些节段的部分或全部小关节，扩大神经根管，解除神经根的压迫。

神经根型颈椎病术后如何评价临床疗效？

答：神经根型颈椎病手术疗效的评价主要针对疼痛和因颈肩痛造成的功能障碍的改善。常用的有视觉模拟疼痛评分（visual analoge scales，VAS）（图 6-7）、数字疼痛分级量表（numerical rating scales，NRS）和文字疼痛分级量表（verbal rating scales，VRS）等。其中以 VAS 使用最为广泛，该评分最早由 Huskission 在 20 世纪 70 年代提出的：一条长10cm 的直线，左端为 0 分，代表没有任何疼痛，右端为 10 分，代表程度最强的疼痛，患者根据自己疼痛的程度在直线上进行标记，研究显示其具有很好的信度和效度。颈肩痛相关功能障碍量表主要评价颈肩痛对患者日常生活能力影响的程度，常用的有 Neck Disability Index（NDI）、Northwick Park Neck Pain Questionnaire、Neck Pain and Disability Scales等，临床上以 NDI 最为常用，Cledand 的研究显示 NDI 用于评价神经根型颈椎病具有良好的信度和效度。

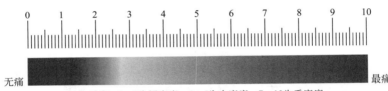

0为无痛，1～3为轻度痛，4～6为中度痛，7～10为重度痛

图 6-7　VAS 评分

神经根型颈椎病行颈前路手术的并发症有哪些？

答：（1）喉上神经损伤　喉上神经与甲状腺上动、静脉伴行，横向走行于颈动脉鞘与甲状腺之间，分离时应注意保护横行结构。应行钝性分离，避免结扎与切断横行结构，显露上颈段时易发生损伤。该神经损伤后出现呛咳。单侧喉上神经损伤，术后对侧可代偿适应，呛咳等症状逐渐消失。若为术中牵拉所致，约数周后即可恢复。

（2）喉返神经损伤　该神经在气管、食管之间行走，显露下颈椎时易发生，多为切口显露不佳、拉钩牵拉力过大或牵拉时间过长所致。表现为声带麻痹引起的声音嘶哑，若为牵拉伤多在术后 2～8 周自行恢复。

（3）气管、食管损伤　可由术中直接损伤、牵拉伤和术后植骨块脱位损伤，术后换药时发现伤口有食物残渣流出或行食管造影即可诊断。

（4）脊髓损伤　术中脊髓损伤多由于操作不当所致，其常见的原因有器械直接伤及脊髓和震荡性脊髓损伤。

（5）椎动脉损伤　术中出现椎动脉损伤是少而严重的并发症，瞬间大出血可危及患者生命。

（6）硬膜损伤、脑脊液漏　前路手术出现硬膜损伤的发生率有报道为0.4%～1%，术中发现可行硬膜修补，若裂口较小，术中未发现而术后出现脑脊液漏可采用头低平卧位，以利于脑脊液回流及硬膜修复，一般4～5天硬膜可愈合。

（7）伤口血肿　术后伤口出血，若引流不当，伤口积血直接压迫气管出现窒息。

（8）喉头水肿及通气障碍　喉头水肿常见于行上颈椎前路手术时，其原因多为牵拉刺激咽喉部致其反应性水肿所致，其发生率较低。术后通气障碍多由于术中气管牵拉刺激，术后气道分泌物增多，致气管、支气管堵塞或肺炎所致，特别是术前伴有呼吸功能障碍者易出现。

主任医师总结

对于神经根型颈椎病的临床诊断，也是需要症状、体征及影像学检查三者相结合。诊断明确后应先行非手术治疗，文献报道对神经根型颈椎病患者而言，手术干预结合物理治疗可以在术后第一年的时间里迅速缓解症状，其中颈部疼痛与整体健康状况改善程度要优于非手术组。然而至术后第二年时，两组患者之间的疗效差异减小并消失。因此，神经根型颈椎病患者在考虑手术治疗之前应首先尝试较系统的物理治疗方法。对于非手术治疗无效者可选择手术治疗，手术治疗的原则是彻底减压、固定、融合术，其中减压是关键，术后可配合物理治疗以提高疗效。

参 考 文 献

[1] Peolsson Al，Söderlund A，Engquist M，et al. Physical function outcome in cervical radiculopathy patients after physiotherapy alone compared with anterior surgery followed by physiotherapy：a prospective randomized study with a 2-year follow-up，2013，38（4）：300-307.

[2] Cleland JA，Fritz JM，Whitman JM，et al. The Reliability and construct Validity of the Neck Disability Index and Patient Specific Functional Scale in Patients With Cervical Radiculopathy. Spine，2006，31（5）：598-602.

[3] S. Terry Canale，James H. Beaty 主编. 王岩主译. 坎贝尔骨科手术学. 第12版. 北京：人民军医出版社，2013.

（梁珪清　刘伯龄）

高处坠落致颈部疼痛、四肢无力 4h——
颈椎骨折脱位

✳ [实习医师汇报病历]

　　患者男性，36岁，因"高处坠落致颈部疼痛、四肢无力 4h"入院。患者入院 4h 前从 4m 高处坠落后出现颈部疼痛、活动受限，四肢无力、麻木，无法站立、行走，急诊我院，行颈椎 X 线片检查（图 6-8）示颈椎 5～6 骨折脱位，急诊拟"颈椎 5～6 骨折脱位；颈脊髓损伤伴截瘫"收入住院。受伤以来，神志清楚，痛苦面容，小便未解。既往体健。

　　体格检查：T 37.0℃，P 80 次/分，R 20 次/分，BP 110/67mmHg，神志清楚，颈托制动外观，颈椎活动受限，颈 5～6 棘突压痛明显，双侧肱二头肌肌力Ⅲ级，双肱三头肌肌力Ⅰ级，双手握力 0 级，双下肢肌力 0 级，双上臂中段以下针刺觉减退，双掌指关节以下针刺觉消失，躯干剑突以下针刺觉消失。

　　辅助检查：颈椎正侧位 X 线片（图 6-8）示颈椎 5～6 骨折脱位。

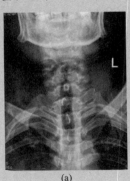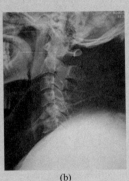

(a)　　　　　　　　　(b)

图 6-8　颈椎正侧位 X 线片

　　入院诊断：颈椎 5～6 骨折脱位；颈脊髓损伤伴截瘫。

　　诊疗计划：①给予心电监护、吸氧，床边备吸痰器以及气切包；②给予激素、脱水、神经营养以及胃肠黏膜保护剂；③完善必要检查，颈托制动及对症处理，必要时手术。

主任医师常问实习医师的问题

● **目前考虑诊断是什么？该疾病的临床特点有哪些？**

答：（1）诊断为"颈椎5～6骨折脱位；颈脊髓损伤伴截瘫（A-SIA）脊髓损害分级A级"。

（2）临床特点

① 本例患者是36岁年轻人，4h前从4m高处坠落后出现颈部疼痛、活动受限、四肢无力、麻木，无法站立、行走，急诊我院，行颈椎X线片检查提示颈椎5～6骨折脱位。受伤以来，神志清楚，痛苦面容，小便未解。

② 体格检查：颈托制动外观，颈椎活动受限，颈5～6棘突压痛明显，双侧肱二头肌肌力Ⅲ级，双肱三头肌肌力Ⅰ级，双手握力0级，双下肢肌力0级，双上臂中段以下针刺觉减退，双掌指关节以下针刺觉消失，躯干剑突以下针刺觉消失。

③ X线报告示颈椎5～6骨折脱位。

● **还需要做哪些检查？如何判定？**

答：（1）颈椎CT 由于有时X线片显影不清楚，做颈椎CT检查进一步明确骨折的部位、类型，椎管内有无骨块，有没有关节突交锁等。此外由于患者为高处坠落伤，须排除有无胸腹部重要脏器的损伤。

（2）颈椎MRI 目前已作为脊柱骨折的术前常规检查，它可以了解脊髓压迫、水肿的程度及信号的改变，对于判断有无椎间盘或韧带损伤、X线片不能较好地显示颈胸段骨折脱位及无骨折脱位型颈脊髓损伤有重要的诊断价值。

❀ ［住院医师或主治医师补充病历］

患者入院后给予心电监护、吸氧，床边备吸痰器，同时给予行颅骨牵引，行颈椎CT检查（图6-9）示颈椎5～6骨折脱位，颈椎5骨块向椎管内移位；颈椎MRI（图6-10）示颈椎5～6骨折脱位，相同水平颈脊髓损伤，脊髓受压，颈后软组织挫伤。

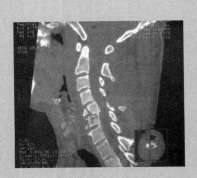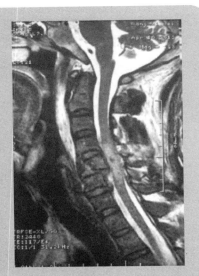

图 6-9 颈椎 CT 示颈椎 5～6 骨折
脱位，颈椎与骨块向椎管内移位

图 6-10 颈椎 MRI 示颈椎 5～6
骨折脱位，相同水平颈脊髓损
伤，脊髓受压，颈后软组织挫伤

主任医师常问住院医师、进修医师或主治医师的问题

● 对目前的诊断有何不同意见？

答：患者有明确的外伤史，受伤后即出现颈部疼痛、活动受限，四肢无力、麻木，无法站立、行走，查体见颈椎活动受限，颈 5～6 棘突压痛明显，双侧肱二头肌肌力Ⅲ级，双肱三头肌肌力Ⅰ级，双手握力 0级，双下肢肌力 0 级，双上臂中段以下针刺觉减退，双掌指关节以下针刺觉消失，躯干剑突以下针刺觉消失。行颈椎 CT 三维重建检查示颈椎 5～6 骨折脱位，颈 5 骨块向椎管内移位；颈椎 MRI 示颈椎 5～6 骨折脱位，相同水平颈脊髓损伤，脊髓受压，颈后软组织挫伤。结合病史、症状、体征与影像学检查相符合，因此诊断较为明确。

● 如何进行颈椎骨折脱位的临床评估？怎么处理？

答：由于此类损伤大多由高速车祸、坠落伤等高能量损伤，查体时应注意有无胸腹脏器损伤，颈脊髓损伤特别是完全损伤后，可导致损伤节段以下肌肉瘫痪，呼吸无力。损伤平面下体温调节异常，体温增高，能量消耗增多，早期常引起肺部感染，甚至呼吸衰竭死亡，因此必须密切观察同时可给予行颅骨牵引。

处理措施如下。

① 吸氧：面罩吸氧，浓度维持在 40%，保持 PaO_2 100mmHg，$PaCO_2 < 45mmHg$，如果患者的 PaO_2 与 $PaCO_2$ 比值 < 0.7 应考虑行气管插管。

② 维持血压不低于 90/60mmHg，否则容易造成脊髓损伤加重。

③ 脱水治疗：可减轻继发性脊髓损伤。甲泼尼龙：仅在伤后 8h 内给药有效，首次剂量 30mg/kg，15min 内给入，此后以 5.4mg/(kg·h)，持续 24h。单唾液酸神经节苷脂（GM-1）仅在伤后 72h 内给药有效，用法为 100mg/d，持续 18～32 天。然而目前对甲泼尼龙的使用存在争议，有学者认为甲泼尼龙可以作为急性脊髓损伤治疗的一个可用选择，而非治疗的必须用药。反对者的核心观点在于根据 NASCIS Ⅱ 和 NASCIS Ⅲ 研究结果，随着使用激素类药物的时间延长，其神经保护功能获得的收益并没有增加，反而相关的并发症（如败血症、肺炎）及 ICU 住院天数等均有明显增加。

● 脊髓损伤的 ASIA 分级是什么？

答：ASIA 分级是目前国际上评估脊髓神经功能损伤最为常用的一个评分量表。

ASIA A 级：尾段没有神经运动及感觉功能保留。

ASIA B 级：仅有感觉功能保留而运动功能消失。

ASIA C 级，有部分运动功能保留，但肌肉的肌力小于 2 级。

ASIA D 级，肌肉功能保留，肌力大于等于 3 级。

ASIA E 级，感觉和运动功能均保留。

ASIA 分级特别强调对于肛门及肛周部位的检查，以便确定患者肛周部位感觉和运动功能的损伤情况。如果轻触觉或者是针刺觉在 S4/5 节段仍存在（无论是否损伤或者完整）或者是肛门部位感觉、肛门括约肌有自主收缩功能均提示患者为非完全性脊髓损伤。

● 颈椎骨折脱位复位的方式有哪些？有哪些注意事项？

答：此类损伤大，复位可以达到稳定脊柱和间接减压的目的，因此对于颈椎骨折脱位的患者，在做 CT 及 MRI 检查前必须有颈部支具保护或行颅骨牵引，对于爆裂性骨折或有脱位的患者早期必须进行牵引复位，应争取在伤后 6h 内复位。

复位方式如下。

① 全麻下颅骨牵引复位、绝大部分骨折脱位可经此方法得到复位，在全麻下进行必须要有透视监测，全麻后耳上 1.5cm 处同时拧入牵引弓螺钉，患者头颈部屈曲 30°，开始重量 5kg，间隔 5min 增加 2.5kg，每次增加重量后在透视下观察有无过度牵引。若透视见交锁关节出现"尖对尖"对顶后将颈部改为仰伸位，使之完全复位后总量减为 5kg 维持。

② 床边牵引复位：此复位方法成功率较低，有文献报道大约为 47%。

③ 手术切开复位：如果闭合复位失败，可以采用手术切开复位，复位方式可依手术方式选择前路或后路切开复位。

● 颈椎骨折脱位的手术指征有哪些？

答：颈椎外伤后如果出现不稳定性骨折脱位和（或）脊髓神经功能损害均应进行手术治疗。包括以下几个方面：脊髓损伤、椎体滑移≥3.5mm、后凸成角≥11°、椎体高度丢失≥25%、椎间盘损伤、任何形式的脱位、双侧关节突骨折、双侧椎板骨折、双侧椎弓骨折、后方韧带结构损伤伴前方或后方骨性结构损伤。

● 如何确定手术时机？

答：早期复位及减压固定不但可以减轻由创伤导致继发的脊髓损伤的程度，还可以达到稳定脊柱，便于护理及翻身，防止肺部感染、肺栓塞（PE）等致命的并发症。脊髓不完全损伤的患者应力争在 24h 内进行，完全损伤的患者也应力争在 72h 内手术治疗。

● 颈椎骨折脱位的手术方式有哪些？

答：根据骨折脱位的类型，采用不同的手术入路，主要为 3 种手术入路：前路、后路、前后联合入路。

（1）前路 是目前治疗下颈椎骨折脱位的最常用的手术方式，可用于大部分骨折类型，包括单纯前方结构损伤，椎体骨折椎间盘损伤，前方结构损伤合并后方单侧骨折（椎板、椎弓、关节突）或单一韧带结构损伤，小关节脱位等。其优点为仰卧位便于麻醉管理和术中观察，创伤小、失血少，能直接清除损伤的椎间盘，椎间植骨融合率高，一般只需做一个运动单元的固定，术后并发症少；缺点是前方解剖结构复杂，有时复位较困难，前路固定较后路固定抗旋转力弱。

（2）后路 主要用于后方结构损伤，包括小关节脱位、后方双侧骨性结构损伤（椎板、椎弓、关节突）。包括椎板切除术、椎板成形术、侧块螺钉钢板内固定及椎弓根内固定术。其优点是后方解剖结构简单，复位较容易，内固定抗旋转力较强，缺点是无法探查可能损伤的椎间盘，术后发生颈痛的可能性较大，通常要做至少二个运动单元的固定，融合率低。

（3）前后联合入路 用于前方结构损伤合并后方双侧骨性结构损伤，一般先行前路手术复位及固定骨折脱位，再行后路减压固定。

⚙ ［主治医师再次补充病历］

　　患者在全麻下行颈前路 C5 椎体次全切除＋钛网植骨＋钛板内固定术，术中患者 C5 椎体骨折，骨块进入椎管压迫硬膜，给予清除骨块减压，C6 椎体有一骨折线但稳定性较好。所以螺钉固定在 C6 椎体上仍有把持力。术后给予神经营养、高压氧等治疗，配合康复锻炼，并行颈托制动 3 个月。术后正侧位 X 线片见图 6-11。

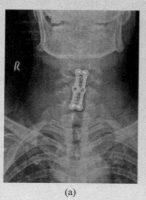 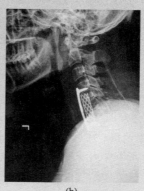

(a) (b)

图 6-11　术后正侧位 X 线片

 主任医师常问主治医师的问题

● **颈椎骨折脱位的患者术后治疗和监护的注意事项是什么？**

　　答：（1）需要密切观察生命体征，特别是呼吸、血压及心率，根据不同原因给予相应处理；合理使用有效的抗生素防治感染，积极加强营养支持。

（2）保持引流管的通畅，观察引流液的量、色和引流速度，防范术后血肿形成等并发症，予相应处理；若引流液为淡红色，要考虑是否为硬膜损伤引起的脑脊液漏，予相应处理。

（3）术后常规佩戴颈托6～8周。

● 陈旧性下颈椎骨折脱位的特点及处理原则有哪些？

答：一般来讲，超过3周的颈椎骨折脱位没有得到治疗就称陈旧性颈椎骨折脱位。和新鲜骨折脱位相比，具有以下特点：①陈旧性骨折很难复位，因为骨折脱位时间较长，瘢痕愈合，或者骨折的椎体畸形愈合，脱位的关节突关节囊挛缩，关节突骨折后在脱位位置畸形愈合，这都给手术带来巨大困难；②陈旧性骨折脱位局部存在不稳定；③局部后突畸形；④慢性神经病损加重，由于骨折的压迫，局部不稳定的反复刺激，后突畸形对脊髓、神经根的牵张，这些都是形成脊髓损伤的因素。

治疗原则如下。

① 减压：陈旧损伤的致压因素包括软性组织，如损伤的椎间盘；骨性压迫，如骨折的椎体、椎板等。压迫解除可以给神经功能恢复创造条件，甚至一个神经根的功能恢复都会对患者的功能帮助很大。

② 纠正颈椎脱位：脱位的颈椎使脊柱的序列受到严重的破坏，同时由于脱位还造成神经根和脊髓的压迫，非常不利于神经功能的恢复。

③ 恢复颈椎的生理曲度：无论经过椎间盘的陈旧损伤，还是颈椎的骨折脱位，生理曲度都会发生改变，且随着时间的推移生理曲度丢失更多。

④ 固定及植骨融合：陈旧性骨折脱位获得纠正后，局部的稳定和植骨融合是非常关键的步骤。良好的稳定可以维持纠正的脱位和脊柱序列，允许患者进行早期的颈部活动和负重，对患者的生活治疗提高帮助很大。

主任医师总结

颈椎骨折脱位临床较为常见，大部分与高能量损伤有关，常造成颈脊髓损伤。颈脊髓损伤有原发性损伤和继发性损伤两大类。原发性损伤是由受伤当时的性质决定的（如作用力的大小、方向、速度及骨折脱位的程度、脊髓损伤受压的情况等），其造成脊髓和血管的破坏是无法改变的。在原发损伤的基础上可产生继发性损伤，而对继发性损伤，可以尽早解除对脊髓的压迫而促进神经功能的恢复。目前国内外对颈椎骨折脱位伴脊髓损伤的治疗目的是椎管减压，重建颈椎的解剖序列，稳定脊柱。此类患者由于脊髓损伤平面较高，围手术时应密切观察患者呼吸、心率、血压等变化。对于有关节突关节交锁的患者，牵引无法复位时需根据患者 CT 及 MRI 等影像学表现进行评估选择手术入路。术后需颈托固定制动。

参 考 文 献

[1]　S. Terry Canale，James H. Beaty 主编. 王岩主译. 坎贝尔骨科手术学. 第 12 版. 北京：人民军医出版社，2013.

[2]　Schouten R1，Albert T，Kwon BK. The spine-injured patient：initial assessment and emergency treatment. J Am Acad Orthop Surg，2012，20（6）：506-546.

[3]　Marcon RM1，Cristante AF，Teixeira WJ，et al. Fractures of the cervical spine. Clinics（Sao Paulo），2013，68（11）：1455-1456.

[4]　杨欢，刘忠军，周方等. 下颈椎损伤并发脊髓损伤手术治疗的预后及其影响因素. 中国脊柱脊髓杂志，2011，21（9）：759-763.

（梁珪清　刘伯龄）

双下肢行走无力、不稳 3 年，加重 2 个月——胸椎管狭窄症

⊛ ［实习医师汇报病历］

　　患者女性，65 岁，因"双下肢行走无力、不稳 3 年，加重 2 个月"入院。患者入院前 3 年无明显诱因出现胸腰部酸痛，伴双下肢无力，行走不便，双足背麻木。无踩棉花感，无头晕、头痛，无大小便失禁。2 个月前感双下肢无力、麻木加重。经非手术治疗症状无明显缓解。否认有手术史。

　　体格检查：T 36.6℃，P 75 次/分，R 19 次/分，BP 135/70mmHg。神志清楚，跛行步态，胸腰段棘突无压痛，叩击痛（—），双足背针刺觉减退，双上肢关键肌肌力Ⅴ级，双股四头肌肌力Ⅳ级，右胫前肌肌力Ⅳ级，左胫骨前肌肌力Ⅲ级，左下肢肌张力降低，双膝腱、跟腱反射未引出，双踝阵挛未引出。

　　辅助检查：胸椎 CT（图 6-12）示胸椎黄韧带骨化（T10～L2）。

　　入院诊断：胸椎管狭窄症，胸椎黄韧带骨化（T10～L2）。

　　诊疗计划：①按骨科护理常规，二级护理；②完善检查，积极术前准备。

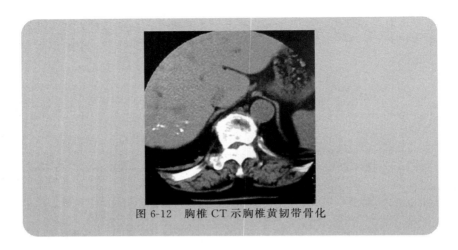

图 6-12 胸椎 CT 示胸椎黄韧带骨化

 主任医师常问实习医师的问题

● **目前考虑的诊断是什么？该疾病的临床特点有哪些？**

答：（1）目前考虑诊断为胸椎管狭窄症，胸椎黄韧带骨化（T10～L2）。

（2）临床特点

① 老年女性患者，入院前 3 年无明显诱因出现胸腰部酸痛，并出现双下肢无力，行走不便，双足背麻木，无踩棉花感，无头晕、头痛，无大小便失禁。2 个月前感双下肢无力、麻木加重。经非手术治疗症状无明显缓解。

② 体格检查示跛行步态，胸腰段棘突无压痛，叩击痛（－），双足背针刺觉减退，双上肢肌力 V 级，双股四头肌肌力 Ⅳ 级，右胫前肌 Ⅳ 级，左胫骨前肌肌力 Ⅲ 级，左下肢肌张力降低，双膝腱、跟腱反射未引出，双踝阵挛未引出。

③ 胸椎 CT 示胸椎黄韧带骨化。

● **目前应进一步完善哪些检查？**

答：（1）胸椎正侧位 X 线片　正位 X 线片可见椎板轮廓无法分辨，侧位可见椎间孔处骨化影，典型骨化可表现为三角形骨块从椎管后壁突入椎管，尖端指向椎间隙，基底位于椎板和关节突，以关节突外多见，连续几个节段骨化时椎管后壁呈锯齿状引起节段性椎管狭窄，病变部位以外的胸椎及腰椎均有退行性改变，主要表现为椎间隙狭窄、增生、楔形变、双凹改变、椎体上下边缘硬化、骨桥形成等。

（2）胸椎 MRI 矢状面图像上可见相应节段水平骨化的黄韧带呈低信号，突向前压迫蛛网膜下腔脊髓，脊髓受压变细，呈"蜂腰状"，严重者多呈节段狭窄，脊髓受压呈典型"串珠样"或"鸟嘴样"改变。硬膜外脂肪移位连续性中段，肥厚尚未完全骨化的黄韧带对脊髓造成的压迫亦可在 MRI 上显示。

❀ ［住院医师或主治医师补充病历］

患者无明显外伤病史，发病3年来经非手术治疗症状无明显缓解，且2个月来症状逐渐加重，患者行胸腰椎正侧位 X 线片（图 6-13）及 T12/L1 MRI（冠状面）检查（图 6-14）。

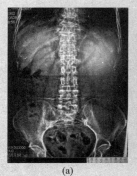 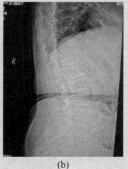

(a)   (b)

图 6-13 胸腰椎正侧位 X 线片

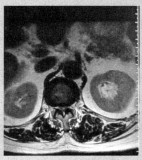

图 6-14 T12/L1 MRI（冠状面）检查

主任医师常问住院医师、进修医师或主治医师的问题

胸椎的解剖特点有哪些？有何临床意义？

答：（1）正常胸脊柱有 $20°\sim40°$ 的生理性后凸，胸廓的保护和胸椎关节突结构特点使得胸椎的活动较小，但是在与活动度较大的颈椎和腰椎交界部则形成了应力集中点，容易发生损伤而导致椎间盘病变或黄韧带骨化（OLF）。北京大学第三医院的研究发现，70% 以上的胸椎间盘突出发生在胸腰段，45% 的黄韧带骨化位于下胸椎，32% 的黄韧带骨化位于上胸椎。

（2）脊髓在胸脊柱生理后凸状态下略微贴附于椎管前壁，在其他因素导致的后凸状态下，就更为接近椎管前壁。这一特点决定了对来自胸椎前方的压迫，不能够像在颈椎一样通过切除椎板或椎板成形术使脊髓向后漂移而达到理想的解除脊髓压迫的效果。

（3）胸脊髓 $4\sim10$ 髓节为血液供应薄弱区，负责脊髓血液供给的血管主要为椎体节段血管分支吻合构成的脊前动脉。因而在行胸椎手术时要避免过多结扎椎体节段血管，同时要保持较为充分的血容量，避免较长时间的低血压状态，以避免胸脊髓供血不全。

（4）胸椎管 $1\sim10$ 节段为胸脊髓所在位置，胸椎管 $10\sim$ 腰 1 节段为脊髓腰膨大所在位置，脊髓腰膨大内含有大量的脊髓前角运动细胞。这一解剖特点决定了上、中胸椎压迫主要表现为胸脊髓上运动神经元性损害；而下胸椎或胸腰段压迫常可见脊髓上下运动神经元混合性损害或广泛性下运动神经元性损害。了解这一特点将有助于比较迅速准确地判定病变所在，而进行正确诊断。

（5）与胸脊髓硬膜囊后面相对应的椎管后壁结构为椎板、黄韧带、关节突内侧的 $1/2$。而位于关节突内侧部分的黄韧带或关节囊是黄韧带骨化最好发的部位。因而，对黄韧带骨化的外科治疗应该切除上述所有结构的椎管后壁，而不能只按通常意义的椎板切除或广泛椎板切除概念进行手术。

胸椎管狭窄症的鉴别诊断有哪些？

答：胸椎管狭窄症经常与脊柱其他退变性疾病同时存在，这也是导致胸椎管狭窄症诊断复杂困难的重要原因。

（1）与脊髓型颈椎病的鉴别 颈椎病可以导致四肢麻木、无力，下肢症状常重于上肢。但是当仅有下肢较明显症状，或下肢症状显著重于上肢时，应该考虑有胸椎管狭窄症的可能。

（2）与腰椎管狭窄症的鉴别　腰椎管狭窄症引发的马尾神经损害的实质即为下运动神经元性损害，但绝大多数在 L3～L4 水平以下，腰腿痛症状突出，有明显神经元性间歇跛行。而胸椎管狭窄位于胸腰段时，下运动神经元性损害更为广泛，常混合存在有部分上运动神经损害的表现，早期表现为脊髓源性间歇性跛行，如合并存在有明确根性症状和体征，则两病同时存在。

● 胸椎管狭窄症的治疗原则有哪些？

答：（1）非手术治疗　对临床中发现的黄韧带骨化、颈椎后纵韧带骨化、胸椎间盘突出确定无脊髓损害者密切观察，同时避免搬运重物等可引起胸椎外伤的活动。对有神经损害的各种原因所致的胸椎管狭窄症，无有效非手术治疗方法，应尽早手术治疗。

（2）手术治疗原则

① 黄韧带骨化的手术方法：黄韧带骨化及椎管后壁切除减压。

② 胸椎间盘突出的手术方法：经侧前方椎间盘切除、植骨固定。

③ 颈椎后纵韧带骨化的治疗原则：短节段颈椎后纵韧带骨化经侧前方椎体及颈椎后纵韧带骨化切除、植骨固定；长节段颈椎后纵韧带骨化经后方椎板切除减压。

● 对于不同的致病因素导致的胸椎管狭窄症，如何选择手术方式？

答：（1）胸椎黄韧带骨化导致的胸椎管狭窄症的手术技术要点。

① 后壁"揭盖式"椎板切除减压，图 6-15 即用高速磨钻沿双侧关节突中线磨透包括黄韧带骨化在内的椎管后壁全层，然后将椎管后壁整体切除。

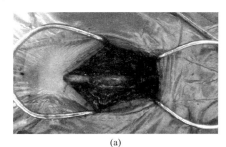
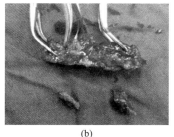

(a)　　　　　　　　　　　　　　　(b)

图 6-15　后壁"揭盖式"椎板切除

② 减压范围：横向包椎板＋双侧内侧1/2关节突，纵向切除至后壁与硬脊膜间无压迫，如有颈椎后纵韧带骨化，至两端各加一节椎板。

③ 跳跃式骨化时可分部位减压。

④ 合并脊柱其他疾病的处理：合并颈椎疾病，原则上先处理重的病变；上胸椎黄韧带骨化可与颈椎病一同解决；中、下胸椎部位的黄韧带骨化可分期或一期解决；合并胸椎间盘突出或限局性黄韧带骨化，可先行椎管后壁黄韧带骨化切除，再经侧前方行间盘或颈椎后纵韧带骨化切除；合并腰椎间盘突出的处理，一般先处理胸椎黄韧带骨化。

（2）胸椎间盘突出导致的胸椎管狭窄症的手术入路的选择

① 经后路椎板切除入路：尽管过去或现在仍然有人采用，但是要进行彻底减压而不牵拉脊髓是难以做到的。编者认为应将此方法应列为禁忌。

② 经椎弓根入路或经关节突的后外侧入路或经肋骨横突入路：手术视野仍然偏后，难以安全切除突出于脊髓复侧的椎间盘，但可适用于极外侧或更靠后外侧的椎间盘突出的切除。

③ 经侧前方入路：术者视野及器械直对椎管前外侧，切除椎间盘或椎体骨赘时不需要牵拉脊髓。因而，比较安全可靠。可经胸腔或腹膜后胸膜外手术，但如同时进行内固定最好经胸腔手术。

④ 原则上应同时进行固定融合。

（3）胸椎颈椎后纵韧带骨化导致的胸椎管狭窄症　采用后路揭盖式椎板切除减压术；对于短节段颈椎后纵韧带骨化，采用经椎体侧前方入路，颈椎后纵韧带骨化切除、椎体间植骨融合固定术，要点同胸椎间盘切除术。

主任医师总结

胸椎管狭窄症的致瘫率高，而临床诊断困难，手术治疗风险大。因此，在诊断流程方面应该遵循以下几点。第一，应详细询问病史及查体，可以说，掌握了胸椎管狭窄症的特征后诊断并不困难，但是临床上误诊、漏诊仍然时有发生。只看影像学资料，潦草问病史及查体就做诊断，甚至导致错误手术。第二，在第一步的基础上，首选 MRI 检查，判定病变的类别、部位、范围、脊髓压迫的程度，必要时加做 CT 检查。如不具备 MRI 设备，可行脊髓造影，在有压迫的部位加做 CT 检查。第三，分析临床表现与影像学所见有明确对应关系并与主要相关疾病鉴别后即可确定诊断。遵循这样的工作流程，一般都可以准确、快速地作出正确诊断。治疗上根据不同的病因选择不同的手术方式，但都需反复向患者及其家属交代手术风险。该患者引起胸椎管狭窄的主要因素是黄韧带骨化，压迫主要来自脊髓后方，因此只须行单纯的椎管后壁切除。高速磨钻沿双侧关节突中线磨透包括黄韧带骨化在内的椎管后壁全层，然后将椎管后壁整体切除，降低了脊髓损伤的风险，同时将切除的椎管后壁咬碎后行后外侧植骨融合。术后需保持引流管通畅，避免血肿压迫引起脊髓功能受损，当24h引流量低于50ml后可拔出引流管。

参 考 文 献

[1]　X. Sun，C. Sun，X. Liu，et al. The frequency and treatment of dural tears and cere-brospinal fluid leakage in 266 patients with thoracic myelopathy caused by ossification of the ligamentum flavum. Spine，2012，37（12）：E702-707.

[2]　郎宁，袁慧书，王宏磊等. 胸椎黄韧带骨化的流行病学调查. 中国脊柱脊髓杂志，2011，21（9）：764-768.

（梁珪清　刘伯龄）

高处坠落后背部疼痛3天——
胸椎骨折

◎ ［实习医师汇报病历］

　　患者女性，21岁，因"高处坠落后背部疼痛3天"入院。患者于3天前从2m高处坠落后出现背部疼痛，翻身时加重，无法起床。经"卧床、口服镇痛药"治疗后症状无明显缓解，今为进一步治疗，就诊我院。发病以来，一般情况尚可，小便量可。有剖宫产手术史。

　　体格检查：T 36.8℃，P 72次/分，R 18次/分，BP 109/74mmHg。神志清楚，心、肺、腹部查体未见明显阳性体征。胸腰段轻度后凸，胸11、胸12、腰1棘突和棘突间明显压痛。双下肢肌力、感觉可，大小便正常。

　　辅助检查：脊柱X线片（图6-16）示胸11、胸12及腰1椎体轻度变扁，椎间隙未见明显异常，余椎弓、附件未见骨折征。

　　入院诊断：胸11、胸12及腰1骨折。

　　诊疗计划：①按骨科护理常规，二级护理；②完善必要检查，卧床及对症处理，必要时予手术治疗。

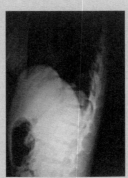

图 6-16　脊柱 X 线片示胸 11、胸 12 及腰 1 轻度变扁

 主任医师常问实习医师的问题

● **目前考虑诊断是什么？该疾病的临床特点有哪些？**

答：（1）诊断为"胸 11、胸 12 及腰 1 骨折伴后部韧带损伤"。

（2）临床特点

① 本例患者是 21 岁年轻人，从 2m 高处坠落后出现背部疼痛，翻身时加重，无法起床。

② 体格检查提示胸腰段轻度后凸，胸 11、胸 12、腰 1 棘突和棘突间明显压痛。双下肢肌力、感觉可，大小便正常。

③ X 线片示胸 11、胸 12、腰 1 椎体轻度变扁，椎间隙未见明显异常，余椎弓、附件未见骨折征。但仔细观察 X 线片，可以发现胸 11 棘突和胸 12 棘突间距明显增宽。结合患者的临床特点，符合"胸 11、胸 12 及腰 1 骨折伴后部韧带损伤"的诊断。

● **还需要做哪些检查？如何判定？**

答：（1）胸腰段 CT 三维重建检查　因为受伤节段为胸 11～腰 1，肋骨正好遮挡小关节，无法评估小关节的情况。需要进行 CT 三维重建检查，从矢状面、横断面来观察受伤节段的细节。可以看到胸 11 和胸 12 棘突间距明显增宽，胸 11/12 椎板间隙增大，小关节可能脱位或半脱位。

（2）胸腰段 MRI　除了可以看见椎体骨折的信号，棘间、棘上韧带处 T2 高信号，还可以评估椎管的狭窄情况，评估相应节段椎间盘的情况。

⊛ ［住院医师或主治医师补充病历］

　　患者受伤当天背痛明显，当地医院拍片后考虑可以采用非手术治疗，建议患者回家卧床休息1个半月。但患者卧床3天背痛症状无明显缓解，翻身时疼痛加重，夜里难以入睡。为进一步诊治，就诊我院。今查CT三维重建检查示胸11、胸12、腰1椎体压缩骨折，胸11和胸12棘突间距明显增宽，胸11/12椎板间隙增大，胸11/12小关节脱位，见图6-17。胸腰段MRI：胸11、胸12、腰1椎体压缩骨折。胸11/12棘间和棘上韧带处T2高信号。椎管无明显狭窄，所见各椎间盘无异常信号。

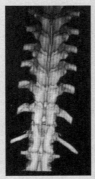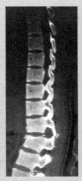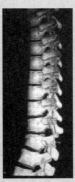

图 6-17　脊柱 CT 三维重建检查示胸 11/12 椎板间隙增大呈三角形、
胸 11/12 棘突间距增大、胸 11/12 关节突脱位

❓ 主任医师常问住院医师、进修医师或主治医师的问题

● 对目前的诊断有何不同意见？

　　答：患者有明确的外伤史。背痛症状较重，翻身时疼痛加重，夜里难以入睡。提示脊柱可能不稳定。体检见双下肢肌力、感觉可。胸11、胸12、腰1棘突和棘突间明显压痛。CT见胸11和胸12棘突间距明显增宽，胸11/12椎板间隙增大，胸11/12小关节脱位。考虑到棘突间韧带及棘上韧带的弹性极限，这样的棘突间距离会导致棘突间韧带及棘上韧带的断裂。因此可以诊断"胸11、胸12及腰1骨折伴后部韧带损伤"，而MRI检查有时候仅提示T2高信号，未能看见断裂带。

如何评估胸腰椎骨折的稳定性？如何分类？

答：胸腰椎骨折的稳定性应该综合椎体、椎间盘、关节突关节、后部韧带进行判断。应该借助 X 线、CT、MRI 进行分析各个结构。在历史上，脊柱外科学者提出了许多种类型的脊柱骨折分类系统，每种分类系统均存在一定的局限性。其中有些分类方法在临床应用较多。①Dennis 等的脊柱三柱骨折分类方案，它将脊柱分为 3 柱，强调了中柱对脊柱力学稳定性的作用。但它只是基于 X 线的一种分类方法，对骨折的形态及椎间盘、后部韧带损伤都未加考虑。②Margel 等基于骨折的病理形态学标准提出了一个复杂的分类系统，即 AO 分型。A 椎体压缩骨折，最为常见，占 66%。B 牵张分离。C 前方及后方结构的旋转性损伤。同时在各个分类下按骨折形态进行亚组分型。该分型较为复杂及可重复性较差，这是它的弱点。

目前越来越受到推崇的是 Vacarro 等的 TLICS 分类系统。具体标准如下。

① 骨折的放射学形态：压缩骨折为 1 分；爆裂性骨折为 2 分；旋转性骨折为 3 分；牵张性骨折为 4 分。若有重复，取最高分。

② 后方韧带复合体结构的完整性：完整者为 0 分；完全断裂者为 3 分；不完全断裂者或可疑断裂为 2 分。

③ 患者的神经功能状态：无神经损害者为 0 分；完全性脊髓损伤者为 2 分；不完全损伤者或马尾综合征者为 3 分。各项分值相加即为 TLICS 总评分，评分越高代表损伤越严重。该分类首次综合考虑了椎体、韧带及神经功能对脊柱损伤稳定性的作用，并且量化损伤的严重程度，是具有重大意义的一次进步。TLICS 分类系统建议≥5 分者应考虑手术治疗，≤3 分者考虑非手术治疗，4 分者可选择手术或非手术治疗，并建议根据神经功能状态和后方韧带复合体的损伤情况决定手术入路和手术方式。

TLICS 分类系统建议：①来自前方压迫的不完全的神经功能损伤者须行前路手术减压内固定；②后方韧带复合体损伤者行后路手术；③既有不完全神经功能损伤又有后方韧带复合体损伤者行前后联合入路手术。

本例患者分类上应属 AO 分型的 B 型，在 TLICS 分类系统中应为：牵张性骨折（4 分）+后方韧带复合体结构完全断裂（3 分）+无神经损害（0 分）为 7 分，应考虑手术治疗。

胸腰椎骨折的治疗原则有哪些？

答：胸腰椎治疗的一般原则：根据其是否有合并伤、是否合并脊髓神经损伤、脊柱损伤的分型和评分以及患者的全身情况决定治疗的步骤和方法，治疗策略包括非手术治疗；先非手术治疗，全身情况稳定后的手术治疗；急症早期手术治疗。

治疗的具体原则如下。

（1）迅速评估气道、呼吸、循环及全身查体，请相关科室会诊，排除颅脑、胸腔、腹腔、四肢及脊柱其他部位的损伤。

（2）充分补液，恢复循环容量，监护并维持生命体征，必要时请神经外科、胸外科或腹部外科予介入治疗。

（3）在全身情况允许下，尽快行受伤节段的 X 线、CT 及 MRI 检查，评估脊柱三柱各个结构及椎管内情况。

（4）根据临床症状、体征及相关检查的评估结果，迅速制订进一步的治疗策略。

● **胸腰椎骨折手术治疗的适应证、方法有哪些？**

答：（1）手术治疗的适应证

① 大部分压缩骨折仅累及前柱，TLICS 评分为 1 分，可以采取非手术治疗。但有两类情况须特别注意。第一类就是老年人骨质疏松性椎体压缩骨折，因为考虑到长时间的卧床可能带来并发症，以及后期容易出现慢性背痛。现在越来越多的医师接受椎体骨水泥填充增强技术，并配合持续的抗骨质疏松治疗。第二类就是存在冠状位分离的压缩骨折，通常不易愈合，后期常因骨折不愈合而出现疼痛，通常建议手术。

② 合并神经损伤的爆裂性骨折需要手术，这很容易让人接受。最受争议的是无神经损害的爆裂性骨折，因为患者可存在后凸畸形及椎管内占位。当椎体压缩超过 50%，后凸成角大于 25°时需要注意评估后方韧带复合体是否损伤。单纯的爆裂性骨折，TLICS 评分为 2 分，经过非手术治疗的预后良好。没有研究表明，脊柱后凸角度与临床功能预后具有显著相关性。同时有研究报道显示，椎管内骨折块占位小于 50%的病例在非手术治疗过程中骨折块可以被吸收和重建。即便如此，仍有学者主张手术治疗，他们认为后路椎弓根钉系统复位固定能简单地、很好地恢复脊柱的解剖序列且效果确切。

③ 屈曲牵张性损伤，属 AO 分类中的 B 型损伤。由于存在后部结构损伤，其 TLICS 评分往往大于 7 分。后路固定加融合治疗最为有效。

④ 骨折脱位损伤。其机制往往是脊柱在旋转和屈曲牵张应力作用下，骨性结构和韧带结构的断裂，常伴有神经损伤。因此，TLICS 评分

往往是 4 分（牵张性骨折）＋2 分（至少韧带结构可疑断裂）＋2 分（完全神经损伤 2 分，不全损伤 3 分）＝8 分。需要手术治疗。

（2）手术治疗的方法　总的来说，要达成的目标包括减压、复位、获得短期和长期的稳定。具体地按手术入路分为前路手术和后路手术。后路手术是通过椎弓根钉系统的复位撑开来实现间接的复位压迫神经的后突骨块，或经侧后方途径直接解除压迫，经后方固定和融合。前路手术是直接解除压迫，并在脊柱前中柱进行支撑、固定、融合。目前两种方法各自的适应证仍在争议中。大多数医师熟悉后路手术，利用撑开器械和完整的后纵韧带、纤维环使骨块复位，但对于因各种原因手术延迟数周或骨碎块较多的病例，复位的效果无法保证。同时对于椎体严重粉碎的病例，损伤椎体支撑能力明显下降时，内固定有失败断裂、出现后凸畸形的风险。前路手术对大多数骨科医师来讲，较为生疏。术中内脏、血管损伤的风险较大，但其优点是可直接确定地解除压迫，并重建脊柱前、中柱的支撑和稳定。总的来说，在充分考虑其受伤机制的基础上进行撑开或压缩、复位。有关节脱位、韧带断裂、椎间盘破裂的情况，就要考虑进行恰当的融合术，以期获得一个长期稳定的脊柱。有的病例甚至需要前后路联合手术。就本例而言，采用经后路手术，利用椎弓根钉系统进行前柱撑开、后柱压缩，并去除脱位关节的关节软骨、植骨融合。

胸腰椎骨折的患者术后治疗和监护的注意事项有哪些？

答：（1）需要密切观察生命体征，一般术后每半时测血压、脉搏、呼吸 1 次，平稳 6h 后改为每 2h 测 1 次，对血压偏低、心率偏快的患者，应分析原因，考虑是容量不足、或是脊柱周围重要血管损伤等其他原因，根据不同原因给予相应处理。

（2）密切观察双下肢活动及感觉的情况，一旦发现进行性感觉、运动功能的下降，应积极进行原因分析，必要时再次予手术处理。

（3）合理使用有效的抗生素防治感染，积极加强营养支持。

（4）观察术腔引流是否通畅，引流液的量、色和引流速度，防范术后血肿形成等并发症，予相应处理；若引流液为淡红色，要考虑是否为硬膜损伤引起的脑脊液漏，予相应处理。

（5）术后一般 10 天拆线。卧床 3 周，戴支具下床活动，一般需佩戴 8～12 周。

主任医师总结

本例患者容易漏诊的原因是患者没有神经损伤的表现，X 线上椎体压缩轻微。临床上见到轻微压缩骨折的患者，应通过详细的查体确认，排除合并其他损伤的可能，并借助 CT、MRI 进一步评估三柱结构的完整性。切忌见到椎体压缩轻微，就想当然地认为是可以采用非手术治疗，低估病情而导致误诊。

在治疗上应注重减压、复位、重建短期和长期稳定。对于合并脊髓损伤的患者是否进行激素冲击，目前争议较大。甲泼尼龙的大剂量冲击疗法曾风靡一时，但 Ito 等在一项前瞻性队列研究中发现，脊髓损伤患者应用或不应用甲泼尼龙并不会显著改变患者的临床功能预后，但应用甲泼尼龙组约有 68% 的患者出现了肺部感染，而在未应用甲泼尼龙组患者感染的比例仅为 44%。加拿大 Hurlbert 医师完成一项调查显示，在过去的数年，临床上使用大剂量甲泼尼龙冲击治疗的医师越来越少。

对于合并脊髓损伤的胸腰椎骨折的手术时机仍然在研究中。大多数学者一致同意，进行性加重的神经损伤是急诊减压指征，而对于完全性脊髓损伤或静止的不完全性脊髓损伤的患者，一些学者主张延迟几天，以减少手术并发症。而另一些学者主张早期（24h 内）手术减压和固定。但目前没有Ⅰ级证据可以明确急性脊髓损伤的减压时间和作用。一些Ⅲ级证据建议：患者情况允许（存在危及生命的多发伤患者除外），推荐在脊髓损伤 24h 内急诊减压。早期手术可缩短急性脊髓损伤患者的住院周期，并且减少外伤后的并发症。总之，早期减压是一种外科选择，而非标准。

参 考 文 献

[1] Vaccaro AR，Lehman RA Jr，Hurlbert RJ，et al. A new classification of thoraco-lumbar injuries：the importance of injury morphology，the integrity of the posterior ligamentous complex，and neurologic status. Spine（Phila Pa 1976），2005，30：2325-2333.

[2] Audige L，Bhandari M，Hanson B，et al. A concept for the validation of fracture classifications. J Orthop Trauma，2005，19：401-406.

[3] Adress H J，Braun H，Helmberger T，et al. Long term results after posterior fixation of thoracic-Lumbar burst fractures. Injury，2002，33（4）：357-365.

[4] Yamazaki T，Yanaka K，Fujita K，et al. Traumatic central cord syndrome：Analysis of factors affecting the outcome. Surg Neurol. 2005. 63：95-99.

[5] S. Terry Canale，James H. Beaty 主编. 王岩主译. 坎贝尔骨科手术学. 第 12 版. 北京：人民军医出版社，2013.

（梁珪清　陈齐勇　李照辉）

反复腰痛 2 年余，再发并右下肢痛 2 个月——
腰椎间盘突出症

✦ ［实习医师汇报病历］

患者男性，55 岁，因"反复腰痛 2 年余，再发并右下肢痛 2 个月"入院。患者于 2 年前始反复出现腰痛，经过"休息、口服镇痛药、推拿"治疗后症状缓解。2 个月前帮邻居抬书桌时腰痛再次发作，并出现右下肢放射痛，咳嗽、弯腰、步行时加重。当地医院行卧床、牵引、口服非甾体消炎药等治疗，仅稍缓解。发病以来，一般情况尚可，大小便可。否认有手术史。

体格检查：T 37.0℃，P 75 次/分，R 20 次/分，BP 135/74mmHg。神志清楚，稍跛行，腰部活动受限，腰椎稍向右侧凸。腰 4、5 棘突旁偏右侧压痛阳性，右小腿前外侧，右足背内侧皮肤感觉稍减弱，鞍区感觉正常，右侧踇伸肌肌力较对侧稍弱。双侧跟腱反射对称存在。病理反射未引出。右腿直腿抬高试验（SLR 试验），可抬高 30°为阳性，加强试验阳性，左腿 SLR 试验阴性。

辅助检查：腰椎 CT（图 6-18）示 L4/5 椎间盘右后缘见软组织密度影，向椎管内隆起 9.0mm，硬膜囊受压，填塞右侧侧隐窝。L5/S1 椎间盘左后缘见软组织密度影，向椎管内隆起 5.0mm，挤压硬

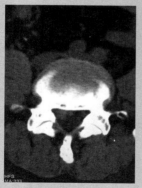 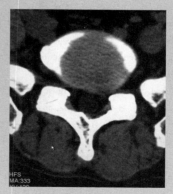

(a) L4/5椎间盘向右后突出　　(b) L5/S1椎间盘向左后突出

图 6-18　患者腰椎 CT

膜囊，压迫左侧神经根。骨性椎管未见狭窄。

入院诊断：腰椎间盘突出症。

诊疗计划：完善术前准备，暂时予对症处理，必要时手术治疗。

 主任医师常问实习医师的问题

● **目前考虑诊断什么？该疾病的临床特点有哪些？**

答：L4/5 椎间盘突出症。

临床特点如下。

① 本例患者 55 岁，2 年来反复腰痛，没有腿痛。2 个月前再发腰痛，并伴有右下肢放射痛。咳嗽、弯腰、步行时加重。卧床休息稍缓解。当地医院行卧床、牵引、口服 NSAIDs 药物等治疗 2 个月，仅稍缓解。

② 体格检查：稍跛行，腰部活动受限，腰椎稍向右侧凸。腰 4～5 棘突旁偏右侧压痛阳性，右小腿前外侧，右足背内侧皮肤感觉稍减弱，鞍区感觉正常，右侧踇伸肌肌力较对侧稍弱。双侧跟腱反射对称存在。病理反射未引出。右腿直腿抬高试验（SLR 试验），可抬高 30°为阳性，加强试验阳性，左腿 SLR 试验阴性。

③ 腰椎 CT 示 L4/5 椎间盘右后缘见软组织密度影，向椎管内隆起 9.0mm，硬膜囊受压，填塞右侧侧隐窝。L5/S1 椎间盘左后缘见软组织密度影，向椎管内隆起 5.0mm，挤压硬膜囊，压迫左侧神经根。骨性椎管未见狭窄。

结合患者的临床特点、CT 检查，符合 L4/5 椎间盘突出症诊断。

● **还需要做哪些检查？为什么？如何分析？**

答：（1）腰椎正侧位 X 线　要按一定的顺序来阅读 X 线片。

① 观察软组织影：肿瘤引起的肿块阴影，化脓性脊柱炎或结核性脊柱炎伴有的脓肿，表现为髂腰肌不对称性扩大。而韧带骨化严重时，脊柱影像显示如同竹节样变化，提示强直性脊柱炎。

② 可以观察观察到脊柱侧弯、腰前弓变平、椎间隙左右不等或前窄后宽及椎间隙变窄等情况：腰椎间盘突出症引发的是疼痛性侧弯。特发性侧弯的侧弯一般程度较明显，在本次发病前就已存在。

③ 椎体的楔形变提示骨质疏松、外伤引起的压缩骨折，也应该注意肿瘤导致病理性骨折的可能。椎体软骨终板不齐整，需考虑化脓性脊柱炎、结核性脊柱炎等感染性疾病。类风湿关节炎可造成后纵韧带附着部不平整。

④ 椎弓根像消失往往提示转移性肿瘤。骨髓瘤时也可见到。而椎弓根间距增宽，要考虑椎管内肿瘤，特别是哑铃状肿瘤。

⑤ 辨别有无存在腰椎骶化、骶椎腰化等结构变异，还可以观察双侧髂嵴相对于腰 5、骶 1 椎体的高度及各个椎间孔的形态，并能初步排除峡部裂、滑脱。

（2）站立位过屈过伸动力位片　目前临床研究不稳定的最重要的手段。而评估腰椎的稳定性对制订治疗方案至关重要。

① 一个节段上下椎体相邻终板之间夹角的变化值，用来评估椎体的旋转不稳定。Soini 等将伸屈侧位上的不稳定的定义为：L5～S1 节段＞20°，其上位节段＞20°。

② 椎体前后滑移不稳定的测量：上位椎体相对于下位椎体后滑移时，于上位椎体后缘划线，再经下位椎体后上缘做其平行线，两线间间距为滑移距离。当上位椎体相对于下位椎体前滑移时，于下位椎体后缘划线，再经上位椎体后下缘做其平行线，两线间间距为滑移距离。

目前不稳定的标准仍存在争议，但大多数学者以滑移＞3mm 或 4mm 作为不稳定的标准。应该注意只有在标准的侧位下才能测量，因为椎体的旋转或球管的倾斜会直接影响结果。

（3）腰椎 MRI　MRI 评价椎间盘有很高的敏感性。它是一种无创又同时具有良好的软组织对比分辨率并能多平面成像的检查。MRI 能够提供椎间盘突出和神经根受压的精细图像。结合冠状面和矢状面的图像，可以明确椎间盘突出的形态、位置以及突出的椎间盘与硬膜囊、神经根的关系。

❀ ［住院医师或主治医师补充病历］

患者 2 年来多次腰痛发作，其中一次是拖地板后发生，一次是抱小孩上楼后发生，一次是洗衣服后发生。这次则是帮邻居抬书桌时发病。分别为重复或持久的弯腰、用力而诱发。患者入院后卧床休息，NSAIDs 联合肌松药治疗，疼痛稍有好转。已安排腰椎 MRI 检查、腰椎正侧位 X 线及动力位片。

主任医师常问住院医师、进修医师或主治医师的问题

● CT上见到突出是否就可以诊断腰椎间盘突出症？

答：CT片上见到软组织突入椎管，并不一定引起症状。诊断需要结合临床表现和影像学表现。临床上可以见到很多CT上有突出，却没有什么不适症状。相反，有的患者有明确的症状，却没有发现明显的压迫（化学性根性神经病）。因为症状的发生除了与局部压迫的程度有关，还与压迫的位置、压迫发生的速度、局部的炎症情况、椎管的大小等有关。本例CT上见L5/S1椎间盘突出，并未引起相关症状（S1神经根症状）。

● 为什么以腰4/5和腰5/骶1椎间盘突出的发病率最高？

答：脊柱和骨盆的关系犹如桅杆和船体的关系。在骨盆摇摆活动的过程中，脊柱与骨盆的连接部分所受到的应力最大，生物力学上处于不利位置。因此，较易、较早发生退变。另外由于腰椎间盘和神经根的解剖关系（见下文），导致腰4/5和腰5/骶1椎间盘突出的发病率最高。

● 腰椎间盘和神经根的解剖关系如何？

答：熟悉腰椎间盘和神经根的解剖关系有助于根据临床症状、体征推测发病的椎间盘。腰3及腰4神经根自相应的椎体上1/3或中1/3水平出硬膜囊，紧贴椎弓根入椎间孔，在椎管内走行过程不与同序数椎间盘接触。腰5神经根从腰4/5椎间盘水平或其上缘出硬膜囊，向外下走行越过腰5椎体后上部，包绕腰5椎弓根进入腰5/骶1椎间孔。骶1神经根发自腰5/骶1椎间盘上缘或腰5椎体下1/3水平，向下外走行越过腰5/骶1椎间盘的外1/3，再绕骶1椎弓根入椎间孔。因此，腰4/5和腰5/骶1椎间盘后外侧突出分别较易压迫腰5/骶1神经根，而腰4/5和腰5/骶1椎间盘后外侧突及外侧突出分别较易压迫腰4、腰5神经根。

● 腰4、腰5、骶1神经根受压的临床表现有何不同？

答：如表6-2所示，腰4、腰5、骶1神经根受压的临床表现（在肌力、感觉、反射）有所不同。

● 本患者一定是腰4/5椎间盘突出引起的症状吗？

答：本病史中反复发生的有典型诱因的腰痛，本次患者出现右下肢痛、麻。咳嗽、弯腰、步行时加重。右小腿前外侧，右足背内侧皮肤感

表 6-2　腰 4、腰 5、骶 1 神经根受压的临床表现

受压神经　　异常表现	肌力减弱	感觉损害	反射减弱
腰 4 神经	股四头肌	大腿后外、膝前、小腿内侧	膝反射
腰 5 神经	踇长伸肌、趾长伸肌	小腿前外、踇及足背内侧	通常无异常
骶 1 神经	小腿三头肌、腓骨长短肌	外踝、足外侧、足跟、第 4 趾、第 5 趾间蹼	跟腱反射

觉稍减弱，鞍区感觉正常，右侧踇伸肌肌力较对侧稍弱。右腿直腿抬高试验（SLR 试验）阳性，加强试验阳性。结合 CT 表现，可以初步考虑为椎间盘突出，压迫 L5 神经根。但是否为 L4/5 突出，需要进一步明确。因为 L5 神经根通道上异常都有可能引起 L5 神经根的症状，如 L5/S1 及外侧突出、L5/S1 椎间盘上脱出、L5 峡部裂滑脱后在椎间孔处挤压 L5 神经根等。甚至 L5 神经根本身的肿瘤也会表现类似的症状。需要行 MRI 检查，以进一步分析神经各个部位的情况，再结合症状、体征进行综合分析。

● **根据临床手术所见形态，腰椎间盘突出如何分型？**

答：可分为以下 4 型。

（1）膨隆型　指纤维环呈肿块样隆起状态，多见于年轻人。

（2）突出型　指髓核的一部分移位到纤维环后侧的破裂部位，纤维环局部纤维断裂，而表层尚保持完整。

（3）脱出型　可再分成 2 型。①Ⅰ型：指纤维环后部全层破裂，部分髓核移位从破裂口脱出，顶起后纵韧带，但还未穿过后纵韧带。②Ⅱ型：指在Ⅱ型的基础上部分髓核穿透后纵韧带，甚至穿入硬膜囊内。

（4）游离型　当脱出型中的突出物与原母体脱离，移位至椎管内，就称为游离型。

● **从 MRI 上如何鉴别是突出型还是脱出型？**

答：主要在 T2 加权像上鉴别椎间盘突出型与脱出型。正常椎间盘纤维环后侧与椎体边缘连接部呈三角形低密度黑影。突出型影像上仍能看到椎体后缘存在该三角形低密度影。而脱出型时髓核充填该区域，因含水多而呈高密度并超出椎体后缘。

● **如何鉴别Ⅰ型脱出与Ⅱ型脱出？**

答：主要依赖 T1 加权像。在 T1 加权像上椎体和椎间盘后方存在

一线型无信号区域，称为黑线。它是后纵韧带和椎间盘纤维环的后外层部分。黑线连续则为Ⅰ型，不连续为Ⅱ型。

● 腰椎动力位片异常表现就可以诊断腰椎不稳定吗？

答：腰椎动力位片测量达到设定的标准，只可诊断为影像学不稳定，并不能代表其就是临床意义上的不稳定。要做出临床不稳定的诊断，需要结合影像表现及临床表现。除了达到前述的滑移不稳定或旋转不稳定的标准。还必须有反复发作的腰痛。并且有下列 3 项中之一：①活动或轻微用力即可引发腰痛；②休息、腰围或支具外固定治疗症状可缓解；③腰椎内固定手术史。但总的来说，对腰椎节段不稳定的认识还未成熟，无法对临床不稳定做出精确诊断，因此，手术治疗应十分慎重。只是要认识到：如果一个腰椎间盘突出症患者，有反复发作的腰痛，可能存在不稳定，那么摘除髓核，解除压迫，有可能仍无法解除腰痛。

● 腰椎间盘突出症非手术治疗的具体措施有哪些？

答：非手术治疗方法很多，从简单的卧床休息，到各种民间传统的手法，再到价格昂贵的牵引设备治疗，不时有一些口口相传的疗效。但遗憾的是，其结果大多未经科学论证。同时，椎间盘疾病具有自限性的特征，发作时症状较重，无论是否治疗，症状可以缓解，病情最终得以改善。这更加使得临床无法评估这些非手术治疗措施的确切作用。

目前较为公认的一些非手术治疗的措施如下。

① 急性腰痛最简单的治疗方法是卧床休息。侧卧位屈髋屈膝并在两膝间垫以枕头有助于缓解神经根张力。但目前对卧床休息的时间长短存在争议。大多数认为应该绝对卧床休息数周（4～6 周），但也有学者认为急性期卧床数天，配合药物治疗减轻炎症和疼痛。在疼痛明显减轻并感觉舒适的前提下，允许患者行走并进行下肢等长肌肉收缩练习，但不主张坐着不动。

② 非甾体消炎药（NSAIDs）联合肌松药对缓解腰椎间突出症的疼痛有效。但单独使用 NSAIDs 治疗腰椎间盘突出症的作用尚需深入研究。患者如果有明显的抑郁，还可以加用抗抑郁药。

③ 腰部支具和腰围对部分患者可能有效。

④ 激素硬膜外注射：即向神经根周围注入局部麻醉药的同时加入肾上腺皮质激素及营养神经药［如甲钴胺（弥可保）］。一般建议作为坐骨神经痛急性期的非手术治疗，可以迅速抑制疼痛，但对中、长期疗效尚无定论。

● 腰椎间盘突出症手术治疗的具体措施有哪些?

答:腰椎间盘突出症手术治疗的方式众多,有些技术风行一时,但因为操作复杂、疗效不如传统手术的疗效确切或并发症较多而逐渐不被采用。目前仍活跃于临床的有以下一些技术。

(1)经典的手术方式——开窗髓核摘除术 其优点:本手术在临床应用时间长,其近期及远期疗效较确切。所需器械设备较为简单,易于在各级医院开展。缺点:首先,手术对椎旁肌有一定的牵拉和损伤;其次,手术过多地摘除椎间隙的椎间盘,可能引起椎间隙变窄,加快退变,导致纤维环松弛、椎间关节不稳,进而小关节骨质增生,引起腰痛、椎管狭窄等。第三,切除黄韧带后硬膜及神经根可能与瘢痕粘连,一旦因复发或狭窄等需要再次后路手术,分离起来较困难,神经、神经根及硬膜损伤的风险急剧增加。

(2)显微镜下腰椎间盘切除术 与经典开窗髓核摘除术一样,经腰椎后路手术。因其配合显微镜、一些特殊拉钩及显微器械,其术中照明、放大及观察角度均有改善。同时术中组织分离少,术后疼痛较轻。对于训练良好的医师,本手术效果与经典手术类似。同时仍有椎间盘切除过多的担忧及瘢痕粘连的缺点。

(3)后路椎间盘镜下腰椎间盘切除术 在过去数年发展起来,本技术同样采用后路椎板间入路,连接有成像系统,可进行良好的监控。因此,创伤更小,还可同时进行侧隐窝扩大。但显露局限、技术难度大。远期疗效尚未得到证实。同时仍有术后瘢痕粘连的缺点。

(4)椎间孔镜技术 其优点:同类手术中对患者创伤最小、效果最好的椎间盘突出微创疗法。其缺点:学习曲线较长,技术难度较大,早期病例可能存在髓核残留,甚至损伤的风险。另外仅摘除椎管内髓核,有学者认为有较高的复发率,但另一些学者并不赞同,他们认为这样保留椎间隙内部髓核的做法本身就是微创理念的体现,能尽量保持椎间盘的功能。毕竟本技术属于新兴技术,其远期疗效有待进一步观察。但幸运的是,即使再次复发,若没有合并腰椎不稳定和狭窄,仍然可以再次行此手术,而不会因为瘢痕形成,造成手术困难或增加手术风险。

(5)腰椎后路髓核摘除附加内固定融合术 这种手术方式在脊柱外科领域有很大的争议。目前大多数学者认为:①当髓核突出伴有超过6个月或更长时间的腰痛,并经检查证实椎间盘退变节段存在不稳定时,应考虑行融合术;②在复发性腰椎间盘突出,二次后路手术时可考虑行融合术。因为复发说明腰椎有不稳定的可能，而且显露这个存在瘢痕组织的节段往往需要做更大的暴露，会加重不稳定。当然如果选择椎间孔镜手术，则不存在加重不稳定的问题；③合并腰椎管狭窄，考虑减压后可能引起医源性不稳定时，可以行融合术。

● 如何做到合理地选择个体化的手术方式？

答：应根据突出的局部病理情况及突出的位置等选择手术方式。①对于单纯椎间盘突出患者，一般为青年或中年，首选椎间孔镜下髓核摘除术。但若患者髂嵴较高，穿刺困难；或椎间盘向上或向下游离较远，估计椎孔镜难以到达；或椎间盘大部分钙化，估计镜下难以用微钳去除；或患者因语言、智力、精神等因素无法在术中与术者进行有效的交流时，均不宜行此术。可以考虑行传统的开窗髓核摘除术。②对于椎间盘突出合并有椎管狭窄、滑脱的患者，一般为中、老年患者，可以考虑行传统的开窗减压，及附加侧隐窝扩大、甚至内固定融合等手术。

● 腰椎间盘突出症术后的注意事项有哪些？

答：（1）行传统开窗手术者　术后24h需要密切观察双下肢及会阴部神经功能变化情况。如有神经受压症状并进行性加重，应立即予手术探查，以防因神经受压过久而出现不可逆性瘫痪。一般多见于椎管内止血不完善，术腔引流不畅以至神经受血肿压迫所致。有的是因为椎管狭窄未完全解除，手术水肿炎症反应，导致神经受压。术后24h开始进行下肢抬高练习；术后1周后做腰背肌锻炼。术后10天拆线，可佩戴腰围起床大小便，但术后3周内以卧床休息为主。术后3个月恢复正常活动。行显微镜下手术及后路椎间盘镜者，术后处理类似。但因其损伤相对更小，可酌情减少休息时间。

（2）行椎间孔镜下髓核摘除术者　术后24h需要密切观察双下肢及会阴部神经功能变化情况。术后4～6h，估计出血停止后，即可佩戴腰围起床活动、大小便。所有腰椎间盘突出症患者，当然包括行手术治疗的患者，均应持久地保养自己的腰部，养成良好的生活习惯。比如不要长时间坐着，避免持久或反复地弯腰，减少提重物的机会。非要抱持重物应紧贴自己身体。需要长时间开车，要在腰部垫个软垫等。总之，要知道什么动作可以做，什么动作不能做或尽量少做。

（3）除非是内固定融合术，其他手术一般不需要用抗生素，但是需要适当使用NSAIDs药，必要时使用营养神经的药。

主任医师总结 ·······························

　　大多数腰椎间盘突出症的诊断较为容易。而腰腿痛的鉴别诊断却是耗时费力的。具有以下5点时，往往诊断较为明确：①具有单侧或单侧为主的腰痛和下肢痛；②静态休息时仍有症状存在；③SLR试验阳性，加强试验阳性（老年患者非必须指征）；④MRI等影像学检查存在椎间盘突出，但无椎管狭窄；⑤症状和影像显示一致。鉴别诊断要按脊柱内、脊柱外逐个排除，重点在于排除椎管狭窄、腰椎滑脱、转移性肿瘤、髋关节病变等。

　　在治疗上首选非手术治疗，手术治疗要注意个体化，力求以更小的损伤，获得更好、更持久的疗效。

　　腰椎间盘突出是腰椎退变、老化的一个病理阶段。所以，对于该病的预后，医师和患者都必须明白，手术治疗的目的不是完全的治愈，而是解除症状、提高生活质量。

参 考 文 献

[1] Olmarker K，Muers R R. Pathogenesis of sciatic pain：role of herniated nucleus pulposus and deformaion of spinal nerve root and dorsal root ganglion. Pain，1998，78（2）：99-105.

[2] Olmarker K，Nutu M，Storkson R. Changes in spontaneous behavior in rats to esperimental disc herniation are blocked by selective TNF-alpha inhibition. Spine，2003，28（15）：1635-1641.

[3] Ruetten S，Komp M，Merk H，et al. Use of newly developed instuments and ednoscopes：full-endoscopic resection of lunbar disc herniations via the interlaminar and lateral transforaminal approach. J Neurosurg Spine，2007，6：521-530.

[4] S. Terry Canale，James H. Beaty 主编. 王岩主译. 坎贝尔骨科手术学. 第12版. 北京：人民军医出版社，2013.

[5] 张晓阳. 腰痛与椎间盘突出. 北京：人民军医出版社，2011.

[6] J. W. M. Van Goethem L. van den Hauwe，P. M. Parizel 主编. 孟悛非主译. 脊柱与脊髓影像诊断学. 北京：人民卫生出版社，2009.

[7] 丁自海. 脊柱外科临床解剖学. 济南：山东科学技术出版社，2008.

（梁珪清　陈齐勇　李照辉）

反复腰痛 7 年，加重伴间歇性跛行 8 个月——腰椎管狭窄症

❀ [实习医师汇报病历]

患者女性，70 岁，因"反复腰痛 7 年，加重伴间歇性跛行 8 个月"入院。患者入院前 7 年前无明显诱因出现腰部疼痛，呈持续性钝痛，无下肢疼痛、麻木，行走及用力时疼痛明显，久站、久坐时疼痛加剧，卧床休息时疼痛缓解，就诊于当地医院给予非手术治疗（具体不详），症状稍缓解但反复发作。近 8 个月来腰部疼痛症状加重伴间歇性跛行，行走 60m 即感右大腿后侧、小腿外侧疼痛、麻木及沉重感，下蹲休息时能缓解。在当地医院给予"牵引、按摩、针灸、口服药物"等治疗无明显缓解。一般情况尚可，大小便可。否认有手术史。

体格检查：T 36.5℃，P 78 次/分，R 19 次/分，BP 140/78mmHg。神志清楚，脊柱正常生理弯曲存在，L4、L5 椎棘突间轻压痛，右足背及足底针刺觉减退，鞍区感觉正常，双股四头肌、胫前肌、踇伸肌肌力 V 级，双膝腱、跟腱反射引出，双下肢直腿抬高试验，可抬高 75°，为阴性。

辅助检查：腰椎 CT 片（图 6-19）示 L4/5 椎间隙狭窄、椎间隙有空气征，L4/5 椎间盘突出。

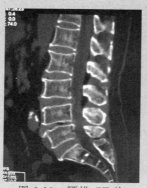

图 6-19 腰椎 CT 片

入院诊断：腰椎管狭窄症；L4/5椎间盘突出症。

诊疗计划：①按骨科护理常规，二级护理；②完善术前准备，暂予对症处理，建议手术治疗。

 主任医师常问实习医师的问题

● **目前考虑的诊断是什么？该疾病的临床特点有哪些？**

答：诊断为腰椎管狭窄症。临床特点如下。

① 老年女性患者，7年前无明显诱因出现腰部疼痛，呈持续性钝痛，无下肢疼痛、麻木，行走及用力时疼痛明显，久站、久坐时疼痛加剧，卧床休息时疼痛缓解，当地医院给予非手术治疗（具体不详）后症状稍缓解但反复发作。近8个月来腰部疼痛症状加重伴间歇性跛行，行走60m即感右大腿后侧、小腿外侧疼痛、麻木及沉重感，下蹲休息时能缓解，经过非手术治疗无明显效果。

② 体格检查：脊柱正常生理弯曲存在，L4、L5腰椎棘突间轻压痛，右足背及足底针刺觉减退，鞍区感觉正常，双股四头肌、胫前肌、踇伸肌肌力Ⅴ级，双膝腱、跟腱反射引出，双下肢直腿抬高试验阴性。

③ 辅助检查：腰椎CT片示L4/5椎间隙狭窄、椎间隙有空气征，L4/5椎间盘突出。

● **还需要做哪些检查？如何判定？**

答：（1）腰椎X线片　包括腰椎正侧位片、腰椎过屈及过伸侧位片；腰椎管狭窄患者可以发现有椎间隙高度丢失、小关节增生、退变性侧弯、腰椎滑脱、椎弓根间距缩短等。通常如果椎管的前后径绝对值小于15mm或椎弓根间距小于20mm应视为异常。后方椎间隙的高度如果小于4mm，或椎间孔高度小于15mm，应考虑存在椎间孔狭窄。但影像学表现应与临床表现相结合，目前没有足够证据表明临床表现和影像学表现有明确的相关性。而体格检查结果也不一定和影像学表现完全吻合。

（2）腰椎MRI检查　可以进行多平面观察，清楚地显示软组织。在T1像上，可以清楚地看到椎间孔、神经根、腹侧神经节以及它们外层的脂肪组织轮廓。如果存在椎管狭窄，在偏中央的矢状位图像上可以看到椎间孔缩小以及神经根外周脂肪组织减少。但MRI检查存在约20%的假阳性率。

※ ［住院医师或主治医师补充病历］

患者近 8 个月来腰部疼痛症状加重伴间歇性跛行，跛行距离为 60m，跛行时感右大腿后侧、小腿外侧疼痛、麻木及沉重感，下蹲休息时能缓解，且非手术治疗无明显效果。已行腰椎正侧 X 线片（图 6-20）及 MRI（矢状面及冠状面）检查（图 6-21）。

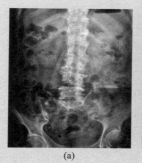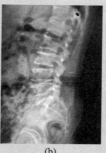

(a)   (b)

图 6-20 腰椎正侧位 X 线片

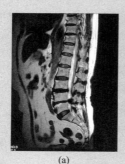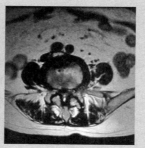

(a)   (b)

图 6-21 腰椎 MRI（矢状面及冠状面）检查

❓ 主任医师常问住院医师、进修医师或主治医师的问题

● **对目前的诊断有何不同意见？腰椎间盘突出症如何与腰椎管狭窄症进行鉴别？**

答：该患者诊断为腰椎管狭窄症。腰椎间盘突出症与腰椎管狭窄症的共同点是均有椎间盘退变突出或膨出。腰椎间盘突出的后果也是导致腰椎管容积减少。两者的不同点是，退变性腰椎管狭窄不单纯是椎间盘改变，而且还有关节突、韧带等其他结构的退变、老化等病理变化，最终导致容纳马尾神经和神经根的腰椎管狭窄而致神经受压出现症状，腰椎管狭窄一般为多个节段的狭窄，它的病程一般也较前长。二者的临床表现也不同。腰椎间盘突出症好发于青壮年，而腰椎管狭窄症多发生于中老年。前者在临床上主要表现腰腿痛，腿疼以放射性疼痛为主。而后者很少有下肢放射痛，其典型表现是间歇性跛行，即当患者直立或行走一段时间后，下肢即发生逐渐加重的疼痛、麻木、沉重感、乏力等不同感觉，以至于不得不改变站立的姿势或停止行走，而蹲下或以其他姿势休息片刻后症状可减轻或消失。查体时可以无明显下肢无力，直腿抬高试验阴性。患者表现为主诉多而阳性体征少的特点。行 CT 检查可资鉴别。需要注意的是腰椎间盘突出症往往与腰椎管狭窄症同时存在，其发生率可高达 40%。

● 什么是侧隐窝？

答：首先在腰椎椎管可分为中央椎管和侧椎管。中央椎管即正常硬膜囊两侧以内的椎管。侧椎管也就是中央椎管外界到椎间孔出口的区域，包括了神经根管及椎间孔区。Lee 等将侧椎管分为入口区、中区、出口区。入口区和中区相当于神经根管，其中入口区又可分为盘黄间隙（椎间盘与黄韧带间的间隙）和所谓的侧隐窝。侧隐窝起于硬膜囊侧面，即内侧开放，斜行向下、向外，朝向椎间孔。背侧是上关节突前面与椎弓板和椎弓根连接处。腹侧是椎体后缘的外侧部分。其外界是椎弓根内壁。中区即衔接侧隐窝和椎间孔的区域，位于椎弓峡部的深面。出口区即椎间孔区域。腰椎有无侧隐窝及侧隐窝的深浅与椎管的解剖学形态有关。腰 1 椎管为椭圆形，基本无侧隐窝。腰 2、腰 3 为三角形，侧隐窝不明显。腰 4、腰 5 以三叶草形为主，有明显的侧隐窝。

● 腰椎管狭窄症如何分类？

答：按解剖学分类可分为中央型、侧隐窝型、椎间孔型、椎间孔外型。按病理学分类可分为：一类，先天性包括先天性脊柱滑脱、脊柱侧凸、脊柱后凸等；二类，后天性包括退变性（骨性关节炎、退变性滑脱、退变性侧凸等）、医源性（椎板切除术后、滑脱、融合术后）、代谢性疾病（佩吉特病、假性痛风等）。

● **腰椎管狭窄症非手术治疗的具体措施有哪些？**

答：大多数患者采用非手术治疗均可获得成功，伴有侧凸的患者效果较差。非手术治疗的具体治疗措施如下。

（1）不超过 2 天的卧床休息。

（2）NSAIDs 类药进行疼痛控制。

（3）进行有助于躯干稳定性的锻炼以及有氧健身锻炼。最理想的锻炼方式是骑自行车。

（4）硬膜外激素治疗能显著缓解症状，其最理想的适应证是患者有急性神经根症状或神经性跛行，且常用的镇痛药和休息无效，对日常生活产生显著影响。但目前仍无科学研究证明其长期的疗效。

● **腰椎管狭窄症患者术后治疗和监护的注意事项有哪些？**

答：（1）单纯减压的患者，术后 24h 需要密切观察双下肢及会阴部神经功能变化情况。如有神经受压症状并进行性加重，应立即予手术探查，以防因神经受压过久出现不可逆性瘫痪。一般多见于椎管内止血不完善，术腔引流不畅以至神经受血肿压迫所致。有的是因为椎管狭窄未完全解除，手术水肿炎症反应，导致神经受压。术后 24h 开始下肢抬高练习，1 周做腰背肌锻炼。术后 10 天拆线，可戴腰围起床大小便，但术后 3 周内以卧床休息为主。术后 3 个月恢复正常工作，但重体力劳动者可能须永久改变其工作。

（2）行减压＋椎弓根螺钉系统固定结合后外侧或椎间融合器植骨融合术者，除非有骨质疏松，一般不用支具固定。可用腰围保护。术后第一天可在医师指导下站起。术后第二天拔除引流，除非引流过多。患者可自由活动，只需口服镇痛药时可予出院。

主任医师总结

腰椎管狭窄常是由于黄韧带增厚与松弛，后纵韧带肥厚、钙化和骨化，椎板增生肥厚，导致中央管狭窄。而小关节骨质增生、内聚、肥大、骨赘形成、半脱位、椎弓根发育性变短亦可导致中央管和侧椎管变小。传统的全椎板切除术往往导致术后不稳和再手术。对于以神经根卡压为主的患者，采用小关节部分切除就可以。对于有马尾神经症状和严重间歇性跛行，影像学检查提示严重椎管狭窄者，采用全椎板切除。临床上绝大多数患者是由于盘黄间隙及侧隐窝狭窄导致，应用椎板间开窗减压即可达到目的。这样切除增厚的黄韧带、椎间盘，切除部分小关节，既能充分减压，又能保留椎弓、棘间棘上韧带等后部结构，维护了脊柱的稳定。

腰椎管狭窄作为退变的表现之一，往往存在于多个节段，而且整个脊柱特别是腰椎可能存在滑脱、不稳定、侧弯等情况，应全面评估，制订整体治疗方案。

参 考 文 献

[1] Mazanec D. Diagnosis and management of low back pain in older adults. Clin Geriatr，2000，8：63-71.

[2] 丁自海. 脊柱外科临床解剖学. 济南：山东科学技术出版社，2008.

[3] S. Terry Canale，James H. Beaty 主编. 王岩主译. 坎贝尔骨科手术学. 第12版. 北京：人民军医出版社，2013.

[4] Hadjipavlou AG，Simmons JW. An algorithmic approach to the investigation，and complications of surgery for low back pain. Semin Spine Surg，1998，10：193.

（梁珪清　陈齐勇　李照辉）

反复腰痛二十余年，加重伴右下肢跛行 3个月——成人峡部裂型腰椎滑脱症

❀ ［实习医师汇报病历］

　　患者男性，50岁，因"反复腰痛二十余年，加重伴右下肢跛行3个月"入院。腰部疼痛二十余年，劳累时加重，休息后缓解。3个月前劳作后腰痛加重，伴有右下肢麻木、疼痛。步行约200m需下蹲休息才能缓解麻木、疼痛。经非手术治疗症状无明显缓解。患者既往体健，否认其他"心、肝、肺、脾、肾"等重要脏器疾病史，否认传染性疾病史，否认外伤史、输血史，否认食物、药物过敏史。

　　体格检查：T 37.0℃，P 78次/分，R 20次/分，BP 130/70mmHg。神志清楚，腰椎生理前凸增大，腰3/4棘突间扣及台阶样改变。右大腿后外侧、右小腿前外侧、右足背内侧皮肤感觉减弱，右伸踇趾肌力较对侧稍减弱。右直腿抬高试验，可抬高60°，为阳性，加强试验阳性。

　　辅助检查：腰椎X线片（图6-22）示腰4、腰5椎体前滑脱，腰4及腰5可疑峡部裂。

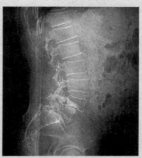

图 6-22 腰椎 X 线片示腰 4、腰 5 椎体前滑脱，
腰 4 及腰 5 可疑峡部裂

入院诊断：腰 4、腰 5 滑脱症，腰 4、腰 5 双侧峡部裂。
诊疗计划：完善检查，积极术前准备。

主任医师常问实习医师的问题

● **目前考虑的诊断是什么？该疾病的临床特点有哪些？**

答：诊断为腰 4、腰 5 滑脱症，腰 4、腰 5 双侧峡部裂。临床特点如下。

① 中老年男性患者，腰部疼痛二十余年，劳累时加重，休息时缓解。3 个月前劳作后腰痛加重，伴有右下肢麻木、疼痛。步行 200m 需下蹲休息才能缓解。经非手术治疗症状无明显缓解。

② 体格检查示腰椎生理前凸增大，腰 3/4 棘突间扪及台阶样改变。右大腿后外侧、右小腿前外侧、右足背内侧皮肤感觉减弱，右侧踇伸肌肌力较对侧稍减弱。右直腿抬高试验阳性，加强试验阳性。

③ 腰椎 X 线片示腰 4、腰 5 椎体前滑脱，腰 4 及腰 5 可疑峡部裂。

● **腰椎侧位片需要注意观察哪些内容？还需要做哪些检查？如何判定？**

答：（1）腰椎侧位像

① 多数可见峡部有斜行透明裂隙，其宽度与滑脱程度有关。一些患者峡部未见裂隙，但可见峡部细长而薄弱。

② 滑脱椎体活动大，椎间盘塌陷而使滑脱椎体下的椎间隙变窄。

③ 滑脱椎体相邻边缘骨质硬化，可见牵张骨刺。

④ 假性滑脱者，小关节明显退变，关节间隙不清晰，关节变形，密度增高。

⑤ 根据滑脱椎体后缘相对于其下个椎体后缘的滑移距离，可测量滑移程度。

（2）腰椎斜位像　当腰椎正侧位不能肯定诊断时，球管倾斜45°，左右斜位拍片可清晰地显示峡部病变。正常椎弓附件在斜位片上呈"狼狗"影像："狗嘴"为同侧横突，"狗耳"为上关节突，"狗眼"为椎弓根纵断面，"狗颈"为同侧及对侧下关节突，"狗尾"为对侧横突。椎弓峡部裂时，峡部可见一带状裂隙，即为"狗脖子戴项圈"征。有时上一腰椎的下关节突下移，插入峡部裂隙中，使裂隙显示不清。

（3）腰椎CT三维重建　多平面成像，可以提供许多病理解剖细节。可发现：椎弓峡部的骨缺损，边缘不规则，呈锯齿状，也可能见到局部膨大，密度增高，有骨痂形成。滑脱层面椎管前后径增大，呈双管状。滑脱层面上下则见椎管及侧隐窝狭窄，神经根孔畸形，有时可见合并椎间盘突出。矢状位及冠状位影像可判断神经根受压是来自软组织还是骨组织，是椎管内受压还是椎管外受压。

（4）腰椎MRI　可以多平面成像，得到与矢状面平行的峡部影像。可以观察椎间孔、椎管、黄韧带等情况。同时可以对邻近的椎间盘退变进行初步评估。

✳ ［住院医师或主治医师补充病历］

> 患者常年从事拉板车、抬石头等重体力劳动，有下腰痛病史二十余年，休息或口服镇痛药缓解。3个月前劳作后腰痛加重，伴有右下肢麻木、疼痛。步行200m需下蹲休息才能缓解。经过休息及外院按摩、理疗等，仍有腰痛伴右下肢麻木、疼痛。无法长距离行走，约200m就需要下蹲休息。患者行腰椎CT三维及MRI检查，如图6-23、图6-24。

 主任医师常问住院医师、进修医师或主治医师的问题

● **腰椎滑脱分为几种类型？各型腰椎滑脱有何特点？**

答：（1）众多学者提出不同分类，但以Wiltse-Newman-Macnab分类法应用最广。该分类法分为以下5型。

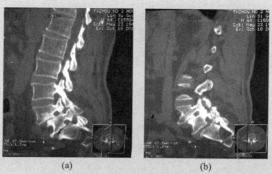

图 6-23 腰椎 CT，矢状面见 L4 椎体Ⅱ度滑脱、L5 椎体Ⅰ度滑脱，L4、L5 双侧峡部不连

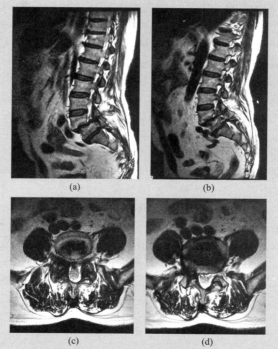

图 6-24 腰椎 MRI，见 L4 椎体Ⅱ度滑脱、L5 椎体Ⅰ度滑脱，L4、L5 双侧峡部不连，小关节增生

① Ⅰ型（发育不良性）：骶骨上关节突或腰5椎下关节突的先天性畸形导致 L5 在 S1 上滑动。这种类型没有关节峡部缺损。

② Ⅱ型（峡部裂型）：峡部发生损伤，可进一步分为三种类型：A，峡部发生溶解、疲劳骨折；B，峡部完整但延长；C，峡部发生急性骨折。

③ Ⅲ型（退行性）：由于椎间盘长期不稳定而继发受累节段关节突重塑形所致。

④ Ⅳ型（创伤性）：由于上下脊椎节段的骨性连接区骨折所致，包括椎弓根、椎板或关节突，峡部没有骨折。

⑤ Ⅴ型（病理性）：由于全身或局部骨折及骨性结构薄弱所致，如成骨不全。

（2）各型的临床特点

① Ⅰ型：临床并不多见，且患者的症状与移位程度不相关，有些完全滑脱的患儿无症状，可因异常外观来就诊。青春期，运动增多，滑脱进展迅速，腰背肌、股后肌群（腘绳肌）明显痉挛，出现跛行或左右摇摆，可伴有腿痛。青春期后滑脱椎体间纤维组织增生，骨桥形成，病情趋于稳定，症状缓解。X 线片对诊断很有帮助。正位片可见受累节段出现脊柱隐裂，椎板分离，棘突缺如。侧位片可见 L5 椎体前移位，伴有不同程度的轴向旋转。腰骶关节小、结构不良，趋向水平。峡部狭长而薄弱。骶骨上关节面凹凸不平，前上缘整齐。相应腰椎下关节也有适应改变。如果峡部延长，在 X 线上就无法将其与 Ⅱ B 型脊柱滑脱相区别。如果峡部分裂，从 X 线上无法与 Ⅱ A 型脊柱滑脱相鉴别。只手术中发现 L5～S1 小关节关系异常，才能明确。

② Ⅱ型：常见于 20～40 岁男性，以第 5 腰椎最常见，约 90%。其次是第 4 腰椎，上腰椎及下颈椎也可发生。Ⅱ A 型由峡部分离或溶解所致，是一种疲劳骨折，在 5 岁以下儿童少见。临床主诉一般为腰背痛及下肢痛。可由该病变本身引起，也可由椎间盘病变、滑脱节段或其他节段退变等引起。腰部过伸可加重或诱发疼痛。患者向前弯腰将双手放于地板，回复直立体位过程中会有瞬时的疼痛，患者常屈膝以缓解疼痛。Ⅱ B 型是由于峡部发生微骨折，在其愈合过程中出现了峡部延长，并非峡部溶解所致。Ⅱ C 常有严重创伤引起，很少见。往往伴有椎体分离。

③ Ⅲ型（即退行性型脊柱滑脱）：是最常见的脊柱滑脱，又称假性滑脱。峡部无明显断裂，滑脱一般不超过 30%，1/3 以上患者不需要手术治疗。多由于长期站立位，脊柱节段性不稳定引起，同时伴随损伤部

位关节突重建。关节突方向变得越来越水平，关节突变得细长，易合并椎管狭窄，产生神经症状。临床上有以下三种类型。A（以腰椎不稳定为表现型）：患者主诉腰骶部疼痛及酸胀感，向大腿后部或整个大腿放射，可至膝部。不同于根性痛，不伴有感觉障碍和肌萎缩。患者常感难以描述。休息时感疼痛和下肢僵硬，活动可稍缓解，长时间站立。蹲起活动会加重，再休息又缓解。B（伴有椎间盘突出型）：出现相应的神经定位体征。C（伴有腰椎管狭窄型）：明显的神经根管或椎管狭窄时，会有整个下肢甚至双下肢疼痛，并伴有各种运动感觉障碍。有些患者出现间歇性跛行。

④ Ⅳ型：由椎体其他部位骨折引起，一般不会发生单纯峡部骨折。

⑤ Ⅴ型：病理性脊柱滑脱，这种类型非常少见，是局部或全身性骨病所引起的椎体向前滑脱。有报道出现于佩吉特病和梅毒性骨病。

● **对目前的诊断有何不同意见？腰椎滑脱如何分度？**

答：考虑诊断"腰4、腰5滑脱症，腰4、腰5双侧峡部裂"，分类上属ⅡA型。目前国内在测量滑脱严重程度时，多采用 Meyerding 分级系统。即依据上位椎体相对于下位椎体滑移的程度来分度。Ⅰ度为滑脱椎体向前移位为下位椎体前后径的 25% 以下，Ⅱ度为 25%～50%，Ⅲ度为 50%～75%，Ⅳ度为 >75%，Ⅴ度为上位椎体与下位椎体完全分离。

● **何为腰椎滑脱角？有何意义？**

答：做 L5 下缘的平行线和 S1 后缘的垂线，两条线的交角称为滑脱角。无滑脱者，此角为前凸。重度滑脱者，此角为后凸。滑脱角是预测畸形是否稳定或进展的最佳指标。Boxall 等发现滑脱角角度大（超过 55°）与畸形进展有关，即使进行了牢固的后路融合。

● **成年峡部裂型腰椎滑脱的治疗原则有哪些？**

答：成年峡部裂型腰椎滑脱的治疗原则：大部分患者经严格非手术治疗后临床症状可以缓解，其中一部分患者症状可以完全消失。非手术治疗后腰背痛或神经根性症状没有改善是成人峡部裂型脊柱滑脱椎常见的适应证。通过详细询问病史和体格检查及影像学检查，确定不同患者的手术方式。

● **成年峡部裂型腰椎滑脱非手术治疗的具体措施有哪些？**

答：除了短期的卧床休息和使用 NSAIDs 药，常见的非手术治疗措施有以下几个。

（1）牵引　目前临床上应用广泛，是非手术治疗腰椎滑脱的主要手段。最常用的是骨盆牵引。其机制一般认为有以下 3 点：①使椎间隙增大，纠正腰椎阶段性不稳定，调整脊柱功能单位的力学分布，促进脊柱重建新的力学平衡；②改善突出的椎间盘与神经根的关系，扩大椎管、神经根管、侧隐窝的容积，解除对神经根的压迫和刺激；③使滑脱椎体有一定程度的复位。

（2）针灸　对缓解疼痛、减轻症状有一定的作用。

（3）手法推拿治疗　一般认为手法推拿能放松肌肉，减轻神经根压迫，降低致痛物质的含量，减少神经末梢的疼痛刺激。

（4）支具保护　是一种疼痛治疗方法，能改善些许症状。它主要通过限制腰部的活动来获得疗效，但也可导致躯干肌肉萎缩及停止支具保护后疼痛加重，可能导致患者对支具的依赖。所以一般是使用支具到症状减轻时开始躯干稳定性锻炼。如果患者症状允许，可以在佩戴支具下进行腰背部肌肉的等长收缩锻炼，直至停止使用。

● 成年人峡部裂型腰椎滑脱的手术治疗方式有哪些？

答：（1）峡部缺损修整植骨内固定术　峡部缺损处直接修整、植骨＋内固定术，希望达到骨性愈合、恢复椎弓的连续性。该方法保留脊柱节段的运动功能。方法较多，主要有以下 3 种。①椎弓根螺钉加钛缆固定术：首先刮除病损峡部的纤维结缔组织，再用磨钻去除峡部缺损处的硬化骨。将峡部、关节突、横突凿成粗糙的植骨床。在病变椎体常规置入带贯通孔的椎弓根钉。取带外骨板的髂骨，恰当修整后嵌入峡部缺损处，峡部周围置于大量骨松质植骨。将钛缆穿过椎弓根钉头部的孔道，再绕棘突后拉紧。对侧若有病变，可同样处理。②椎弓根钉加椎板钩内固定术：同法处理峡部及植骨床，在病变椎体置入椎弓根钉。在病变椎体的椎板下缘用小刮匙剥离少许黄韧带，同上法植骨后安置椎板钩，预弯连接棒，适当加压后固定。③经峡部螺钉固定术：同法暴露并处理峡部及植骨床。在病变椎体的椎板下缘距棘突外 0.8～1.0mm，咬去一些许骨质，钻入直径 2mm 的克氏针至椎板的两层骨皮质间，向前、向上、向外，并与棘突成 30°角进入，直视下可见克氏针穿过峡部缺损间隙达椎弓根后部。拔除克氏针，换用直径 3mm 的钻头沿克氏针通道钻入。选用合适长度的半螺纹骨松质加压螺钉固定并取自体骨植骨。注意螺纹部分应完全越过缺损间隙，这样在旋紧螺钉时可在缺损间隙形成轴向加压。

（2）单纯后路椎管减压术　又称 Gill 椎板切除术。取俯卧位，后正中入路。剥离椎旁肌，暴露病变峡部及其上下椎板间隙。切除两椎板间隙的黄韧带及病变椎板。小心分离神经根与峡部处纤维软骨的粘连并切除纤维软骨。探查神经根，直至其通过椎间孔处。

（3）单纯后外侧原位融合术　显露并处理病变节段的横突、横突间韧带、骶骨翼、峡部裂区及要融合的小关节。在髂嵴上取带骨皮质、骨松质的骨块，放置于横突下面，桥接横突间韧带，放置时骨皮质朝向韧带方向。将剩余的骨松质填充于双侧峡部及横突尖之间的沟内，及已去除软骨的小关节面内。

（4）后路减压、内固定及原位后外侧融合术　除上述进行减压及后外侧植骨术，再附加病变节段椎弓根钉系统内固定术。

（5）椎弓根螺钉复位固定结合椎间植骨融合术　首先病变节段置入椎弓根钉，行 Gill 式减压并切除下一脊椎的上关节突扩大侧隐窝，使该节段内出口及下行神经根松弛。再去除髓核，刮除终板，利用椎弓根钉系统提拉复位。椎间隙植骨后置入椎间融合器后加压固定。

（6）前路切除椎体加后路复位固定融合手术　前路切除 L5 椎体及上下两个椎间盘，仅留双侧椎弓根残端，一周后行后路减压、椎弓根螺钉复位固定结合椎间植骨融合术。

● 如何做到合理地选择个体化的手术方式？

答：（1）对于无椎间盘退变、年龄小于 30 岁，有持续性腰痛、无下肢根性症状、病程较长，峡部裂或伴轻度滑脱患者，经非手术治疗无效后可采用峡部缺损修整植骨内固定术。

（2）对无根性症状的轻度峡部裂型腰椎滑脱症，年龄大于 30 岁，且椎间盘已退变的患者，经非手术治疗无效后可选择后外侧原位融合术。

（3）伴有神经根性症状或神经性跛行、轻微的轴向痛、滑脱水平椎间隙高度丢失的高龄患者，可选择单纯椎管减压术。对于高龄患者而言，本手术相对简单。减压后大多数患者神经根性症状都能够缓解。有严重腰背痛患者禁用。由于有逐渐出现滑脱加重的风险，该技术无法得到广泛的支持。

（4）伴有神经根性症状或神经性跛行、轻微或明显的轴向痛，身体情况尚可的患者，可选择后路减压、内固定及原位后外侧融合术。此手术可明显降低滑脱加重的比率，疼痛缓解情况良好。成功的临床效果取决于坚固的骨性融合。

（5）Ⅲ度以内的腰椎滑脱，有持续性腰背部疼痛，经非手术治疗不能缓解，持续性神经根压迫症状或椎管狭窄者。目前临床采用经典的椎弓根螺钉复位固定结合椎间植骨融合术。该法充分减压神经，通过复位恢复腰椎解剖序列并增大植骨接触面，能在减压、融合、稳定及恢复腰椎力线上做到最好。

（6）对于上一椎体向前滑移超过下一椎体75％以上，甚至椎体已滑移到盆腔的患者，称为重度滑脱，即Ⅳ度及Ⅴ度滑脱。Ⅳ度患者可选择椎弓根螺钉复位固定结合椎间植骨融合术。Ⅴ度患者需行前路切除椎体＋后路复位固定融合手术。

成人腰椎峡部裂型滑脱患者术后处理的注意事项是什么？

答：（1）峡部缺损修整植骨内固定术者，使用腰骶部支具保护3～6个月。随访通过CT检查确定峡部的融合情况。

（2）单纯椎板减压者，可留置导尿1～2天，逐渐增加饮食，鼓励患者起床行走，当患者能独立行走且只需要口服镇痛药时可予出院。

（3）后外侧原位融合术者，术后第1天可站起，穿戴坚固腰骶支具直到出现坚强的骨融合。要求患者在骨融合前戒烟。停止使用阿司匹林与NSAIDs药。

（4）后路减压、内固定及原位后外侧融合术者，除非有骨质疏松，一般不用支具固定。术后第1天可在医师指导下站起。术后第2天拔除引流，除非引流过多。患者可自由活动，只需口服镇痛药时可予出院。

（5）椎弓根螺钉复位固定结合椎间植骨融合术者，除非有骨质疏松，一般不用支具固定。可用腰围保护。术后第1天可在医师指导下站起。术后第2天拔除引流，除非引流过多。患者可自由活动，只需口服镇痛药时可予出院。

（6）前路切除椎体＋后路复位固定融合手术者，使用腰骶支具6～12周。在第二阶段术后第2天下地行走。

主任医师总结

每一种手术方式都有各自的适应证及技术要求、潜在的风险和并发症。成功与否直接与是否能达到坚固融合相关。无腰椎间盘退变性疾病或严重小关节炎的患者，直接修复峡部的疗效满意，并且能保持该节段脊柱的运动功能。对伴有椎间盘或小关节异常的、出现腰背痛症状的，可考虑行后路原位融合术。而对有根性损害的患者，行后路减压并融合可明显改善疗效。因为椎弓根螺钉复位固定结合椎间植骨融合术，作到了减压、融合、稳定及恢复腰椎力线，故在临床上得到广泛认可。

成人重度滑脱的情况很少见。如果确认患者的脊柱滑脱超过50%，那么应考虑手术复位。复位的目的是尽可能地将滑脱角恢复到中立位，或恢复腰椎的正常前凸。将滑脱复位到50%或更少，但不需要完全解剖复位。对于Ⅰ度、Ⅱ度滑脱，复位能够增加植骨接触面，能够恢复腰椎力线，促进融合，所以有学者主张应尽量复位，但也有学者认为轻度滑脱无需复位。原位固定者可采用后外侧融合，而对于行椎间隙减压及提拉复位者，必须行椎间CAGE支撑和融合。无论如何，充分的减压、获得牢固的骨性融合、降低滑脱加重的风险才能获得最佳疗效。

参 考 文 献

[1] Ward CV，Larimer B，Alander DH，et al. Radiographic assessment of lumbar facet distance spacing and spondylolysis. Spine，2007，32（2）：E85-88.

[2] Herman MJ，Pizzutillo PD. Spondylolysis and spondylolisthesis in the child and adolescent：a new classification. Clin Orthop Relat Res，2006，434：46-54.

[3] S. Terry Canale，James H. Beaty 主编. 王岩主译. 坎贝尔骨科手术学. 第12版. 北京：人民军医出版社，2013.

[4] McAfee PC，DeVineJG，Chaput CD etc. The indications for interbody fusion cages in the treatment of spondylolisthesis. Spine，2005，30（6Suppl）：S60-65.

（梁珪清　陈齐勇　李照辉）

第七章　手足外科

右肘外伤术后环指、小指麻木、屈曲无力 1周——尺神经损伤

 [实习医师汇报病历]

患者男性，25岁，以"右肘外伤术后环指、小指麻木、屈曲无力1周"为主诉入院。缘于1周前洗澡时不慎滑倒，撞破玻璃门，致右肘内侧被玻璃割伤，伤口出血、疼痛，右手环指、小指麻木、活动受限，受伤后无出昏迷、头晕、胸闷、心悸等不适，自行压迫止血后急诊当地诊所，予清创缝合术，术后予抗感染、补液等治疗，但右手环指、小指仍麻木、屈曲无力，为进一步治疗，就诊于我院，门诊拟"右尺神经断裂"收住我科。本次发病以来，患者精神欠佳。既往体健，否认其他"心、肝、肺、脾、肾"等重要脏器疾病史，否认传染性疾病史，否认外伤史、输血史，否认食物、药物过敏史。

体格检查：T 36.9℃，P 74次/分，R 18次/分，BP 135/70mmHg。神志清楚，对答切题。心肺腹查体未见明显阳性体征。外生殖器及肛门外观未见异常。专科检查：右肘关节辅料包裹，干燥，内侧见约5cm斜形裂伤，伤口已缝合，伤口无红肿，无渗出，肘部Tinel征阳性，环指、小指屈曲活动受限，夹指试验阳性，环指、小指痛、温、触觉减弱，小指指腹痛觉消失。

辅助检查：肌电图示右尺神经损伤（右肘）。

入院诊断：右尺神经断裂（右肘）。

诊疗计划：①按骨科护理常规，二级护理；②进一步完善术前各项检查；③择期手术治疗。

？ 主任医师常问实习医师的问题

● 该患者诊断为尺神经损伤的依据有哪些？

答：诊断依据为明确的外伤史（右肘部玻璃切割伤清创术后，出现

环、小指麻木、屈曲无力），体征（右肘关节内侧见约 5cm 斜形裂伤，伤口已缝合，肘部 Tinel 征阳性，环、小指屈曲活动受限，夹指试验阳性，环、小指痛、温、触觉减弱，小指指腹痛觉消失）及肌电图检查［提示右尺神经损伤（右肘）］。

● 周围神经损伤按其功能丧失程度如何分类？

答：（1）神经传导功能障碍　神经暂时失去传导功能，神经纤维不发生退行性变。临床表现运动障碍明显而无肌萎缩，痛觉迟钝而不消失。数日或数周内功能可自行恢复，不留后遗症。

（2）神经轴索断裂　轴索断裂远端轴索和髓鞘变性，神经内膜管完整，轴索可沿施万鞘管长入末梢。临床表现该神经分布区运动、感觉功能丧失，肌萎缩和神经营养性改变，但多能自行恢复。严重的可有神经内瘢痕形成，须行神经松解术。

（3）神经断裂　神经完全断裂，功能完全丧失，须手术修复。

● 什么是 Tinel 征？有何临床意义？

答：Tinel 征也称叩击试验，可以帮助判断神经损伤部位和再生神经修复后神经纤维的生长情况。即指按压或叩击神经干，局部出现针刺性疼痛并有麻痛感向该神经支配区放射为阳性；或从神经修复处向远端沿神经干叩击，Tinel 征阳性则是神经恢复的表现。

● 什么是 Froment 征？

答：Froment 征即正常拇、示指用力相捏时，由于手内肌的协同作用，拇指指间关节及掌指关节均呈微屈曲位。尺神经损伤后，拇短屈肌深头、拇收肌及第一背侧骨间肌萎缩致拇指掌指关节屈曲减弱，故示指用力与拇对指时，呈现示指近侧指间关节明显屈曲、远侧指间关节过伸及拇指掌指关节过伸、指间关节屈曲现象，此即为 Froment 征阳性。

❓ 主任医师常问住院医师、进修医师或主治医师的问题

● 上肢五大神经如何走形？支配的肌肉及感觉分布区有哪些？损伤后有何典型表现？

答：（1）腋神经　发自臂丛后束，伴旋肱后动脉向后，绕肱骨外科颈至三角肌深面。其肌支支配三角肌和小圆肌；皮支绕三角肌后缘分布于肩部和臂部上 1/3 外侧面皮肤。肱骨外科颈骨折时可损伤腋神经，表

现为：①运动障碍，肩关节外展幅度减小；②三角肌区皮肤感觉障碍；③三角肌萎缩，肩部失去圆形隆起的外观，肩峰突出，形成"方形肩"。

（2）肌皮神经　自外侧束发出后，斜穿喙肱肌，经肱二头肌与肱肌之间下行，并发出分支支配上述三个肌肉。终支在肘关节稍上方的外侧，穿出臂部深筋膜，改名为前臂外侧皮神经，分布于前臂外侧皮肤。

（3）正中神经　由来自臂丛内侧束和外侧束的两个根合成，沿肱二头肌内侧沟，伴肱动脉下行到肘窝，继而在前臂指浅、深屈肌之间沿前臂正中下行。经腕至手掌，发出正中神经掌支（返支），进入鱼际，发出3条指掌侧总神经，再各分为2～3条指掌侧固有神经至1～4指相对缘。正中神经在臂部无分支。在肘部和前臂发肌支：支配除肱桡肌、尺侧腕屈肌和指深屈肌尺侧半以外所有前臂屈肌及旋前肌。在手掌支配除拇收肌以外的鱼际肌和第一、第二蚓状肌。发皮支：支配手掌桡侧2/3的皮肤，桡侧三个半指的掌面皮肤，以及其背面中节和远节的皮肤。正中神经损伤可致以下运动和感觉障碍及肌肉萎缩。①运动障碍：前臂不能旋前，屈腕力减弱，拇指、示指及中指不能屈曲。拇指不能做对掌动作。②感觉障碍：上述皮肤分布区感觉障碍，尤以拇、示、中指远节关节最为明显。③肌肉萎缩：鱼际肌萎缩，手常变平坦称为"猿手"。

（4）尺神经　发自臂丛内侧束，沿肱二头肌内侧沟，随肱动脉下行，在臂中部转向后下，经肱骨内上髁后方尺神经沟，进入前臂。在沟中尺神经位置表浅，紧贴骨面，骨折时易受损伤。尺神经在前臂尺侧腕屈肌深面随尺动脉下行，至桡腕关节上方约5cm处，发出尺神经手背支，本干下行称尺神经掌支，经豌豆骨桡侧分浅、深支入手掌。尺神经在前臂发出肌支，支配尺侧腕屈肌和指深屈肌尺侧半。深支支配小鱼际肌、拇收肌、全部骨间肌及第3、第4蚓状肌。浅支在手掌分布于小鱼际的皮肤和尺侧一个半指皮肤。手背支分布于手背尺侧半及尺侧两个半指皮肤（第3、第4指相邻侧只分布于近节背面的皮肤）。尺神经损伤后可致以下运动和感觉障碍及肌肉萎缩。①运动障碍：腕屈力减弱，拇指不能内收，其他各指不能内收与外展，环指与小指末节不能屈曲。②感觉障碍：尺神经分布区感觉迟钝，而小鱼际及小指感觉丧失。③肌肉萎缩：小鱼际平坦，由于骨间肌及蚓状肌萎缩，掌骨间隙出现深沟，各掌指关节过度后伸，第4、第5指的指间关节屈曲，表现为"爪形手"。

（5）桡神经　发自臂丛后束的粗大神经，初在腋动脉后方，继而伴随肱深动脉向后，在肱三头肌深面紧贴肱骨体的桡神经沟向下外行，到肱骨外上髁前方分为浅支与深支。①浅支：在肱桡肌深面，伴桡动脉下行，至前臂中、下 1/3 交界处转向手背，分布于手背桡侧半的皮肤以及桡侧两个半背面的皮肤。②深支：较粗、主要为肌支。穿旋后肌至前臂背侧，在深、浅肌之间下降，分数支，其长支可达腕部。桡神经肌支：支配肱三头肌、肱桡肌及前臂后群所有伸肌和旋后肌。桡神经皮支：分布于臂、前臂背侧和手背桡侧半及桡侧两个半手指皮肤。

肱骨干骨折易伤及桡神经，表现如下。①运动障碍：不能伸腕和伸指，拇指不能外展，前臂旋后功能减弱。②感觉障碍：前臂背侧皮肤及手背桡侧半感觉迟钝，"虎口"区皮肤感觉丧失。③抬前臂时，由于伸肌瘫痪及重力作用，出现"垂腕征"。

● 周围神经损伤手术探查的指征是什么？

答：根据周围神经损伤的病理分类，对于神经断裂Ⅴ度损伤有手术治疗的明确指征，Ⅰ度、Ⅱ度损伤可自行恢复，无须手术治疗。但在实际工作中，治疗初期较难准确判断神经损伤类型，尤其是Ⅲ度、Ⅳ度，或混合性Ⅵ度损伤的诊断与治疗更为棘手。因此，只能依据具体伤情掌握神经手术探查指征。

（1）开放性神经损伤　手术探查指征明确在保证患者生命安全的前提下，任何开放性损伤伴神经功能障碍者，应该在清创的同时尽可能探查损伤神经，以明确诊断和争取早期修复，并根据神经损伤的具体情况采取相应的治疗措施。

（2）闭合性神经损伤　一般无早期单纯神经探查指征，因为闭合性损伤发生神经完全断裂Ⅴ度损伤的机会较少，大部分病例（约 85%）因神经解剖连续性得以保持有自行恢复的可能，允许先观察 3 个月，恢复率 75%～85%。只有经过一定时期观察无恢复迹象或虽有部分功能恢复但主要神经功能未恢复，或出现神经损伤后疼痛影响肢体功能时才进行手术探查。

（3）闭合性骨折、脱位合并神经损伤　有以下几种情况须做神经探查。

① 骨折、脱位本身有手术指征须行手术治疗时。

② 合并大血管损伤须行血管探查修复时。

③ 出现筋膜间隔综合征伴有明显神经功能障碍，经非手术治疗无效，应立刻行筋膜间隔切开减压，以避免造成神经严重缺血及永久性破坏。

④ 闭合性骨折与脱位复位、固定之前并无神经损伤，但复位、固定后出现神经损伤症状，疑可能有神经嵌入骨折端之间或脱位的关节内，骨折碎片刺破或持续压迫神经干者，应尽早行神经探查。

⑤ 某些部位的骨折合并神经损伤，如锁骨骨折并发节后性根干部臂丛损伤，宜尽早进行手术探查，以避免不必要的观察、影响神经功能恢复。

（4）继发性神经损伤 如骨质增生压迫神经、关节畸形引起神经损伤、医源性药物注射性神经损伤、缺血性神经损伤及周围神经卡压症等，神经功能障碍呈持续性加重，疑有神经干持续受压或神经内纤维化瘢痕压迫，均有手术探查指征。

● **神经修复的方法主要有几种？**

答：神经修复的方法主要包括有以下几种。

（1）神经端端缝合术 适用于神经干断裂损伤；或者神经损伤后虽然连续性存在，但局部膨大，呈瘤样病变，术中电刺激近端神经，远端无任何反应，必须切除病变的神经瘤，两端靠拢后予无张力缝合；或者神经损伤后缺损，且缺损的距离在神经干直径的 4 倍以内，均可采用神经端端缝合术。神经端端缝合的方式可以采用神经外膜缝合、束膜缝合及外膜、束膜缝合法。它们各有优缺点，可以根据具体条件选择。

（2）神经移植术 用于神经完全断裂缺损，缺损距离在神经干直径 4 倍以上；或者在神经瘤切除以后，神经缺损不能缝合时可采用神经移植术。常用于移植的神经有腓肠神经、前臂内侧皮神经、桡神经浅支等。根据不同粗细的神经干和缺损距离的长短，采用单股或多股神经移植，嵌接于损伤神经的缺损处，应用束膜缝合术逐股缝合。近年来，由于显微外科技术的广泛应用，对大段的神经缺损，尤其在 10cm 以上的缺损，适合采用吻合血管的游离神经移植，如带桡动脉的桡神经浅支移植，它可以同时修复血管和神经。由于此种方法需要牺牲一条主要的血管，所以多不主张应用。

（3）带蒂神经移植术 适用于较粗的神经干损伤，例如大段的正中神经和尺神经缺损，无法应用神经移植修复时可用尺神经修复正中神经。方法：先将两神经的近侧断端，采用端端缝合方式缝合，再根据缺损长度，稍微放大后，于神经缝合处向尺神经近侧测量出所需长度，并在此处尺神经的外膜下，切除 1cm 左右的神经纤维，防止近侧的神经纤维向远侧生长，并保证将用于移植的尺神经干的血供不受影响，在 4～6 周以后再将用于移植的神经切断，翻转至远侧，与正中神经缝合。

（4）神经移位术 适用于神经大段缺损无法修复时，例如正中神经和尺神经大段缺损，且缺损不在同平面，可用一条近端神经修复另一条远端神经。近年来，也常用于臂丛神经的根性撕脱伤，如采用健侧的颈7神经、肋间神经、副神经等移位修复损伤的臂丛神经，以恢复患肢部分功能。

（5）神经端侧缝合术　适用于无法修复的神经损伤，损伤的神经最好是较细的单一的感觉神经，患者又不愿做神经移植术时，损伤部位的其他神经应正常。方法：纵行切开正常神经干的外膜，然后将损伤神经的远侧断端缝于此外膜处，利用神经干的侧芽生长，使神经纤维重新长入损伤的神经。经这一方法治疗后也能获得一定的效果，但必须慎用。

（6）神经组织的桥接术　近年来，在寻找神经组织的替代材料用于修复神经缺损的研究也取得了一些进展，这些材料包括生物材料和非生物材料。静脉代替神经组织桥接于神经缺损处，修复神经缺损，我们已经用于临床，也获得了较好的疗效。但这种修复方式还有待进一步研究，在临床使用时应当慎重。

（7）神经松解术　当神经受压、磨损或牵拉，在神经干外和神经束间有瘢痕形成，其轴索受到压迫、损伤。这种压迫必须解除，否则，神经的传导功能将受到影响。这一方式适用于神经的连续性存在，无明显的神经瘤形成，其功能受到影响；神经缝接和移植术后有瘢痕形成，压迫神经，功能恢复停止；神经嵌压综合征等。当应用肌电图检测时，主要表现为神经传导速度减慢。在神经压迫解除后，有利于神经纤维的再生。

①　神经外松解术：由于神经周围的骨和软组织增生，新生骨或软组织瘢痕形成，或者其他原因造成的神经干受压。应切除压迫神经的瘢痕和骨质，切除增厚的神经外膜，显露其内的神经束，将神经束从这些压迫的组织中完全分离出来，解除压迫因素。然后将分离出来的神经干置于血供良好的组织床上。手术分离时，应从受压两端的正常组织开始，沿神经干纵轴向受压处分离解剖，不得损伤神经纤维。有条件时，可在手术显微镜下切除神经表面瘢痕。

②　神经内松解术：神经损伤后由于神经外膜内的神经束之间形成瘢痕，压迫神经束，影响神经的正常传导功能。方法：在手术显微镜下纵形切开并切除神经外膜后，从两端较正常的神经开始，向损伤部位解剖，逐一进行束间松解，切除束间的瘢痕组织。此手术极为精细，术间不得损伤神经束和神经内丛。

● 如何处理神经缺损？

答：神经缺损的处理方法大致有3大类。

（1）增加损伤神经的长度

① 神经牵伸术：周围神经的不规则行进，原有的起伏曲度和本身弹性，牵拉后可获得额外长度，可用于克服较小的神经缺损。

② 神经游离术：由于神经内在血管系统存在，允许游离神经一段，原则上游离神经距断端一般不超过6～8cm。

（2）减小断端间距离

① 关节位置改变：用于损伤部位近关节者，但应避免关节过度屈伸。

② 神经改道：神经丛关节伸侧移位到关节屈侧，可获得良好的神经松弛。

③ 骨缩短：用于骨折伴有神经缺损时。但临床上骨缩短减小神经间距，一般只限于肱骨。

（3）神经移植术

① 游离神经移植：通常采用腓肠外侧皮神经供自体移植。

② 带蒂神经移植术：在上肢正中神经、尺神经同时断裂，如果出现神经缺损，将尺神经与正中神经同时吻合，经1～3个月后再将尺神经与近端切断反转后于正中神经短端吻合，常可取得较满意的效果。

③ 吻合血管的神经移植：带血管游离神经移植使移植后神经有良好的血供，使神经移植获得一定的效果。

主任医师总结

周围神经可因切割、牵拉、挤压等而损失，神经断裂后，其近、远端神经纤维将发生沃勒（Waller）变性，远端轴索及髓鞘伤后数小时即发生结构改变，神经修复后要经过变性、再生，穿越吻合瘢痕及终末器官的生长成熟过程，其再生速度缓慢（每天1～2mm），而神经断裂后终末器官肌纤维和感觉小体发生萎缩，久后运动终板亦同时变性消失，影响功能恢复。神经损伤，其再生与修复时机关系密切，伤后1～3个月是神经修复的"黄金时期"。外科医师决定是Ⅰ期还是Ⅱ期修复是有指征，延误诊断即丧失神经修复的最佳时机，预后较差。

神经Ⅰ度、Ⅱ度损伤者神经可完全再生，可采取非手术治疗；Ⅲ度损伤时神经可以再生，但是恢复效果不理想；Ⅳ度损伤易致神经瘤形成；Ⅴ度损伤需手术治疗。对开发性神经损伤，有条件时应尽可能予一期修复，神经束膜、外膜无张力下缝合，神经组织缺损大于损伤神经直径4倍，应进行神经移植，神经修复后应将体位固定在松弛位3～6周，并预防瘫痪肌腹被拉长及各关节僵硬，预防因感觉障碍引起烧伤、冻伤，每日电刺激预防肌肉萎缩，应用维生素 B_1、维生素 B_6、维生素 B_{12} 神经组织代谢物及神经生长因子有利于神经再生与功能恢复。

参 考 文 献

[1] 顾玉东. 手外科手术学. 上海：复旦大学出版社，2011.

[2] 中华医学会. 临床诊疗指南（手外科学分册）. 北京：人民卫生出版社，2006.

[3] Thomas E. Trumble Jeffrey E. Budoff Roger Cornwall 主编. 邵新中，子亚东主译. 肩肘手外科学：骨科核心知识. 北京：人民卫生出版社，2009.

[4] 丁义涛. 外科查房手册. 南京：江苏科学技术出版社，2004.

（夏英慧　杨文福　林前明）

右手麻木疼痛半年余，加重 1 个月——腕管综合征

◎ ［实习医师汇报病历］

患者女性，46 岁，主诉"右手麻木疼痛半年余，加重 1 个月"。约半年前患者无明显诱因右手掌和手指出现麻木、针刺、烧痛感。手劳动后加剧，休息后减轻。右手 5 个手指感觉减弱，桡侧 3 个手指较明显。1 个月前症状加剧，刺痛感向前臂放射。在夜间症状加剧而影响睡眠。右手掌较左手干瘪。就诊于我院门诊，拟"右腕管综合征"收住我科。本次发病以来，患者精神良好。既往体健，否认其他"心、肝、肺、脾、肾"等重要脏器疾病史，否认传染性疾病史，否认外伤史、输血史，否认食物、药物过敏史。

体格检查：T 36.5℃，P 72 次/分，R 15 次/分，BP 115/72mmHg。神志清楚，对答切题。心、肺、腹部查体未见明显阳性体征。外生殖器及肛门外观未见异常。专科检查：右手鱼际肌萎缩，手掌、拇指、示指、中指及环指桡侧半指腹皮肤感觉迟钝，压迫或叩击腕横韧带，背伸腕关节时疼痛加重。拇短展肌及拇对掌肌的肌力减弱。Tinel 征阳性。屈腕试验（Phalen 试验）阳性。各指血运正常。

辅助检查：无。

初步诊断：右腕管综合征。

诊疗计划：①按骨科护理常规，二级护理，普食；②进一步完善各项检查，择期手术治疗。

主任医师常问实习医师的问题

● **什么是腕管综合征?**

答：正中神经在腕管内受压，发生手指麻木、疼痛及（或）大鱼际肌萎缩，称为腕管综合征（carpal tunnel syndrome）（图 7-1）。是周围神经卡压综合征中最为常见的一种。腕管综合征常见于中年女性及妊娠期，右侧多于左侧。女性为男性的 5 倍，双侧发病者占 1/3～1/2。

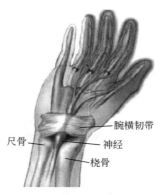

腕横韧带
尺骨 —— 神经
桡骨

图 7-1　腕管综合征示意

● **腕管综合征的临床表现有哪些?**

答：临床表现主要为正中神经受压示指，中指和环指麻木，刺痛或呈烧灼样痛，白天劳动后夜间加剧，甚至睡眠中痛醒；局部性疼痛常放射到肘部及肩部；拇指外展肌力差，压迫或叩击腕横韧带，背伸腕关节时疼痛加重；病程长者，可有大鱼际肌萎缩，腕部、手掌、拇指、示指、中指出现麻木、疼痛，或者伴有手动作不灵活，无力等；疼痛症状夜间或清晨加重，可放射到肘、肩部，白天活动及甩手后减轻；上述部位的感觉减弱或消失；甚至出现手部肌肉萎缩、瘫痪。临床上，一部分患者会因长期病变，导致拇指下的大鱼际出现萎缩；甚至会出现间歇性皮肤发白、发绀；严重者可出现拇指、示指发绀，指尖坏死或萎缩性溃疡，成为不可逆的改变。

● **腕管综合征的检查方法有哪些?**

答：无相关实验室检查，本病的检查方法主要有以下 4 种。

（1）电生理检查 肌电图提示大鱼际肌及腕指的正中神经传导速度测定有神经损害征，对诊断有一定意义。

① 神经传导速度测定：从腕掌近侧腕横纹至拇短展肌的正常时间间隔小于5ms，而在腕管综合征时其神经传导时间延长。

② 肌肉电位测定：可见大鱼际正中神经所支配的肌肉有失神经改变。

（2）X线检查 X线平片可了解腕骨部位有无骨，关节病理改变。

（3）关节镜检查 是近年来开展的一种新的检查方法，在关节镜下可以了解腕管内的病理改变情况，可以进一步明确诊断，也可以在镜下做腕管松解术。

（4）腕部CT及MRI检查 可提供有用的临床信息，可用以了解腕管内情况，但不作为常规检查。

如何诊断腕管综合征？

答：疑有腕管综合征时应进一步行如下检查以明确诊断。

① Tinel征：在腕韧带近侧缘处用手指叩击正中神经部位，拇指、示指、中指三指有放射痛者为阳性。

② 屈腕试验：双肘搁于桌上，前臂与桌面垂直，两腕自然掌屈，此时正中神经被压在腕横韧带近侧缘，腕管综合征者很快出现疼痛。

③ 可的松试验：在腕管内注射氢化可的松，如疼痛缓解则有助于确诊。

④ 止血带试验：将血压计充气到收缩压以上30～60s即能诱发手指疼痛者为阳性。

⑤ 伸腕试验：维持腕于过伸位，很快出现疼痛者为阳性。

⑥ 指压试验：在腕横韧带近侧缘正中神经卡压点用指压迫能诱发手指疼痛者为阳性。

⑦ 正中神经传导速度：正常时正中神经从近侧腕横纹到拇对掌肌或拇短展肌之间的运动纤维传导速度小于$5\mu s$，如大于$5\mu s$为异常。腕管综合征可达$20\mu s$，表明正中神经受损。传导时间大于$8\mu s$者应考虑手术治疗。

 主任医师常问住院医师、进修医师或主治医师的问题

腕管综合征与"鼠标手"有哪些区别？

答：腕管综合征与"鼠标手"有某些共同的症状，比如"鼠标手"

手腕部的疼痛的症状和腕管综合征相似，手指手部疼痛的分布区相似。但"鼠标手"与腕管综合征有本质区别。

（1）发病原因不同　"鼠标手"影响的关节远远不是一个手腕，"鼠标手"对手腕部神经的刺激是由于与桌面的挤压导致的。腕管综合征神经受刺激是由于病变、水肿、骨折等导致的腕管狭窄。

（2）发病的部位不同　腕管的体表位置在腕横纹至以远 3～5cm 平面的位置，而大多数"鼠标手"手腕部疼痛的部位是在腕横纹的位置。

（3）愈后和治疗效果不同　腕管综合征最彻底、最有效的治疗就是腕横韧带切开减压术，就是直接把腕横韧带切断，把压力释放。"鼠标手"手腕部即使切除了腕横韧带，手腕由于姿势与桌面发生挤压，压力还是没有释放。

● **腕管综合征的病因有哪些？**

答：任何腕管内压力增高均可引起正中神经受压而造成正中神经功能障碍。

（1）腕管的容量减少

① 月骨脱位。

② 腕部骨折：常见的有伸直型桡骨下端骨折、骨折脱位以及 Barton 骨折等。

③ 腕和腕间关节进行性增生性关节炎。

④ 腕横韧带增厚。

（2）腕内容物增加

① 肿瘤：如脂肪瘤、血管瘤、正中神经的纤维脂肪增生等。

② 腱鞘囊肿。

③ 腱滑膜炎。

④ 解剖异常：指浅屈肌肌腹过长肌腹延伸到远端、蚓状肌肌腹过高侵入腕管或异位的肌肉（如通过腕管的掌长肌腱等）都会造成中正神经的压迫。

● **腕管综合征应与哪些疾病鉴别？**

答：鉴别诊断中最主要的要与末梢神经炎和神经根型颈椎病相鉴别。

（1）末梢神经炎以手指麻木为主，疼痛较轻，多为双手，呈对称性感觉障碍，鉴别时困难不大。

（2）神经根型颈椎病与腕管综合征的鉴别很重要，两者均可有手指麻木、疼痛，但治疗完全不同。同时，两者有可能同时存在，即同一个患者同时患颈椎病及腕管综合征，需要仔细区分，分别治疗才能取得良好的疗效。神经根型颈椎病的特点是疼痛呈放射性，从颈部、肩部向远端放射，患者同时有颈部、肩部、上肢及手的症状，疼痛与颈部活动有一定关系，颈椎 X 线片及 CT 可显示颈椎退行性变，相应神经根孔狭窄，疼痛及感觉障碍范围广，肌电图可提供鉴别诊断依据。腕管综合征表现为夜间手指疼痛，压指试验阳性，肌电图检查从近侧腕横纹到大鱼际的正中神经传导速度延长。

（3）另外，还必须与周围神经炎、糖尿病性末梢神经炎、风湿性关节炎、类风湿关节炎、甲状腺功能减退症、痛风等相鉴别。

● 腕管综合征的治疗方法有哪些？

答：（1）非手术治疗　早期病例症状较轻，但夜间屈腕位疼痛者可用石膏托、支架保护腕关节于中立位轻度背伸位 1～2 周，或口服神经营养药物治疗，如症状不见减轻可用曲安奈德 50mg（2ml）加 1％普鲁卡因 2ml 行腕管内封闭，但不要注射在正中神经内，每周 1 次，一般 2～3 周为 1 个疗程。如第一次注射无效，则不必再注射。

（2）手术治疗　对于经非手术治疗无效或病程长已有肌萎者可予腕关节镜下探查或手术切开腕横韧带松解正中神经减压。

● 腕管综合征切开腕管减压的手术方法有哪些？

答：手术切口一般采用小鱼际桡侧缘凸向尺侧的弧形切口（图 7-2），并向腕上延长，这样可以避免损伤正中神经掌支的发皮支。将掌长肌腱及桡侧腕屈肌肌腱分别向两侧牵开后即可暴露正中神经及腕横韧带（图 7-3），沿正中神经的尺侧由近及远切开腕横韧带，以免损伤正中神

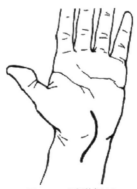

图 7-2　弧形切口

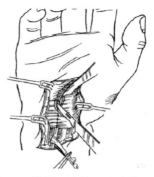

图 7-3　暴露正中神经及腕横韧带

经回返支，因为有约 23％ 的人正中神经回返支穿过腕横韧带至大鱼际肌。切开腕横韧带后，探查腕管内的情况，如正中神经与周围的肌腱滑囊粘连，则小心松解，如腕管内有新生物则手术摘除。腕横韧带切开后不需要重建，止血彻底后缝合伤口。

主任医师总结

　　腕管综合征是最常见的周围神经卡压性疾病，也是手外科医师最常进行手术治疗的疾病。腕管综合征非手术治疗的方法很多，口服神经营养药物等及支具制动和糖皮质激素注射等。如果非手术治疗方案不能缓解患者的症状，则应尽快考虑手术治疗。避免内在肌萎缩后难以恢复而影响手功能。

　　对症状严重、非手术治疗 2 个月无效者应及早手术治疗。本例患者未经非手术治疗，但病程长，肌肉萎缩，现通过非手术治疗不能达到应有的疗效，并且可能延误手术时机，加重病情，成为不可逆的改变。通常行腕横韧带切开腕管减压术。术后短臂石膏托外固定手于伸腕位 7～9 天，以免屈肌腱疝出，然后去掉石膏托开始主动活动。有人建议腕管切开后再在显微镜下行正中神经束组间松解术。但神经束组间分离可引起神经纤维撕断，术后神经内部或周围大量瘢痕形成，并可引起反射性交感神经营养不良。还有人研究发现，单纯腕管切开术和腕管切开＋神经内松解术两者的疗效并无显著差异。因而，神经内松解术无多大意义，现已很少应用。关节镜腕管切开减压术：近年来才开始应用这一新技术。应用关节镜进行腕管切开减压有手术创伤小、患者日常生活和工作恢复快、住院时间短等优点，受到患者的欢迎。有人做过调查，其疗效和手术腕横韧带切开术无明显不同，但关节镜腕管切开减压术有正中神经或掌浅弓切断、血肿、腕部尺神经刺激等并发症，应注意避免。近年来在治疗方面已有光子刀等微创手术工具可在门诊实施手术，减少创伤，降低费用，简化治疗。

（夏英慧　刘晖　林前明）

电锯切割致左手拇指出血、疼痛、背伸活动受限 2h——指伸肌腱断裂

⊛ ［实习医师汇报病历］

　　患者男性，22 岁，以"电锯切割致左手拇指出血、疼痛、背伸活动受限 2h"为主诉入院。缘于 2h 前患者做木工时，左拇指不慎被电锯伤及，导致其伤口出血，活动受限，受伤后无出冷汗、口干、头晕、胸闷、心悸等不适，伤口自行简单包扎止血，当即急诊于我院，期间出血量约 20ml，门诊予行加压包扎、血常规、生化全套、凝血功能等检查，拟"左拇指伸肌腱断裂"收住我科。本次发病以来，患者精神欠佳。既往体健，否认其他"心、肝、肺、脾、肾"等重要脏器疾病史，否认传染性疾病史，否认外伤史、输血史，否认食物、药物过敏史。

　　体格检查：T 36.7℃，P 87 次/分，R 22 次/分，BP 120/70mmHg。神志清楚，对答切题，心、肺、腹部查体未见明显阳性体征。外生殖器及肛门外观未见异常。专科检查：左手第 1 掌骨中段背侧见约 3cm 横行裂伤，创缘呈锯齿状，创口渗血，创面木屑污染，拇指远节呈屈曲畸形，第 1 掌骨无环形压痛，无纵向挤压痛，拇指远侧指间关节、掌指关节背伸不能，指腹色红润，皮肤温度、张力正常，毛细血管回充盈反应正常，痛觉无减弱。

　　辅助检查：无。

　　初步诊断：左拇指伸肌腱断裂［拇长、拇短伸肌腱断裂（Ⅳ区）］。

　　诊疗计划：①按骨科护理常规，二级护理，暂禁食；②进一步完善各项检查，急诊手术治疗。

主任医师常问实习医师的问题

● **指伸肌腱断裂的临床体征有哪些？**

答：指伸肌腱断裂的临床体征如下：①掌指关节、近侧指间关节、远侧指间关节的伸肌滞后；②近侧指间关节屈曲时掌指关节不能过伸；③抗阻力伸直无力和疼痛，尤其是当Ⅳ区伸肌腱完全断裂要通过联合腱伸指时更明显。

● **拇指及示、中、环、小指指伸肌腱断裂的徒手检查方法有哪些？**

答：（1）拇指伸肌腱断裂的检查

① 拇长伸肌腱断裂时，固定拇指近节，拇指末节不能主动伸直。

② 拇短伸肌腱断裂时，将末节伸直，患指不能主动伸直拇指腕掌关节。

③ 拇指长、短肌腱完全断裂时，拇指的近节、末节的主动伸屈活动功能完全丧失。

（2）示指、中指、环指、小指指伸肌腱断裂的检查　掌骨区断裂时，指间关节能主动伸直，但掌指关节不能主动伸直。①指骨近节区中央腱束断裂：近侧指间关节不能主动伸直。②指骨中节区或指伸肌腱止点附近断裂或撕裂或撕脱骨折：手指指骨末节不能主动伸直，患指出现锤状指畸形。

● **什么是 Elson 试验？有什么临床意义？**

答：将手置于桌缘，近侧指间关节屈曲，检查者将患者近侧指间关节被动屈曲90°，嘱患者主动伸直近侧指间关节，当近侧指间关节屈曲90°而中央腱未受损时，检查者可感觉到中节指骨主动背伸的力量，同时远侧指间关节也不会主动伸直；在同样位置，若中央腱完全断裂，中节指骨则不能背伸，而远侧指间关节却处于伸直位。这是由于近侧指间关节屈曲90°位时，侧腱束发生掌侧半脱位造成的，在急性期，手指伸直侧腱束也会向背侧移位。Elson 试验（图7-4）是检查急性中央腱损伤的常用方法。

● **什么是 Boyes 试验？有什么临床意义？**

答：保持近侧指间关节于伸直位，嘱患者尝试屈曲远侧指间关节，若中央腱完整，患者则可通过指深屈肌腱的活动来屈曲远侧指间关节；

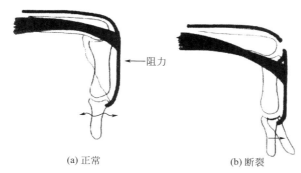

(a) 正常 (b) 断裂

图 7-4　Elson 试验

若中央腱已损伤，断端回缩，且与近端组织瘢痕粘连，则在近侧指间关节伸直位时侧腱束张力较大。此时，紧张的侧腱束使远侧指间关节处于伸直状态，阻碍远侧指间关节主动屈曲。Boyes 试验（图 7-5）是慢性中央腱断裂的常用检查方法。

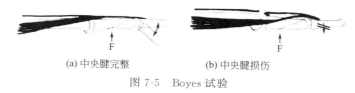

(a) 中央腱完整 (b) 中央腱损伤

图 7-5　Boyes 试验

● **什么是锤状指？如何分型？**

答：Ⅰ区指伸肌腱在远节指骨背侧由两束汇集而成，此区域的伸肌腱断裂可导致远节手指不能伸直，呈屈曲畸形，称为锤状指。锤状指共分 4 型。Ⅰ型：闭合型或钝性损伤，肌腱连续性丧失，伴或不伴有撕脱骨折，是最常见的类型。Ⅱ型：伸肌腱断裂处位于远侧指骨间关节水平以近，肌腱连续性丧失。Ⅲ型：挫压伤造成皮肤、皮下组织和肌腱实质缺损。Ⅳ型：伸肌腱断裂伴有止点撕脱骨折。ⅣA 型：骨骺未发育成熟的骨骺分离。ⅣB 型：骨折累及 20%～50% 的关节面。ⅣC 型：骨折累及＞50% 的关节面。

● **什么是纽扣畸形？急性纽扣畸形的手术指征有哪些？纽扣畸形常见的手术治疗方法及适应证有哪些？**

答：（1）伸指肌腱中央腱束损伤，早期依靠侧腱束的作用，仍可伸直近侧指间关节，如果未予及时修复，随着伤指不断地屈伸活动，中央腱束近端逐渐回缩，同时两侧腱束失去与中央腱束间的联系，从近侧指间关节背侧逐渐滑向侧方，一旦滑到指关节运动轴的掌侧，侧腱束就不再起伸直作用。相反，每当用力伸指时，滑脱的侧腱束会使近侧指间关节屈曲，远侧指间关节过伸，近节指骨头从断裂的中央腱束中突出，如同扣纽扣样畸形。

（2）急性纽扣畸形的手术指征　开放性中央腱断裂必须行彻底的清创术，并且要明确深面关节有无损伤，一期愈合伤口同时也获得了伸肌腱愈合；中央腱在中节指骨基底的错位的撕脱骨折，近侧指间关节不稳定和手指主动被动伸直功能丧失，以及非手术治疗无效。

（3）纽扣畸形的常见手术治疗方法及适应证

① 中央腱束修补术：适用于损伤时间短，伸指时向两侧滑脱的侧腱束仍可复位者。

② 侧腱束交叉缝合法：适用于两侧腱束已有轻度短缩，但近、远侧指间关节被动活动尚正常。

③ Matev 修复法：适用于侧腱束滑脱，并短缩，限制近侧指间关节主动、被动活动者。

④ Littler-Eaton 修复法：适用于侧腱束已有挛缩，指间关节活动受限者。

⑤ 游离肌腱移植术：脱位的侧腱束挛缩较重，或侧腱束已不完整，需做游离肌腱移植修补。

⑥ 伸指肌腱近止点处切断术：适用于两侧腱束完整，但挛缩严重的病例。

 主任医师常问住院医师、进修医师或主治医师的问题

指伸肌腱是怎样分区的？治疗特点有哪些？

答：根据不同部位和解剖结构及损伤后的临床表现，Kleinert 和 Verdan 将伸指肌腱的分为 8 区。

（1）Ⅰ区　位于远侧指间关节背侧。Ⅰ型：采用夹板固定远侧指间关节过伸位 6～8 周，不固定近侧指间关节。Ⅱ型：可行肌腱一期修复辅以夹板外固定。Ⅲ型：肌腱移植修复同时可以邻指皮瓣或其他局部转移皮瓣修复组织缺损。Ⅳ型：骨折复位固定＋夹板外固定。

（2）Ⅱ区　未超过肌腱宽度一半的肌腱断裂可以直接缝合伤口，术后夹板固定伸直位 2 周；超过一半的肌腱损伤，肌腱缝合术后固定远侧指间关节微屈或伸直位，近侧指间关节固定于半屈曲位 6 周。

（3）Ⅲ区　位于近侧指间关节背侧。①夹板固定法：用于闭合的急性中央腱损伤。持续夹板固定近侧指间关节于伸直位 6 周，不固定远侧指间关节。②中央腱束修补术：适用于损伤时间短，伸指时向两侧滑脱的侧腱束仍可复位者。③指伸肌腱中央束翻转肌腱瓣修复中央束：适用于指伸肌腱中央束损伤，伸肌腱缺损超过 0.5cm 者。④指伸肌腱侧束中央束移位替代中央束：适用于指伸肌腱中央束损伤，伴有中央束缺损超过 0.5cm。⑤侧腱束交叉缝合法：适用于两侧腱束已有轻度短缩，但近、远侧指间关节被动活动尚正常。⑥Matev 修复法：适用于侧腱束滑脱并短缩，限制近侧指间关节主、被动活动者。⑦Littler-Eaton 修复法：适用于侧腱束已有挛缩，指间关节活动受限者。⑧游离肌腱移植术：脱位的侧腱束挛缩较重，或侧腱束已不完整，需做游离肌腱移植术。⑨伸指肌腱近止点处切断术：适用于两侧腱束完整，但挛缩严重者。

（4）Ⅳ区　位于近节指骨背侧。开放性损伤均采用一期修复，陈旧性多采用游离肌腱移植术。

（5）Ⅴ区　位于掌指关节背侧。腱帽损伤修复的手术方式有以下几种。

① 损伤腱帽缝合术：适用于新鲜腱帽锐器伤。

② 腱帽重叠缝合术：适用于指伸肌腱腱帽尺侧挛缩而桡侧松弛者。

③ 指伸肌腱腱帽滑脱修复术：腱帽桡侧组织已撕破或很薄。无法直接修复时采用下列方法。a. Mccoy 法：采用掌指关节背侧弧形切口，暴露损伤的伸肌腱帽及滑脱的指伸肌腱，将腱帽远端伸肌腱桡侧半从远端切断，将伸肌腱桡侧的蚓状肌腱游离，伸肌腱片从蚓状肌腱的深面穿过，将滑脱的指伸肌腱拉回原位，再环绕蚓状肌后自身缝合固定。术后掌指关节伸直位制动 4 周。b. Wheeldon 法：采用掌指关节背侧弧形切口，暴露损伤的伸肌腱帽及滑脱的指伸肌腱，切取滑脱肌腱尺侧的联合腱或从脱位的伸肌腱帽尺侧掀起 1 个横行的筋膜瓣，利用滑脱肌腱尺侧的联合腱翻转到桡侧，与伤侧腱帽及掌指关节的关节囊缝合，以控制伸腱向尺侧滑脱。关闭伤口，术后掌指关节伸直位制动 4 周。c. Carroll 法：采用掌指关节背侧弧形切口，暴露损伤的伸肌腱帽及滑脱的指伸肌腱，将腱帽近端伸肌腱桡侧半从近端切断，分离出掌指关节腱帽桡侧的侧副韧带，将伸肌腱片向远端返折，从侧副韧带的深面穿过，再拉回到尺侧，与尺侧腱帽及掌指关节的关节囊缝合。也可将腱条穿经掌浅横韧带掌侧，再缝回原肌腱，起伸肌腱桡侧悬吊作用。术后掌指关节伸直位

制动 4 周。

（6）Ⅵ区　位于手背部和掌骨背侧。此区内示指和小指各有两条伸肌腱，如其中之一损伤，则不表现出症状。指总伸肌腱如在联合腱近端损伤，则伤指的伸展功能仅部分受限。肌腱联合损伤常易漏诊。对伤口仔细检查是诊断和治疗此处损伤的最后办法。

（7）Ⅶ区　位于腕部伸肌支持带下。由于同个鞘管内有多条肌腱，此区开放性损伤修复后的肌腱易产生粘连。

（8）Ⅷ区　位于前臂远端。指总伸肌的肌腱可在前臂中 1/3 内予以修复，肌腱抽托可行肌腱重建术。

⬤ 肌腱损伤的修复原则是什么？

答：关于早期肌腱断裂的修复原则，Bunnell 提出了一个好的肌腱缝合技术必须的条件：①无分离的正确对合；②不是绞勒缝合；③肌腱表面无结节；④对肌腱产生极小的创伤。

（1）肌腱断裂早期的缝合原则如下。

① 肌腱的缝合必须是在创面能一期愈合的条件下才能进行。因此，必须是新鲜损伤经彻底清创后才能一期消灭创面或择期进行手术。

② 肌腱须在损伤新鲜、张力较小的情况下进行缝合。因此，外伤断裂肌腱必须新鲜、无长段缺损者。

③ 缝合材料必须具备抗拉力强，对肌腱损伤小，反应少，在肌腱愈合前不能吸收，目前多以尼龙线为主。

④ 严格无创操作，做到耐心、细致、轻巧和熟练，做到充分保护肌腱周围组织，使肌腱始终保持湿润，并采用锐利刀或剪刀做切割或剪裁。

⑤ 缝合时要做到无分离、不绞勒、不破坏肌腱的血供，使之光滑、整齐，并尽量减少缝合线头或线结暴露肌腱表面。

⑥ 术后要做到良好的制动和早期功能训练的统一，保持肌腱在张力较小的位置下做有效的、不导致肌腱断端分离的康复训练，防止肌腱在愈合期产生粘连。

（2）肌腱断裂晚期的缝合原则

① 肌腱损伤晚期修复其局部无感染、软组织无瘢痕，皮肤及皮下组织柔软、松动，使肌腱有滑动条件。如有瘢痕必须先做瘢痕切除术，再用皮瓣修复，有条件者可行带皮瓣的肌腱移植术。

② 该肌腱将使带动的关节、手指的被动活动范围达正常或接近正常。

③ 对缺损的修复原则以自体肌腱或筋膜及人工肌腱修复。

除上述 3 条外尚需符合早期肌腱修复中的第③～⑥条要求。

（3）肌腱修复的时机　在技术条件和创口条件允许情况下，对肌腱损伤均应做一期修复；对不能一期修复后早期先彻底清创，争取消灭创面，而肌腱可做延期或晚期处理。

① 早期肌腱修复术：指在受伤后清创和创面闭合同期做的修复，一般在伤后 24h 内易于修复。局部的单纯玻璃或利器切割伤常属此类。

② 延期肌腱修复术：指受伤后 24h 至 3 周的肌腱修复。主要由于早期因技术原因或在屈肌腱腱鞘内，考虑到早期缝合不能保证效果，可仅缝合创口后转院处理；因可能创面有一定的污染，虽经清创可早期缝合创口，但如果不能保证避免感染，则需要延期修复肌腱。

③ 二期肌腱移植术：指伤后 3 周以后根据条件选择适当时期进行肌腱断裂的修复术。主要是由于早期创面污染严重，或创面缺损较大，不能直接缝合，须经皮瓣移植修复者，也可因全身情况不佳的其他原因，失去一期或延期肌腱修复的时机，都可采取二期手术；但必须是创面愈合良好，局部皮肤条件良好，关节功能尚佳，方可做二期手术。否则应创造条件，满足手术需要，使术后达到良好的效果。

● **指伸肌腱腱帽滑脱的病因、临床表现、诊断要点及治疗原则是什么？**

答：（1）病因　外伤和类风湿关节炎。有时无明显外伤或疾病史，由于解剖与生物力学的特点，该区肌腱也可发生腱帽滑脱。

（2）临床表现

① 多少病例无明显功能障碍，屈掌指关节时伸肌腱向尺侧滑脱，伸指时又可复位，局部可有轻度疼痛。

② 少数严重病例，局部肿痛，屈伸动作不协调，严重者影响伸指功能。

（3）诊断要点

① 外伤和类风湿关节炎等病史，或无明显外伤或疾病史。

② 症状轻者，屈掌指关节时伸肌腱向尺侧滑脱，伸指时又可复位。

③ 症状重者，局部肿痛，伸直活动受限。

（4）治疗原则

① 症状较轻者，可行非手术治疗，采用伸指位石膏托或支具制动 3～4 周。

② 症状较重者，需行腱帽修复术。a.损伤腱帽缝合术：适用于新鲜腱帽锐器伤。b.腱帽重叠缝合术：适用于指伸肌腱腱帽尺侧挛缩而桡侧松弛者。c.指伸肌腱腱帽滑脱修复术：适用于腱帽桡侧组织已撕破或菲薄，局部组织不能利用者。

● **肌腱粘连分为哪几类？肌腱粘连松解术的适应证、禁忌证是什么？预防肌腱粘连的方法有哪些？**

答：（1）汤锦波根据粘连的性状和来源组织将粘连分成3类。

① 疏松粘连：来源于皮下组织，粘连疏松，有较大移动性；粘连一般仅侵犯到肌腱外膜，腱内胶原纤维束排列整齐，肌腱愈合良好。

② 中等致密粘连：来源于腱鞘骨膜、掌侧板或肌腱本身，粘连呈中等致密度，有移动性，但较局限。粘连侵犯到肌腱实质浅层，肌腱可以愈合，但欠满意。

③ 致密粘连：来源于骨组织，为致密组织，移动性十分轻微或无移动，粘连侵犯到肌腱的实质之中，使愈合受到较大影响。

（2）适应证

① 手部肌腱损伤做修复后功能恢复不佳，有明显手指活动受限，但被动活动良好者。

② 肌腱损伤的修复3～6个月后3个手指皮肤及其他软组织覆盖良好者。

（3）禁忌证

① 手指关节僵直的病例不适合进行粘连松解术，应首先纠正关节僵直。

② 局部感染。

③ 损伤局部皮肤有广泛瘢痕或皮下组织缺乏者。

（4）肌腱粘连的预防方法

① 无创操作技术：在肌腱创伤的清创、把持和缝合过程中，准确地休整肌腱组织，保护肌腱的内源性愈合能力是防止粘连产生的首要手段。强调无创操作技术，就是减少肌腱外膜的损伤，防止由于腱外膜损伤导致肌腱胶原纤维束损伤而增加与腱周损伤组织接触产生粘连的机会，同时无创操作可保护肌腱营养途径，保存肌腱内源性愈合潜能。

② 合理的肌腱缝合方法：以尽量较少破坏肌腱营养途径，且以缝合牢固可靠性为原则。

③ 腱周组织的修复和重建：恢复腱周正常的解剖学结构完整性，

有利于肌腱在良好的周围组织环境中愈合。临床上修复或重建腱鞘旨在提供肌腱光滑的滑动床，防止粘连尤其是致密粘连的侵入，阻止肌腱和皮下组织及骨组织产生粘连。

④ 使用粘连侵入的屏障物：有自体静脉、筋膜、脂肪、腱鞘、腕伸肌腱支持带或合成的可吸收的肠衣膜等。

⑤ 使用药物：局部使用透明质酸、三甲基硅油和几丁糖修复肌腱周围以防止粘连。

⑥ 术后早期功能锻炼：是防止肌腱粘连的十分重要而有效的手段。屈肌腱断裂早期康复以关节主动背伸、被动屈曲为主；伸肌腱断裂早期康复以关节主动屈曲、被动伸直为主。

● 伸肌腱断裂修复术后如何进行康复锻炼？

答：（1）术后 1 周　术后的水肿期。术后 3 天内，损伤和手术创伤产生的黏弹力明显增加了活动的阻力，此期炎性反应重，不宜锻炼。3天后可以进行主动屈指和被动的伸指练习（注意：要在石膏托的保护下，按医师的指导练习）。

（2）术后 2～3 周　按早期锻炼方法，逐步增加活动范围。主动行患指的轻微伸指练习（一定要在石膏托保护下）。

（3）术后 4～6 周　去除石膏托后，逐渐强化主动屈伸锻炼，掌指关节、近指间关节、远指间关节一起做背伸活动，以增加屈指肌腱的主动滑动度。同时可做展指及夹指动作锻炼。可以训练患者拿杯、握笔、写字等。但是一定要避免做强力握拳，提物运动。

（4）术后 7～12 周　主要进行患指灵活性的练习和渐进性力全练习，让患者进行主动活动锻炼，患指抗阻力、主动屈指运动锻炼及各关节的活动度锻炼，如对指、对掌、握健身球等运动。

主任医师总结

肌腱是手部关节活动的传动装置，具有良好的滑动功能，肌腱损伤容易导致手部功能障碍。肌腱损伤除损伤范围小于肌腱的 50% 或损伤的肌腱功能可能被其他肌腱所替代，可不予修复外，其余均应予修复。

肌腱损伤，无特殊理由，均应行一期修复。

肌腱缝合术后一般应予石膏托或支具固定 3～4 周，待肌腱愈合后，拆除固定进行功能锻炼并辅以理疗。近年来认为，肌腱缝合术后早期活动有利减少粘连和功能恢复。主张伸指肌腱断裂修复术后将患指用橡皮条固定在伸指位，术后早期采用主动屈指、被动伸指的保护性被动活动锻炼，但这种方法必须确保缝合肌腱牢固，患者医从性好，并应在有经验医师指导下进行，否则可能导致肌腱再次断裂。

参 考 文 献

[1] 顾玉东. 手外科手术学. 上海：复旦大学出版社，2011.
[2] 中华医学会. 临床诊疗指南（手外科学分册）. 北京：人民卫生出版社，2006.
[3] Thomas E. Trumble Jeffrey E. Budoff Roger Cornwall 主编. 邵新中，于亚东主译. 肩肘手外科学：骨科核心知识. 北京：人民卫生出版社，2009.

（夏英慧　杨文福　林前明）

外伤致左掌部肿痛、拇指活动受限 5 天——
贝内特（Bennett）骨折

✳ ［实习医师汇报病历］

　　患者男性，35 岁，以"外伤致左掌部肿痛、拇指活动受限 5 天"为主诉入院。2 周前患者握拳拳击时不慎受伤，致左手掌肿胀、疼痛，拇指捏、抓持无力、活动受限，当时未就医，昨因症状未缓解，就诊当地医院，拍 X 线片示：左第 1 掌骨基底骨折伴脱位，行手法复位＋石膏托外固定，今复查 X 线片见手法复位失败，就诊我院，拟"左贝内特骨折"收住我科。本次发病以来，患者精神良好。既往体健，否认其他"心、肝、肺、脾、肾"等重要脏器疾病史，否认传染性疾病史，否认外伤史、输血史，否认食物、药物过敏史。

　　体格检查：T 36.5℃，P 72 次/分，R 15 次/分，BP 115/72mmHg。神志清楚，对答切题。心、肺、腹部查体未见明显阳性体征。外生殖器及肛门外观未见异常。专科检查：左手第 1 腕掌关节处肿胀、疼痛、桡背侧明显隆起畸形，局部压痛、叩击痛明显。左拇指呈现轻度屈曲和内收畸形，左拇指内收、外展及对掌功能受限。

　　辅助检查：掌骨 X 线片（图 7-6）示左第 1 掌骨基底部骨折，伴腕掌关节脱位。

　　初步诊断：左第 1 掌骨基底骨折脱位（贝内特骨折）。

　　诊疗计划：①按骨科护理常规，二级护理，普食；②进一步完善各项检查，择期手术治疗。

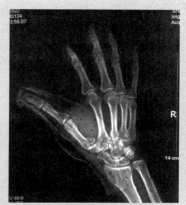

图 7-6 掌骨 X 线片

 主任医师常问实习医师的问题

● **贝内特骨折的诊断依据有哪些？具有哪些特点？**

答：明确的外伤史，患手第 1 掌骨基底部肿胀、疼痛、压痛，并有功能障碍，X 线检查可明确诊断。具有以下特点：①第 1 掌骨基底骨折，骨折线自掌骨基底内上斜向外下；②掌骨内侧形成一个三角形骨；③第 1 掌腕关节脱位；④骨折近端向桡背侧移位，远端向掌尺侧移位，形成向背侧、桡侧的成角畸形。

● **结合解剖特点，该类型骨折的形成机制是什么？**

答：腕掌关节是由第 1 掌骨与大多角骨构成的鞍状关节，灵活而稳定。当第 1 掌骨处于轻度屈曲位，受到纵轴上的外力作用时，于第 1 掌骨基底部产生一个骨折线由内上斜向外下方的关节内骨折，在内侧基底部形成一个三角形的骨块。该骨块一般小于基底部关节面的 1/3，由于掌侧副韧带附着，它将继续保持与大多角骨的位置关系；骨折远侧段，亦即第 1 掌骨则由于拇长展肌的牵拉，导致向桡侧和背侧脱位（图 7-7）。

● **手法复位外固定的优缺点有哪些？**

答：手法复位外固定具有操作简便，复位容易，无手术创伤，费用低廉的优点。由于第 1 掌骨基底部的特殊解剖结构和局部肿胀程度的变

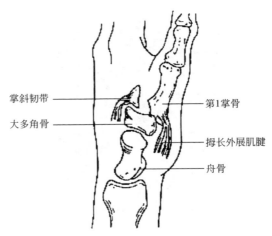

掌斜韧带

大多角骨

第1掌骨

拇长外展肌腱

舟骨

图 7-7　第 1 掌骨基底部骨折示意

化，常导致外固定松动而难以达到维持复位稳定的目的，易致复位失
败，远期形成创伤性关节炎等并发症，导致关节活动受限、疼痛，及局
部因外固定卡压形成褥疮的缺点。

● **手术适应证有哪些？**

答：手术适用于：①闭合复位失败或难以用外固定维持复位者；②原
位开放性骨折脱位；③陈旧性骨折。

 主任医师常问住院医师、进修医师或主治医师的问题

● **第 1 掌骨骨折的分类及其特点有哪些？**

答：（1）第 1 掌骨基底部骨折，根据其骨折线是否与关节相通分为
两类。见表 7-1、图 7-8。

表 7-1　第 1 掌骨骨折的分类及其特点

与关节的关系	特点	分类
关节内	骨折线通过关节面 合并腕掌关节脱位	单纯性第 1 掌骨骨折、贝内特骨折、罗兰多(Rolando)骨折
关节外	骨折在掌腕关节外距离基底1cm 处横形或粉碎性	成人第 1 掌骨基底横形或斜形骨折、未成人骨骺分离

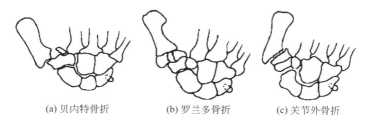

　　(a) 贝内特骨折　　　　(b) 罗兰多骨折　　　　(c) 关节外骨折

图 7-8　贝内特、罗兰多、关节外骨折示意

（2）Green 分型　　分为 4 型。

Ⅰ型：贝内特骨折（脱位骨折）。

Ⅱ型：罗兰多骨折（粉碎性骨折）。

Ⅲ型：又分为 2 种。a 为横形骨折；b 为斜形骨折。

Ⅳ型：骨端骨髓板损伤（未成年人骨骺分离）。

● **贝内特骨折的治疗要点有哪些？**

　　答：第 1 掌骨基底部关节呈马鞍状骑跨于大多角骨上，骨折后治疗不当会导致关节僵硬、畸形、功能障碍，而拇指又是手部功能活动的重要组成部分，所以会严重影响手的功能活动。需要注意马鞍状关节形状的恢复。治疗要点为：①关节面的解剖复位；②纠正第 1 掌腕关节脱位；③减轻第 1 掌腕关节负荷；④稳定的骨折固定；⑤减少软组织损伤。

● **贝内特骨折的治疗方法有哪些？**

　　答：贝内特骨折的治疗方法可分为 3 类。

（1）闭合复位外固定

① 石膏托、外展弹性牵引夹板外固定。

② 弓形夹板、铝塑板、鸭型铁丝外固定。

（2）闭合复位经皮固定

① 经皮克氏针固定。

② 外固定支架固定。

（3）切开复位内固定

① 克氏针交叉固定。

② 螺钉、微型钢板固定。

● **闭合复位经皮克氏针固定的优点及手术要点有哪些？**

　　答：闭合复位经皮克氏针固定具有操作简单，固定可靠，不破坏骨折端血运，疗效优良与切开内固定治疗无统计学差异的优点。

手术要点：以"小对大"、"骨折远端对近端"、"牢靠固定"为原则。操作时骨折复位后，内侧残留三角骨块较大时可用1枚克氏针固定于第1大多角骨，1枚将其固定于第1掌骨上；内侧残留三角骨块较小不易固定时，另1枚可固定于第2掌骨上。见图7-9。

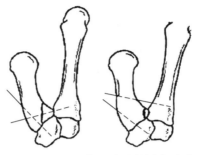

图 7-9　闭合复位经克氏针固定示意

常用的贝内特骨折切开复位内固定方法有哪些？

答：常用的贝内特骨折切开复位内固定方法见表7-2。

表 7-2　常用的贝内特骨折切开复位内固定方法

Wager 法	Mobgerg 和 Gedda 法	上海瑞金医院法
(1)桡背侧取"⌐"形切口，近端折向掌横纹，暴露骨折 (2)掌骨基底与内侧残留三角骨块固定在一起 (3)第2枚克氏针由基底穿入大多角骨固定	(1)掌腕关节取横背切口 (2)复位骨折后钢丝临时固定 (3)三角骨块与掌骨基底部直接固定 (4)除掉钢丝	(1)沿第1掌骨桡侧取纵行切口 (2)克氏针由第1掌骨基底部一直插入到大多角骨 (3)第2枚克氏针由第1掌骨近侧1/3部钻入第2掌骨

该患者选择何种治疗方法？

答：目前该患者有手术指征，即患者经手法复位＋石膏托外固定失败，骨折再移位，对位、对线不佳，宜行手术治疗，以达到解剖复位、稳定牢靠固定（图7-10）。

术后康复的注意事项有哪些？

答：术后予以短臂拇"人"字石膏托外固定。须将拇指固定于外展位，杜绝掌指关节过伸；允许指间关节屈伸，但掌指关节应固定；固定时间为6～8周，至骨折骨性愈合。

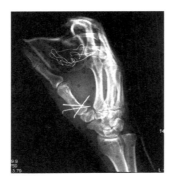

图 7-10 切开复位克氏针固定术后

● **如何处理骨折畸形愈合？**

答：在出现关节退行性病变前可行截骨矫正术（图 7-11），一旦发生关节退行性病变，应行关节融合或关节成形术。

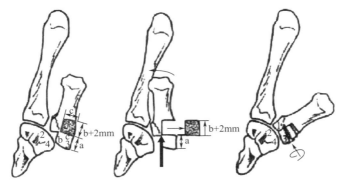

图 7-11 贝内特骨折畸形愈合的截骨矫正术

（引自：S. Terry Canale，James H. Beaty 主编. 王岩主译. 坎贝尔骨科手术学.
第 12 版. 北京：人民军医出版社，2013.）

主任医师总结 ·····

第 1 掌骨基底部骨折脱位又称贝内特（Bennett）骨折脱位，是一种极不稳定的骨折，发生在第 1 掌骨基底部的骨折合并第 1 腕掌关节的脱位或半脱位，是一种涉及关节面的关节内骨折，属于手部的常见骨折。掌大关节是鞍状关节，第 1 掌骨基底关节面与大多角骨的关节面都呈马鞍状，两者对角相扣，如两手"虎口"张大而相插，允许做前、后、左、右四向活动。由于贝内特骨折涉及拇指的腕掌关节面，治疗不当会导致关节的僵硬、畸形、功能障碍，而拇指又是手部功能活动的重要组成部分，所以会严重影响手的功能活动。而且由于其骨折本身的特殊性，固定比较困难，容易发生骨折再移位。目前手术治疗效果较为理想，多建议手术治疗。治疗上以达到解剖复位、稳定牢靠固定为准则。闭合复位经皮固定，需要术中C型臂X线透视机辅助，对手术室条件要求较高，但具有不损伤骨断端血运的优点。切开复位具有直视下复位、复位简单满意、固定可靠等优点。目前应用无头空心螺钉具有操作简便、固定牢靠的特点，更允许患者术后早期活动、功能锻炼。针对一些粉碎性骨折，选用外固定支架固定具有独到之处。

参 考 文 献

[1] 顾玉东. 手外科手术学. 上海：复旦大学出版社，2011.

[2] Seott W. Wolfe. Robert N. Hotchkiss. William C. Pederson 等原著. 田光磊，蒋协远，陈山林译. 格林手外科手术学. 北京：人民军医出版社，2012.

（夏英慧　林前明　吴学军）

电锯切割致左手拇指离断 2h——
断指再植

⊛ ［实习医师汇报病历］

　　患者男性，32 岁，以"电锯切割致左拇指离断 2h"为主诉入院。缘于 2h 前患者左拇指不慎被电锯伤及，导致左拇指完全离断、伤口活动性出血，受伤后无人事不省，无出冷汗、口干、头晕、胸闷、心悸等不适，伤口自行简单包扎止血，断指干燥毛巾包裹后，当即急诊于我院，期间出血量约 100ml，门诊予行 X 线、血常规、生化全套、凝血功能等检查，掌指 X 线片示左拇指近节离断。门诊予断指 0.9%氯化钠（生理盐水）湿纱布包裹，再用无菌干纱布包裹后置于 4℃冰箱保存等处理后，拟"左拇指完全离断伤"收住我科。本次发病以来，患者精神欠佳。既往体健，否认其他"心、肝、肺、脾、肾"等重要脏器疾病史，否认传染性疾病史，否认外伤史、输血史，否认食物、药物过敏史。

　　体格检查：T 36.7℃，P 89 次/分，R 22 次/分，BP 118/70mmHg。神志清楚，对答切题，言语清晰，呼吸平稳，未闻及异常气味。头颅大小正常，无畸形，瞳孔等大等圆，对光反射存在。气管居中，胸廓对称，双肺呼吸运动正常，叩诊呈清音，听诊呼吸规整，呼吸音清，可闻及少许湿啰音，无胸膜摩擦音。听诊心率 89 次/分，心律齐，心音正常。腹部视诊外形正常，触诊腹肌软，无压痛、反跳痛。肠鸣音 3～5 次/分。外生殖器及肛门外观未见异常。专科检查：左拇指指间关节处完全离断，断端创缘不齐，呈锯齿状，创口活动性出血，关节软骨缺损，离断远端皮肤软组织完整、无挫伤痕迹，指体苍白、冰冷、干瘪，无毛细血管回充盈反应。

　　辅助检查：掌指正斜位 X 线片（图 7-12）示左拇指近节离断，余未见明显异常。

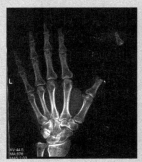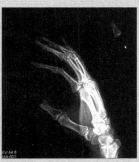

图 7-12　掌指正斜位 X 线片

　　初步诊断：左拇指离断伤。
　　诊疗计划：①按骨科护理常规，二级护理，暂禁食；②进一步完善各项检查，急诊手术治疗。

 主任医师常问实习医师的问题

● **断指的诊断标准有哪些？**

　　答：断指可分为完全性离断和不完全性离断。①完全性离断：离断体之间无任何组织相连，或仅少许严重挫伤组织相连，但清创时必须清除的，称为完全性离断。②不完全性离断：患指大部分组织断裂，仅小部分组织相连，其中不含有血管或血管已严重挫伤，致离断远侧无血运，并且相连组织的横断面面积不超过 1/4，或相连皮肤不超过周径 1/8，且需吻合血管成功才能成活的，称为不完全离断。

● 断指再植的适应证有哪些？

答：断指再植的主要适应证：①离断指体基本完整的拇指离断；②指体完整的多指离断；③远节以近的切割性离断；④拇指、示指、中指远节离断；⑤指体完整的小儿断指；⑥清创后指体短缩不超过 2cm 的压榨性离断；⑦缺血不超过 12h 的上述各类断指。

● 再植术后的常规治疗有哪些？

答：再植术的常规治疗包括体位和药物治疗。①体位：术后要求患者卧床 7～10 天，患肢抬高并略高于心脏水平。禁止侧卧，防止肢体受压，影响血供和血液回流。②药物治疗：包括抗感染、抗凝、抗痉挛治疗。

● 再植术后血运观察的内容有哪些？

答：主要有以下几方面。①色泽：指甲、指体色泽红润为正常；由红润转苍白或浅灰色，或呈花斑样，说明动脉危象。指体颜色由红润转暗红，继而变暗紫，说明发生静脉危象。②温度：指体温润，或较健侧指低 1～2℃。如果指体温度下降 3～4℃，说明血供障碍。③毛细血管回充盈试验：正常时间约为 1s。如动脉供血不足，毛细血管回充盈缓慢；静脉回流不畅，毛细血管淤血，毛细血管回充盈迅速。④指腹张力：正常手指指腹饱满、有弹性。供血不足，指腹张力降低；静脉回流不畅，指腹张力增高。⑤指端侧方切开出血试验：指端侧小尖刀做一深 3mm、长 5mm 的切口，当即有鲜血流出，说明循环正常。切开后不出血，挤压后少许出血，说明有动脉危象。切开后先流出暗紫色血液，后流出鲜红血液，说明静脉回流障碍。如切开后立即流出暗紫色血液后不再出血，仅有一些血浆溢出，说明已发生静脉危象继而发生动脉危象。

❓ 主任医师常问住院医师、进修医师或主治医师的问题

● 该患者再植时需要注意哪些情况？该如何处理？

答：因本例断肢为电锯伤，且为关节处离断，因创缘软组织缺损，术中存在吻合血管张力过高，或反复发生血管危象或血管缺损而无法直接吻合；关节周围组织缺损，关节囊无法修复等可能。针对软组织缺

损，可采取短缩指骨，行关节融合于功能位。血管缺损须行血管移植修复术，可切取腕部浅静脉或身体浅表处相应浅静脉移植修复。

● 如果术中发生血管危象，该如何处理？

答：①动脉痉挛：术中动脉痉挛多为低温或局部疼痛造成，可通过提高手术室室温，保持在 25℃，或局部用温 3% 罂粟碱或 2% 利多卡因溶液湿敷，及时追加麻醉药解除。如果为顽固性痉挛，可行血管外膜松解或切除术，或于血管外膜注射少量罂粟碱。②动脉栓塞：术中栓塞一般发生于吻合口附近，常因血管损伤段未彻底清创或吻合质量欠佳造成。可通过切除栓塞段，肝素钠氯化钠溶液冲洗管腔，清除凝血块，血管内壁光滑后重新缝合。③静脉栓塞：常为血管未彻底清创或吻合质量不佳引起。需通过切除栓塞段，肝素钠氯化钠溶液冲洗管腔，清除凝血块，血管内壁光滑后重新缝合。④血管清创后血管缺损可通过血管移植修复，减少缝合口张力。

缝合上做到无创操作，选取合适规格的缝合线，因远节血管管径在 0.2～0.3mm，可选用 10-0 或 11-0 的无创显微缝合线；缝合时张力适当，也不可过度松弛，导致血管再充盈后迂曲，影响血供；缝合时内膜外翻，减少缝合线外露至血管腔内，保证血管内壁尽量光滑。

● 何谓手外科手术无创操作？

答：手外科手术无创操作是指手术时应用无创操作技术及显微器械对手术野内的组织，尤其是血管、神经、肌腱的夹持、分离、切割和缝合过程中，均保证做到最小损伤。具体要求：①对于血管仅夹持外膜，修剪时要求边缘平整，缝合血管时在血管内行程要短；②对神经组织仅夹持神经周膜组织，必要时可夹持神经束膜，切断神经要用锐利刀片，保证切缘整齐，缝合神经时仅缝合神经周膜或束膜，勿使缝针或线贯穿神经纤维；③对肌腱仅夹持其腱周膜或外膜，修剪肌腱断端应整齐，缝合动作轻柔，缝合端平整。无创操作对缝合的要求：血管或神经缝合需采用无创尼龙单丝线，肌腱要求选用具有足够强度、组织反应小、组织通过性好的无创缝合线；对器械的要求，需选用对组织创伤小的精密器械，用于一般外科手术的齿镊、血管钳、剪刀等不适用于手外科手术。

● 血管吻合的原则、再植的一般程序有哪些？拇指再植血管吻合存在哪些困难？怎么处理？

答：（1）血管吻合的原则

① 血管显露要清楚，器械放置合理，便于手术操作。

② 血管缝合需在正常部位。

③ 相缝合的血管口径要相似；口径相差超过直径 1/3 时，可将较小口径血管沿纵轴 45°斜向切断，增大口径，行端端吻合，口径相差超过 1/2 时需行端侧吻合。

④ 血管张力需适当，血管缺损超过 1.5cm 应采用血管移植术进行修复。

⑤ 断端外膜需适当修剪，断端需冲洗。

⑥ 血管需平整对合、内膜外翻，保持血管床平整。

⑦ 缝合边距、针距均匀对称，针数适合；边距一般为管壁厚度的 1～2 倍，针距为边距的 2～3 倍。

⑧ 防止血管扭转。

⑨ 操作要"稳、准、轻、巧"。

（2）再植的一般程序　固定骨断端→缝合修复伸肌腱→吻合修复指背侧静脉→缝合背侧皮肤→缝合修复屈指肌腱→吻合修复指动脉、神经→缝合皮肤。

（3）该例患者为拇指离断，由于拇指和手掌不在同一水平面，呈内旋位，无法提供良好的手术体位，显微镜下视野不佳，导致血管吻合操作困难。可采用逆行再植方法解决上述问题。先行缝合修复屈指肌腱，之后行动脉、神经吻合，再行骨折固定。再植程序上采用先吻合动脉、后吻合静脉的方式。好处在于动脉通血后，静脉易显露，从而缩短手术时间。

◉ 术后发生血管危象除手术探查外的处理方法有哪些？

答：（1）一般分两步骤进行血管危象的治疗：首先立即予解痉与相应的处理措施，若经观察（30min）仍无效，则应迅速行血管探查。

（2）解痉与相应的处理措施

① 寻找病因，解除诱发因素，如是否为石膏托、敷料、缝线压迫、低室温刺激、低血容量、疼痛刺激、精神紧张等所致。积极采取对应措施以消除不利因素。

② 臂丛神经阻滞扩张血管：若为血管痉挛引起时，通过神经阻滞常可解除痉挛、恢复血运。

③ 静脉注射罂粟碱注射液 30～60mg，观察 30min。

④ 静脉危象时，除上述方法外，可通过提高患肢，解除外在压迫因素，进行向心性按摩。若为末节离断或指尖离断时，可通过拔甲、指端小切口放血，肝素棉片湿敷等方法处理。

主任医师总结

本例患者为拇指电锯离断伤，因软组织缺损易导致血管吻合张力过大，术中反复出现血管危象，不可强行直接缝合血管。必要时行血管移植是解决血管缺损直接有效的方法；逆行再植可减少体位摆放上的困难，降低吻合难度，提高吻合质量。术中行关节融合时行将其融合于功能位，尽量减少对术后日常生活的影响。

血管再通和有效的回流是再植成活的基础，手术中需根据血管直径选取合适的缝合线，减少缝合线外露，导致内膜不完整，激活凝血系统，导致血栓形成，发生血管危象，术后应予有效的抗凝及抗痉挛治疗，监测患指血运，尽早处理血管危象。因指背侧静脉位置表浅，术后因血凝块卡压、患指水肿压迫、缝线或敷料压迫的可能性大，在条件允许的情况下可行掌侧静脉吻合，其位置较深，软组织覆盖好，术后发生外源性压迫导致回流不畅的可能性小。

断指再植成功不仅仅是断指成活，更重要的在于功能恢复。成功的影响因素包括：术中良好的修复，尽量恢复解剖关系；要求骨断端对合准确、紧密，固定牢靠并尽量避免贯穿关节的固定，努力保存关节，预防关节僵硬，妥善修复肌腱，防止粘连；优良的神经修复，恢复患指痛、温、触觉甚至两点分辨觉；术后积极主动的康复锻炼，预防肌腱粘连，提供有效动力。

目前断指再植仍处于完全人工缝合阶段，术者需要不断提高手术技能，提高血管修复效果。现在已有血管神经激光焊接技术，利用激光吻合比缝线缝合具有炎症小、速度快、封闭好、操作简便等优越性。在大血管吻合修复中已有使用血管吻合器，其具有吻合速度快、安全可靠、通畅率高，操作方法简单、容易掌握、灵活多用、适应性强等优点。在肢体动脉损伤修复中的应用也可加以研究。

对于特殊类型的断指病例，因其伤情复杂、再植难度大、技术要求高，需要一定的技术力量方能顺利实施。主要有小儿断指再植、末节离断、指尖离断、多指离断、多平面离断、旋转撕脱性离断、指组织块离断、老年断指、液体浸泡断指等。对于这些特殊类型的断指再植需要完善的术前评估、术前准备、术中精细的无创操作、术后处理和规范的康复锻炼。

参 考 文 献

顾玉东. 手外科手术学. 上海：复旦大学出版社，2011.

（夏英慧　林前明　吴学军）

右小腿车祸伤术后皮肤缺损 3 周——皮瓣移植

⊛ ［实习医师汇报病历］

> 患者男性，32 岁，以"右小腿车祸伤术后皮肤缺损 3 周"为主诉入院，患者 3 周前因车祸致右小腿开放性骨折，急诊于当地医院行右小腿扩创胫腓骨骨折复位支架固定术，术后右小腿皮肤部分坏死，予坏死组织清除、负压封闭引流（VSD）。今转我院，院门诊以"右小腿皮肤部分缺损"收住院。患者受伤以来，精神欠佳，饮食大、小便正常。既往体健，否认"心、肝、肺、脾、肾"等重要脏器疾病史，否认传染病史，否认食物、药物过敏史。
>
> 体格检查：T 36.8℃，P 90 次/分，R 21 次/分，BP 110/75mmHg。神志清楚，对答切题，心、肺、腹部查体未见明显异常。外生殖器及肛门外观未见异常。专科检查：右胫前外侧远端可见约 7cm×4cm 的皮肤软组织缺损，创面内胫骨约 5cm×3cm 外露，创面内的肉芽组织鲜红，右踝关节活动受限，右足血运及感觉正常。
>
> 辅助检查：X 线片示右胫腓骨外支架固定中；双肺正常。心电图检查正常。血常规、尿常规、粪常规正常。血生化检查正常。
>
> 入院诊断：右胫腓骨骨折术后；右小腿软组织部分缺损。
>
> 诊疗计划：①按骨科护理常规，二级护理，普食；②完善各项检查，拟择期手术治疗。

❓ 主任医师常问实习医师的问题

● 小腿软组织的层次有哪些？

答：小腿软组织由浅入深为表皮、真皮、皮下组织、深筋膜、肌肉。

● 皮肤软组织血液供应的特点是什么？

答：皮肤血液供应的特点是以动脉形成网状供血。供血动脉一般发自深筋膜深层的动脉干，其分支穿过深筋膜和皮下组织，先在深筋膜深、浅层形成血管网，后在皮下脂肪和真皮交界处形成真皮下血管网，从血管网再形成细小的分支进入真皮，形成真皮内血管网。真皮层内血管丰富，而表皮内没有血管。

小腿肌肉有哪些？各由什么神经支配？

答：小腿肌肉分为 3 群。前群肌：为足的伸肌，有胫骨前肌、拇长伸肌和趾长伸肌。前群肌由腓总神经的分支腓深神经支配。外侧群肌：主要作用是足外翻，有腓骨长、短肌。外侧群肌由腓总神经的分支腓浅神经支配。后群肌：小腿后群肌特别发达，分为深浅两层。浅层为腓肠肌和比目鱼肌（合称小腿三头肌），深层为胫骨后肌、拇长屈肌、趾长屈肌、腘肌。后群肌由胫神经支配。

小腿的主要血管有哪些？

答：小腿的主干血管有胫前血管、胫后血管及腓血管。

自体皮肤移植常用哪两类方法？

答：自体皮肤移植常用游离皮片移植和皮瓣移植。

皮片移植有哪些分类？

答：根据切下皮片的厚度和成分分为表层皮片、断层皮片、全厚皮片、带真皮下血管网皮片和甲床及指甲游离移植。

主任医师常问住院医师、进修医师或主治医师的问题

软组织缺损创面的修复方法有哪些？

答：软组织缺损创面的修复方法有直接缝合、游离皮片移植（表层皮片、断层皮片、全厚皮片、带真皮下血管网皮片和甲床及指甲游离移植）、皮瓣移植。

创面修复的基本原则是什么？

答：在争取获得同等修复效果的前提下，创面修复方法应遵循由简到繁选择修复方法的原则。即能用游离植皮的创面就不必采用皮瓣进行修复；能用转移皮瓣修复就不用吻合血管的游离皮瓣；能用传统的随意型皮瓣就不用带血管蒂的皮瓣；能用筋膜皮瓣就不用肌皮瓣；能用非主干血管供血的皮瓣就不用包含主干血管的皮瓣。总之，应选用简单、安全、有效的修复方法。

● 皮瓣移植的适应证有哪些？

答：皮瓣移植的适应证有 3 个方面。①骨、关节软骨、肌腱、神经干及大血管外露的新鲜或陈旧的创面。②复合性组织损伤，除要解决皮肤缺损外，同期或二期还需在创面内修复骨、关节、神经或肌腱等深部组织。③软组织缺损过多，失去正常的外观；瘢痕挛缩使功能丧失；伤口局部或伤口以远的血液循环差，或感觉功能减退，均可设计不同类型的皮瓣达到改善外观，增加功能，改善血运和感觉的目的。

● 皮瓣的分类有哪些？什么是轴型皮瓣？

答：皮瓣分类有轴型皮瓣、非轴型皮瓣、预购皮瓣、静脉动脉化皮瓣、静脉皮瓣、皮神经营养血管皮瓣。

轴型皮瓣是皮瓣供区内含有轴心动脉和轴心静脉。

● 皮瓣设计和解剖的"点、线、面"的概念是什么？

答：（1）点　是指营养皮瓣的轴心血管进入皮肤或组织的部位。此点可作为皮瓣设计的轴心点。

（2）线　为皮瓣轴心血管在皮瓣内行走的体表投影线。

（3）面　在皮瓣设计与游离过程中应注意的解剖学知识。①解剖游离平面：即为手术时，皮瓣掀起的解剖层次。②皮瓣的切取面：即为皮瓣切取时应定出的四周界线。③最大面积：即文献报道所能切取皮瓣的最大面。

● 小腿部主要有哪些皮神经营养皮瓣？

答：小腿部主要有 3 种皮神经营养皮瓣：腓肠神经营养皮瓣、隐神经营养皮瓣、腓浅神经营养皮瓣。

主任医师总结 ···

对于小腿较小面积的皮肤缺损，一般可应用局部随意皮瓣转移，该皮瓣简单、安全；对于较大面积的创面，无法应用邻近局部皮瓣转移，则考虑同侧小腿的皮神经营养皮瓣、穿支皮瓣、肌皮瓣、筋膜皮瓣、轴型皮瓣。比较常用的有：①修复小腿中下段前外侧创面常有腓肠神经逆行岛状皮瓣、腓动脉穿支皮瓣；②修复小腿中下前内侧创面常用隐神经逆行皮瓣、胫后动脉穿支；③修复小腿中上段创面可用腓肠肌皮瓣，胫前、胫后及腓动脉的中上部的穿支皮瓣；④修复小腿上段的创面可选用股部的一些逆行岛状皮瓣，如逆行股前外岛状皮瓣、隐动脉皮瓣等。对于存在腔隙的创面，应选用肌皮瓣或筋膜皮瓣填塞。对无上述皮瓣无法修复的创面，则应用吻合血管的游离皮瓣修复。对伴有骨、肌腱等缺损的创面，应考虑复合组织皮瓣修复，如骨皮瓣、肌皮瓣等，有些小腿严重损伤合并主干血管长短缺损，应选用 flow-through 皮瓣进行修复。总之，要根据伤肢的具体情况，选择简单、安全、有效的皮瓣修复。临床上常用的皮瓣为腓肠肌皮瓣、腓肠神经营养皮瓣、腓动脉穿支皮瓣、胫后动脉穿支皮瓣。

该患者可选用同侧腓肠神经营养皮瓣或腓动脉穿支皮瓣修复。

穿支皮瓣是显微外科皮瓣移植的新进展，对术者的显微外科技术要求高。由此也提出了"超级显微外科"的新概念，即使用更精细的显微手术器械，发挥更高超的显微操作技能，完成更细小的显微血管吻合。小腿创面应用穿支皮瓣修复符合组织移植"受区修复重建好，供区破坏损伤小"的原则。腓动脉在小腿外侧平均有 5.6 支穿支，以第 2、第 3、第 4 支皮动脉的管径最粗大。其体表投影：以腓骨头为标记，分别位于腓骨头下方 9cm、15cm、20cm 处穿出小腿后肌间隔，外踝上 5cm 一般有一固定的穿支，故可以根据其皮支位置设计并切取皮瓣。当然，术前要应用多普勒血流仪检查以确定穿支位置，术中先沿皮瓣一侧切开，在小腿后肌间隔内找到穿支后，再根据穿支位置，调整皮瓣的切取位置。对于穿支皮瓣蒂要不要携带部分筋膜，目前还存在争论。

岛状皮瓣翻转时，血管蒂不要做 180°旋转，应有一定的弧度，以免血管蒂扭曲。血管蒂部缝合不能过紧，以免血管蒂受压。术后要认真观察皮瓣血运变化，发现问题，及时处理。无论游离或带蒂皮瓣，静脉危象是皮瓣失败的主要原因。因此，在皮瓣手术中应特别注意静脉的处理。

参 考 文 献

[1] 吴在德，吴肇汗. 外科学. 北京：人民卫生出版社，2010.

[2] 侯春林，顾玉东. 皮瓣外科学. 上海：上海科学技术出版社，2011.

[3] 顾玉东. 手外科手术学. 上海：复旦大学出版社，2011.

[4] 陈武，黎忠文，袁华军. 小腿及足部开放性骨折合并皮肤缺损的皮瓣修复. 中华显微外科杂志，2013，36：505-506.

[5] 魏鹏，王扬剑，陈薇薇等. 腓动脉链型螺旋桨皮瓣修复足部及踝部软组织缺损. 中华显微外科杂志，2013，36：451.

（夏英慧　吴学军　林前明）

发现左踇趾外翻畸形十余年，左足底疼痛半年——踇外翻

⊛ [实习医师汇报病历]

　　患者男性，46岁，以"发现左踇趾外翻畸形十余年，左足底疼痛半年"为主诉入院。十余年前发现左踇趾外翻畸形，无局部红肿疼痛，无皮肤破溃，无踇趾活动受限，当时未予重视，未予特殊处理，左踇趾外翻畸形渐加重，半年前出现左足底疼痛，行走后加剧，予镇痛对症治疗后无明显改善，求诊本院，门诊拟"左踇外翻畸形"收入住院。发病以来，患者精神可，饮食正常，大小便自解。既往体健，否认"心、肝、肺、脾、肾"等重要脏器疾病史，否认传染性疾病史，否认外伤史、输血史，否认食物、药物过敏史。

　　体格检查：T 37.1℃，P 80次/分，R 18次/分，BP 110/70mmHg。神志清楚，对答切题，言语清晰，呼吸平稳，未闻及异常气味。胸腹部未见异常，无压痛。专科检查：脊柱生理弯曲存在，无畸形，各棘突无压痛、叩击痛，活动正常。左踇趾外翻畸形，外翻角度约40°，第一跖趾关节内侧肿大突出，表面皮肤稍红，局部压痛。左足底第2、第3跖骨头处可见胼胝，局部有压痛，踇趾活动稍受限，肢端血运好，左足皮肤感觉无改变。

　　辅助检查：左足正位X线片（图7-13）示左踇外翻畸形。踇外翻角（HVA）30°，第1、第2跖骨间夹角IMA 25°。

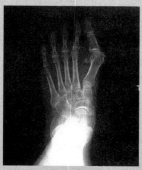

图7-13　左足正位X线片示左踇外翻畸形

主任医师常问实习医师的问题

● **蹈外翻的病因有哪些？**

答：蹈外翻的病因如下。

（1）穿鞋 尤其是穿窄小、高跟的鞋被认为是引起蹈外翻的重要外部原因之一。它可能加重了某些结构不良足的病理变化。

（2）遗传 很多蹈外翻的患者有家族病史。

（3）足结构异常 如前足或蹈趾的旋前、圆形的跖骨头形态、扁平足、第1跖骨过长、第1跖骨内翻等。

（4）创伤。

（5）全身性其他疾病

① 炎症：如类风湿关节炎、痛风性关节炎。

② 一些遗传性疾病：唐氏（Down）综合征。

③ 脑瘫等神经肌肉性病变，引起足部肌力不平衡，可产生蹈外翻。

（6）医源性 如第2趾切除后，蹈趾无阻挡，在外力挤压下，可加重或引起蹈外翻。

● **蹈外翻的病史采集需注意哪些方面的内容？**

答：（1）疼痛 需要了解疼痛的部位，有无向蹈趾放射；疼痛的严重程度，是否影响到运动、工作或日常生活；疼痛缓解的方式，行走时痛还是静息痛；疼痛和穿鞋的关系，疼痛开始的时间、持续的时间和进展的情况。外侧足趾疼痛的情况。

（2）蹈趾外翻畸形和蹈囊形成的时间，加重的过程，对其他足趾影响情况。

（3）既往穿鞋的情况 有无穿过窄小、高跟的鞋。现在穿鞋的变化。

（4）以前治疗的情况 使用过何种药物，用过何种矫形支具。既往手术的时间、手术方式。

（5）既往蹈趾是否受过创伤 有无类风湿关节炎、糖尿病和痛风性关节炎等全身性疾病。

（6）遗传病史 家庭其他成员有无蹈外翻。

● **如何对蹈外翻患者进行治疗？**

答：蹈外翻的治疗可分为非手术治疗和手术治疗。

（1）非手术治疗的原则

① 减轻局部压力，穿宽松的鞋。

② 消肿镇痛：对于已形成踇囊炎的患者，可予理疗、局部使用消炎镇痛药物，减轻症状。

③ 使用矫形支具：对于较重的畸形，支具不能永久地纠正，只能延缓畸形的发展，缓解疼痛。

④ 功能锻炼：比如可用橡皮筋套住双侧踇趾向内牵拉。

（2）手术治疗的目的是解除疼痛，纠正畸形，尽可能地恢复足的正常功能。大部分踇外翻患者同时具有多种病理改变，应该同时纠正。应尽可能选择简单手术，减少组织损伤，加快患者恢复功能。尽可能选择可以解决多种病理改变的手术。但目前仍还没有一种手术可以纠正踇外翻的所有病理改变。常需要几种手术结合使用。此时需抓住主要矛盾，依次解决。

● **踇外翻常见的手术并发症有哪些？**

答：踇外翻常见的手术并发症有畸形纠正不足和畸形复发、踇内翻、跖骨畸形愈合、跖骨截骨后延迟愈合和不愈合，第 1 跖骨头缺血性坏死等。

❀ ［住院医师或主治医师补充病历］

　　患者入院后检查三大常规、生化全套、凝血四项、心电图、胸部 X 线片等均提示未见明显异常。患者诊断明确，踇外翻畸形逐渐加重，左足底疼痛已半年，影响正常行走，予镇痛等对症治疗后无明显改善，患者本人手术愿望强烈。其左足正位 X 线提示左踇外翻畸形。踇外翻角（HVA）30°，第 1、第 2 跖骨间夹角（IMA）25°，有绝对的手术指征。择期行第一跖骨截骨＋Silver 软组织手术，因该患者第 1、第 2 跖骨间夹角较大，单纯 Chevron 截骨矫形不足，应联合跖骨基底截骨。跖骨头 Chevron 截骨后予克氏针固定，跖骨基底截骨后以微型钢板内固定。术后 X 线片如图 7-14 所示。

❓ **主任医师常问住院医师、进修医师或主治医师的问题**

● **踇外翻的临床 X 线测量方法有哪些？**

答：（1）踇外翻角（HVA）　踇跖骨中轴线与近节跖骨中轴线的夹

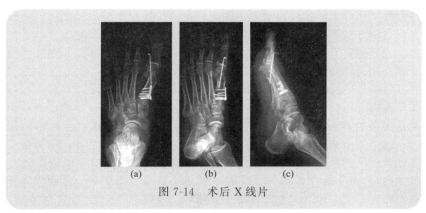

(a) (b) (c)

图 7-14 术后 X 线片

角。正常<15°～20°。

（2）第1、第2跖骨间夹角（IMA） 第1、第2跖骨中轴线的夹角。正常<9°。

（3）近端关节面固有角（PASA） 第1跖骨远端关节面内、外两点引一连线，跖骨中轴线与上述连线有一交点，经此交点做关节面连线的垂线，该垂线与跖骨中轴线的夹角，正常一般<7.5°。

（4）远端关节面固有角（DASA） 通过近端跖骨中线与跖骨近端关节面连线交点引一与关节面连线的垂线，该垂线与近端趾骨中线的夹角，正常一般<7.5°。

（5）踇趾间外翻角（HAIA） 踇趾远、近节趾骨中轴线的交角，正常一般<10°。

（6）跖骨内翻角（MAA） 跖楔关节和舟楔关节内侧缘连线中点与第5跖骨、骰骨关节、跟骰关节外缘连线中点相连，通过该线与第2跖骨中线交点做一垂线，此垂线与第2跖骨中线的夹角，正常一般<15°。

（7）第4、第5跖骨夹角 第4、第5跖骨中轴线的夹角。此角一般<5°。

（8）跖骨伸出长度（MPD） 以第1、第2跖骨轴线交点为圆心分别向第1、第2跖骨远端关节面画弧，两弧的间距为第1、第2跖骨相对长度。正常为-2～+2mm。

（9）胫侧籽骨位置（TSP） 观察胫侧籽骨相对于第1跖骨中轴线的关系，将籽骨从跖骨头颈部的胫侧缘向腓侧缘划分为7部分。①胫侧籽骨位于第一跖骨中轴线的内侧且不与其接触。②胫侧籽骨的外侧缘刚好与第 1 跖骨的中轴线接触。③胫侧籽骨的位置介于②与④之间。④胫侧籽骨刚好被第 1 跖骨的中轴线平分。⑤胫侧籽骨的位置介于⑥与⑦之间。⑥胫侧籽骨的内侧缘刚好与第 1 跖骨的中轴线接触。⑦胫侧籽骨位于第一跖骨中轴线的外侧且不与其接触。

（10）跖、趾关节面的相对关系　分别连接第 1 跖骨关节跖骨远端关节面内、外侧缘的连接和近节趾骨远端关节面内、外侧缘的连线，根据这两条关节面连线的相对位置，将其划分为 3 种关系：①两条线平行，称为关节适合；②两条线不平行，但交点交与关节之外，称为关节不适合；③两条线不平行，但交点交于关节内，称为关节半脱位。

（11）第 1 跖骨远端关节面的形态　一般可分为 3 种：①圆形，比较不稳定；②方形，较稳定；③中间嵴形，较稳定。

（12）内侧跖楔关节面的倾斜角（MTCA）　从内侧楔骨内侧缘画一连线，内侧楔骨远端关节面做一连线，后者与前者垂线的交角。一般为 $8°\sim10°$。

● 姆外翻的手术治疗原则有哪些？

答：姆外翻的术式繁多，一般手术方式的选择可参考以下方案。

（1）单纯 HVA 增大　可选择 McBride、Silver 等软组织手术，也可行 Akin 手术。

（2）IMA 增大　可行第 1 跖骨截骨＋Silver 等软组织手术，如 Austin、Scarf、Mitchell、Ludloff、Juvara、Loison-Balacescu 等术式。

（3）以 PASA 增大为主　可选择 Reverdin、Chevron-Gerbert，同时加用 Silver 等软组织手术。

（4）以 DASA 增大为主　可行 Akin＋Silver 术式。

（5）单纯 IPA 增大　可行 Akin 术式。

（6）以 MAC 增大为主　可选择 Lapidus＋Silver 软组织手术。

（7）骨性关节炎型姆外翻　可行关节融合术、关节置换术。

（8）对关节不适应和半脱位的矫正　在软组织手术的基础上加 Reverdin、Chevron-Gerbert 术式，已有骨性关节炎但处于早期无症状者可行软组织手术，中晚期行关节成形、融合术。

（9）复合型姆外翻　如临床多见 HAA、IMA 均增大，可行跖骨截骨、Silver 软组织手术、Akin 术式。

● 姆外翻的 Chevron 截骨术式的手术要点和适应证有哪些？

答：Chevron 截骨术式称为 Austin 手术。在第 1 跖骨头内侧做一水平位"V"形截骨，"V"形开口向近端、距跖骨头关节面约 1mm，开口的角度为 60°，截骨后将远端跖骨头向外侧推移 3～5mm，切除近侧多余骨质，可使用克氏针或螺钉固定截骨面。常常需要同时做内侧骨赘切除和踇收肌腱止点处切断等软组织松解手术。

Chevron 截骨术式适用于 60 岁以下、IMA＜15°且 MAA＜35°的轻、中度踇外翻患者。在选择 Chevron 手术时，应测量跖骨头的宽度，一般认为，每向外移位 1mm，可矫正 1°的 IMA。所以跖骨头颈部过窄的患者，不宜选择此手术。

● 踇外翻的 Scarf 截骨术式的手术要点以及禁忌证有哪些？

答：Scarf 截骨术是在第 1 跖骨干内侧，从内向外做一"Z"形截骨，完全截断后，推挤跖骨下半向外平移，并使跖骨头远端向外旋转，以缩小第 1、第 2 跖骨间夹角。用两枚螺钉固定截骨面。Scarf 截骨术具有更强的矫形能力。适用于中、重度踇外翻患者。由于使用两枚螺钉固定，具有很好的稳定性。这样可让患者早期下地活动，方便患者；尽早开始被动活动踇趾关节，避免跖趾关节的僵硬。在以下一些情况下，不适于采用 Scarf 截骨术：①有较大的 PASA 角；②第 1 跖骨在矢状面有明显畸形；③较严重的骨质疏松；④第 1 跖骨直径太小。

● 第 1 跖趾关节融合术如何应用于踇外翻患者？其手术要点和优缺点有哪些？

答：第 1 跖趾关节融合术可有效地减轻跖趾关节疼痛，维持踇趾长度，稳定第 1 跖趾关节，使踇趾保持较好的负重状态，减少转移性跖骨痛的发生。因此，适用于对负重行走功能有一定要求、具有跖趾关节骨性关节炎的中、青年踇外翻患者。另外一个常见的适应证是用于 Keller 手术或人工跖趾关节置换术后失败的补救手术。

第 1 跖趾关节融合术手术应注意以下几点。①融合的位置：在矢状面上，相对于地面踇趾应背伸 10°～15°。一般第 1 跖骨和地面呈 15°角。因此，近节趾骨与第 1 跖骨的成角应在 25°～30°。在水平面上，踇趾应有 15°～25°外翻。在冠状面上，踇趾应该没有旋转。②踇趾的长度：在初期融合的病例，为了保持踇趾长度，可单纯去除软骨，保持跖趾关节软骨下骨的球窝形态，以方便调整融合位置。③固定方式：克氏针、斯氏针以及钢板和螺钉都是常用的方法。对于类风湿关节炎和手术返修的患者，使用钢板固定更为可靠。④其他：如果踇趾间外翻角明显增大时，需要同时行近节趾骨截骨纠正。但对于严重的固定性跖骨内翻，可能需要同时行截骨矫正。

第1跖趾关节融合术的缺点是丧失了跖趾关节的活动度，患者可能受限于某种活动，术后需要较长时间的恢复，内固定螺钉、钢板需要二次手术取出等。术后的并发症有跖趾位置不良、融合失败不愈合、跖趾趾间关节退变、籽骨痛和胼胝形成等。

主任医师总结

姆外翻是造成足部畸形和前足疼痛的常见疾病，发病率很高，文献报道可达25％～50％，男女比例1∶（9～15）。所有姆外翻畸形都可以根据姆外翻角、姆趾趾骨间夹角及第1、第2跖骨间夹角的测量结果来确定其严重程度。对姆外翻患者的病史询问应包括详细的家族史、穿鞋情况、外伤史及所有可能导致姆外翻畸形发生、进展的各种因素。体格检查应包括患者站立位和坐位的评估。应着重注意前足、后足的姿态及踝关节活动度。应详细检查前足外侧或其他足趾有无畸形、胼胝、鸡眼。也必须检查足部神经血管。应摄足负重前后位X线片以评估姆外翻畸形。

姆外翻的病理变化主要有以下几点。①第1跖骨内收，第1、第2跖骨间角增大，这是大多数患者最重要的病理改变。跖骨头内侧与鞋帮摩擦形成骨赘、姆囊炎。②第1跖趾关节结构的异常：近端关节面固定角或远端关节面固定角增大，其中近端关节面固定角的异常增大是一部分患者主要的病理改变。③姆外翻、部分患者伴有旋前。④胫侧籽骨向腓侧移位。⑤第1跖趾内侧关节囊松弛，外侧关节囊挛缩，姆内收肌腱与长屈肌腱外侧头挛缩，形成弓形。⑥第1跖骨头抬高，第2、第3跖骨头下沉形成的前足横弓减弱或消失，前足增宽。

有临床症状的姆外翻大多需要通过手术方式治疗。对手术方式的选择，大多数学者认为基于以下因素：姆外翻角、跖骨间角、跖骨内收程度、跖骨长度、第1跖骨矢状面位置、第1跖骨矢状面的旋转、籽骨位置、骨密度、退行性骨关节病等。目前手术治疗姆外翻，仅仅是从症状上出发进行截骨矫形，以恢复足的正常外观和功能，并非从病因上根治。临床上姆外翻术后经常出现转移性跖骨痛，术后几年甚至几十年再次发生姆外翻。如何避免畸形复发，手术方式的选择非常重要。术前必须了解姆外翻的病理改变，注意准确的术前X线测量，在手术过程中如果发现已采用的方法不能解决患者的全部问题就应该及时根据情况调整手术方案，术中注意建立第1跖趾关节内、关节外侧的软组织平衡，术